问题导向 易学“医”用
——医院运用PDCA持续改进案例集

主　编　陈晓红　王吉善

副主编　赵　娜　张艳丽　王圣友　徐　敏

编　委　（按姓氏笔画排序）

王　莹　王　楠　毛祖杰　毕爱红　朱佳英　伍翠云　刘　雅
孙　辉　孙佳璐　花胜国　李军华　李海琴　杨　光　肖南希
吴　媛　辛若梅　沈桂生　张　莉　张云飞　张运龙　陈　龙
陈肖敏　陈国强　陈和月　陈珊珊　陈润钿　陈朝荣　邵燕琪
林　艺　明敏馨　金巍巍　郑大成　郑德权　单世华　胡清泉
柯贤柱　洪朝阳　钱莎莎　郭桂莲　黄四爽　符照鑫　章成国
彭明强　蒋璐茜　焦键飞　曾　勇　富燕萍　廖理英　熊华超
潘雪晖　薛中豪　戴雅琴　魏　峰

科学技术文献出版社
SCIENTIFIC AND TECHNICAL DOCUMENTATION PRESS
·北京·

图书在版编目（CIP）数据

问题导向　易学“医”用：医院运用PDCA持续改进案例集 / 陈晓红，王吉善主编. —北京：科学技术文献出版社，2019. 11（2020. 12重印）
ISBN 978-7-5189-5418-6

Ⅰ. ①问…　Ⅱ. ①陈…　②王…　Ⅲ. ①医院—现代化管理—案例—汇编—中国
Ⅳ. ① R197.32

中国版本图书馆 CIP 数据核字（2019）第 066279 号

问题导向　易学“医”用——医院运用PDCA持续改进案例集

策划编辑：胡　丹　　责任编辑：胡　丹　张　旭　　责任校对：文　浩　　责任出版：张志平

出 版 者　科学技术文献出版社
地　　址　北京市复兴路15号　邮编 100038
编 务 部　(010) 58882938，58882087（传真）
发 行 部　(010) 58882868，58882870（传真）
邮 购 部　(010) 58882873
官方网址　www.stdp.com.cn
发 行 者　科学技术文献出版社发行　全国各地新华书店经销
印 刷 者　北京虎彩文化传播有限公司
版　　次　2019 年 11 月第 1 版　2020 年 12 月第 3 次印刷
开　　本　787×1092　1/16
字　　数　524千
印　　张　27　彩插8面
书　　号　ISBN 978-7-5189-5418-6
定　　价　128.00元

编写委员会

主 任 委 员 张宗久

副主任委员 郭燕红 焦雅辉 周长强 邢若齐 樊 静
刘 勇 陈 虎 王 毅 马旭东 胡瑞荣
王莉莉

委 员 王乐陈 王 斐 杜 冰 高嗣法 董 乾

国家卫生健康委医院管理研究所编写领导小组

组 长 叶全富

副组长 张旭东

组 员（按姓氏笔画排序）

马辛格 王圣友 王吉善 王跃建 刘永耀 羊轶驹
孙 阳 张艳丽 张振建 陈晓红 周 军 赵 娜
施秉银 徐 敏 黄东胜 葛明华

参与编写单位

国家卫生健康委医院管理研究所

中日友好医院

西安交通大学医学院第一附属医院

浙江省人民医院

湖北医药学院附属随州医院

广东省佛山市第一人民医院

海南省儋州市人民医院

序

党的十九大报告首次明确提出国家“实施健康中国战略”，这意味着“健康中国”从 2016 年全国卫生与健康大会提出的“优先发展战略地位”上升为全方位、全周期保障人民健康的战略部署。与此同时，随着国家医疗卫生政策的稳步推进和政府投入力度的不断加大，我国医疗卫生资源总量稳步增长，但同时也面临着诸多挑战，如何更好地在贯彻落实党的卫生和健康工作方针，健全现代医院管理制度，提高医疗质量的同时为人民群众提供安全、有效、方便的医疗服务已成为每所医院面临的新课题。

国内外医院管理实践经验表明，科学有效的管理工具和管理思想是提高医疗质量管理水平的重要方法。质量环（PDCA 循环）是作为医疗质量管理的有力抓手之一，已经被国内外实践证明科学有效。其既是基于科学认识论形成的一种管理理论，也是一种解决问题的科学方法，而其方法学本质正是“以问题为导向”，不断发现问题、研究问题、解决问题。

党的十八大以来，以习近平同志为核心的党中央高举中国特色社会主义伟大旗帜，不断推进中国特色社会主义事业，我国经济社会发展取得了历史性成就。在这一波澜壮阔的历史性变革中，强化问题意识、坚持问题导向是党中央治国理政的鲜明特色。问题是实践的起点、创新的起点，抓住问题就能抓住经济社会发展的“牛鼻子”。纵观人类发展历史，一切发展进步无不是在破解时代问题中实现的。发现问题、研究问题、解决问题，始终是推动一个国家、一个民族向前发展的重要动力。同样，坚持问题导向也应是医院持续改进医疗质量与安全，不断满足人民群众日益增长的医疗卫生服务需求的不二法门。医院的管理者们应该成为运用“问题论”的高手和大师，在日常管理中运用管理工具敏锐地发现问题、科学地研究问题和妥善地解决问题，使问题导向成为健全现代医院管理制度的基础理念和根本方法之一，并能在实践中收到真切的成效。

为此，我局指导国家卫生健康委医院管理研究所编写并出版《问题导向　易学“医”用——医院运用 PDCA 持续改进案例集》一书。本书精选各地医院以问题为导向，采用

PDCA 的管理理论与方法，改进各项工作的典型案例，集中展示了各地医院运用 PDCA 持续改进、科学化管理的新思路、新方法、新经验、新成绩，涵盖了医院的医师、护士、医技人员与行政后勤人员等不同专业群体，具有很强的参考意义和借鉴价值。他山之石可以攻玉，我们希望更多医院的管理者能够细读书中的每个案例，借鉴 PDCA 的核心理念，从中精选几个方法尝试一下，或许能够从已经司空见惯的日常行为和员工习惯中发现值得改进的地方，这种发现和改进，可能正是从传统经验管理走向现代科学化管理的新一轮进步起点。

医疗卫生服务需求是人民群众的基本需求之一，习近平总书记指出：人民健康是民族昌盛和国家富强的重要标志，没有全民健康就没有全面小康。奋进新时代，开启新征程。新的时代赋予了我们新的使命，提出了新的要求，医院作为医疗卫生服务系统的主力军，承担着提供医疗服务、保障人民群众健康的重要责任。不断提高医疗服务质量和保障患者安全既是人民群众的诉求也是医院管理永恒的主题。

PDCA 理论因易学易懂、科学有效的特点，可以因地制宜地解决医院日常管理中面临的具体问题，更加适合我国经济社会发展不平衡、不充分的现实环境。我相信，随着 PDCA 理念的广泛传播，必将促进更多的医院加入到“以问题为导向，以理论为支撑，以实践为抓手”的医院管理持续改进中来，推动医院提高管理质量，促进医疗卫生行业健康有序发展，更好地服务于人民群众健康。

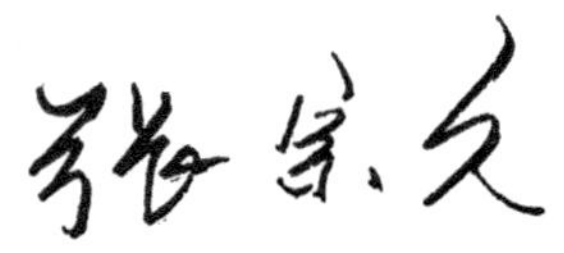

前　言

医疗卫生服务需求是人类的基本需求之一，随着我国人口老龄化时代的到来及人民生活水平的提高，我国居民对医疗卫生服务的需求将持续增长，我国的医疗市场也将逐步呈现出以公立医院为主体，其他多种所有制形式医院并存的局面。这些都迫切要求医院在管理上更加科学、规范，提高运营效率、降低运营成本，进一步提高医院核心竞争力和医疗卫生服务能力。

此外，政府也对医院管理质量提出了新的要求，国家卫生健康委员会《医院评审标准（2018 年通用版）》（试用稿）中明确规定："医院与科室领导定期参加管理培训，掌握现行的有关法律、部门规章，并能够运用质量管理工具，提高管理水平"。《医疗质量管理办法》（以下简称《办法》）第四章第二十六条指出"医疗机构应当熟练运用医疗质量管理工具开展医疗质量管理与自我评价"。那么，医疗质量管理工具包括什么？在《办法》的第八章第四十七条明确指出"是为实现医疗质量管理目标和持续改进所采用的措施、方法和手段，如全面质量管理（TQM）、质量环（PDCA 循环）、品管圈（QCC）、疾病诊断相关组（DRGs）绩效评价、单病种管理、临床路径管理等"。

本书主要介绍医院运用质量环（PDCA 循环）解决日常管理中问题的案例。本书共收集来自 6 所医院临床、医技、行政职能部门的 38 个案例，这些持续改进案例，广泛运用了 PDCA 质量管理方法分析问题、解决问题，收到了明显的改进成效；这些 PDCA 案例覆盖到医院医疗管理、护理管理、药事管理、院感管理、行政后勤管理等方方面面。案例的立意选择、文本的制作方式和表述方法也极具启发意义，对各级、各类医院学会运用质量管理工具、提高医院持续改进能力具有较大的参考价值和借鉴作用。

近年来，在国家卫生健康委员会医政医管理局领导下，我国各省医院评审评价工作稳步推进，由"以结果为导向"逐渐转变为 "以问题为导向"，即在评审评价过程中注重发现医院管理中存在的问题与不足，辅导医院学会运用 PDCA 的管理工具，解决医院现有的具体问题，从而实现医院管理质量的持续改进。在此过程中，各地医院涌现了许多持续改进的典型案例。为方便全国医院更好地相互学习、相互启发、相互借鉴，医院管理研究所在医政医管局的指导下，精心整理选编了一些持续改进的典型案例供各地医院参考学习，力求案例通俗易懂、实用性强，能够接地气、可模仿、可复制。授人以鱼不如授人以渔，期待在此过程中能有越来越多的典型案例涌现出来，让更多的医院学会以问题为导向，运用 PDCA 等科学管理工具，作好补齐医院管理短板的“大文章”。

在这里，非常感谢所有的编者，感谢参与的医院及有关部门与科室领导给予的大力支持。也非常感谢读者，对本书的期待、认可与进一步的交流。我们相信，大家在学习交流的过程中会不断更新观念、拓展思路、掌握工具、在医院与科室的科学管理实践中提升管理水平，在为患者的诊疗实践中改进质量，真正做到以患者为中心，在医疗卫生改革中创新方法，不断提升现代医院管理的水平。

本书在汇编过程中，得到了多所医院管理者和评审专家的亲切指导，得到 6 所医院的热情参与支持，在此一并表示感谢。

由于时间仓促，视野局限，本书在汇编过程中难免有遗珠待采，对所录案例的编辑也可能存在一些疏漏偏差之处，敬请有关专家和广大读者批评指正，以便在今后的工作中持续改进。

目 录

第一章

PDCA 循环概述及常用工具

近年来，随着国家医疗卫生政策的推进，我国医疗卫生资源稳步增长，医疗卫生服务市场不断扩大。截止 2018 年末，全国医疗卫生机构总数达 997 434 家，每千人口医疗卫生机构床位数 6.03 张，卫生人员总数达到 1230 万人，已经成为全球最大的医疗卫生市场之一。医疗卫生服务需求是人类的基本需求之一，习近平总书记指出人民健康是民族昌盛和国家富强的重要标志，没有全民健康就没有全面小康。随着我国人口的增长、寿命的延长及人民收入水平的改善，我国居民对医疗卫生服务的需求将持续增长。为了应对医疗卫生领域的挑战，增进人民健康福祉，党的十九大报告明确提出“实施健康中国战略”。医院作为医疗卫生服务系统的主力军之一，承担着提供医疗服务、保障居民健康的重要责任，如何进一步提升医院的医疗质量和安全，既是群众的诉求也是医院管理永恒的主题。

国内外经验表明，掌握科学有效的管理工具和管理思想是提高医疗质量管理水平的不二法门。PDCA 理论作为一种解决问题的普遍性科学方法，已成功应用于诸多领域，国内外医院将其作为一种有效的医院管理手段应用成功的案例也是不胜枚举。PDCA 理论因其易学易懂、科学有效的特点，可以因地制宜地解决医院日常管理中面临的具体问题，更加适合我国经济社会发展不平衡、不充分的现实环境，推动不同医院提高自身管理质量，促其健康有序发展，更好地服务群众健康。

第一节　PDCA 的概述及特点

PDCA 是英语单词 Plan（计划）、Do（执行）、Check（检查）和 Action（调整）的第 1 个字母，PDCA 循环就是按照这样的顺序进行质量管理，并且循环进行的科学程序。其最早由美国质量管理专家休哈特博士提出，后经戴明博士采纳、宣传，获得普及，故又称戴明环。PDCA 循环是全面质量管理的思想基础和方法依据，其将质量管理分为

4 个阶段，即计划（Plan）、执行（Do）、检查（Check）、调整（Action）。在质量管理活动中，要求把各项工作按照作出计划、计划实施、检查实施效果来进行，然后将成功的纳入标准，不成功的留待下一循环去解决。具体包括 4 阶段、8 个步骤，其中 4 个阶段必须遵循，不能跨越；8 个步骤可增可减，视具体情况而定。

一、PDCA 的四阶段

1. P（Plan）计划。包括方针和目标的确定，以及活动规划的制定。

2. D（Do）执行。根据已知的信息，设计具体的方法、方案和计划布局；再根据设计和布局，进行具体运作，实现计划中的内容。

3. C（Check）检查。总结执行计划的结果，分清哪些对了，哪些错了，明确效果，找出问题。

4. A（Action）调整。对总结检查的结果进行处理，对成功的经验加以肯定，并予以标准化；对失败的教训也要总结，引起重视。对没有解决的问题，应提交给下一个 PDCA 循环中去解决。

以上 4 个过程周而复始，每个循环力求解决当前最紧要的问题，未解决的问题进入下一个循环，如此循环往复，螺旋上升，以至无穷（图 1-1-1）。

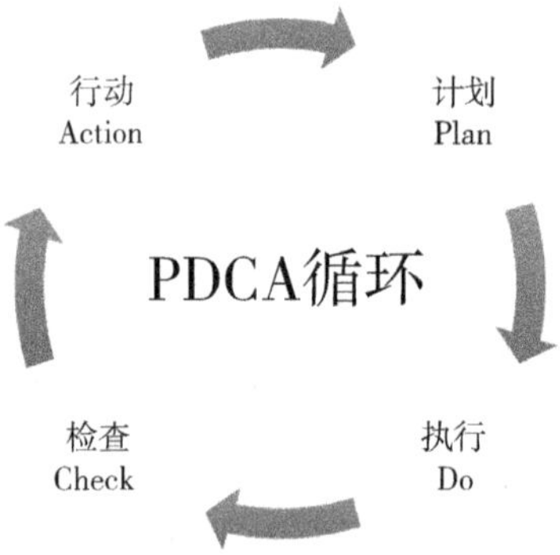

图 1-1-1　PDCA 循环示意图

二、PDCA 的八步骤

（一）P 阶段有 5 个步骤。

第 1 步骤，F 步骤（find a process to improve）——发现问题，分析现状。要用管理工具仔细分析，找出存在的问题并确定需改进的问题。

第 2 步骤，O 步骤（organize a team that knows the process）——成立 CQI（Continuous

Quality Improvement）小组。参加人员是改进此项问题所涉及的人员，必要时由跨部门、跨学科人员组成。

第 3 步骤，C 步骤（clarify the current knowledge of the process）——明确现状，设定目标。依据最新知识、标准、指南、文献及有关信息来设定改进的目标。

第 4 步骤，U 步骤（understand the causes of process variation）——问题的根本原因分析，确定主因。分析产生问题的各种影响因素，尽可能将各种影响因素都罗列出来并逐一详加分析，切忌主观、笼统、粗枝大叶。影响质量的因素往往是多方面的，每项大的影响因素中又包含许多小的影响因素。力求在这些因素中，找出主要的、直接的因素，以便从主要因素入手解决存在的问题。应在确定主因的过程中分清主次，切忌"眉毛胡子一把抓""丢了西瓜捡芝麻"，故在这一步骤要很好的运用"二八"法则。

第 5 步骤，S 步骤（select the process improvement）——选择改进的方案，制定措施。针对影响质量的主要因素制定措施，提出具体、明确、可操作的改进计划，并预计其效果，切忌空洞、模糊，切忌制定的措施与确定的主因不一致。可以按照"5W1H"的方法制定改进措施的计划。

P 阶段 5 个步骤完成计划阶段，即（plan the improvement and continued data collection），将以上计划运用甘特图表示出来，一目了然，并便于管理。

（二）D 阶段有 1 个步骤。

第 6 步骤，D 步骤（do the improvement，data collection，and analysis）——实施计划。按既定的措施计划进行实施，执行中若发现新的问题或情况发生变化（如人员变动），应及时修改措施计划。

（三）C 阶段有 1 个步骤。

第 7 步骤，C 步骤（check）——检查总结执行计划的结果。根据措施计划的要求，检查、验证实际执行的结果，看是否达到了预期的效果，对结果进行评估阶段，分析哪些做对了，哪些不对或哪些方法错了，还需调整方案继续改进。检查效果时一定要对照 P 阶段规定的目标进行，必须要实事求是。

（四）A 阶段有 1 个步骤。

第 8 步骤，A 步骤（act to hold the gain and to continue to improve process）——处理阶段。在这个步骤要根据检查的结果进行总结，把成功的经验固化下来，凡是涉及更改标准、程序、制度时应慎重，必要时还需要进行多次 PDCA 循环加以验证后才能纳入有关标准、规程、制度之中，以此巩固已经取得的成绩。失败的教训也要汲取，从中总结经验，防止再度失败。有时一个 PDCA 循环解决了一部分问题，还遗留一些问题，要根据检查的结果提出这一循环尚未解决的问题，分析因改进造成的新问题，将其转到下一次 PDCA 循环进行改进。此过程要实事求是，既要充分看到成绩，不因遗留问题而打击到对改进的积极性从而影响士气，也要避免盲目乐观，对遗留问题视而不见。

三、PDCA 的特点

PDCA 循环既是基于科学认识论形成的一种管理理论，也是一种解决问题的科学方法，而非解决问题的具体形式。其具有系统性、循环性、开放性和渐升性的特点，已被广泛应用于工作、学习、生活等方面，可以使我们的思想方法和工作步骤更加条理化、系统化和科学化。

PDCA 理论一方面浅显易懂、容易掌握，另一方面具有切实可行、科学有效的特点，这注定其可以与不同的具体问题相结合，产生不同的针对性的解决方法，具体表现在每个医院管理者都可以运用该工具条理化、系统化和科学化地解决本院在努力提高医疗质量、保证医疗安全过程中面临的具体问题，更加适合我国各地经济社会发展不平衡的现实环境。

此外，PDCA 循环不是停留在一个水平上的循环，其可以无限循环，每次循环都在前一次的基础上完善提高、不断飞跃。PDCA 循环之所以是持续的、不间断的，就在于任何改进都可能有遗留问题，进一步改进质量的可能性总是存在的。

第二节　PDCA 各阶段常用工具及绘制

PDCA 作为一种方法、思维，各个环节过程中经常需要用到一些工具，如因果图一般用于寻找引发结果的原因；排列图一般用于确定主导因素；分层法一般用于从不同角度层面发现问题；检查表一般用于采集数据、收集信息；控制图一般用于检查工序是否处于安全状态；直方图一般用于展示分布情况；散布图一般用于展示两组数据的关系；5W1H 分析方法一般用于分析和查找到原因后制定解决问题的对策（图 1–2–1）。

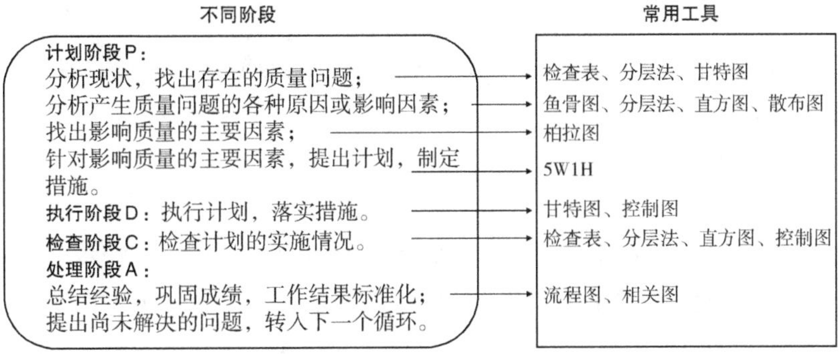

图 1-2-1　PDCA 不同阶段常用工具举例

一、检查表

检查表最早出现于20世纪20年代，其后被广泛应用于各大领域，检查表法形式多样，可获得定性定量的评价结果（表 1-2-1）。一般用于采集数据，收集信息，设计步骤包括：

表 1-2-1　某医院消防安全调查表

时间	被查科室	员工消防知识掌握情况	灭火器摆放是否合理	消防通道是否通畅	消防设施完好情况	安全标示张贴情况	科室消防演练	备注
说明	1. 科室员工能够熟练掌握消防知识填 1，未能掌握或掌握不全填 0； 2. 灭火器摆放合理填 1，不合理填 0； 3. 消防通道畅通填 1，消防通道不畅通填 0； 4. 消防栓、安全标示、报警器等设施良好填 1，不能正常使用的填 0； 5. 科室每年消防培训≥ 4 次填 1，不达标填 0； 6. 科室每年组织消防演练≥ 2 次填 1，少于 2 次填 0。							

1. 明确目的。是否了解问题？是否已做要因解析？是否已选出假设的主要要因？目的明确，则可决定数据收集的对象范围，以利解析及解释。

2. 决定层别的角度。依哪一种层次来区分，如班次别、物品别等，有时不可混用。

3. 决定检查项目。选用相关的主要要因作为检查项目。

4. 决定检查表的格式。依检查表分类，选出最合适的检查表，一般型是最常用到的。

5. 决定数据记录方式。

6. 决定数据收集方式。

注意事项：

①简明扼要。用语简要具体明确，最后加其他项列入。②广泛参与。参照多数人意见，并让使用人共同参与。③考虑周到。设计时尽量考虑多角度层别，已有要因分析图者，一定要参考使用。④简单易用。尽量以简单符号数字等填写，可正确迅速记录。⑤可靠稳定。数据履历要清楚并考虑数据可靠性。⑥教育训练。培训使用者所需要的资源和成本。

二、因果图（鱼骨图）

因果图是由日本管理大师石川馨先生于 1952 发明的，又叫石川图。其是将对某项质量特性具有影响的各种因素加以归类和分解，由大到小，由粗到细，寻根溯源，并用箭头表示其间关系的一种图示方法。由于因果图形如鱼骨状，故称鱼骨图。可用于分析、表达因果关系，通过识别表象、分析原因、寻找解决问题的措施，是质量管理中常用的工具之一。一般先填写鱼头，画出主骨，然后画出大骨，填写大要因，再画出中骨、小骨，填写中小要因，最后用特殊符号标识重要因素（图 1-2-2）。能否作出有用的特性要因图，关键在于能否找出直接影响特性（结果）的原因。一般来说，在寻找原因时有“大骨展开法”和“小骨扩张法（小骨集约法）”2 种。

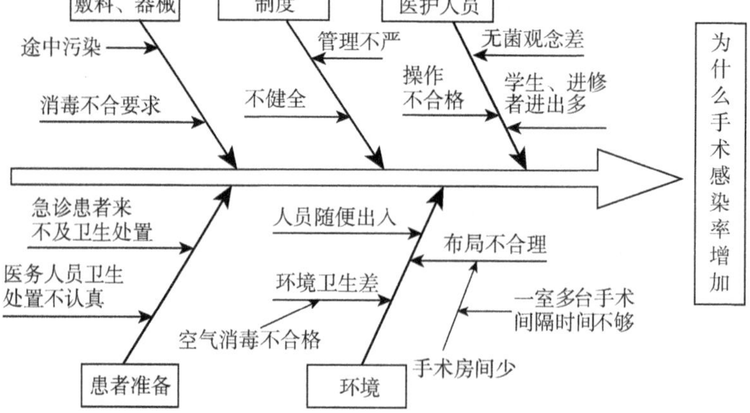

图 1-2-2 某医院手术感染率增加分析

1. 大骨展开法。先找出影响质量特性的大要因，一般从人（Man）、机（Machines）、料（Materials）、法（Methods）、环（Environment）5 方面进行，即 4M1E 原则。“人”是指作业人员，就人员的素质、技术、经验、管理等方面去检讨；“机”主要指机器设备，就机器设备的精密度、维护方法等方面去检讨；“料”指的是原料，就材料的品质、数量、储存运送等方面检讨；“法”指作业方法，就作业的方法、作业场所的配置等去检讨；“环”指作业环境，就作业环境去检讨。从现代质量管理和全面质量管理的角度来看，可在传统的人、机、料、法、环 5 大方面加上设计、检验和信息 3 个因素作为大原因。根据大原因再进一步找出中原因、小原因，并依次用大骨、中骨、小骨等联系起来。需要注意的是所分析的各层次原因之间的关系必须是因果关系，分析原因直到能采取措施为止。

2. 小骨扩张法（小骨集约法）。通过头脑风暴法，把所有可能影响质量问题的原因写出来，然后将相互关系最为密切的原因汇总起来并进行分类，依次整理出小原因、中原因、大原因，再用箭头联系起来。检查主要原因和末端原因是否有遗漏。确定重要的原因：对末端原因可用“5.3.1”打分或排列图法，选出对质量特性（结果）影响较大的因素并用明显的记号在鱼骨图上将其框起来。

注意事项：

①思考重点放在“为什么”而不是“如何解决”；②小要因若是无法采取对策，须再深入分析；③若怕要因遗漏，可于隔几天后再进行一次检查；④要因的表示要具体、简洁；⑤特性若可细分时，最好细分，再分别绘制鱼骨图。

三、甘特图

甘特图（Gantt chart）又称为横道图、条状图（Bar chart）。其通过条状图来显示项目进度和其他时间相关的系统进展的内在关系，随着时间进展的情况（图 1-2-3）。以提出者亨利・L・甘特（Henrry L Ganntt）先生的名字命名。

甘特图通过活动列表和时间刻度的图示，表示出特定项目的顺序与持续时间。绘制一幅线条图，横轴表示时间，纵轴表示项目，线条表示计划和实际完成情况。直观表明计划何时进行，进展与要求的对比。便于管理者评估工作进度。

绘制步骤：

1. 明确项目牵涉到的各项活动、项目。内容包括项目名称（包括顺序）、开始时间、时长。

2. 创建甘特图草图。将所有的项目按照开始时间、时长标注到甘特图上。

3. 确定每项活动任务的执行人员并适时按需调整项目时长。

4. 计算整个项目时间。

注意事项：

甘特图绘制时计划阶段可以用虚线标示，任务实际完成情况用实线标示，以便及时调整工作计划。

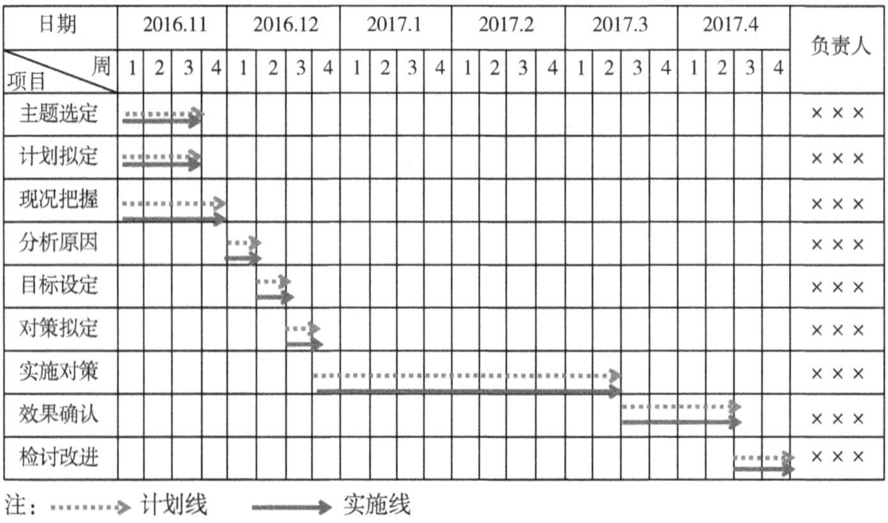

图 1-2-3　某项目计划拟定表

四、柏拉图（排列图）

柏拉图是 PDCA 管理的重要工具之一，一般用于确定主导因素，是由 2 个纵坐标、1 个横坐标、几个按高低顺序依次排列的矩形和 1 条累计百分比折线所组成的图（图 1-2-4，图 1-2-5）。其按照柏拉图原则（20/80 法则）把需要改进的问题点区分为“少数重要项目，多数轻微项目”。

绘制步骤：

1. 确定项目。选择要进行质量分析的项目。

2. 收集数据。制作查检表，开始收集数据。

3. 分类整理数据。收集的数据整理后将次数按降序排序，并计算累计百分比。

4. 绘制直条图。按问题项目发生的次数或发生率画出直条图。直条图的宽度相同，高度显示出每个项目的影响大小，横轴表示分类项目。左边纵轴表示次数或发生率，右边纵轴表示累计百分比，刻度的起点为 0。

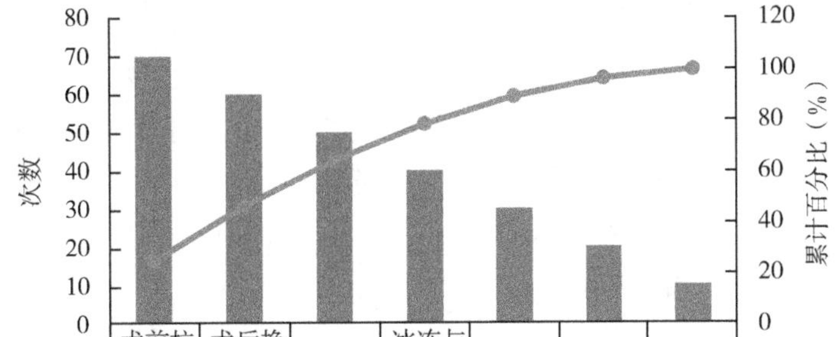

	术前抗生素使用不规范	术后换药无菌操作不规范	医疗核心制度不落实	冰冻与石蜡病理结果不相符	患者营养不良	发现异物	其他
次数	70	60	50	40	30	20	10
累计百分比（%）	25.00	46.43	64.29	78.57	89.29	96.43	100.00

图 1-2-4　某医院非计划再次手术原因分析

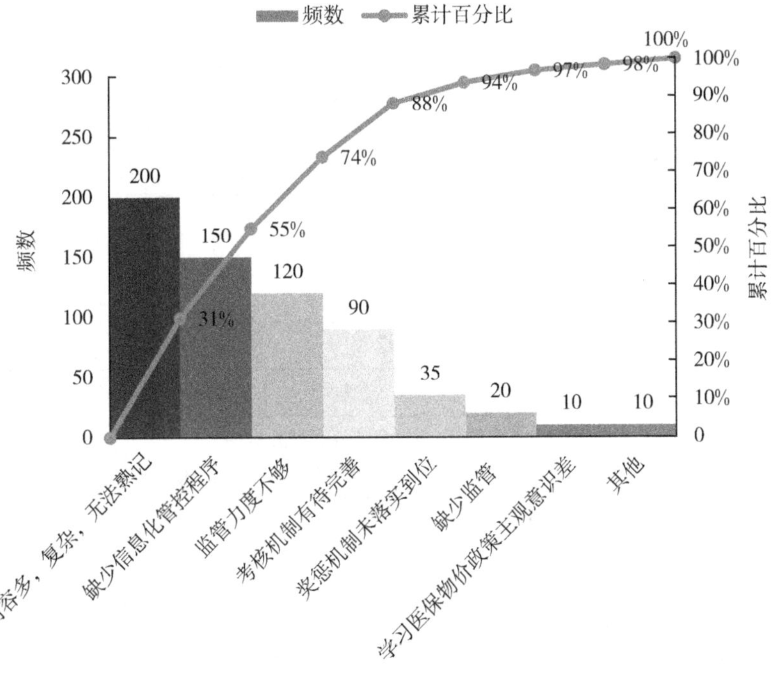

图 1-2-5　某医院医保拒付率高的原因分析

5. 累计曲线。根据各项目的累计百分比数据绘制出折线图（即帕累托曲线），用来表示各个项目的累计影响。

6. 利用柏拉图，确定对质量改进最为重要的项目（关键的少数项目）。

注意事项：

①关键的少数项目应是本小组有能力解决的最突出的项目，否则就失去找主要矛盾

的意义，要考虑重新进行项目的分类。②分类项目不要太少，5～9 项较合适。③不太重要的项目很多时，横轴会变得很长，通常都把这些合并列入“其他”栏内，并置于最末一项，对于一些较小的问题，如果不容易分类，也可将其归为“其他”项里。如“其他”项的频数太多，大于最大的前面几项，需要再细分。

五、5W1H 分析方法

5W1H 分析法也叫六何分析法，应用广泛，其既是一种思考方法，也是一种创造技法。一般用于分析和查找到原因后，制定解决问题对策。5W1H 具体用法是：针对某个问题，都要从原因（何因 Why）、对象（何事 What）、地点（何地 Where）、时间（何时 When）、人员（何人 Who）、方法（何法 How）等 6 个方面提出问题进行思考，制定解决策略（表 1-2-2）。

表 1-2-2　某医院解决医院规章制度管理不完善问题的解决措施

What	Why	How	When	Who	Where
主题	主要原因	措施	日期	负责人	地点
人员方面	缺失编制领导小组	1. 健全领导机构，成立编制领导小组	2017 年 1 月	小组成员	四楼会议室
		2. 明确各部门职责			
		3. 设立各部门联络员			
制度方面	缺少医院规章制度管理办法	1. 制定《医院规章制度管理办法》	2017 年 3 月	院办	306 室
		2. 规范规章制度的起草、制定、发布、修订、执行等流程			
		3. 明确院、科级规章制度分类标准			
环境方面	缺乏检查落实环节	1. 采用多种渠道宣传动员	2017 年 4 月	小组成员	各科室
		2. 主管部门通过组织检查推进规章制度的执行落实			

六、分层法

分层法也称层别法、分类法或分组法，是一种把搜集来的原始质量数据，按照一定标志加以分类整理的方法。分层法是 PDCA 管理工具中最基本、最容易的操作手法，常和柏拉图、直方图 / 条图等其他管理工具结合使用，也可单独使用。应用步骤如下：

1. 确定使用分层法的目的

进行分层法时，首先须了解为什么目的而进行分层。因此，须确定分层的特性及对象是什么，如收集的资料为不良件数（缺失数）、操作时间、性别、年龄、年资、疾病种类、并发症种类、成本（固定或变动成本）等。分层法记录的方式与检查表相同，都是利用表格的方式收集数据，而不是以图形的方式表现。上述两者不同之处在于分层法采用了“分层别类”的方式进行数据的收集，而两者都可配合其他质量改善工具使用。

2. 确定分层项目

分层法可按照使用的对象与项目进行分层。

①时间的层别：小时别、日别、周别、月别、上下午别、昼夜别、季节别、操作开始 / 操作结束别……

②操作人员的层别：班别、组别、年龄别、操作法别、教育程度别、服务年资别……

③仪器、设备的层别：台别、场所别、机型别、年代别、机种别……

④操作条件的层别：温度别、湿度别、压力别、天气别、操作时间别……

⑤原材料的层别：供应者别、制造厂别、产地别、材质别、大小别……

⑥测定的层别：测定器别、测定者别、测定方法别……

⑦制品的层别：新旧品别、标准品与特殊品别……

3. 收集数据

数据的收集需依每一层别项目来分类，为收集到合适的数据，建议配合检查表，可以方便记录。如分成男女、白班或夜班、年龄、年资、科别、疾病类别、合并症或并发症种类等来收集。

4. 解析原因，比较差异

利用所收集的数据来解析各层别间所显示的差异。可适度配合图表及其他质量改善手法使用，能使结果的呈现更加清晰、明确，如柏拉图、散布图、直方图、控制图等。当在层别项目发现有差异情况产生时，需进一步明了及掌握哪边好、哪边不好，以了解造成变异或是不良情况的要因是什么，然后针对各项所找到的要因，进行对策研究，使对策与要因间相互紧密结合。

分层法使用的注意事项：

分层法的用途就是“分层别类”，按照其共同特征分为一个层，并使层与层之间有明确的区分，当条件改变或有异常变动时，能依照层别的种类很快找出变动之处，进而有效掌握变异的原因，除去异常原因。

因此，分层法最主要的功能是：通过各种分层，按各层收集的数据来寻找不良所在或最佳条件，作为改善质量的有效方法。质量管理活动中，“早期发现问题”是一个重要因素，确认问题后才可以利用质量改善方法找出真正的要因，确定明确可行的对策，因此“分层法”就成为一个不可或缺的工具。为能达到层别的功能，需先清楚数据的性质，因此建议进行分层法时注意以下事项：①实施前，首先确定分层的目的。②检查表的设计应针对所怀疑的对象而设计，协助数据收集。③数据的性质分类应清晰详细。分层时应使同一层内的数据波动幅度尽可能小，而层与层之间的差别尽可能大。如护理文书质量按护士层级对数据进行分层。④依各类可能原因加以分层，以找出真正原因所在。

七、散布图（散点图）

散点图是数据点在直角坐标系平面上的分布图，用 2 组数据构成多个坐标点，考察坐标点的分布，判断两变量之间是否存在某种关联或总结坐标点的分布模式（图 1-2-6）。

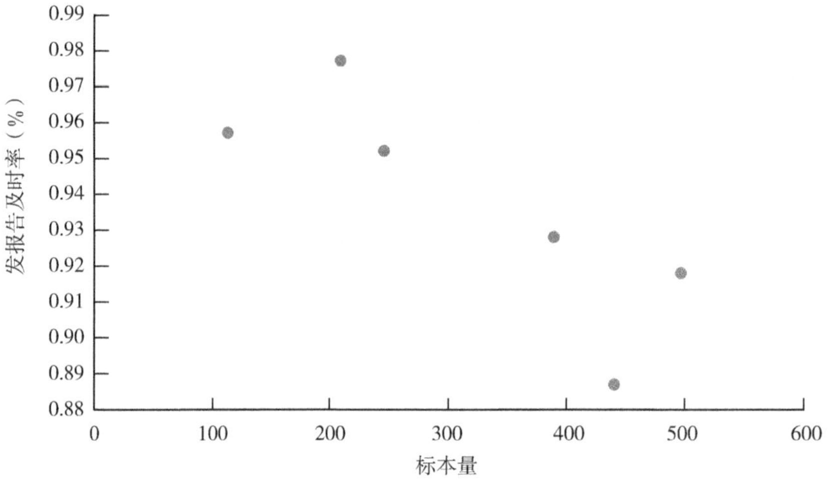

图 1-2-6　某医院标本量与发报告及时率关系

应用步骤：

1. 收集资料（至少 25 组以上）；

2. 找出数据中的最大值与最小值；

3. 准备坐标纸，画出纵轴、横轴的刻度，计算组距。通常用纵轴代表结果，横轴代表原因。组距的计算以数据中的最大值减最小值再除以所需设定的组数求得。

4. 将各组对应数标示在坐标上。

注意事项：

①散布图反映的只是一种趋势，对于定性的结果还需要具体的分析。

②分析时，应注意对数据的正确分层，否则可能会发生误判。

③对散布图进行分析时，需要观察是否有异常点或离群点出现。

④当数据较多时，可能会重复数据出现，对重复数据要进行区分，并加以分析。

⑤一般情况下，至少应取 25 组以上的数据进行分析。

⑥通常情况下，横坐标用来表示原因或自变量，纵坐标用来表示效果或因变量。

⑦在使用散布图调查两个因素之间的关系时，应尽可能固定对这 2 个因素有影响的其他因素，才能保证通过散布图分析的结果比较的准确。

八、直方图 / 条图

（一）直方图

直方图是以组距为底边、以次数为高度的一系列连接起来的直方型矩阵图。一般用于表示连续型变量的频数或频率分布。用一系列等宽不等高的长方形来表示数据，宽度表示数据范围的间隔，高度表示在给定间隔的数据出现的频数，变化的高度形态反映了数据的分布情况。可以用于分析数据的分布形态、中心位置、离散程度大小，以及判断管理工作和流程是否处于稳定状态，并为改善提供方向等（图 1–2–7）。

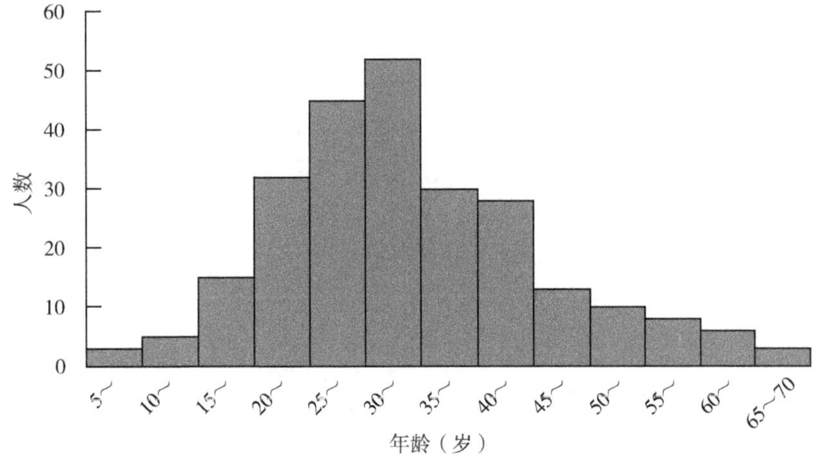

图 1–2–7　某病患者的年龄分布情况

绘制步骤：

1. 收集数据。作直方图的数据一般应大于 50 个。

2. 确定数据的极差（R）。用数据的最大值减去最小值求得。

3. 确定组距（h）。先确定直方图的组数，然后以此组数去除极差，可得直方图每组的宽度，即组距。组数的确定要适当。组数太少，会引起较大计算误差；组数太多，会影响数据分组规律的明显性，且计算工作量加大。

4. 确定各组的界限值。为避免出现数据值与组界限值重合而造成频数计算困难，组的界限值单位应取最小测量单位的 1/2。分组时应把数据表中最大值和最小值包括在内。

第 1 组下限值为：最小值 -0.5；

第 1 组上限值为：第 1 组下限值加组距；

第 2 组下限值就是第 1 组的上限值；

第 2 组上限值就是第 2 组的下限值加组距；

第 3 组以后，依此类推定出各组的组界。

5. 编制频数分布表。把多个组上下界限值分别填入频数分布表内，并把数据表中的各个数据列入相应的组，统计各组频数据（f）。

6. 按数据值比例画出横坐标。

7. 按频数值比例画纵坐标。以观测值数目或百分数表示。

8. 画直方图。按纵坐标画出每个长方形的高度，其代表在此长方形中的数据数(注意：每个长方形的宽度都是相等的）。

注意事项：

①抽取的样本数量不应过小，否则会产生较大误差，可信度低，也就失去了统计的意义。因此，样本数不应少于 50 个。

②组数 k 选用适当，k 偏大或偏小，都会造成对分布状态的判断有误。

③直方图一般适用于计量值数据，但在某些情况下也适用于计数值数据，这要看绘制直方图的目的而定。

（二）直条图

直条图用等宽直条的长短表示相互独立的各项指标数量的大小。一般适用于内容较为独立，缺乏连续性的数量资料，用来表示有关数量的多少，特别适合于对各数量进行对比。直条图分为单式和复式 2 种。单式直条图是用同类的直方长条来比较若干统计事项之间数量关系的一种图示方法。适用于统计事项仅按 1 种特征进行分类的情况。复式直条图由 2 个或多个直条组构成，同组的直条间不留间隙，每组直条排列的次序要前后一致（图 1-2-8）。

绘制要点：

1. 坐标轴。横轴为观察项目，纵轴为数值，纵轴坐标一定要从 0 开始。

2. 直条的宽度。各直条应等宽、等间距，间距宽度和直条相等或为其一半。复式直条图在同一观察项目的各组之间无间距。

3. 排列顺序。可以根据数值从大到小，从小到大，或按时间顺序排列。

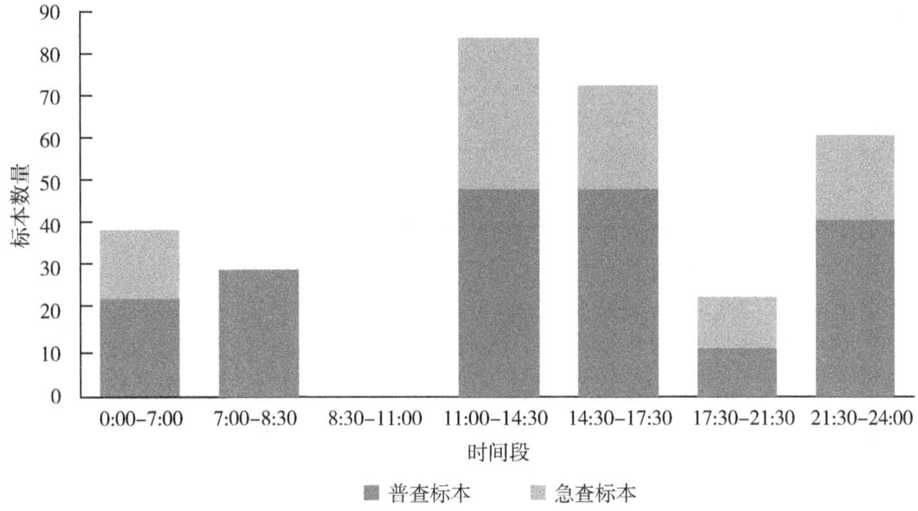

图 1-2-8　某医院普通标本及急查标本数量不同时段分布

（三）直条图和直方图的区别

1. 条形图是用条形的长度表示各类别频数的多少，其宽度（表示类别）则是固定的。

2. 直方图是用面积表示各组频数的多少，矩形的高度表示每组的频数或频率，宽度则表示各组的组距，因此其高度与宽度均有意义。

3. 由于分组数据具有连续性，直方图的各矩形通常是连续排列，而条形图则是分开排列。

4. 条形图主要用于展示分类数据，而直方图则主要用于展示连续型数据。

九、控制图

控制图是一种带有控制界限的反映过程质量的图形，是统计质量管理的一种重要手段和工具，可用于评估、监测医疗管理流程或质量是否处于受控状态，预测变化趋势（图 1-2-9）。

1. 绘制步骤。

（1）按规定的抽样间隔和样本大小抽取样本，收集数据；

（2）测量样本的质量特性值，计算样本统计量，如样本均值、样本极差和样本标准差等；

（3）计算各统计量的控制界限；

（4）在控制图上描点；

（5）研究在控制界限以外的点和在控制界限内排列有缺陷的点及标明异常（特殊）原因的状态。

（6）判断质量过程。

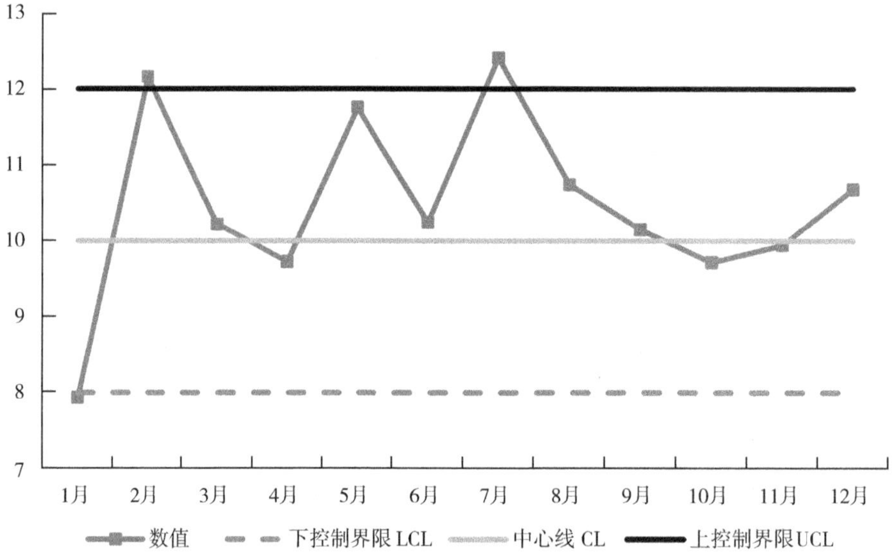

注：横坐标：以时间先后排列的样本组号；纵坐标：质量特性或样本统计量，如样本平均数。

图 1-2-9 控制图

2. 控制图的判断。

（1）控制图判稳准则：当控制图符合以下要求之一时，说明是稳定的。

①多数点集中在 CL 附近；

②各个点呈现随机分布；

③所有的点都未超出 UCL 和 LCL；

④少数点落在了控制线附近。

（2）控制图判异准则：出界或内点排列不随机即异常。

3. 控制图作用。

控制图不是事后检查，其贯穿于工作的全过程中，是环节控制。

（1）通过图形中记录的趋势判定品质趋势，即过程是否处于控制状态；

（2）用来区分由异常原因引起的波动，或是由过程固有的随机原因引起的偶然波动；若发现波动不稳定，及时采取纠正措施，使过程保持在控制状态；

（3）过程监测可鉴定和量化过程中的变化类型；

（4）可用来监测那些处于临界状态的过程。

4. 应用控制图的方法和注意事项。

（1）根据临床工作标准化情况，合理地选择管理点。管理点一般是指关键环节、容易发生差错、对患者存有影响的关键点，如可以选医院床位使用率、护理差错发生率、住院患者满意度等为管理点；

（2）根据管理点上的质量问题，合理选择控制图的种类；

（3）使用控制图做管理时，应首先确定合理的控制界限；

（4）控制图上的点有异常状态，应立即追查原因并采取措施防止其再出现，这是控制图发挥作用的首要前提；

（5）控制图发生异常，要明确责任，及时解决或上报。

第三节　图表制作的基本要求

1. 表一般由标题、标目、线条、数字和备注 5 个部分组成。标题位于表的上方中央，简明扼要地将统计表的主要内容表达出来，必要时注明资料收集的时间和地点。

2. 编制表格要简明扼要，重点突出。如果篇幅允许，每张表最好只表现 1 个中心内容，不要将许多内容充填在 1 张表格中。但是实际中常使用复合表，将许多内容包含在 1 张表格内，这时就需要按照变量的内容及变量间的相互关系合理地设计表格，使得内容清晰层次分明。

3. 合理安排表的主语和谓语。标目用以说明表格的项目，根据其位置与作用可分为横标目、纵标目和总标目。横标目位于表的左侧，用来说明右边各横行数字的“主语”，纵标目说明各纵栏数字的含义，相当于“谓语”，必要时，可在横标目和纵标目上冠以总标目。

4. 根据资料的性质和分析目的选择最合适的图形。

5. 每张图要有标题，简明扼要地说明图形要表达的主要内容，必要时应注明资料收集的时间和地点。标题一般位于图的下方。

6. 比较不同事物时，宜选用不同的线条或颜色表示，并附图例加以说明。

第二章

浙江省人民医院案例

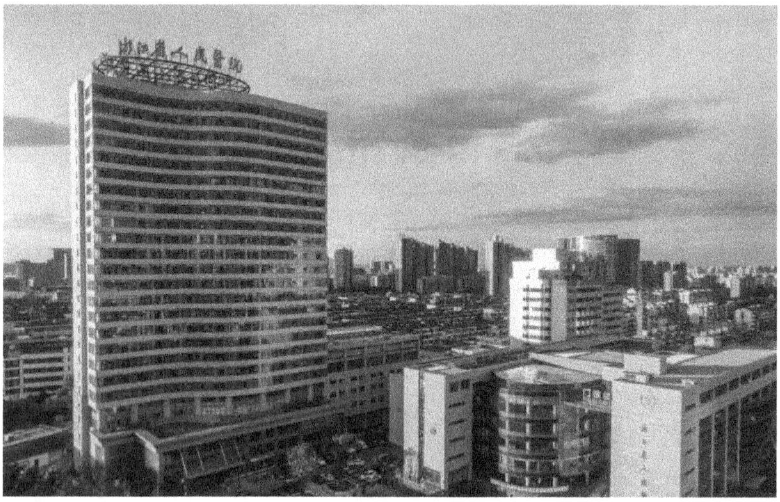

第一节 浙江省人民医院简介

浙江省人民医院是集医疗、科研、教学、预防、保健、康复于一体的大型综合性三级甲等医院，隶属于浙江省卫生健康委员会。医院学科齐全、设备先进、技术雄厚，以“院有品牌、科有特色、人有专长”享誉省内外。医院承担着国家紧急医学救援队、国家核辐射救治基地、浙江省急救指挥中心等 19 个国家级和省级机构任务。先后获得全国文明单位、全国卫生系统先进集体、全国平安医院、全国优质医疗服务示范医院、全国服务改善示范医院、全国管理创新医院和中国最佳医院管理团队奖等荣誉称号，近年来医院品牌影响力不断提升。

医院成立于 1984 年，目前有朝晖、望江山 2 个院区，以及富阳、临安 2 个筹建院区；

在职职工3164人，其中高级职称567人；实际开放床位2685张，年门急诊人次、出院患者、手术台次分别超过219万、9.95万和7.38万。同时全面托管海宁市中心医院、淳安县第一人民医院、天台县人民医院、桐乡市第一人民医院和湖州市南浔区人民医院共5家县级医院。

医院秉承"仁爱、卓越、奉献、创新"的核心价值观和"关爱生命、患者至上"的服务理念，始终坚持"以患者为中心，以员工为核心"的发展思路，以"建设百姓信赖、员工自豪、业界推崇的国内一流、具有国际影响力的临床研究型医院"为愿景，致力于打造国内一流的"常规疾病的规范诊疗中心、疑难危重疾病的会诊指导中心、先进医疗技术的传播辐射中心、临床和转化医学的研究中心、医学人才的培养培训中心和良好医患关系的示范中心"。

医院高度重视学科技术的发展，着力打造国内领先、省内一流的优势学科。现设有44个临床科室和10个医技科室，拥有达芬奇手术机器人、PET-CT、3.0T超高场磁共振、320排640层螺旋CT、飞秒激光治疗仪、直线加速器等百余台高精尖诊疗设备。拥有国家临床重点专科、省级重点学科群、省级一流学科及省级重点学科等一批实力雄厚的优势学科，其中1个国家临床重点专科（临床护理学），1个省级一流学科（临床医学），1个省级重点学科群（微创外科学科群），12个省级重点学科（实验诊断学、肝胆胰外科学、神经康复学、肾脏免疫学、心胸外科学、普通外科学、微创外科学、危重病医学、医学影像学、胃肠胰外科学、临床检验学、临床病理学），3个省部级重点实验室（浙江省肿瘤分子诊断与个体化治疗研究重点实验室、浙江省胃肠病学重点实验室、浙江省器官移植重点研究实验室心脏移植分室）、1个浙江省中医药肾病重点实验室和6个卫生部首批内镜诊疗技术培训基地（普外科内镜、妇科内镜、骨关节内镜、泌尿内镜、消化内镜、先心介入治疗）。

近几年来学科发展迅速，新技术、新项目不断涌现，泌尿外科、胃肠胰外科、肝胆胰外科、肾脏病科等一批学科已跻身国内一流行列，同时还涌现出了心胸外科、血管外科、整形外科、骨科、心血管内科、神经内科、重症医学科、急诊医学科、康复医学科、放射科、检验医学科等一大批发展态势良好、学科特色鲜明、省内一流的优势学科。

医院大力推进科研与教学工作，努力促进可持续发展。每年举办全国泌尿腔镜技术学术大会、全国胰胃疾病诊治进展高峰论坛、西湖国际重症血液净化论坛、国际肝胆胰外科及微创外科大会（院士论坛）等一系列高水准国际和全国性学术会议；近年来与美国一流医学中心合作建立中美合作住院医师规范化培训基地；还创建了设施设备先进、科研人才力量雄厚的医院公共科研平台——临床研究中心；建设了国内一流的医学模拟教学中心。自2012年以来，"科教兴院"政策成效显著，科研经费增长9.8倍，国家自然科学基金立项增长11倍，省级自然基金立项增长2.4倍，国家级继教获批项目增长2.9

倍，SCI 论文增长 6 倍，有力地提升了医院知名度，呈现出医教研协调发展的良好局面。

医院始终将人才队伍建设作为提升综合实力的核心要素，推行“筑巢引凤”计划，坚持“内培外引”并重政策。2012 年至今，共引进领军人才和各类高层次人才 188 人，学科带头人 20 人，任职科主任或副主任的有 50 余人。积极推出鼓励员工外出进修学习和攻读博士学位的系列优惠政策，每年选派大量优秀员工赴国内外一流院校进修学习深造，以实现员工“宽视野、学技术、交朋友、建桥梁”为目的，2012 年至今，共派遣 607 人前往美国梅奥诊所、美国杜克大学、哈佛大学医学院等国（境）外先进医疗机构进修学习。医院特别重视青年人才培养，推出了“青年才俊计划”“潜力新星计划”“后备学科人才计划”等各类青年培养计划，积极引导和激励青年人才脱颖而出，打造科学合理的人才梯队。

医院坚持博采众长，兼容并蓄的开放理念，积极实施全球战略，深化国际和境外合作交流。与美国约翰霍普金斯大学、美国克利夫兰医学中心、美国杜克大学、德国切瑞特医学院、加拿大阿尔伯塔大学、日本东京大学等 20 余所世界一流名校或医疗机构建立长期合作关系，并成立了浙江省人民医院中美合作肝胆胰外科中心、中美合作骨科中心等 8 个中外学科合作中心。2016 年医院与国际应急管理学会医学委员会（TEMC）签订战略合作协议，成为省内首家合作单位；同时与台中荣民总医院、台北医学大学附设双和医院缔结为姐妹医院。通过深入实施借势、借脑、借力“三借”工程，邀请全球顶尖专家来院交流合作指导，共聘请了 50 余位国际顶尖知名专家担任我院名誉教授，助力医院提升学科实力和科研水平。

医院大力弘扬人文精神，全面推进医院文化建设。坚持“以患者为中心”，持续改善服务流程，提升患者就医体验，建立了全国规模最全的入院准备中心、全省首个检查预约中心、手术室 /ICU 患者等候区、出院带药服务和病区免费洗衣干衣服务等流程改造特色中心，创建省内第一家为百姓提供预防保健教育和培训的“健康教育学院”，省内率先引进星巴克、晓风书屋等生活设施，多项改善医疗服务的创新举措被《人民日报》、中央电视台、《健康报》及《浙江日报》等主流媒体广泛报道，切实提高了患者满意度和获得感。坚持“以员工为核心”，倡导公平公正原则，努力营造尊重和关爱员工的温馨氛围，设立员工关爱基金和党员关爱基金，开展“感动浙人医年度人物”评选，组织中秋联谊亲友会和职工文体活动等，积极为员工的工作、生活、学习、职业生涯发展等创造条件，倾情打造和谐“家文化”。近年来，医院涌现出了一大批先进模范人物，先后荣获“杭州市见义勇为积极分子”“省卫生系统最美天使”等荣誉称号，彰显了员工仁爱奉献、救死扶伤的精神风貌。

医院认真贯彻“健康中国”国家战略，主动承担大型公立医院的社会责任，积极参加紧急救援、社区义诊、健康咨询等活动。2013 年医院作为国家紧急医学救援队基地，首次代表中国政府组建医疗队赴菲律宾开展“海燕”台风救援，充分体现了中国医务人员救死扶伤的人文情怀，展示了中国国际主义形象，被授予了浙江省人民政府颁发的“集体一等功”荣誉称号，为浙江省卫生系统首次荣获此殊荣。2015 年组队参加中国政府医疗队赴利比里亚抗击埃博拉疫情，分别获得“2015 年度浙江骄傲人物”20 强和浙江省“最美天使”以及全国抗击埃博拉“先进个人”等荣誉称号。2016 年 G20 期间，医院承担了国家紧急医学救援队的全天候待命、核与辐射基地的备战以及机场、火车站、晚会现场、信访人员及 4 个宾馆的医疗保障，保障工作得到高度认可，被评为“服务保障 G20 杭州峰会先进集体”“G20 杭州峰会安保贡献突出集体”“G20 杭州峰会信访工作先进单位”。医院积极响应省委、省政府“双下沉、两提升”号召，全面托管了海宁市中心医院、淳安县第一人民医院和天台县人民医院、桐乡市第一人民医院，2015 年和 2016 年，由省委、省政府组织的“双下沉、两提升”现场会和推进会分别在淳安及我院海宁分院召开，时任省委书记夏宝龙和时任省长李强同时出席海宁分院的推进会，充分肯定了我院取得的工作成效。同时医院积极开展援疆、援黔、援琼、援外等对口支援工作，并荣获“全国卫生系统援外先进集体”和“全国医疗扶贫贡献奖”。

新时代，新气象，更要有新作为，实现“为人民群众提供全方位全周期健康服务”的目标，是大型公立医院在这个历史节点的使命和义务。在这样一个机遇与挑战并存的时代背景下，浙江省人民医院将始终不忘初心，牢记使命，砥砺前行。在政府的高度重视下，在省卫计委党组的坚强领导下，全院上下不驰于空想，不骛于虚声，积极响应和推进相关政策要求，笃定“医改”的态度，扎根患者的需求，进一步求新、求变、求精、求实，努力打造新时代标杆公立医院品牌，为实施“健康中国”和“健康浙江”战略再谱新篇章。

第二节 浙江省人民医院 PDCA 制度

文件编号	ZRY-ZGB-ZD-0006-01-B-2016	文件名称	持续质量改善项目管理制度	适用范围	全院
制定部门	质量管理办公室	起草人	谭明明	内审人	张勤

1. 目的

有效指导部门开展持续质量改进项目，强化部门工作的质量管理意识，进一步凝聚医院质量文化。

2. 参考文件

无。

3. 名词定义

3.1 质量管理：以团队为单位，应用质量管理工具与方法，使某项需求（管理目标）可以得到有效满足的过程。

3.2 持续质量改进：通过质量管理，使某项需求（管理目标）满足的程度不断提高的过程。

3.3 PDCA：按照 Plan-Do-Check-Action 的路径，进行质量改进的方法。

3.4 部门：指列入《浙江省人民医院组织机构设置和规范简码的通知（浙人医【2016】35 号文）》中所有组织机构，包括行政科室、临床科室、医技科室、护理单元等。

4. 内容

4.1 持续质量改进项目的启动

4.1.1 参考医院发展相关文件（如每年医院工作计划、医院质量管理工作计划、五年规划等文件）、部门发展相关文件（如年度工作计划、目标责任书）、部门诊疗服务常见问题，每部门每年至少开展一项与本部门工作管理相关的持续质量改进项目。

4.1.2 由部门负责人牵头，组织相关人员讨论，确定本年的持续质量改进项目与改善专员，并写入科室年度工作计划。对上年度的持续质量改进项目进行总结。

4.2 持续质量改进项目的实施

4.2.1 改善主题、项目组成员、改善计划上报质量管理办公室。

4.2.2 质量管理办公室负责组织医院层面的质量管理相关培训，对部门提出质量管理方法、工具方面的需求予以指导和支持。

4.2.3 临床科室质管小组、部门质管员负责在本部门进行相应的质量管理培训与应用。

4.2.4 改善实施的过程，必须使用质量管理工具，并有改善过程的相关数据、文字、多媒体的记录。

4.2.5 相关分析需客观、有逻辑、准确，并有针对性的制定改善措施。

4.2.6 所有改善措施必须通过小范围的实施，以客观数据作为评价标准，检测其有效性。

4.2.7 被证明有效的改善措施需整合成部门层面的制度或者流程，并在本部门执行。被证明无效的改善措施，需进一步分析，避免日后类似不可控的情况再次发生。

4.2.8 有效的改善措施全部实施后，监测指标需呈正向发展。如结果无效，需做进一步改善的计划或放弃本改进项目的说明。

4.3 持续质量改进项目的推进

4.3.1 项目完成后，需对改善目标进行不少于半年的持续监测。数据稳定且呈正向发展趋势后，可适当降低监测的频度。

4.3.2 持续质量改进项目，按照医院规划进行中期和期末的交流与汇报。

审批委员会（组织）：医院质量委员会

签发人：黄东胜　　签发时间：2016.11.15

第三节　浙江省人民医院 PDCA 案例

案例 1　借助信息技术，规范诊疗行为，减少不合规费用发生

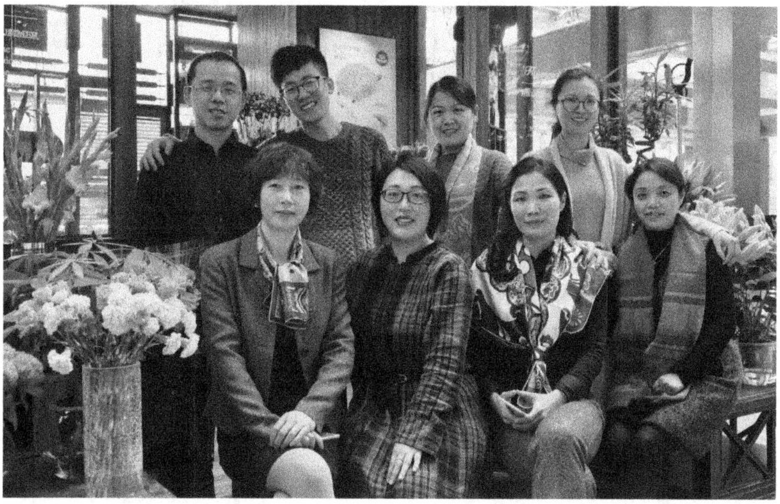

小组感悟：通过 PDCA 的方法，更为科学的发现问题、解决问题，并不断的完善和改进。信息技术在医保控费管理上的应用，顺应时代的发展，也解决了医护以及管理者的困惑，科学的进行医保控费管理，促进科室综合管理水平的提升。

一、选题背景

由于医保制度改革推行时间短、覆盖面广、医保类别多、政策持续完善，但临床工作人员医保政策的学习时间少，熟知与准确应用欠佳，时常出现不符合医保规范的诊疗行为，导致医保拒付。

在药品使用方面存在：①药品超量问题。单次开方超量，重复开药超量；②无一线药物使用记录直接使用二线药品。如降脂药立普妥片；③非规定病种用药纳入规定病种医保支付范围。如恶性肿瘤用药、感冒药、高血压药、糖尿病等药④违反药品适应症用药。如人血白蛋白。

在诊疗方面存在：①重复收费。耳道冲洗计价单位为“人次”，即每天最多按 1 个人次收费，而临床常以“每耳”×2 收费；②超限定部位或人次收费。如 CT、B 超检查；③分解收费。如“麻醉费用”包含了各种“置管”费用，但仍收“动脉穿刺置管术”的

费用; ④项目适应证不符。如"梅毒螺旋体特异抗体测定"检验项目的医保适应证限手术、临床受血者，临床偶有将非手术或者非临床受血者"梅毒螺旋体特异性抗体测定"项目按医保收费结算。

依据人社部发 [2014]54 号《关于进一步加强基本医疗保险医疗服务监管的意见》；国办发 [2015]38 号《国务院办公厅关于城市公立医院综合改革试点的指导意见》；人社厅发〔2015〕56 号《关于全面推进基本医疗保险医疗服务智能监控的通知》等文件要求加强管理。同时，浙江省医保对定点医疗机构考核的要求、浙江省医保医师协议服务管理要求、以及三级医院评审标准的要求都迫切需要规范诊疗行为，减少不合规费用发生。

二、现状调查

2010 年度向医保经办机构申请拨付医疗费用 4.60 亿元，其中 1035.33 万元被医保经办机构剔除拒付，拒付率达 2.25%。2011 年度申拨金额 5.90 亿元，剔除费用 1254.25 万元，拒付率为 2.12%。2012 年度申拨金额 7.13 亿元，剔除费用 1192.88 万元，拒付率为 1.67%（表 2-3-1）。

表 2-3-1 2010—2012 年度医保拒付金额一览表

时间	申拨医疗费用（亿元）	总剔除医疗费用（万元）	拒付率（%）
2010 年度	4.60	1035.33	2.25
2011 年度	5.90	1254.25	2.12
2012 年度	7.13	1192.88	1.67

三、成立 CQI 小组

成立了由主管副院长担任总指挥、医保办主任、副主任担任组长、督导秘书、医保办科员以及门诊办公室、医务科、护理部、信息中心药学部担任成员的多部门 CQI 小组，各成员都有明确的分工（表 2-3-2）。

表 2-3-2　CQI 小组成员

成员	职务	分工	所在科室
朱佳英	组长、督导	主题选定、效果确认、全程把握	医保物价办公室
陈建英	组长、秘书	主题选定、效果确认、全程把握	医保物价办公室
苏奥南	组员	现状调查、因素分析、对策拟定、对策实施、标准推行	医保物价办公室
朱立明	组员	现状调查、因素分析、对策拟定、对策实施、标准推行	医保物价办公室
钟建苗	组员	对策实施、标准推行	医保物价办公室
莫春霞	组员	对策实施、标准推行	医保物价办公室
信息工程师	组员	对策拟定、对策实施	信息中心
相关人员	联合督导	对策实施、标准推行	医务、门办、药学、护理部

四、设定目标值

本项目分3个阶段完成。第1阶段：2年内（2013—2014年）下降到1%以下；第2阶段：2015—2016年下降至0.5%以下；第3阶段：2017—2018年为巩固稳定期，保持0.5%以下。

五、拟定计划

从2013年开始，按3个阶段实施：2013—2014年为第1阶段，2015—2016年为第2阶段，2017—2018年为第3阶段（图2-3-1）。

六、分析原因

分别从设备、人、制度和环境4个方面进行原因分析，头脑风暴，并绘制了鱼骨图（图2-3-2）。认为问题主要原因集中于7个方面：①缺少智能科学的管控程序；②对医保政策不够重视；③医护人员人手少工作量大；④缺少联合监管；⑤监管点评力度不够；⑥考核机制欠完善；⑦考核奖励制度未落实到位。按照频次计算出每个原因所占累计百分比，绘制了柏拉图（图2-3-3）。按照二八法则，将医保政策不够重视（理解不全面，熟悉度不够）、缺少智能科学的管控程序、监管点评力度不够、考核机制欠完善确定为要整改的要因。

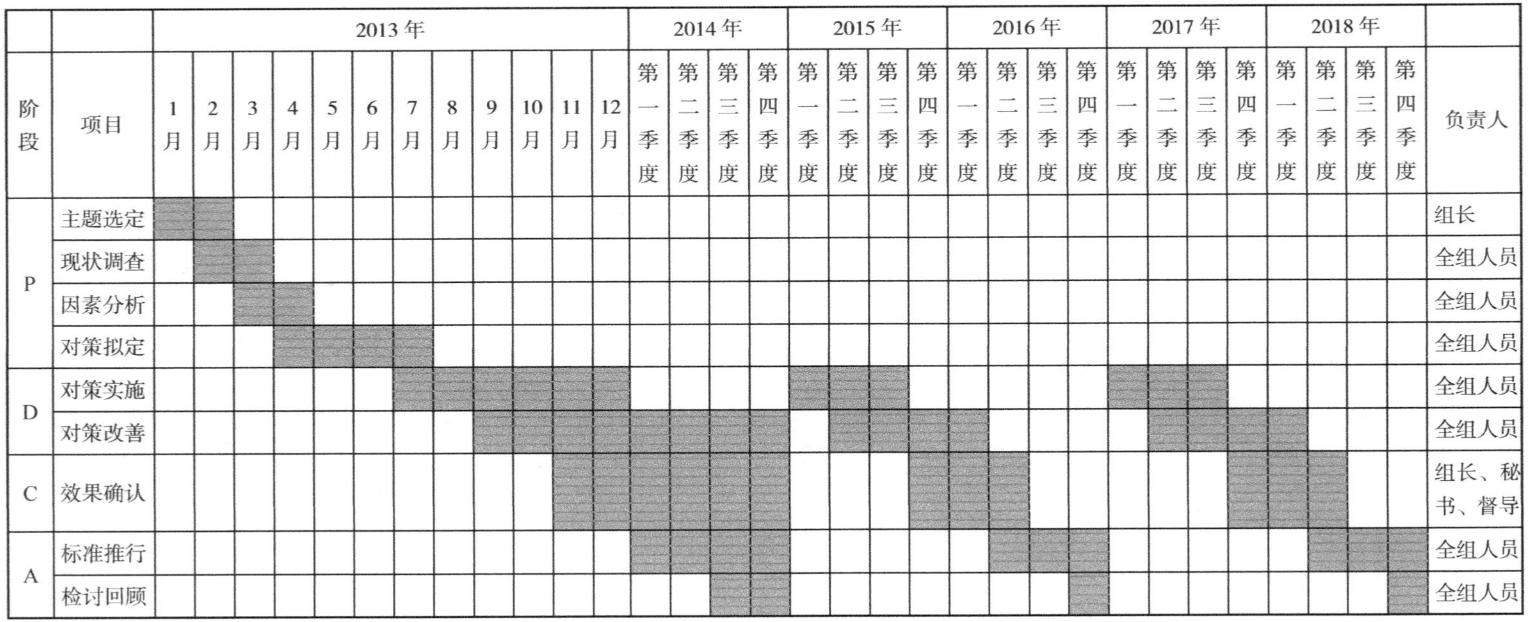

注：计划时间　　实际时间

图 2-3-1　借助信息技术，规范诊疗行为，减少不合规费用发生的计划——甘特图

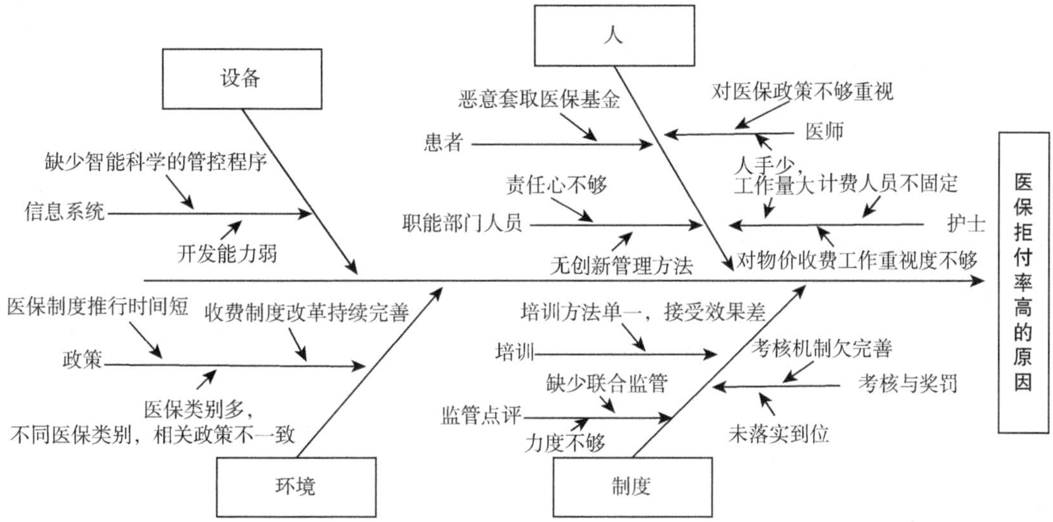

图 2-3-2　医保拒付率高的原因分析——鱼骨图

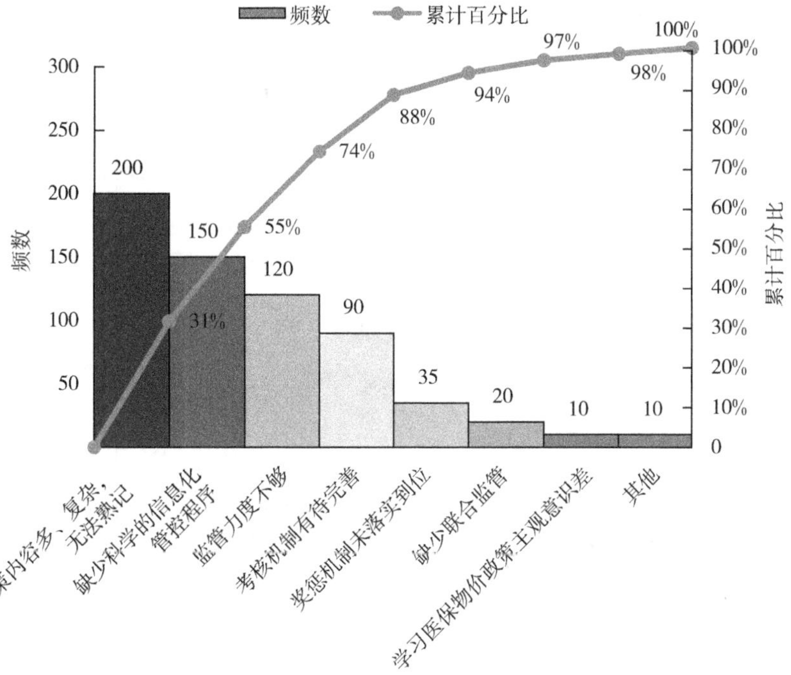

图 2-3-3　医保拒付率高的原因分析——柏拉图

七、制定对策

运用 5W1H 制定了持续改进对策（表 2-3-3）。

（1）针对医护人员对政策理解与熟悉程度不够。借助信息技术，熟悉政策，将医保物价政策嵌入医嘱系统，实现实时告知及培训，做到事前提示。

（2）缺少科学的信息化管控手段。借助信息技术辅助管控，形成审核规则，对医嘱、处方、收费进行实时审核，违规拦截。

（3）监管力度不够，应加强监督点评力度。增加①病历收费抽查分析；②医保药品使用规范抽查点评；③对问题及拒付原因进行分析，并及时通告给有关人员。

（4）考核机制不完善未落实到位。应优化考核机制：①梳理考核机制，制定科室、病区及兼职医保物价管理员考核评分表；②医保拒付费用落实惩罚到医疗组或病区。

表 2-3-3 借助信息技术，规范诊疗行为，减少不合规费用发生制定对策——5W1H

<table>
<tr><th colspan="2">What</th><th>Why</th><th>How</th><th>When</th><th>Where</th><th>Who</th></tr>
<tr><td>政策</td><td>政策内容多、复杂，难以记忆</td><td>没有运用信息技术，不熟悉政策</td><td>医保物价政策嵌入医嘱系统，实时告知，做到事前提示</td><td rowspan="2">2013 年 4 月～2018 年 12 月</td><td rowspan="2">信息中心</td><td rowspan="2">医保办人员
信息中心
信息软件公司</td></tr>
<tr><td>信息系统</td><td>缺少科学的信息化管控手段</td><td>没有运用信息技术辅助管控</td><td>医保物价政策形成审核规则，对医嘱、处方、收费进行实时审核，违规拦截。</td></tr>
<tr><td rowspan="3">监管方面</td><td rowspan="3">力度不够</td><td rowspan="3">缺乏监督方法</td><td>①病历收费抽查分析，形成分析报告，反馈临床</td><td rowspan="3">2013 年 6 月～2018 年 12 月</td><td rowspan="3">医保办</td><td rowspan="3">医保办人员</td></tr>
<tr><td>②医保药品使用规范抽查点评</td></tr>
<tr><td>③对相关问题和拒付原因进行分析</td></tr>
<tr><td rowspan="2">考核与奖惩方面</td><td rowspan="2">考核机制不完善，未落实到位</td><td rowspan="2">缺乏可操作性的制度及考核办法</td><td>①梳理考核机制，制定科室、病区及兼职医保物价管理员考核评分表</td><td rowspan="2">2013 年 5 月～2018 年 12 月</td><td rowspan="2">医保办</td><td>医疗保险管理委员会
医疗费用与价格管理委员会
医保办人员</td></tr>
<tr><td>②医保拒付费用落实惩罚到医疗组或病区</td><td></td></tr>
</table>

八、执行阶段

1. 第 1 阶段执行情况。①建立一套有效的实时、全程、高效、无缝隙的智能管控体系。医护工作站层面做到事前提醒和事中拦截，医保管理层面事后质量追踪相结合。②监管方面，加强日常点评，查检问题，明确责任医师或科室，并内网公示，要求有关人员自觉学习。采取边学边做的培训方式，同时对药品诊疗拒付原因进行分析，并及时通告有关人员学习相关规定，以防止犯重复性错误。③追责机制公开阳光，拒付处罚落实到科室、病区及医疗组。

2. 第 2 阶段执行情况。①持续完善信息管控系统，2015—2016 年完善管控的信息需求共 111 份。②监督点评力度进一步加强，提升临床问题整改的效率，每月进行病历抽查及点评，并内网公示。同时 2016 年起，按季度编制《医保质量简报》，其涵盖 10 部分内容，共 6 期。主要内容：医保服务量与费用、医保拒付费用统计与分析、医保总控完成情况、中药饮片管理、知情告知履行情况、病历抽查情况、投诉案例分析、临床考核等。③进一步完善考核制度。包括制定考核标准、做好临床病区兼、专职医保物价管理员考核工作。④建立评优与奖励机制。奖励优秀科室和病区。

3. 第 3 阶段执行情况。①持续完善信息管控系统。2017 年完善管控系统的信息需求 36 份，如医保药品限价支付的管控、医疗服务收费价格（儿童与成人分类收费与管控）、【2017 版国家药品目录】新增药品适应证的管控等。②进一步加强住院及门诊合理用药点评。③运用互联网，提升与临床的问题沟通交流。借助互联网沟通平台，建立【临床医保问题及建议收集】二维码，通过手机扫一扫即可实时上传。

九、检查阶段

所有项目经过 5 年、3 个阶段的实施后，第 1 阶段，2014 年拒付率下降至 0.56%；第 2 阶段，2016 年拒付率下降至 0.35%，第 3 阶段，2017 年上半年拒付率下降至 0.32%。3 个阶段的持续改进都收到明显成效，经查检均达到预期目标值（图 2-3-4）。

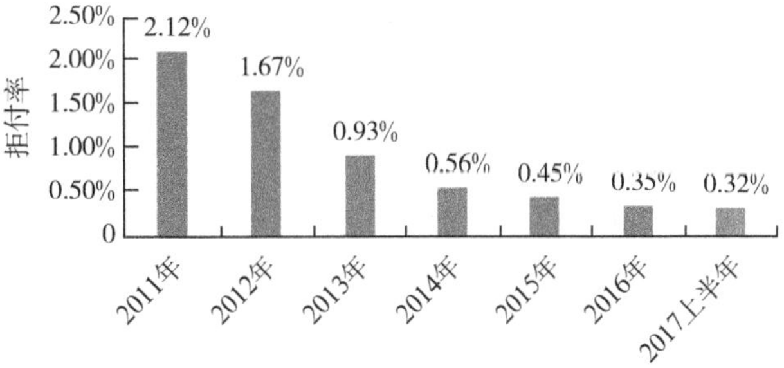

图 2-3-4　2011—2017 年医保拒付率

十、总结阶段

通过近 5 年的 3 个阶段的持续改进，医药收费监督管理制度、费用审核制度，医保费用自查管理制度、医保管理考核制度、医疗保险管理制度与工作制度等各项制度均得到了落实。

借助信息技术辅助医保管理，已建立了一套适合医院医保管理的信息管控体系，能够有效规范临床诊疗行为，明显降低医保拒付率。该改善项目获得相关领导、学者及同行的肯定，并在全国范围内推广。浙江省人民医院“强化医院费用控制，助推医疗价格改革”，作为优秀典范被我省物价局推荐给国家发改委推广。浙江省人民医院“医保智能内控系统”建设管理模式得到浙江省财政厅肯定并发文，在所有省级医院内推行。

虽然医保拒付率明显降低，有效规范了临床诊疗行为，但仍存在一些不足之处，规范诊疗行为及医保精细化管理方面，还有提升的空间。对于以上不足之处，将持续进行 PDCA 循环质量改进。

（浙江省人民医院医保物价办公室　朱佳英　苏奥南）

案例 2　RCD+CS 质管链完善临床科室质管小组建设

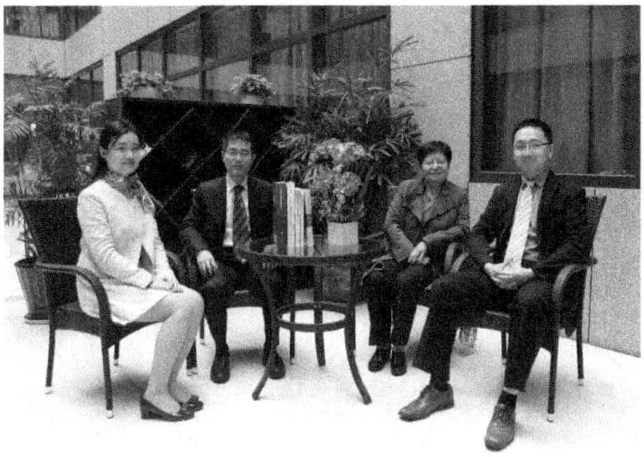
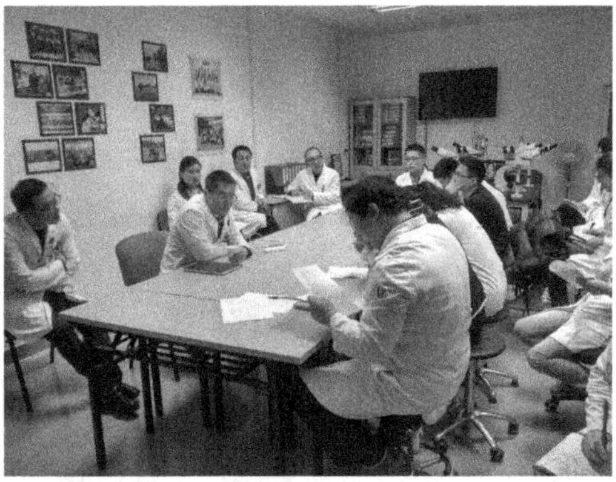

张　勤：员工全员参与是医院全面质量管理的核心，利用质管链降低员工负担、提高工作效率，是PDCA 管理工具的显著特点。
谭明明：质量管理工具的广泛应用是提升医院质量管理水平的推手。
钱莎莎：临床科室质管小组建设是医院质量管理体系的重要基础。

一、选题背景

2016 年 2 月，我院正式启动迎接浙江省等级医院复评工作。为做好等级医院复评工作，必须从健全医院质量管理组织体系开始，而目前我院质量管理组织架构中未充分发挥临床科室质量与安全管理小组的重要作用，且对临床质管小组的工作内容和运行模式未作明确规定。

《三级综合医院评审标准实施细则（2011 年版）》（以下简称《实施细则》）中有明确条款内容规定：医院应当有健全的质量管理体系（条款 4.1.1.1），应包括医院质量与安全管理委员会、各质量相关委员会、质量管理部门、各职能部门、科室质量与安全管理小组等，且要求各质量与安全管理组织有明确的质量管理职责，各部门负责人应致力于质量与安全管理和持续改进。院长是全院质量管理体系第一责任人，而科主任是科室质量与安全管理第一责任人（条款 4.1.1.3），负责组织落实质量与安全管理及持续改进相关任务。明确了临床科室质管小组在全院质量管理体系中的地位及在科室质量管理中的重要性。

《实施细则》还在多处提及科室质管小组工作内容，如要求科室质量与安全管理小组成员具有相关质量管理技能（条款 4.2.5.2），要求建立医疗质量控制、安全管理信息数据库（条款 4.2.7.1），要求医院与科室定期评价质量与安全指标且有持续改进的效果（条款 4.5.7.2）。参照《实施细则》内容要求可以不断建立并完善临床科室质管小组工作内容。

二、现状调查

2016 年 2 月，对全院临床质管小组现状进行摸底调查，发现目前暂无成体系的质管小组架构，也无具体明确且可操作的工作内容和运营模式，亟待完善临床科室质管小组建设。

三、成立 CQI 小组

成立了由质管办和各临床科室质管小组共同组成的 CQI 小组，共同制定和落实临床科室质管小组建设内容。质管办作为质管小组建设牵头部门，主要负责建立临床科室质管小组架构、规范质管小组工作内容，临床质管小组作为质管小组建设重要参与部门，主要负责落实质管小组各项工作内容（表 2–3–4）。

表 2–3–4　CQI 小组成员

序号	姓名	科室	职务	组内分工
1	张勤	质量管理办公室	主任	决策、执行、督查
2	谭明明	质量管理办公室	主任助理	执行、培训、督查
3	钱莎莎	质量管理办公室	医院质管员	培训、联络、督查
4	临床质管小组	临床科室、医技科室	科主任、质管员	对策实施、反馈

四、设定目标值

依据《实施细则》要求逐步完善我院临床科室质管小组建设工作，以充分发挥其在医院质量管理中的重要作用，预期 2017 年 9 月基本完善临床质管小组各方面建设工作。

五、拟定计划

计划用 1 年半左右的时间来完成预期的工作，其中 P 阶段计划用 1 个月、D 阶段持续整个过程、C 阶段在 D 后 2 个月持续进行、A 阶段在 C 阶段后 4 个月持续进行（图 2–3–5）。

阶段	步骤	2016年											2017年									落实人
		2月	3月	4月	5月	6月	7月	8月	9月	10月	11月	12月	1月	2月	3月	4月	5月	6月	7月	8月	9月	
P	主题选定	■																				质管办
	计划拟定	■																				质管办
	现状调查	■																				质管办
	目标设定	■																				质管办
	因素解析	■																				质管办、临床质管小组
	对策拟定	■	■																			质管办、临床质管小组
D	对策实施	■	■	■	■	■	■	■	■	■	■	■	■	■	■	■	■	■	■	■	■	质管办、临床质管小组
	对策改善	■	■	■	■	■	■	■	■	■	■	■	■	■	■	■	■	■	■	■	■	质管办
C	效果确认			■	■	■	■	■	■	■	■	■	■	■	■	■	■	■	■	■	■	质管办
A	标准推行							■	■	■	■	■	■	■	■	■	■	■	■	■	■	质管办
	检讨回顾							■	■	■	■	■	■	■	■	■	■	■	■	■	■	质管办

图 2-3-5　完善临床科室质管小组建设——甘特图

六、分析原因

绘制鱼骨图（图 2-3-6），从人员、方法、环境 3 个方面进行头脑风暴分析，认为问题主要原因集中于 8 个方面：①质管意识淡薄；②质管小组定位不明；③培训不到位；④缺乏实战；⑤职能部门要求不明确；⑥临床理解有偏差；⑦未及时汇编；⑧无集中管理。按照频次计算出每个原因所占累计百分比（表 2-3-5），绘制了柏拉图（图 2-3-7）。按照二八法则，将质管意识淡薄、质管小组定位不明、培训不到位、缺乏实战、职能部门要求不明确 5 项确定为要整改的要因。

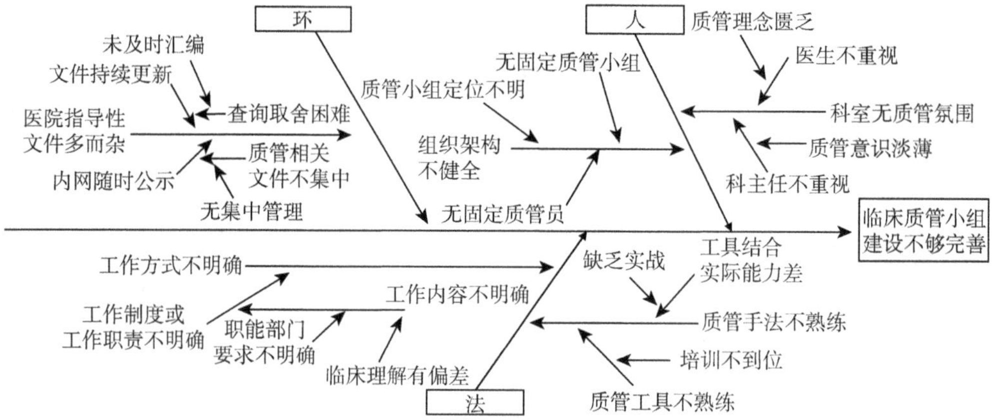

图 2-3-6 临床质管小组建设不够完善原因分析——鱼骨图

表 2-3-5 临床质管小组建设不够完善原因统计表

原因	频次	累计百分比（%）
质管意识淡薄	55	18
质管小组定位不明	55	37
培训不到位	45	52
缺乏实战	40	65
职能部门要求不明确	38	77
未及时汇编	30	87
临床理解有偏差	20	94

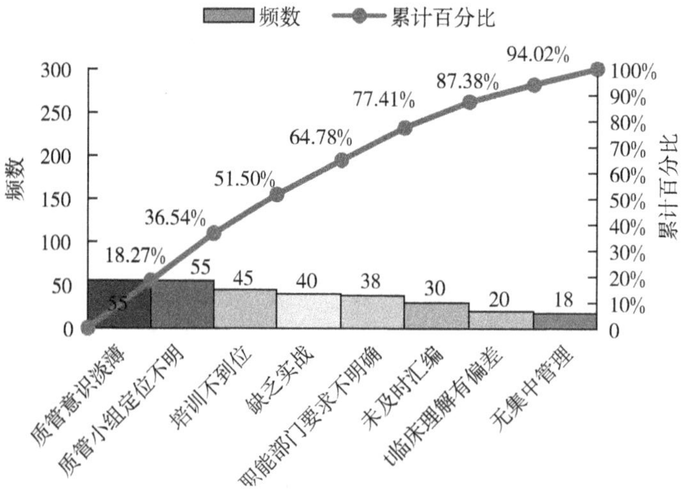

图 2-3-7 临床质管小组建设不够完善原因分析——柏拉图

七、制定对策

运用 5W1H 制定了持续改进对策。针对质管意识淡薄：①建立医院质量管理组织架构，明确质管小组地位；②明确质管小组成员名单。针对质管小组定位不明：①制定质管小组工作制度和职责；②明确质管小组工作内容；③对各项工作如何开展进行培训。针对培训不到位：①加强质管工具培训及课桌式演练；②早交班或科会入科辅导。针对缺乏实战：①全面推进 CQI 项目开展落实；②线上线下随时答疑。针对职能部门要求不明确：①建立督查与反馈闭环式沟通机制，便于随时发现问题并作适当调整；②将应急预案、医院制度等梳理后汇编成册；③ OA 设质管小组专用模块，且及时告知各科室上传何种文件（表 2-3-6）。

总结出 RCD+CS 质管链模式：RCD 中 R 代表 regulation，是制度；C 代表 CQI（continuous quality improvement），是持续质量改进；D 代表 data，是数据。CS 中 C 代表 communicate，是沟通；S 代表 supervise，是督查。根据以上模式逐步开展各项工作，使得临床科室质管小组建设日趋完善。

表 2-3-6 完善临床质管小组建设对策制定——5W1H

What	Why	How	When	Where	Who
质管意识薄弱	科内没有从科主任、质管员到每一位员工，人人树立质管意识，分工协作做好质量管理	建立医院质量管理组织架构，明确质管小组地位 R：regulation	2016 年 2 月	朝晖院区临床科室	质管办、各科室
		明确质管小组成员名单	2016 年 2 月		
质管小组定位不明	临床科室质管小组没有按要求完成各项工作	制定质管小组工作制度和职责	2016 年 3 月		
		明确质管小组工作内容 D：data	2016 年 3 月 –		
		对各项工作如何开展进行培训	2016 年 2 月 – 每季度 1 次		
培训不到位	没有学习使用质管工具	加强质管工具培训及课桌式演练	每半年 1 次		
		早交班或科会入科辅导 C：communicate	每年 2 次 / 科室		
缺乏实战	没有利用质管工具做好科室持续改进工作	全面推进 CQI 项目开展落实 C：CQI continuous quality improvement	每年≥ 1 个 / 科室		
		线上线下随时答疑	随时		

续表

What	Why	How	When	Where	Who
职能部门要求不明确	职能部门不常开展督查并告知临床建议，请临床及时反馈整改	建立督查与反馈闭环式沟通机制，便于随时发现问题并作适当调整 S：supervise	2016 年 8 月 –	朝晖院区临床科室	质管办、各科室
	工作需要时不能快速定位相关文件或资料	将应急预案、医院制度等梳理后汇编成册	2016 年 3 月～2016 年 11 月及时更新		
		OA 设质管小组专用模块，且及时告知各科室上传何种文件	2017 年 3 月 –		

八、执行阶段

针对目前临床质管小组实际情况进行原因分析后，制订以上工作计划（表 2-3-6）并加以落实。

1. 建立健全我院质量管理组织架构，明确临床质管小组的重要作用，初步建立各科室质管小组名单（2016 年 2 ～ 3 月完成）。

2. 制定质管小组工作制度和职责，明确其工作内容，并及时对各项工作如何开展进行培训（2016 年 2 ～ 3 月完成）。主要涉及标准化工作文件、诊疗规范制定、科室数据指标管理、CQI 项目开展等。

3. 加强各科室质量管理工具培训，并在各科室全面推广 CQI 项目的开展和落实，通过理论联系实际，充分体会质管工具的优势，并学会利用质管手段提高科室的管理水平，同时改善科室医疗服务水平。

2016年3月启动相关工作，要求每科室每年至少完成1个CQI项目，质管办负责辅导。

4. 建立职能部门与临床科室督查与反馈闭环式沟通机制，能够及时、准确地将工作内容布置与落实，并能随时听取临床的反馈建议以不断完善工作内容设置，必要时可作适当调整，达到职能部门与临床科室的良好沟通。自 2016 年 8 月开始，不间断到临床科室进行督查，发现问题及时反馈并以书面形式告知，对落实每一项工作内容很有裨益。

5. 为满足实际工作需要，医院的制度、应急预案等工作指导性文件常常及时更新并在院内网公示，及时汇编成册便于临床科室快速定位、查询，同时鼓励临床科室根据医院现有指导性文件，制定本科室管理性文件，实现精细化管理、标准化管理第一步。2016 年 3 月完成了应急预案汇编及印刷，2017 年即将启动修订工作；2016 年 11 月完成了医院制度汇编（电子发行），2017 年 11 月将完成最新版修订及印刷工作。另外，

2017 年 3 月开始，在 OA 开辟质量管理小组管理专用模块，及时上传通知、参考文件、标准化模板、工作任务等材料，便于质管员快速掌握必要信息。

九、检查阶段

所有措施实施后，反观现阶段与项目启动之初的变化，我们发现临床质管小组运营的最大变化就是从被动到主动（表 2–3–7）。

表 2–3–7　临床质管小组建设完善前后对比

改进前	改进后	具体体现
临床被动接受管理	临床主动参与管理	完善质管小组架构，明确其职责
质管小组较少活动	活跃在科室质管一线	根据小组工作内容逐项开展
职能部门追着临床要材料	临床有持续改进案例主动上交	每临床科室至少 1 个项目 / 年，接受督查和辅导
职能部门催着临床要数据	临床主动运用并及时沟通	临床科室质管意识增强
质管小组少数人忙	小组带头全科共同参与	全员参与科室质管工作，共同建立质管理念

1. 临床质管小组在质量管理组织架构中定位明确，有工作制度和岗位职责约束，具体工作内容有说明及相关培训。临床质管小组培训 21 次，入科辅导若干次，初步形成“工作计划—实施—督查—反馈”的可持续常态化工作模式。

2. 临床质管小组在职能部门与临床科室有效沟通中发挥重要作用，2016 年 8 月至 2017 年 8 月共发出 259 份“科室质量管理持续改进建议书”。

3. 临床科室均开展 CQI 项目，部分科室推广到各医疗组，开展不止 1 个 CQI 项目。53 个临床科室 2017 年 3 月汇报 53 个 CQI 项目、2017 年 8 月中期汇报 115 个项目。在 2017 年 6 月第三届医院评价与品质促进国际高峰论坛上投稿 17 篇（CQI 项目汇报书），2 篇获奖，占本次论坛总获奖壁报的 40%（2/5）。

4. 2016 年 3 月完成了应急预案汇编及印刷，2017 年即将启动修订工作；2016 年 11 月完成了医院制度汇编（电子发行），2017 年 12 月将完成最新版修订及印刷工作。

十、总结阶段

通过近一年半的持续改进，明确了医院质量管理体系架构及临床科室质管小组的地位和作用，梳理、修订了相关制度 6 项：医院管理制度、医院文稿标准和编码管理制度、责任书汇编管理制度、科室质量与安全管理小组工作制度、持续质量改善项目管理制度、临床科室质管数据库管理制度；岗位职责 2 项：科室质量与安全管理小组工作职责、科室质管员工作职责，基本完善我院临床科室质管小组建设，并保证其常态化运行。

通过实践我们发现，我国现行三级综合医院评审标准合乎国情，参照标准要求可以做到持续改进且能常态维持，并能号召员工主动参与，增强临床质管氛围，提高科室管理质量。下一步计划继续推进质管工具应用、提高管理效率、降低工作负荷，继续推进 CQI 项目，优先考虑选择与疾病诊疗效果相关的项目，计划 2018 年开展 200 项以上 CQI 项目；加强科室负性指标监测、管理与利用，标准化管理临床科室诊疗规范、操作规程。

（浙江省人民医院质量管理办公室　钱莎莎　张　勤　谭明明）

案例3　提高手术安全核查的规范执行率项目

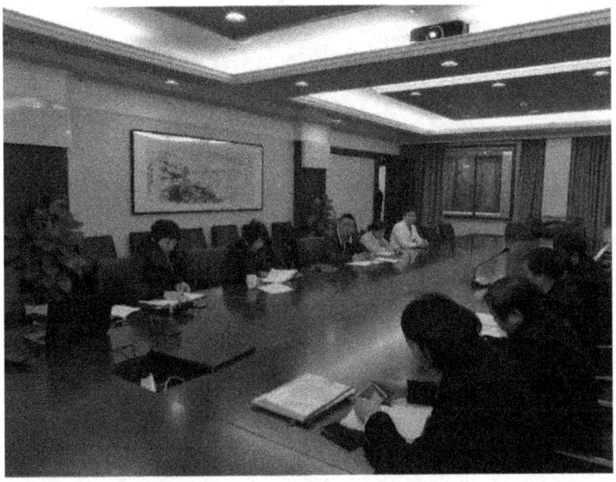

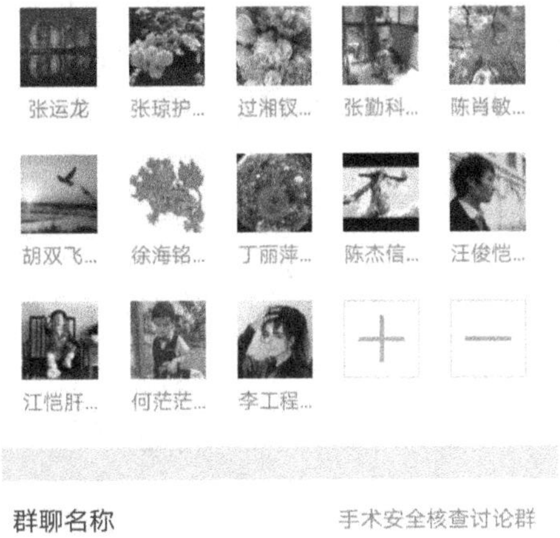

徐海铭：录音核查是提高手术安全管理的重要举措，应该大力推行；
张运龙：知易行难，但项目非常有意义，我们全力以赴，将之贯彻落实；
张　勤：录音核查是是创新性手段，是应对手术安全核查不能得到规范执行的简便而有效的监管手段；
陈肖敏：护理部对该项目高度认可并全力配合；
陈　杰：创新项目，我们信息中心也技术创新，全力配合这个项目；
胡双飞：麻醉科对三方核查一直非常重视，支持这一创新项目；
张　琼：手术室是这一项目实施的阵地，这一项目将督促三方核查更好地落实；
江　恺：外科医师应该认真主动实施三方核查，不能心存侥幸；
汪俊恺：实施起来细节问题很多，需要大家团结协作共同完成；
何茫茫：手术室护士将承担更多任务，但是为了手术安全，再仔细再认真都不为过。

一、选题背景

1. 手术安全核查(以下简称核查)是确保手术患者安全的关键性、重要性的环节之一，是由具有执业资质的手术医师、麻醉医师和手术室护士三方分别在麻醉实施前、手术开始前和患者离开手术室前，共同对患者身份和手术部位等内容进行核查的工作。作为一项成本低廉、实施简易的安全制度，手术安全核查对于杜绝手术安全隐患、降低医疗成本、改善医疗质量、提升医疗水平，具有重要意义。但是迄今为止，《手术安全核查制度》实施欠规范问题是普遍现实难题，其原因归纳起来主要是缺乏统一的标准操作流程，日常监管困难等。

2. 我院已经实施《手术安全核查制度》多年，但是不少人员在认识上存在误区，执行也不够规范，相对流于形式，麻醉前能认真核查但方法不统一，患者离开手术室前的核查几乎未很好执行。

3. 2010 年起卫生部即发布文件要求在全国推广实施《手术安全核查制度》，并将之纳入 2011 版"三级综合医院评审标准"，作为核心制度被强制要求执行。2016 年 10 月，国家卫生计生委《医疗质量管理办法》再度将"手术安全核查制度"列为医疗核心制度，因此该制度必须得到规范执行，并将手术安全核查规范执行率作为持续质量改进项目的依据。

二、现状调查

我院在本项目实施之前，虽然核查三方对每台手术的《手术安全核查表》都能够完整签字，但通过现场督查发现核查规范率基本只能达到 80% 左右，存在着不安全因素，故需加以改进及加强。本项目实施前即 2017 年 5 ～ 8 月现场督查数据（表 2-3-8）。

表 2-3-8 2017 年 5 ～ 8 月手术安全核查规范率

科室	手术安全核查规范率（%）			
	5 月	6 月	7 月	8 月
急诊外科	81.2	80.7	79.5	79.9
胃肠胰外科	82.3	84.4	82.4	82.4
肝胆胰外科	83.2	80.3	81.4	80.3
甲乳外科	83.6	82.7	82.2	83.4
血管外科	83.2	79.5	80.6	83.2
心胸外科	81.4	80.3	82.3	81.3
神经外科	82.4	80.3	80.5	80.3
泌尿外科	80.4	79.4	80.4	80.4
骨科	80.7	78.4	77.9	78.7
产科	76.3	74.3	79.4	79.4
妇科	75.4	79.6	80.4	75.9
整形外科	77.4	78.4	79.4	79.5
手外科	77.4	81.2	79.3	80.3
耳鼻咽喉科	81.5	82.0	81.7	81.9
口腔科	80.5	80.3	78.5	79.6
朝晖院区	80.5	80.1	80.4	80.4

三、成立 CQI 项目小组

为提高手术安全核查规范率，确保手术患者的安全，我院从 2017 年 8 月开始，由医务部牵头，联合质管办、护理部、信息中心、麻醉科、手术室负责人和具体落实人组成核查质量改进项目组，各成员都有明确的分工（表 2-3-9）。

表 2-3-9　提高手术安全核查规范率 CQI 小组成员

序号	姓名	科室	职务	组内分工
1	徐海铭	医务部	主任	督导、总负责
2	张运龙	医务部	副主任	具体负责人
3	张勤	质管办	主任	策划、指导
4	陈肖敏	护理部	主任	协作
5	陈杰	信息中心	副主任	软件安装、数据统计
6	胡双飞	麻醉科	主任	协作、配合、落实
7	张琼	手术室	护士长	协作、配合、落实
8	江恺	肝胆外科	医师	演示视频拍摄
9	汪俊恺	麻醉科	医师	演示视频拍摄
10	何茫茫	手术室	护士	演示视频拍摄

四、设定目标值

将规范执行安全核查制度的手术数 / 总手术数 ×100% 作为项目监测指标。由于手术安全核查对确保患者安全至关重要，加之《手术安全核查表》对核查内容已经最大程度简化，要求对每一个项目进行规范核查，因此我们设定目标值 100%，而项目实施前现况值是 80% 左右（图 2-3-8）。

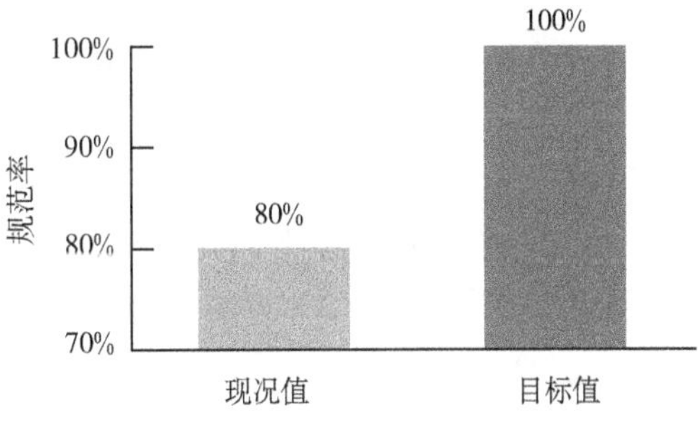

图 2-3-8　手术安全核查规范执行率现况值与目标值

本项目所谓的“规范核查”，即是对麻醉前、手术开始前、患者离开手术室前这三个阶段中的每一核查项目都认真完成，而且要求参与核查的人员必须是有资质人员。

五、拟定计划

计划用 3 个月的时间完成提高手术安全核查的规范执行率项目，以下是工作计划（图 2-3-9）。

内容	8 月 1 ～ 15	8 月 16 ～ 30	9 月 1 ～ 7	9 月 8 ～ 30	10 月	11 月	责任人
筹划、酝酿、调研、讨论录音式核查的可行性	■						徐海铭
重新修定核查制度和流程		■					张运龙
安装调试录音设备		■					陈杰
制定规范核查演示视频脚本并拍摄		■					张运龙
加强新核查方案的宣教、培训			■	■	■		张运龙
试运行，根据运行情况调整方案			■	■	■		张运龙
正式运行，督查效果					■	■	张运龙

图 2-3-9 提高手术安全核查的规范执行率项目工作计划——甘特图

六、分析原因

我们分析了既往核查规范执行率低的主要原因（图 2-3-10，图 2-3-11），主要分为人员、流程、环境 3 方面。

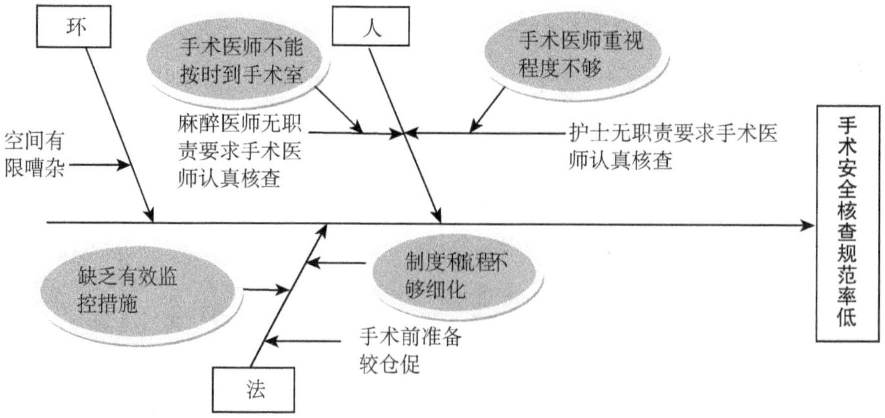

图 2-3-10 三方手术核查规范执行率低原因分析——鱼骨图

1. 人员问题。①手术医师：对手术安全核查重视程度不够，缺乏主动性，手术安全核查目标较低。另外，由于医师不能按时到手术室，导致没有充裕的时间进行手术安全核查；②麻醉医师：均能主动核查患者，但是由于缺乏统一的、详细的核查规定，缺乏手术医师认真参加安全核查制度要求，导致麻醉医师不好邀请医师一起执行手术安全核查；③手术室护士：也能主动核查患者，但由于没有明确的三方手术安全核查方式方法的要求，也没有认识到三方手术安全核查的重要性和必要性，所以就自己核查自己的。

2. 制度问题。①既往多次修改了三方手术安全核查制度和流程，但由于涉及到的部门、科室较多，大家对规范化要求缺乏统一认识，导致制度和流程不够细化，难以落实；②对三方手术安全核查制度和流程宣传培训不到位，没有使这一制度成为医务人员的工作习惯。

3. 监管问题。缺乏有效监管是导致核查过程流于形式的关键因素之一，致使医务人员仅为完成手术安全核查表的填写而填写，以应付检查，并没有切实为确保患者安全负责任地去落实三方手术安全核查制度。

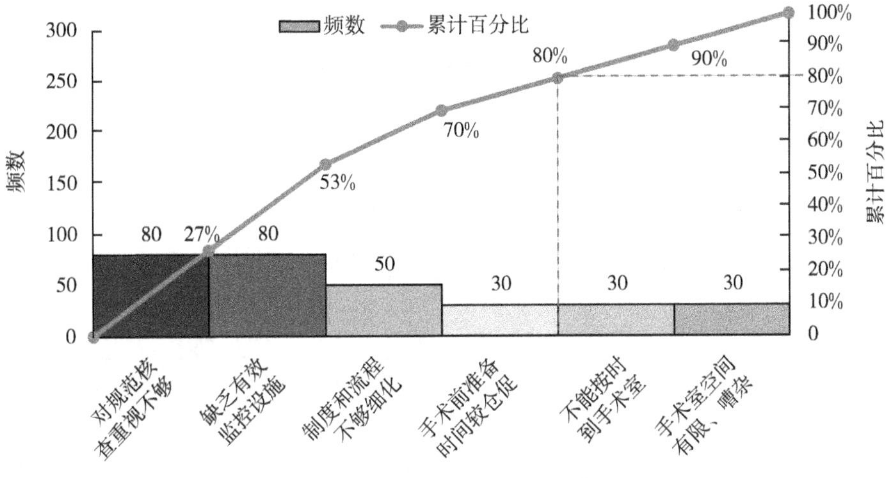

图 2-3-11　三方手术核查规范执行率低原因分析——柏拉图

七、制定对策

运用5W1H制定了持续改进对策（表2-3-10），针对性解决图2-3-10解决、图2-3-11所分析的核查规范执行率低的四大原因，特别是针对核查日常监管困难问题，解决的办法是采用双轨制来强化核查规范率，即电子核查表签名，也对核查现场进行录音并存档。首先项目组探讨了通过录音手段强化核查规范执行率的有效性和可行性，为此在我院信息中心、麻醉科、手术室、部分手术科室等进行了调研，并组织会议讨论，确定了该方案的可行性，而有效性问题需待具体实施后进行验证。

表 2-3-10 强化手术安全核查规范率对策——5W1H

	What	Why	How	When	Where	Who
PLAN	对规范核查重视不够	加强宣教培训不到位	通过微信平台、内网、现场培训进行宣传培训	2017 年 8 ～ 12 月	网络平台及学术报告厅	医务部徐海铭主任、护理部陈肖敏主任、医务部张运龙副主任、手术室张琼护士长
	缺乏有效监控设施	没有有效的录音核查方法	购买录音设备及软件	2017 年 8 月	手术室	信息中心陈杰副主任、手术室张琼护士长
	制度和流程不够细化	没有及时修改流程	修改流程并与相关人员沟通	2017 年 8 月	医务部、护理部、外科	医务部徐海铭主任、护理部陈肖敏主任、医务部张运龙副主任、手术室张琼护士长
	手术前准备时间较仓促	没有要求提前并准备	记录每月不能按时完成准备工作情况	每月	各临床科室	医务部徐海铭主任、护理部陈肖敏主任、医务部张运龙副主任、手术室张琼护士长

八、执行阶段

1. 重新修定核查制度和流程。根据新方案实施要求对原制度和流程进行了全面修改，增加了录音环节的内容，也细化规定了以前不够明确的地方（图 2-3-12，图 2-3-13）。

文件编号	ZRY-YWB-ZD-0008-02-8-2017	文件名称	手术安全核查制度	适用范围	临床、护理
制定部门	医务部	修订/核对人	张运龙	内审人	徐海铭

1. 手术安全核查是由手术医师、麻醉医师、手术护士共同参与，分别在麻醉实施前、手术开始前和患者离开手术室前，同时对患者身份和手术部位等内容进行核查的工作。核查结果由麻醉医师、手术医师和手术室护士三方共同确认签字。本制度所指的手术医师是指术者。

2. 手术患者均应配戴标示有患者身份识别信息的标识以便核查。

3. 实施手术安全核查的内容及流程。

(1) 麻醉实施前　手术医师主持，与麻醉医师、手术室护士一起按《手术安全核查表》中内容依次核对：患者身份（姓名、性别、年龄、病案号）、手术方式确认、手术部位与标识确认、手术知情同意、麻醉知情同意、麻醉方式确认、麻醉设备安全检查完成、皮肤是否完整、术野皮肤准备、静脉通道建立、患者是否有过敏史、抗菌药物皮试结果、术前备血情况、假体、体内植入物、影像学资料等内容，由核查三方共同核查确认，期间鼓励患者共同参与。

(2) 手术开始前　麻醉医师主持，与手术医师和手术室护士一起按上述方式，共同核查：患者身份（姓名、性别、年龄）、手术方式确认、手术部位与标识确认，手术麻醉风险预警等内容。手术物品准备情况的核查由手术室护士执行并向手术医师和麻醉医师报告。

(3) 患者离开手术室前　手术室护士主持，与手术医师和麻醉医师一起按上述方式，共同核查：患者身份（姓名、性别、年龄）、实际手术方式确认、手术用药、输血的核查、手术用物清点，手术标本确认，皮肤是否完整、各种管路（动静脉通路、引流管等），患者去向等内容。

每次核查前，需点击“开始录音”，核查完成后点击“结束录音”。可以在三次核查完成后，再分别按登录工号密码方式进行电子签名。

4. 手术结束后巡回护士负责对患者术中所用血液、器械、敷料等物品进行及时清点核查，手术巡回护士和手术器械护士共同核查签字并完成《手术器械敷料登记表》。《手术器械敷料登记表》一式两份，一份手术室留档，一份归入病历。《手术器械敷料登记表》内容包括患者姓名、性别、年龄、科室、床号、住院号（或病案号）、手术日期、手术名称、术中所用各种器械和敷料数量的清点核对、签名等。

5 本制度适用于各级各类手术，其他有创操作应参照执行。

6 手术安全核查必须按照上述步骤依次进行，每一步核查无误后方可进行下一步操作，不得提前填写表格。

7 术中用药的核查：由手术医师或麻醉医师根据情况需要下达医嘱并做好相应记录，由手术室护士负责核查。

8 手术科室、麻醉科与手术室负责人是本科室实施手术安全核查制度与持续改进管理工作的主要责任人。

9 医务科、护理部等医疗质量管理部门应根据各自职责，认真履行对手术安全核查制度实施情况的监督与管理，提出持续改进的措施并加以落实。

10 手术安全核查，由手术医师、麻醉医师和手术室护士三方相互督促，对未按照上述规定实施手术安全核查的，按医院的有关规章制度进行处罚。

11 《手术安全核查表》实行无纸化管理，归入电子病案中保管，手术病历无《手术安全核查表》视为不合格病历（单项否决），并对主管医师按不合格病历的相关规定进行处理。每次录音记录均自动上传保存到电子病历系统。

12 手术科室病房与手术室之间要建立交接制度，并严格按照查对制度的要求进行逐项交接。

图 2-3-12 新修订的手术安全核查制度

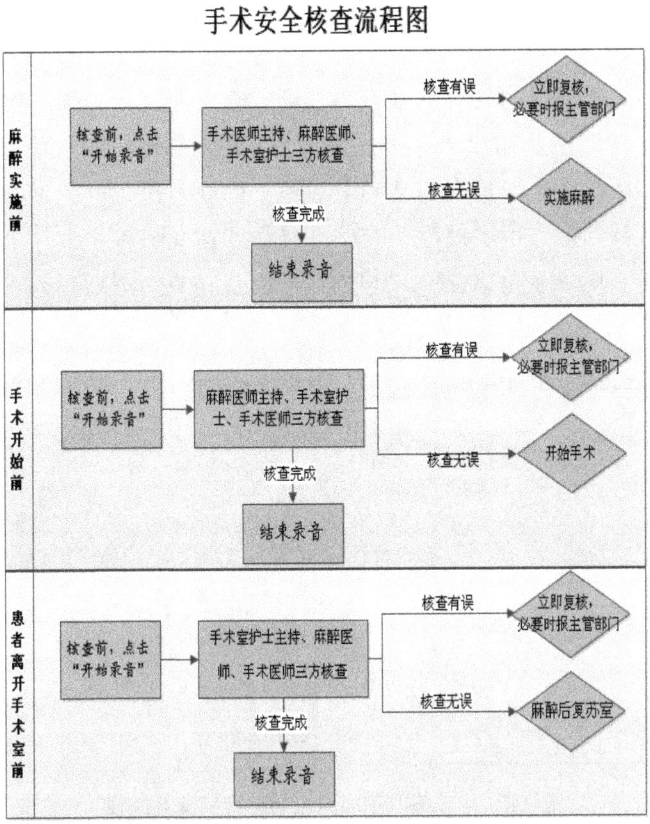

图 2-3-13　新修订的手术安全核查流程

2. 加强监管。①为每个手术间安装录音设备、软件，并反复调试优化。根据试运行期间手术核查相关人员的反馈，对核查软件不断进行优化处理，以尽可能达到最符合实用性。②制定规范核查演示视频脚本并拍摄。根据修订完成的最优化的核查流程，制作了相对最规范的核查演示视频脚本，并请项目组成员中的手术医师、麻醉医师、手术室护士代表参与拍摄了演示视频，分三阶段，即麻醉前、手术开始前、患者离开手术室前。

3. 对手术相关科室加强新核查方案的宣教及培训。对手术核查相关人员的宣教、培训是工作的重点和难点，首先让大家接受并认可新核查方式的目的和意义，以打消大家心中的疑虑，其次是录音核查方式进行培训，广泛利用各科室微信工作群发布演示视频、核查制度和流程以及相关要求，请核查相关人员进行自学，也请各科住院总医师在科室内进行集中培训和说明，也通过医院内网、医院中层及以上干部大会进行正式通告，要求务必传达到每一位手术相关人员。改进的过程中我们培训有关医务人员 591 人，达到应该培训人员的 98.5%。2017 年试运行 2 个月，与原核查方案同步进行，直至新核查方案运行基本成熟并逐渐取代原方案。

九、检查阶段

在这个阶段，医务部定期到手术室进行现场督查，通过查询医院电子病历系统进行录音质量的抽查，查询路径如图 2-3-14 所示，对完成情况不佳的记录严格跟踪调查其原因并督促整改。在严格现场督查的基础上，核查的规范执行率有了明显改善，通过信息系统采集数据可看到三方手术规范核查率 9 月份即达 95.3%，10、11 月份更是有明显的提高，分别达到了 99.5% 和 99.7%，其中各科室的三方手术规范核查率见表 2-3-11。

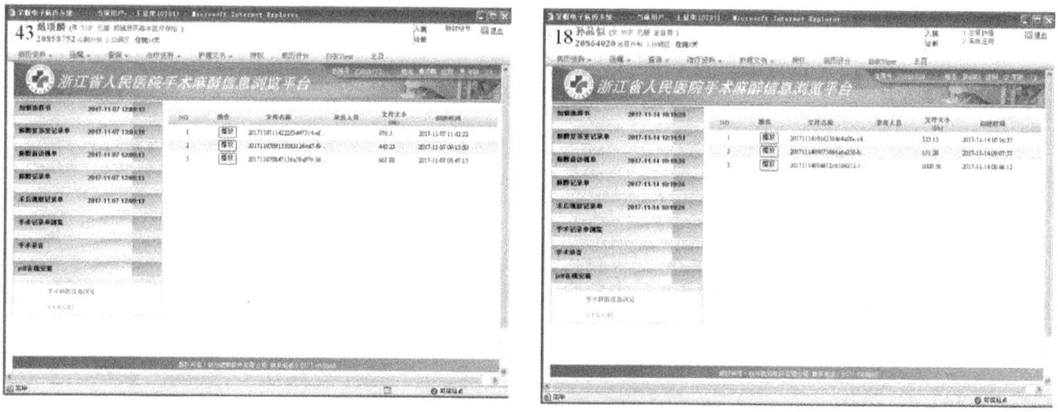

图 2-3-14　三方手术核查规范落实查询路径

表 2-3-11　手术安全核查规范率

科室	手术安全核查规范率（%）		
	9 月	10 月	11 月
急诊外科	86.4	98.9	99.5
胃肠胰外科	97.9	100.0	99.8
肝胆胰外科	96.5	100.0	99.6
甲乳外科	97.5	99.7	99.9
血管外科	96.3	99.9	99.8
心胸外科	93.6	98.6	99.7
神经外科	93.6	99.7	99.7
泌尿外科	93.6	98.9	99.9
骨科	94.4	98.9	99.7
产科	95.6	99.9	99.6

续表

科室	手术安全核查规范率（%）		
	9月	10月	11月
妇科	96.7	99.6	99.7
整形外科	96.5	99.6	99.6
手外科	97.4	99.7	99.8
耳鼻咽喉科	96.9	99.6	99.7
口腔科	96.5	99.4	99.8
朝晖院区	95.3	99.5	99.7

十、总结阶段

通过3个多月的持续改进，重新修订了手术安全核查制度和流程，并得到了落实，明显提升了核查的规范执行率，也通过有效的监管手段，使大家建立了良好的规范核查习惯，促进了外科医师、麻醉医师、手术室护士之间的沟通和交流，营造了良好的手术安全核查文化。

WHO在2008年向全球推出《手术安全核查表》，其要求就是通过口述核查达到多专业交流，加强团队协作的目的。而国内传统的口述核对由于缺乏监督，故在多种情况下会流于形式，未规范核查，甚至不核查，仅仅是签字，往往不能完全证实是否进行了口述核对。本项目就解决了这一问题，且在国内未见文献报道，故属于国内首创。

1.本阶段未完成或待改进的事项。继续加强培训和督查，达到每个手术相关人员逐步自觉接受新核查流程及方法，并完全熟练掌握，也纳入绩效考核范畴，确保该手术核查方案能良好持久贯彻实施，以达到100%的目标。

2.下阶段与本主题相关的改进项目。结合近期制定的术前谈话PPT，拟推广至对所有重要操作、治疗前谈话（包括化疗、长期激素治疗、自费耗材使用等）进行录音，并保存于电子病历系统，以保证谈话的规范化，达到对医、患双方都进行约束的目的。

需要指出的是，在实行过程中也有人提出，为什么不直接采用更有证明效果的视频核查方式？我们认为，通过录音核查方式即可满足追溯核查过程的要求，也能最大可能减少对患者隐私的侵犯和对医护人员情绪的影响，另外，也降低了对电子病历数据存放的压力。

（浙江省人民医院医务部、质管办　张运龙　徐海铭　张　勤）

案例 4 持续改进缩短缺血性卒中静脉溶栓准备时间项目

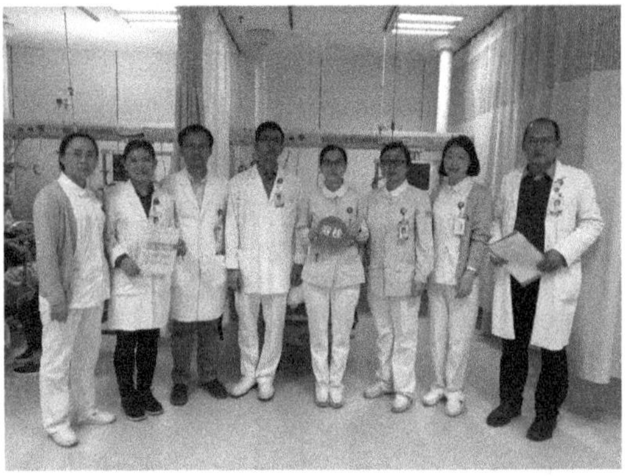

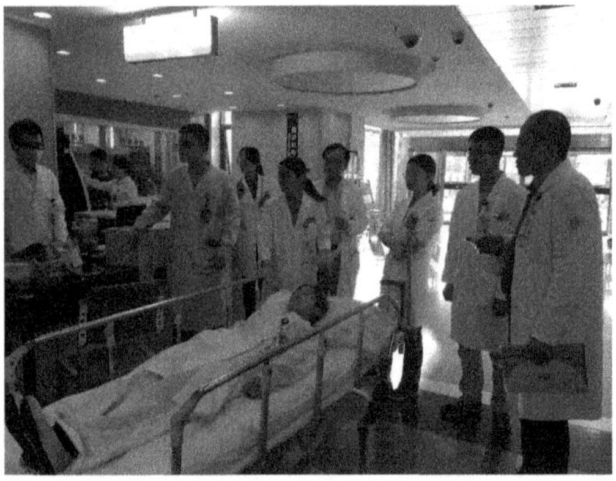

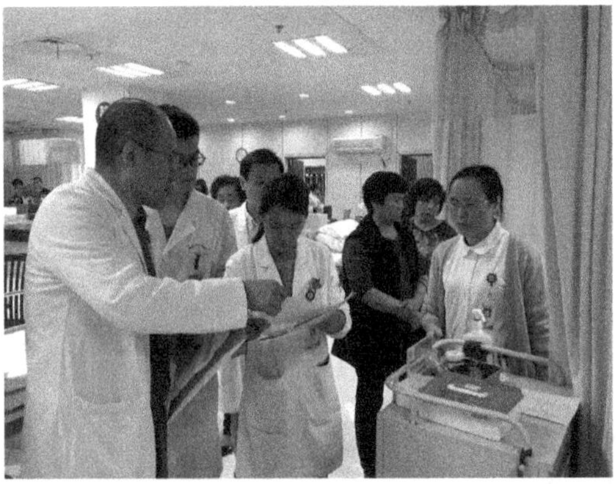

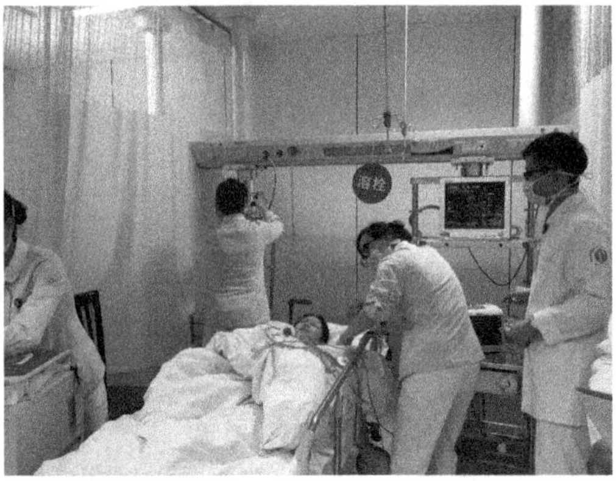

耿 昱：运用 PDCA 管理工具，能够抓住管理过程中的细节，多部门紧密合作，共创浙人医速度，造福患者。

石爱丽：时间就是大脑，与时间赛跑，为生命护航。

周永列：检验是静脉溶栓的限速酶，建立绿色通道，合理统筹规划，消除限速环节，为溶栓保驾护航。

龚向阳：充分运用 PCDCA 工具，完善急诊影像评估流程，又快又好地服务溶栓工作。

方晴霞：保证用药安全的同时，简化取药流程，争分夺秒服务患者。

一、选题背景

5 年来，我们一直在追求缩短缺血性卒中静脉溶栓准备时间，以为患者顺利救治，赢得更多的时间减少死亡及致残率，为健康中国贡献一份力量。5 年来我们做了大量的工作，这次选题是发现目前静脉溶栓的响应时间遇到瓶颈，而该时间对溶栓的疗效有重要影响。为解决瓶颈问题，进一步改善患者预后，需加以持续改进。

二、现状调查

2017 年 2 月，对我院 2016 年全年静脉溶栓病例的 DNT 时间做统计得出：2016 年全年 DNT 中位数为 38 分钟，DNT ≤ 40 分钟比例为 65.3%。

三、成立 CQI 小组

为缩短 DNT 静脉溶栓的时间，我院成立了由神经内科科主任担任组长、参与静脉溶栓的相关科室负责人（急诊科、检验科、放射科、药剂科）担任副组长，各科室科员担任成员的跨部门 CQI 小组，各成员都有明确的分工（表 2-3-12）。

表 2-3-12　缩短 DNT 静脉溶栓时间项目 CQI 小组成员

序号	姓名	科室	职务	组内分工
1	耿昱	神经内科	科主任	组长
2	石爱丽	急诊科	护士长	副组长
3	周永列	检验科	科主任	副组长
4	龚向阳	放射科	科主任	副组长
5	方晴霞	药剂科	科主任	副组长
6	施天明	神经内科	主治医师	项目协调与统筹
7	邵燕琪	神经内科	主治医师	数据收集与统计
8	郑伟	急诊科	主管护师	流程制定与推广
9	郑素洁	检验科	主治医师	流程制定与推广
10	王振	放射科	工程师	流程制定与推广
11	叶强	药剂科	药师	流程制定与推广

四、设定目标值

根据美国卒中协会和心脏病协会于 2013 年共同发布的《缺血性卒中急性期治疗指南》，要求到院 – 穿刺时间（DNT）为 60 分钟，2016 年我院 DNT 中位数为 38 分钟，DNT ≤ 40 分钟比例为 65.3%。因此，将 2017 年我院静脉溶栓 DNT 中位数目标值定为 35 分钟，DNT ≤ 35 分钟比例定为≥ 60%。

五、拟定计划

计划用 8 个月的时间来完成预期的工作，其中 P 阶段计划用 1 个月、D 阶段用时 4 个月、C 阶段用时 1 个月，A 阶段用时 3 个月（图 2-3-15）。

阶段	步骤	2017 年								落实人
		2 月	3 月	4 月	5 月	6 月	7 月	8 月	9 月	
P	主题选定									耿昱
	计划拟定									耿昱、施天明
	现状调查									施天明、邵燕琪
	目标设定									耿昱
	因素解析									施天明、邵燕琪
	对策拟定									施天明、邵燕琪
D	转运前通知									龚向阳、王振
	简化检验项目									周永列、郑素洁
	医护提前备药									耿昱、石爱丽
	提前通知化药									郑伟、邵燕琪
	现场流程演练									耿昱、郑伟、邵燕琪
	谈话技巧培训									耿昱、邵燕琪
C	效果确认									邵燕琪
A	标准推行									耿昱、施天明
	检讨回顾									耿昱、施天明

图 2-3-15 缩短 DNT 静脉溶栓时间项目——甘特图

六、分析原因

为查找目前 DNT 静脉溶栓的时间仍未达到 35 分钟的病例的原因，我们小组召开会议，开展头脑风暴，并将大家找到的原因绘制成鱼骨图（图 2-3-16），从人员、硬件、流程、环境四个方面进行头脑风暴分析，认为问题主要原因集中于 6 个方面：①影像延误（CTA 检查等待时间长）；②检验延误（检验耗时长）；③取药延误（取药耗时长）；④化药延误（化药耗时长）；⑤医护配合不佳（低年资医护人员缺乏经验）；⑥谈话延误（知情谈话耗时长）。按照频次计算出每个原因所占累计百分比（表 2-3-13），绘制了柏拉图（图 2-3-17）。

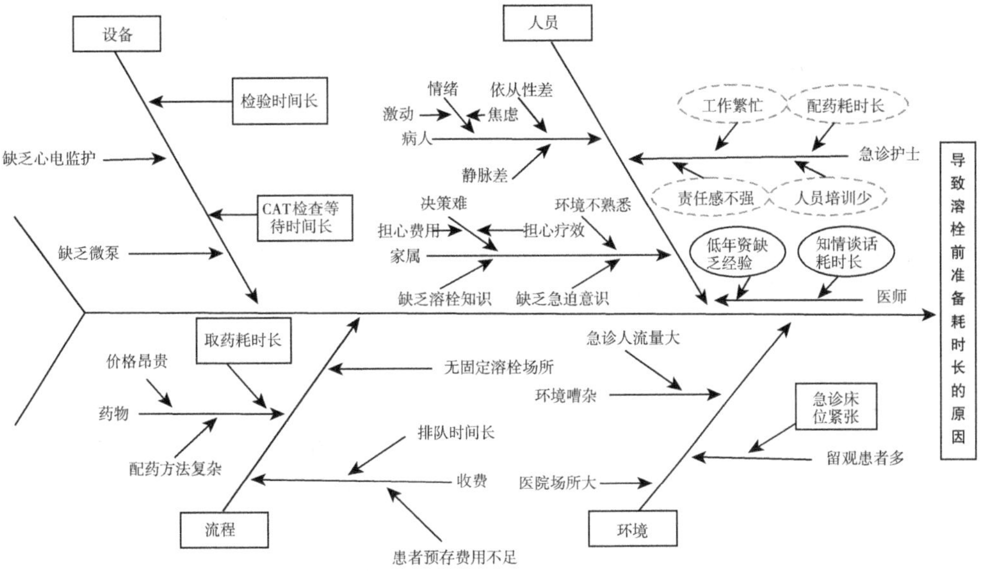

图 2-3-16　静脉溶栓 DNT 延长原因分析——鱼骨图

表 2-3-13　静脉溶栓 DNT 延长原因统计表

项目	频次	累计百分比（%）
影像延误	27	40.30
检验延误	15	62.69
取药延误	8	74.63
化药延误	7	85.08
医护配合延误	6	94.03
谈话延误	4	100.00

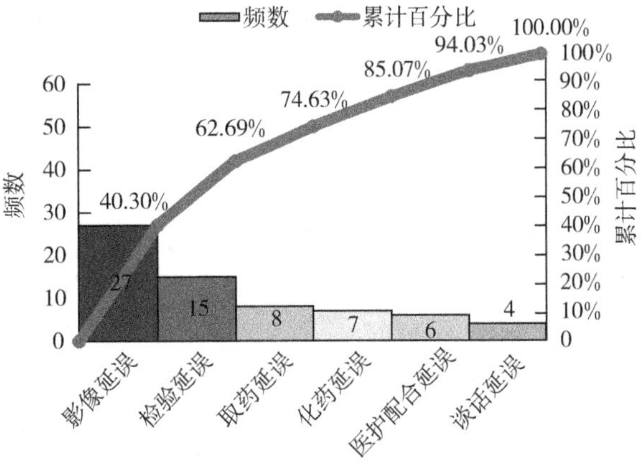

图 2-3-17　静脉溶栓 DNT 延长原因分析——柏拉图

七、制定对策

根据静脉溶栓 DNT 延长原因分析柏拉图的显示，按照二八法则，可以看到，占有 80% 的原因为影像延误、检验延误、取药延误、化药延误。运用 5W1H 制定了持续改进对策（表 2-3-14）。

针对影像延误：①优化 CTA 评估指证（NIHSS+G-FAST 评分），尽量节省时间；②预先通知当班技师，确保患者到达后即刻检查。

针对检验延误：①适当精简检验项目，对于无严重出血倾向患者无需等待化验结果即可溶栓（参照新指南），同时为了确保医疗安全，患者或家属签署不等待化验检查知情告知书；②制定检验医嘱模板，随时调用，节约开具医嘱的时间。

针对取药延误：①在药剂科急诊药房临时备药，随时取用；②医护人员代替家属提前取药、床边备用。

针对化药延误：因药品很贵，不可能先化药，故一旦影像确认溶栓指征，就地签署溶栓知情同意书，即刻电话通知护士床边化药准备溶栓。

表 2-3-14 缩短静脉溶栓 DNT 制定对策——5W1H

What	Why	How	When	Where	Who
影像延误	统筹不佳	转运前通知	3 ～ 6 月	急诊及影像科	龚向阳、林高平
检验延误	项目繁多	简化项目、模板化	3 ～ 6 月	神经内科	周永列、史宗杰
取药延误	流程不佳	医护提前备药	4 ～ 6 月	神经内科	耿昱、石爱丽
化药延误	衔接不佳	提前通知化药	4 ～ 6 月	急诊室	郑伟、邵燕琪
综合以上问题	医护共同学习流程	现场流程演练	4 月	急诊室	耿昱、郑伟、邵燕琪

八、执行阶段

1. 制定脑卒中溶栓急救流程 SOP 2017 版（图 2-3-18）。①血液检验医嘱：（急诊血常规、ABO+Rh）、PT（G44）、（急诊生化 +GPT）、急诊凝血功能、心肌损伤标志物、急诊乙肝表抗 + 丙肝抗体 + 艾滋 + 梅毒抗体，共抽 6 管静脉血，其中 5 管装入绿色通道标签袋中送化验室（乙肝、艾滋、梅毒、丙肝不需绿色通道）。急诊血常规及 PT 请在 25 分钟内完成并发送报告，如满 25 分钟未见结果，请电话联系（33169/85893169）；急诊生化结果请在 40 分钟内完成并发送报告。② CTA 检查完成后请常规查看是否有造影剂渗漏。③对于 NIHSS ≥ 6 的患者以下情况可优先选择 CT 平扫：发病 – 到院时间接近 4.5 小时；发病 – 到院时间接近 6 小时；院前对接患者。④ CTP 错配（mismatch）指 MTT/CBF 与 CBV 对比存在缺血半暗带≥ 20%。⑤综合评估血管内治疗及静脉溶栓指征：包括 CTP 错配，MR 序列信号对比（T2WI/FLAIR），侧支循环及患方意愿。

2. 护理部的改进措施。①护理部制定脑卒中溶栓急救流程中的有关环节，根据 FAST 原则快速识别可疑卒中患者，第一时间通知神经内科医师，同时尽快将患者安置到适合转运的床位，记录生命体征，留置静脉通路，采血并亲自送至急诊化验室绿色通道。

另一位护士负责联系影像检查事宜，至急诊药房取药备用，接到医师通知确认溶栓后，立即化药，随时准备注射。②护理部对脑卒中溶栓急救流程中的有关环节进行培训并考核，每年培训 50 ～ 60 人次。并规定凡是到急诊科工作或轮转的护士均要进行脑卒中溶栓急救流程有关环节的培训及考核。

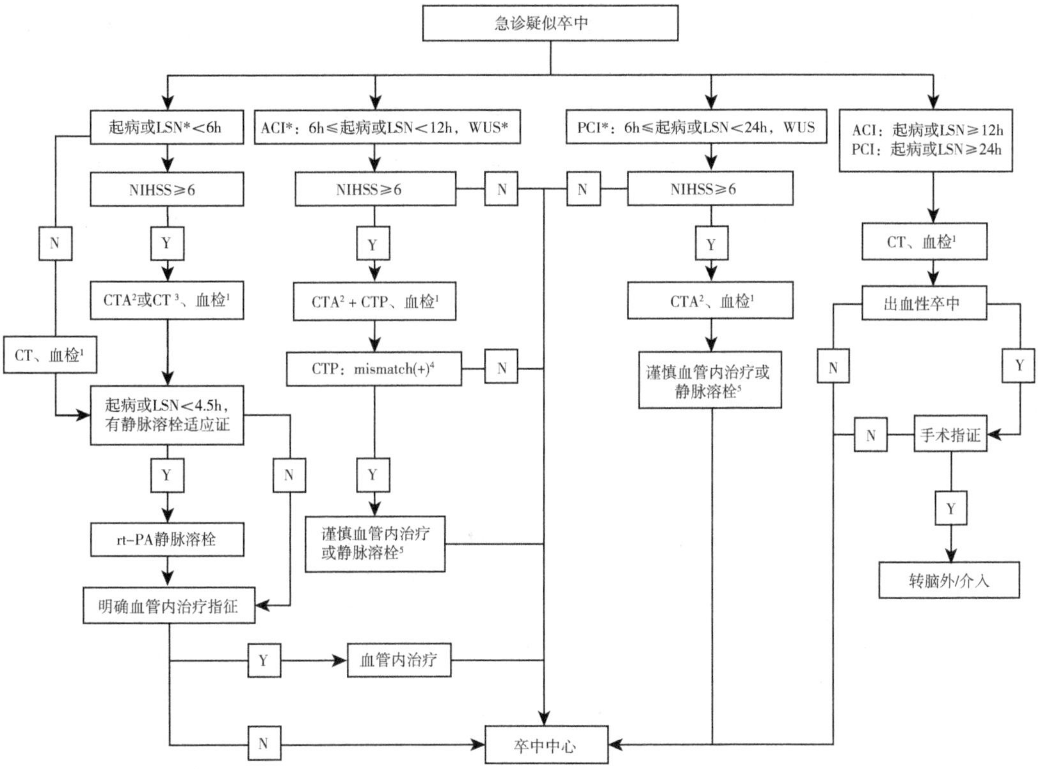

注：LSN 目击最后正常时间，WUS 觉醒性卒中，ACI 前循环，PCI 后循环。

1. 血液检验医嘱：（急诊血常规、ABO+Rh）、PT（.G44）、（急诊生化 +GPT）、急诊凝血功能、心肌损伤标志物、急诊乙肝表抗 + 丙肝抗体 + 艾滋 + 梅毒抗体，共抽 6 管静脉血，其中 5 管装入绿色通道标签袋中送化验室（乙肝、艾滋、梅毒、丙肝不需绿色通道）。急诊血常规及 PT 请在 25min 内完成并发送报告，如满 25min 未见结果，请电话联系（33169/85893169）；急诊生化结果请在 40min 内完成并发送报告。

2. CTA 检查完成后请常规查看是否有造影剂渗漏。

3. 对于 NIHSS ≥ 6 的患者以下情况可优先选择 CT 平扫：①发病 – 到院时间接近 4.5h；②发病 – 到院时间接近 6h；③院前对接患者。

4. CTP 错配（mismatch）指 MTT/CBF 与 CBV 对比存在缺血半暗带≥ 20%。

5. 综合评估血管内治疗及静脉溶栓指证：包括 CTP 错配，MR 序列信号对比（T2WI/FLAIR），侧支循环及患方意愿。

图 2–3–18　脑卒中溶栓急救流程 SOP 2017 版

3. 放射科的改进措施。①放射科开放 7 天 ×24 小时的急诊 CTA 检查，根据溶栓急救流程中设立的各种不同情况，对符合适应证的患者开放绿色通道，优先行急诊影像学检查，并第一时间上传图像至 PACS 系统。②放射诊断医师优先出具诊断报告。若有任何诊断上的疑问，放射诊断医师与临床神经内科医师有双向无障碍沟通途径。

4. 检验科的改进措施。①优化、简化检验项目，保证快速出具检验报告。血常规 5 分钟之内出报告，凝血功能 20 分钟之内出报告。②对需溶栓的患者开放检验绿色通道，收到标本后第一时间单独批次进行检验，确保零延误。

5. 药剂科的改进措施。①在急诊药房备足阿替普酶溶栓药物，每班检查备药情况，保证各规格药品均有充足的储备。②溶栓患者可优先取药。③凭医师处方，不用缴费即可将备用药物取出，待溶栓结束后再补缴费用。

九、检查阶段

所有改进实施后，2017 年 7 ～ 9 月再次对我院急性缺血性卒中静脉溶栓治疗病例质控进行了回顾分析。发现静脉溶栓治疗 DNT 时间进一步缩短（表 2-3-15）。到院至影像时间较 2016 年下半年明显缩短（P=0.038）。

表 2-3-15 静脉溶栓绩效前后对比

绩效	1 月	2 月	3 月	4 月	5 月	6 月	7 月	8 月	9 月
DNT（分钟）	43.5	36	30	24	37.5	35	33	27.1	33.5
DNT 达标率（≤ 35min）（%）	60.0	62.5	87.5	81.8	42.9	10.0	71.4	66.7	66.7

十、总结阶段

通过 8 个月的持续改进，进一步优化原有溶栓流程：通过提前预约影像及提前化药抵消增强 CTA 所增加的时间延误；通过对溶栓前血化验套餐精简，进一步减少等待检验所造成的时间延误，通过药房急诊备药及提前取药避免患方自费购药增加延误时间，通过与护士的协作，统筹限速步骤，减少等待时间。通过改进计划，实现进一步缩短静脉溶栓治疗 DNT 时间，同时消除 ODT 对 DNT 的影响。通过连续 5 年 4 轮持续质量改进，静脉溶栓 DNT 相关的各项绩效均显著改善（图 2-3-19 ～图 2-3-23），进一步提高了医院卒中中心在缺血性卒中急救领域的救治水平，被国家卫生计生委评为 2017 全国高级卒中中心 100 强第 11 位，其中静脉溶栓技术位列全国 47 位。尽管我院静脉溶栓 DNT 相关的各项绩效均显著改善，但仍有一定的改进空间，我们会列入下一个 PDCA 循环加以持续改进，争取获得更好的成绩，使患者得到更及时有效的治疗。

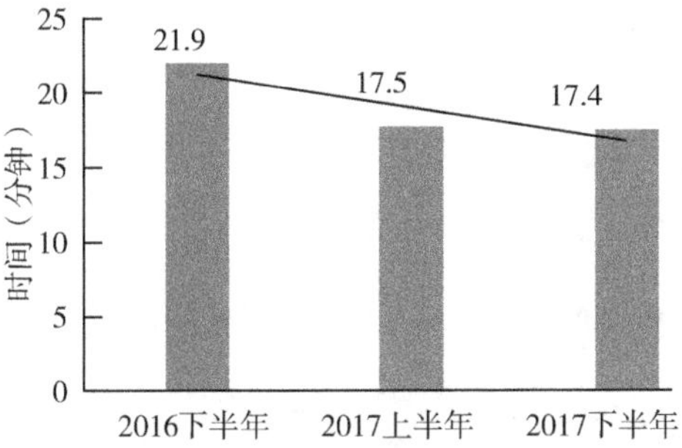

图 2-3-19　到院 – 影像时间变化图

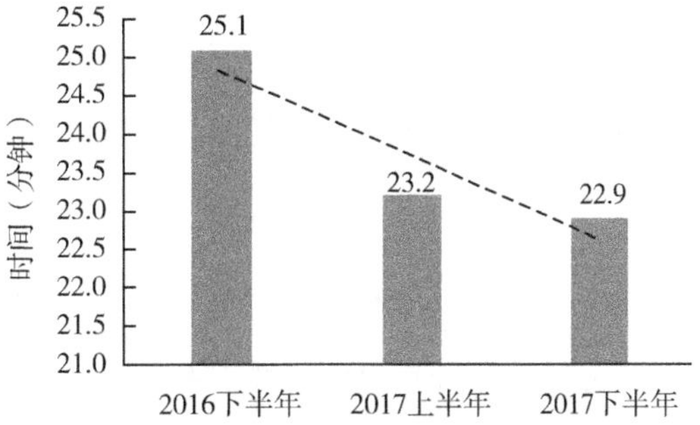

图 2-3-20　到院 – 化验时间变化图

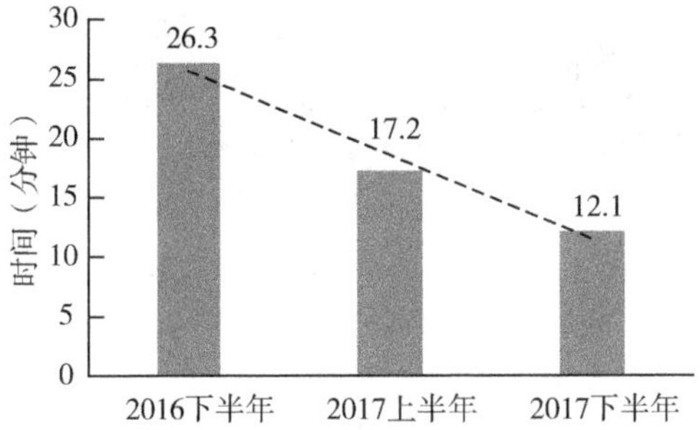

图 2-3-21　到院 – 取药时间变化图

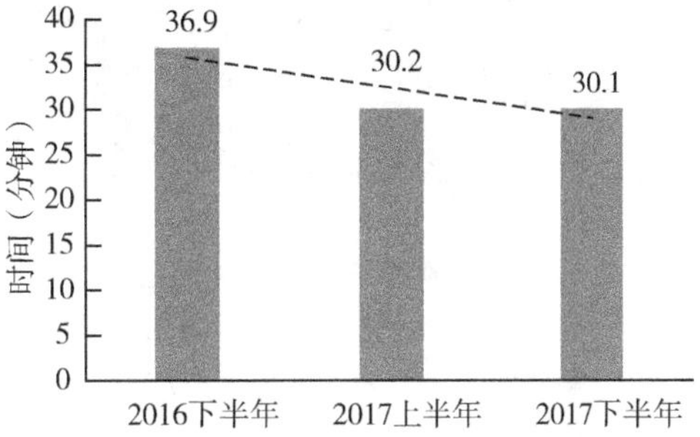

图 2-3-22　到院 – 化药时间变化图

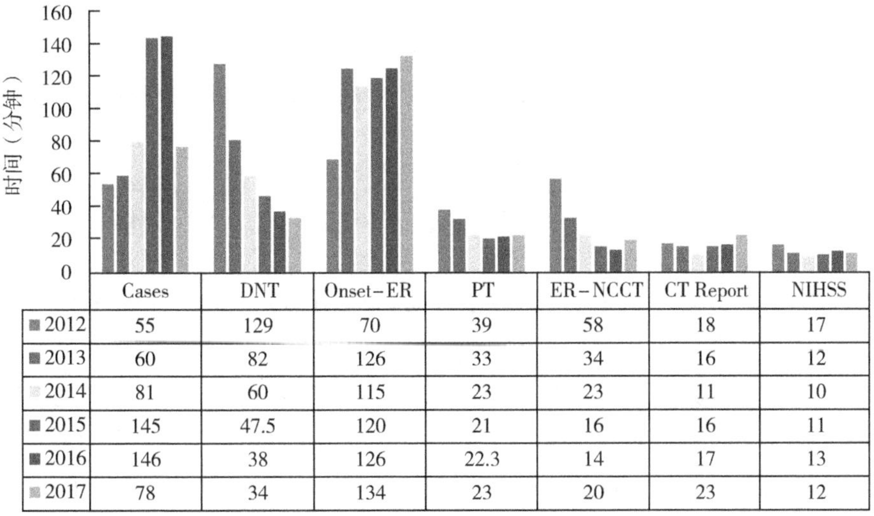

	Cases	DNT	Onset-ER	PT	ER-NCCT	CT Report	NIHSS
2012	55	129	70	39	58	18	17
2013	60	82	126	33	34	16	12
2014	81	60	115	23	23	11	10
2015	145	47.5	120	21	16	16	11
2016	146	38	126	22.3	14	17	13
2017	78	34	134	23	20	23	12

■2012 ■2013 ■2014 ■2015 ■2016 ■2017

图 2-3-23　2012 年 8 月 ~ 2017 年 8 月溶栓数据汇总图（彩图见彩插 1）

（浙江省人民医院神经内科、急诊科、放射科、检验科、药学部

邵燕琪　耿　昱　石爱丽　龚向阳　周永列　方晴霞）

案例 5 标准化流程提高腹腔镜胰十二指肠切除手术质量

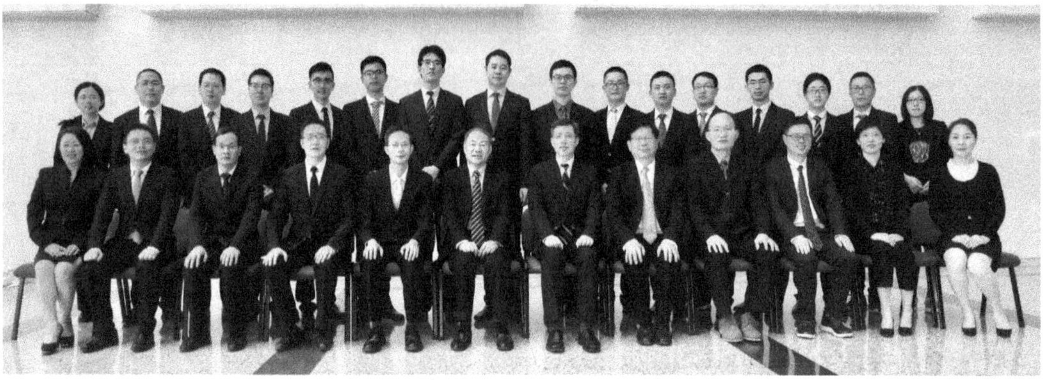

牟一平：运用 PDCA 管理工具抓住问题关键所在，学习国外先进技术后，结合中国人体型特点进行路径改进创新，使腹腔镜胰十二指肠切除术在中国安全可行，成为常规术式，并推动中国腹腔镜胰十二指肠切除术地推广应用。

张人超：联络各项工作，协助路径改进创新，协助推广腹腔镜胰十二指肠切除术的发展。

周育成：用心、尽心、精心做好腹腔镜胰十二指肠切除术患者管理，并协助推广腹腔镜胰十二指肠切除术。

金巍巍：收集数据，分析数据，科学评估腹腔镜胰十二指肠切除术安全性和可行性，对临床工作有反馈作用。

钱振渊：协助推广腹腔镜胰十二指肠切除术的发展。

鲁　超：收集数据，分析腹腔镜胰十二指肠切除术术后并发症情况，对临床工作有反馈作用。

一、选题背景

胰十二指肠切除术（pancreaticoduodenenctomy，PD）是胰头部及壶腹周围肿瘤的标准术式，需切除部分胃、十二指肠、部分空肠、胰头、胆总管、胆囊，并进行胰肠吻合、胆肠吻合、胃肠吻合。在历代胰腺外科医师的共同努力下，胰十二指肠切除术的院内死亡率从 20 世纪 70 年代的 25% 下降至如今的 5% 以下，得到了极大的发展。但开腹胰十二指肠切除术（open pancreaticoduodenectomy，OPD）本身所需较大的切口，其切口感染率即达 8.2% ～ 13.4%，并有切口疝等切口并发症，让术者们着力寻求方法减轻手术带来的创伤。

1989 年，腹腔镜技术被首次应用于胆囊切除术。随着技术的发展，腹腔镜技术逐渐应用于结直肠、胃、肝脏等器官疾病的手术治疗，并被证实其具有出血少、疼痛轻、术后恢复快等微创优势。2012 年 Gawande 回顾新英格兰医学杂志创刊 200 年外科学发展史时，认为以腹腔镜技术为特色的外科微创化是二十一世纪外科学发展的两大方向之一。

胰腺、十二指肠手术涉及肠系膜血管、门静脉、肝总动脉、脾血管等重要血管，解剖位置复杂，腹腔镜技术发展相对缓慢。腹腔镜胰十二指肠切除术（laparoscopic pancreaticoduodenectomy，LPD）技术难度高，国内外极少数单位开展。截止 2012 年 12 月，全球仅三篇超过 50 例的病例报道，其他大部分为个例报道。手术时间长，目前大部分 LPD 所需时间超过 500 分钟；腹腔镜下缝合困难，并发症率高，大大限制了其开展，需建立标准化流程，以提高腹腔镜胰十二指肠切除手术质量，故将其纳入 PDCA 循环，持续改进。

二、现状调查

1994—2012 年 LPD 经历了“山重水复疑无路，柳暗花明又一村”的发展阶段，在国外少数中心常规开展，但国内目前仍只有个例或小样本报道。

1994 年加拿大医师 Gagner 和 Pomp 报道了第 1 例完全腹腔镜胰十二指肠切除术。手术历时 10 小时，术后出现空肠溃疡和胃排空延迟，术后住院时间 30 天。1997 年 Gagner 和 Pomp 又报道了 10 例 LPD，手术中转 4 例（40%），平均手术时间 8.5 小时，术后住院时间 22 天。较长的手术时间和住院时间，让 Gagner 等认为 LPD 无微创优势，患者无法获益。此后，英国医师 Ammori 等和日本医师 Kimura 等分别于 2004 年和 2005 年报道了 1 例手辅助腹腔镜胰十二指肠切除术。法国医师 Dulucq 等 2006 年报道了 25 例 LPD，3 例中转开腹，13 例全腔镜下完成，9 例小切口下消化道重建。意大利医师 Pugliese 等 2008 年报道了 19 例 LPD，6 例中转开腹，6 例全腔镜下完成，7 例小切口下消化道重建。较长的手术时间，较高的中转开腹率，困难的腹腔镜下消化道重建，几乎让所有胰腺外科和腔镜外科医师失望，认为完全腹腔镜胰十二指肠切除术相对于开腹手术无优势，并不适合开展。

在国内，2003 年国内广西医科大学卢榜裕报道 1 例 LPD 治疗十二指肠乳头癌，手术时间 10 小时，术后随访 4 个月未见肿瘤复发及转移。随后郑明华和蔡秀军等也分别于 2005 年报道了个例 LPD，但较长的手术时间也让他们望而却步。LPD 可谓进入“山重水复疑无路”状态。

“柳暗花明又一村”，2007 年印度 Palanivelu 等报道了 42 例完全腹腔镜胰十二指肠切除术，平均手术时间 370 分钟，术中出血 65ml，获取淋巴结 13 个；术后并发症率 28.6%，围手术期死亡率 2%，平均住院时间 10.2 天（8 ～ 28 天）；恶性肿瘤总体生存率达 32%，壶腹癌、胰腺囊腺癌、胰腺腺癌、胆管癌 5 年生存率分别达 30.7%、

33.3%、19.1%、50%。令人鼓舞的围手术期结果，让一些胰腺外科医师看到了 LPD 的发展前景。2010 年美国 Kendrick 等报道了 62 例 LPD，平均手术时间 368 分钟，平均出血 240ml，术后总体并发症率 41.9%，死亡率 1.6%，平均住院时间 7 天，其结果令胰腺外科医师鼓舞。随后 2011 年 Kendrick 等报道了 11 例 LPD 联合肠系膜上静脉 / 门静脉切除重建，将 LPD 的发展推向新的高度，掀起了 LPD 新热潮。

随着国际上 LPD 新热潮的掀起，2010 年后国内也出现了 LPD 小样本的病例系列报道和对照研究，平均手术时间大多在 400 ～ 550 分钟，术中出血 250 ～ 770ml。但较长的手术时间、较高的中转率，LPD 的安全性和可行性仍存在争议。

三、成立 CQI 小组

为实现腹腔镜胰十二指肠切除术安全、可行，提高 LPD 手术质量，我科成立了质量持续改进（CQI）小组，由科室主任担当组长，住院总担任联络员，其他医师也明确了分工。具体组成及分工（表 2-3-16）。

表 2-3-16　提高腹腔镜胰十二指肠切除手术质量 CQI 小组成员

序号	姓名	科室	职务	组内分工
1	牟一平	胃肠胰外科	科主任	组长
2	张人超	胃肠胰外科	住院总	联络员
3	周育成	胃肠胰外科	医师	对策实施
5	金巍巍	胃肠胰外科	医师	数据分析
6	钱振渊	胃肠胰外科	医师	对策实施
8	鲁超	胃肠胰外科	医师	数据统计

四、设定目标值

现况值：

项目组长 2012 年 8 月从 Mayo Clinic 学习观摩手术 1 月，2012 年开展 LPD 1 例，2013 年开展 LPD 21 例，2013 年开展困难 LPD 3 例。总体并发症率 42.8%。

目标值：

开展 LPD 例数：2014 年 40 例，2015 年 60 例，2016 年 70 例，2017 年 90 例。

开展困难 LPD 例数：2014 年 5 例，2015 年 10 例，2016 年 20 例，2017 年 30 例。

并发症率：2014 年 40%，2015 年 38%，2016 年 36%，2017 年 34%。

五、拟定计划

1. 结合文献、国外学习体验以及团队腹腔镜胰腺手术经验，设计符合中国人体型的腹腔镜胰腺手术路径。

2. 初步统计分析 2013 年 LPD 新路径相关数据，评估其安全性、可行性。

3. 根据数据结果进一步完善 LPD 路径，提高手术质量。

4. 大样本数据分析，证实本团队总结 LPD 路径安全可行，可以成为常规术式，并进行推广。

六、分析原因

我科运用头脑风暴重点对腹腔镜胰十二指肠切除术开展中存在的问题进行分析，绘制鱼骨图（图 2-3-24），从人员、硬件设施、制度、环境四个方面进行头脑风暴分析，认为问题主要原因集中于 7 个方面：①技术难度大；②缺乏合适的手术缝合技术；③缺乏技术培训；④腹腔镜手术路径不规范；⑤主刀技术；⑥团队配合差；⑦推广应用难度大；⑧缺乏腹腔镜手术理念。按照频次计算出每个原因所占累计百分比（表 2-3-17），绘制了柏拉图（图 2-3-25）。按照二八法则，将技术难度大、缺乏合适的手术缝合技术、团队配合差三项确定为要整改的要因。

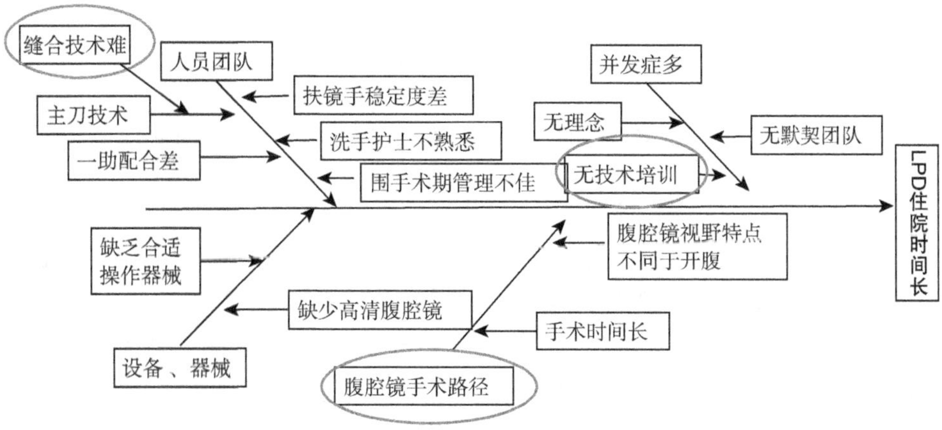

图 2-3-24　腹腔镜胰十二指肠切除术开展过程中存在的问题——鱼骨图

表 2-3-17 影响腹腔镜胰十二指肠切除手术质量因素统计表

项目	频次	累计百分比（%）
技术难度大	44	44
缺乏合适的手术缝合技术	28	72
团队配合差	10	82
腹腔镜手术路径不规范	8	90
主刀技术	3	93
缺乏技术培训	3	96
推广应用难度大	2	98
缺乏腹腔镜手术理念	2	100

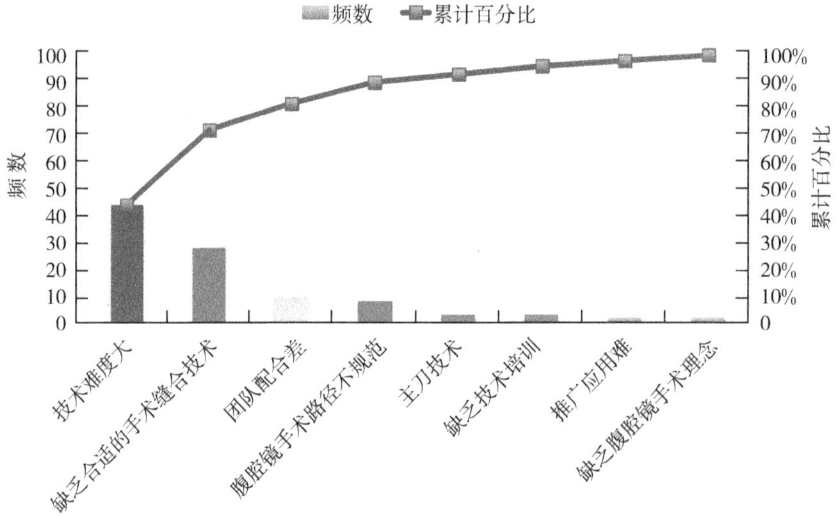

图 2-3-25 影响腹腔镜胰十二指肠切除术开展原因分析——柏拉图

七、制定对策

运用 5W1H 制定了持续改进对策，针对技术难度大：①建立“No Back”策略；②建立“Easy First”策略。针对缺乏合适的手术缝合技术建立手工缝合消化道重建。针对缺乏技术培训：①建立专业的 LPD 小组；②开展 COE 培训；③帮扶外院开展 LPD。（表 2-3-18）。

表 2-3-18　标准化流程提高腹腔镜胰十二指肠切除手术质量对策——5W1H

What	Why	How	When	Where	Who
技术难度大	开腹手术路径不适应腹腔镜下视野特点	"No Back"策略	2013.12	本院手术室	牟一平
		"Easy First"策略	2014.12	本院手术室	牟一平
腹腔镜下缝合技术难度高	三重消化道重建难	提高与创新缝合技术	2013.12	本院手术室	牟一平
团队配合差	没有建立团队组织形式、未开展培训	建立 LPD 小组	2014.6	本院科室	牟一平，周育成，金巍巍
		开展 COE 培训	2016.12	本院	牟一平，张人超
		帮扶外院开展 LPD	2016.12	全国各级医院	牟一平，张人超，周育成，金巍巍

八、执行阶段

1. 建立标准化 LPD 手术流程（图 2-3-26，图 2-3-27）。
2. 建立"No Back" 路径（图 2-3-28）
3. 建立"Easy First" 路径（图 2-3-29）
4. 建立手工缝合吻合口重建技术（图 2-3-30，图 2-3-31）

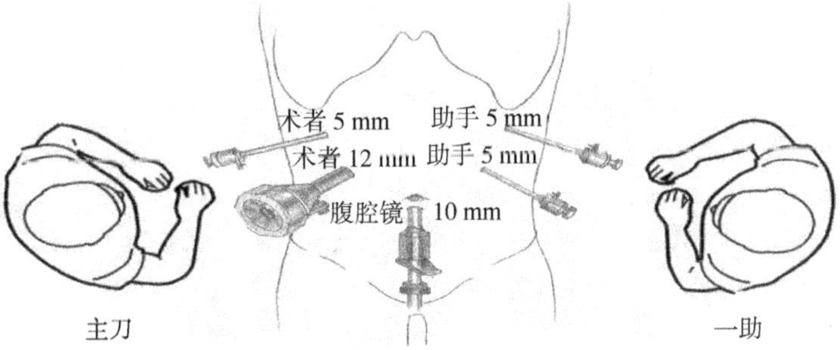

图 2-3-26　腹腔镜套管分布及术者占位

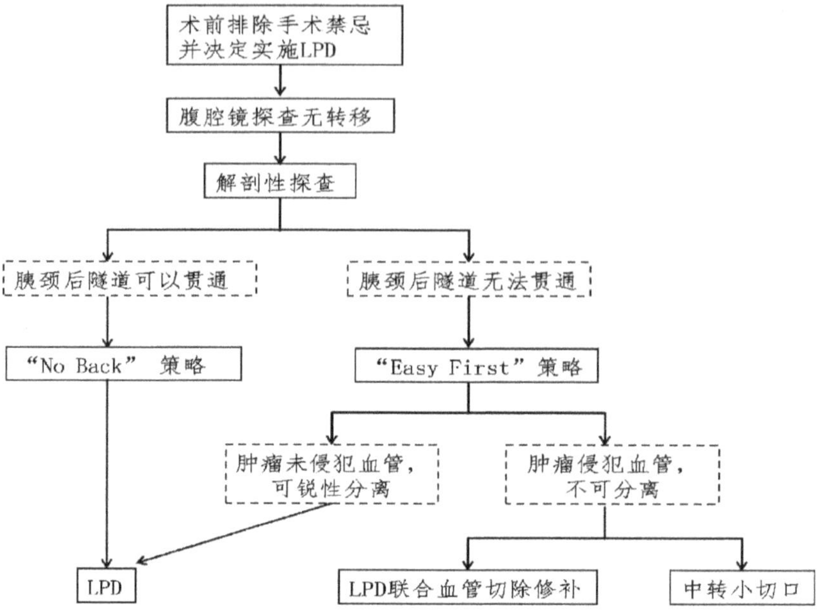

图 2-3-27 根据探查结果选择不同的手术策略。

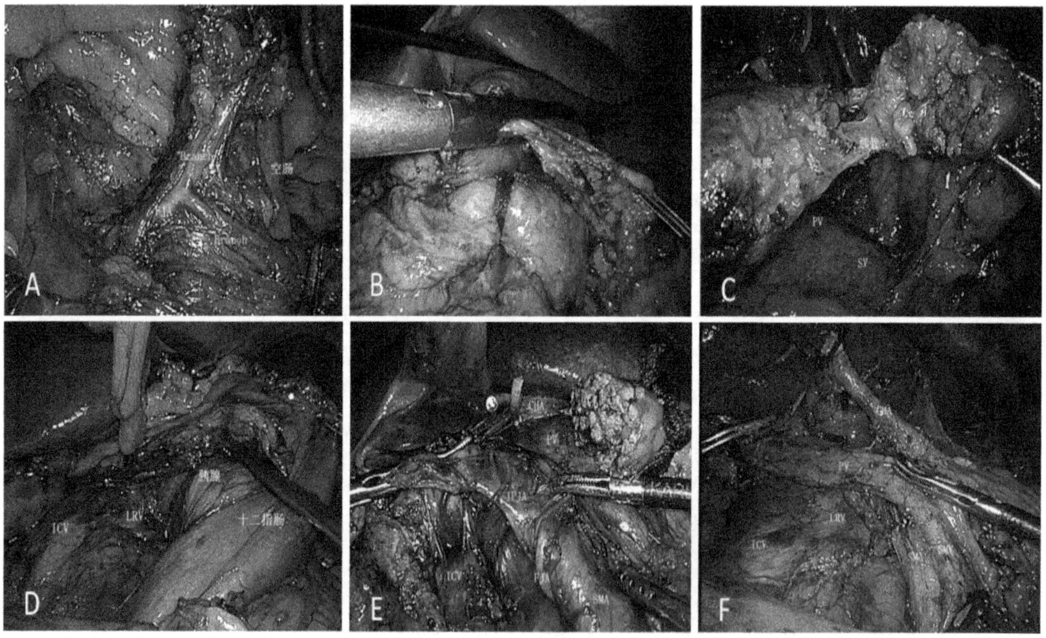

注：A 暴露第一空肠支动脉，离断其分支，再离断空肠；B 离断胃；C 离断胰腺；D 打开 Kocher 切口；E 离断胰腺钩突，分支血管逐步结扎并离断；F 标本移除后创面。CHA 肝总动脉；PV 门静脉；SMV 肠系膜上静脉；SMA 肠系膜上动脉；ICV 下腔静脉；LRV 左肾静脉。

图 2-3-28 “No Back”策略下 LPD 切除部分（彩图见彩插 2）

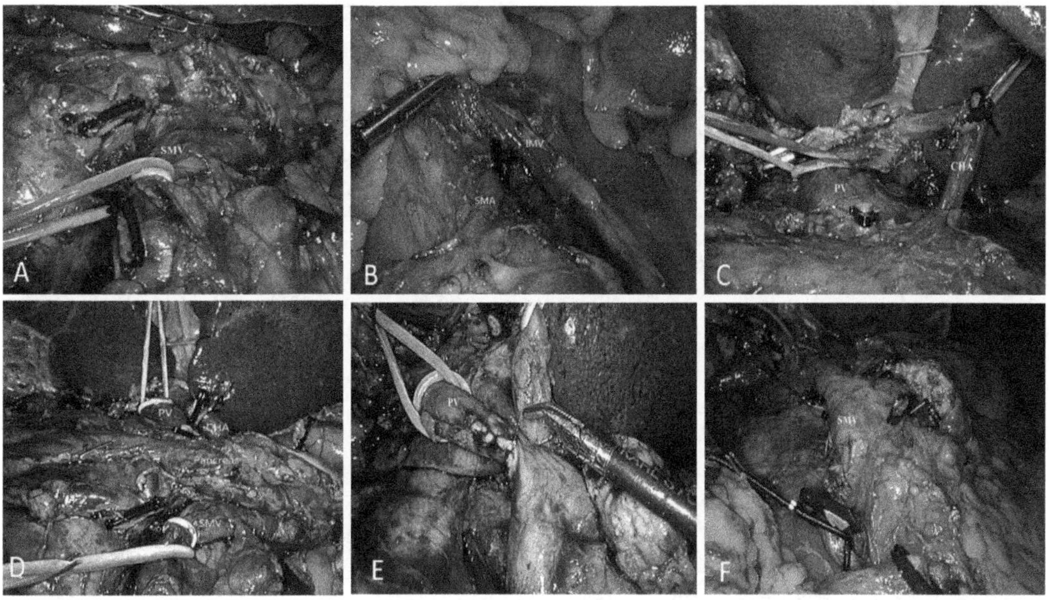

注：A 肠系膜上静脉置入血管吊带；B 解剖 Treitz 韧带，右侧入路显露肠系膜上动脉，确认其未被肿瘤侵犯；C 门静脉置入血管吊带；D 肿瘤粘连静脉两侧置入血管吊带；E 门静脉壁局部切除缝合；F 肠系膜上静脉壁局部切除修补。CHA 肝总动脉；PV 门静脉；SMV 肠系膜上静脉；SMA 肠系膜上动脉。

图 2-3-29　“Easy First”策略下 LPD 切除部分（彩图见彩插 3）

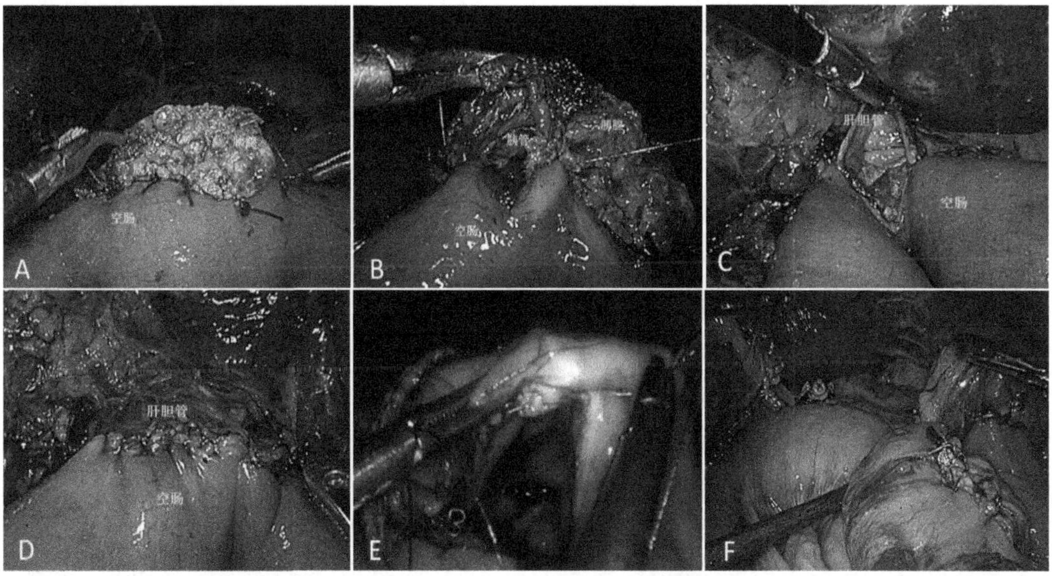

注：A 胰管空肠吻合，胰腺后包膜与空肠浆肌层间断吻合；B 胰管空肠吻合，导管对黏膜吻合；C 胆管空肠吻合，免打结线连续缝合肝胆管与空肠后壁；D 胆管空肠吻合，免打结线连续缝合肝胆管与空肠后壁；E 胃肠吻合，共同开口用手工缝合；F 消化道重建后视野。

图 2-3-30　LPD 消化道重建（彩图见彩插 4）

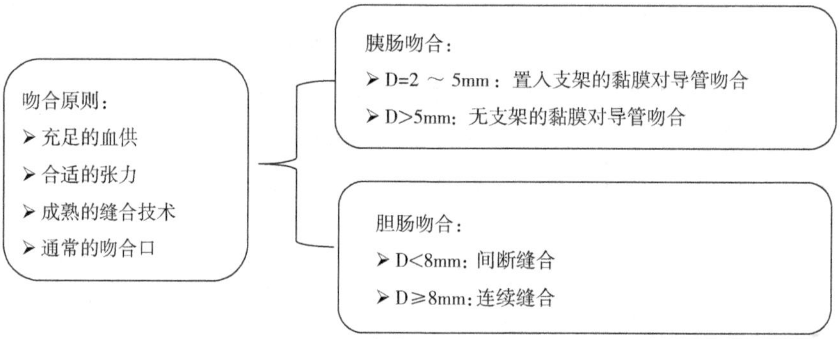

图 2-3-31 个体化重建原则及方式

九、检查阶段

1. LPD 总例数逐年增长（图 2-3-32）。

2. 复杂、困难 LPD 例数逐年增长（图 2-3-33）。

3. 总体并发症逐年下降（图 2-3-34）。

4. 由于技术提高了，并发症减少了，质量提高了，支持帮扶外院 LPD 例数也增多（图 2-3-35）。

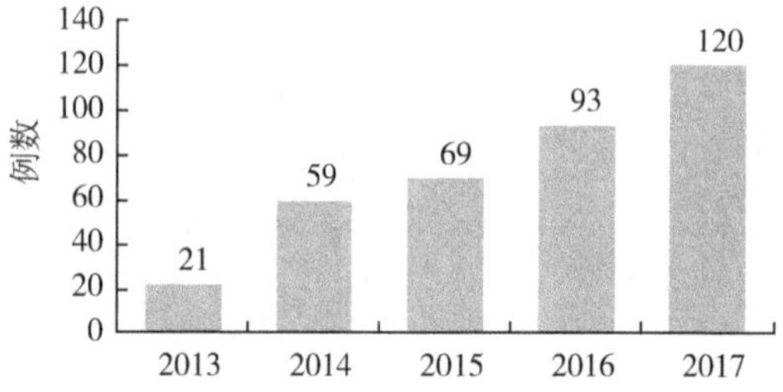

图 2-3-32 LPD 总例数（/ 年）

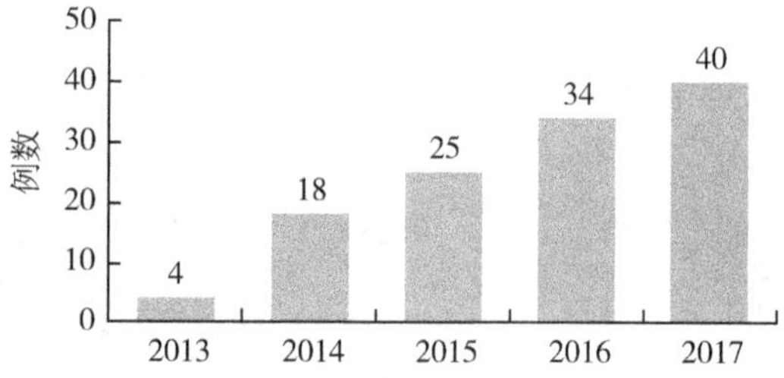

图 2-3-33 复杂、困难 LPD 例数（/ 年）

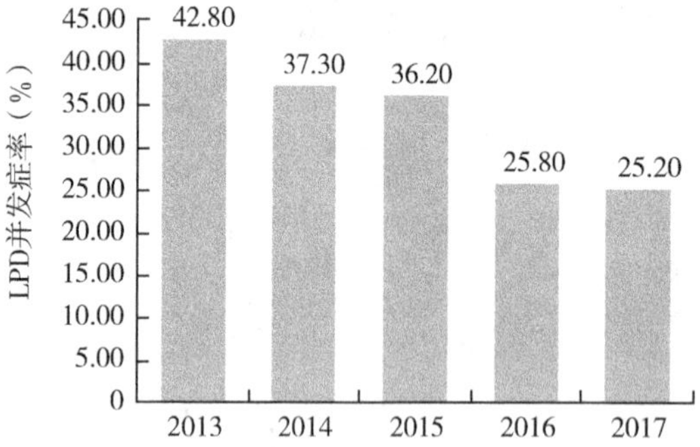

图 2-3-34 LPD 并发症率（/ 年）

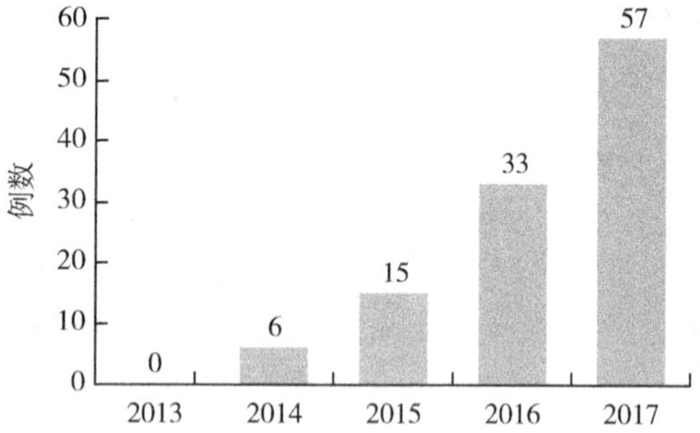

图 2-3-35 支技帮扶外院 LPD 倒数（/ 年）

十、总结阶段

1.2012 年 9 月至 2017 年 12 月，本团队根据病变解剖情况总结出 2 种标准化的腹腔镜胰十二指肠切除术路径，共完成 362 例腹腔镜胰十二指肠切除术，是全国第一个超过 200 例的手术团队。通过术后的严密观察和长期随访，体会到通过建立一套标准化的手术流程，腹腔镜胰十二指肠切除术安全可靠，手术操作更精细，并发症发生率明显减少。

2. 本团队还在外院进行手术演示及 COE 项目，演示例数逐年增多，在全国范围内推广 LPD，推动了国内 LPD 的发展。并获得了浙江省卫生厅一等奖，浙江省省政府二等奖。

我科在腹腔镜技术治疗胰腺癌已迈出成功的一步，与传统的胰腺癌手术相比，腹腔镜胰十二指肠切除术使患者创伤小、恢复快，并发症也在减少，使患者有很好的接受度，并保障了手术质量及安全。但还有改进的空间，需运用 PDCA 持续改进，造福于更多的患者。

（浙江省人民医院胃肠胰外科　金巍巍　牟一平）

案例 6 精准手术改善前列腺癌根治患者术后尿控功能项目

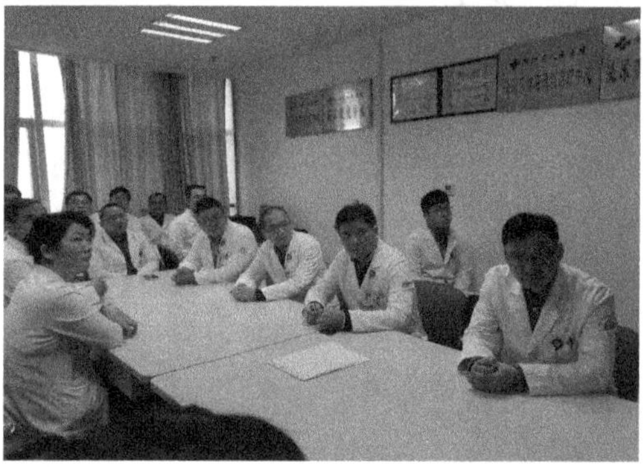
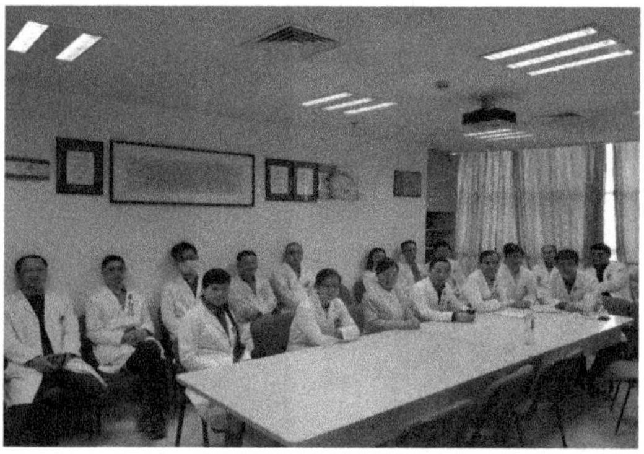

张大宏：运用 PDCA 循环，持续改进科室医疗质量，泌尿外科在这个 PDCA 中建立了前列腺癌诊疗规范，使患者获得同质化服务。

祁小龙：精准的手术治疗，是患者最大获益的基础。

刘 锋：通过 PDCA 管理工具，找到前列腺癌手术技术中存在的问题，使手术技术得以持续的改善，使患者恢复更佳；改进后的手术技术的推广，可以使更多患者获益。

毛祖杰：改进医疗服务质量，我们一直在努力；通过 PDCA 先进的管理工具，使我们的工作有了进一步提升，更好的为患者服务。

邵海燕：手术治疗是前列腺癌患者诊疗工作的一部分，良好的沟通、精细的护理工作可以加快患者的康复。

一、选题背景

近年来，随着社会人口的老龄化、前列腺癌检出率的提高，我国前列腺癌的发病率正逐年上升，已成为老年男性最常见的泌尿生殖系统恶性肿瘤之一，严重威胁患者的生命健康和生活质量。手术是治疗前列腺癌的重要手段，但手术以后导尿管留置时间偏长、早期尿控恢复不佳是手术后影响患者生活质量的重要原因。随着手术技术的不断改进，尤其是近年来机器人手术的开展，前列腺癌根治术后恢复得到很大的改善，但仍有可改进的空间，故将精准手术改善前列腺癌根治患者术后尿控功能纳入 PDCA 循环持续改进。

二、现状调查

我科开展腹腔镜前列腺癌根治术后已有 10 多年历史，3 年前开始开展达芬奇机器人辅助前列腺癌根治术，但术后恢复仍未达到理想的效果。统计我科 2016 年前列腺癌根治术后情况，发现导尿管平均留置 12 天，导尿管拔除后即刻尿控恢复率 50%，距国内外报道的前列腺癌根治术后导尿管留置 7 天，术后 3 个月尿控恢复率 80% 仍有一定差距。

三、成立 CQI 小组

为开展精准手术，以改善前列腺癌根治患者术后尿控功能，我科成立了由张大宏副院长担任组长，泌尿外科腹腔镜组成员、手术室泌尿腔镜组护士担任成员的跨部门 CQI 小组，各成员都有明确的分工（表 2-3-19）。

表 2-3-19　改善前列腺癌根治患者术后尿控功能 CQI 小组成员

序号	姓名	科室	职务	组内分工
1	张大宏	泌尿外科	副院长、科室主任	组长
2	祁小龙	泌尿外科	科室副主任	手术主刀
3	刘锋	泌尿外科	泌尿腔镜中心主任	手术主刀
4	张琦	泌尿外科	科室主任助理	手术助手
5	毛祖杰	泌尿外科	质管员	手术助手
6	沃奇军	泌尿外科	副主任医师	手术助手
7	李恩惠	泌尿外科	主治医师	数据统计
8	许晓波	泌尿外科	主治医师	数据统计
9	何茫茫	手术室	泌尿腔镜组长	手术配合
10	王双燕	手术室	手术室护士	手术配合
11	邵海燕	泌尿外科	护士长	术后护理培训

四、设定目标值

参考国内外先进经验，将前列腺癌根治术后导尿管平均留置时间定为 7.8 天，导尿管拔除后即可尿控恢复率定为 80%（图 2-3-36，图 2-3-37）。

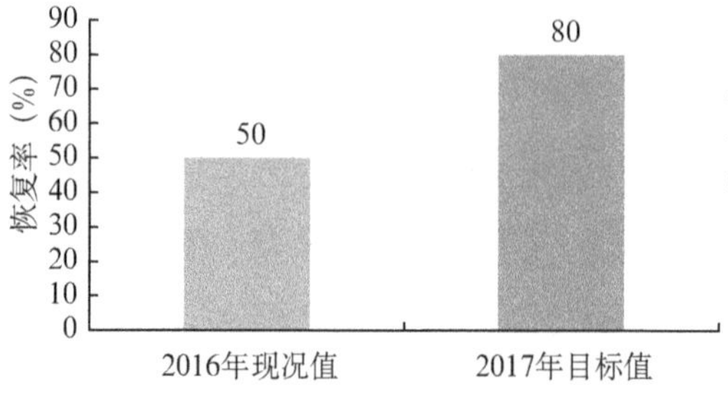

图 2-3-36 前列腺癌根治术后即刻尿控恢复率目标

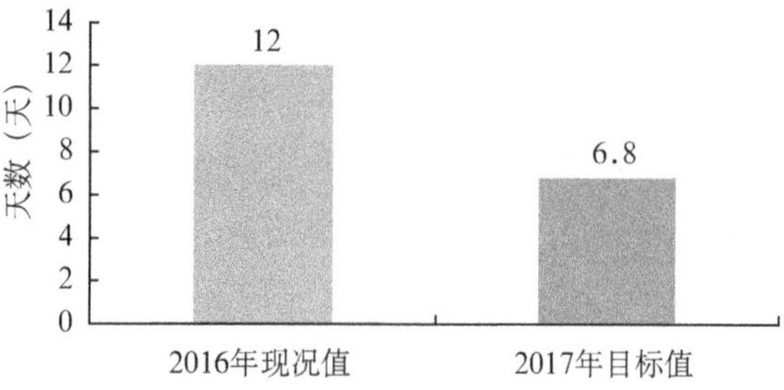

图 2-3-37 前列腺癌根治术后导尿管留置时间目标

五、拟定计划

计划用 12 个月的时间来完成预期的工作，其中 P 阶段计划用 2 个月、D 阶段用时 12 个月、C 阶段用 3 个月、A 阶段用 2 个月，最后统计数据（图 2-3-38）。

阶段	步骤	2016 年	2017 年												落实人
		12 月	1 月	2 月	3 月	4 月	5 月	6 月	7 月	8 月	9 月	10 月	11 月	12 月	腹腔镜组成员
P	主题选定	■													项目组成员
	计划拟定	■													项目组成员
	现状调查	■													项目组成员
	目标设定	■													项目组成员
	因素解析	■													项目组成员
	对策拟定	■	■												项目组成员
D	对策实施	■	■												项目组成员
	对策改善	■	■	■	■	■	■	■	■	■	■	■	■	■	项目组成员
C	效果确认					■			■			■			项目组成员
A	标准推行												■	■	项目组成员
	检讨回顾												■	■	项目组成员

图 2-3-38 改善前列腺癌根治患者术后尿控功能计划表——甘特图

六、分析原因

为寻找前列腺癌根治术后尿控即刻恢复率为什么目前只达到 50%，前列腺癌根治术后导尿管留置时间为什么是 12 天，还没达到先进的 7 天，我们开展了头脑风暴，将大家寻找的问题绘制鱼骨图（图 2–3–39），从人员、机器、材料、方法、环境五个方面进行分析，认为问题主要原因集中于 7 个方面：①拔管后恐惧排尿；②手术技术不过关；③拔管时间受传统观念影响；④常规普通腹腔镜清晰度、精度欠佳；⑤缝合针线为滑线，难以严密缝合；⑥单针缝合，张力高；⑦未保留盆底结构。按照频次计算出每个原因所占累计百分比（表 2–3–20），绘制了柏拉图（图 2–3–40）。按照二八法则，将未保留盆底结构、缝合针线问题、常规普通腹腔镜清晰度、精度欠佳、拔管后恐惧排尿确定为要整改的要因。

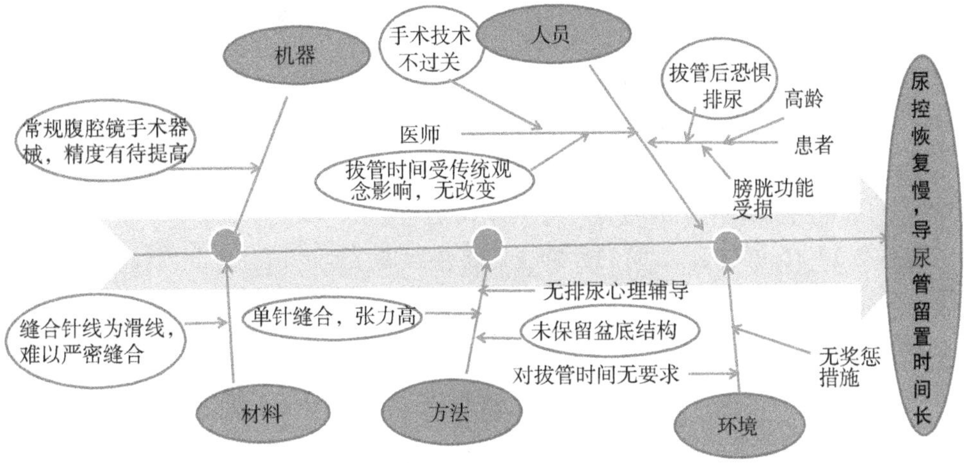

图 2–3–39　前列腺癌根治术后恢复欠佳原因分析——鱼骨图

表 2–3–20　前列腺癌根治术后恢复欠佳原因统计表

项目	频次	累计百分比（%）
未保留盆底结构	43	43
缝合针线问题	32	75
常规普通腹腔镜清晰度、精度欠佳	10	85
拔管后恐惧排尿	8	93
拔管时间受传统观念影响	4	97
手术技术不过关	3	100

七、制定对策

运用 5W1H 制定了持续改进对策（表 2–3–21）。

1. 针对未保留盆底结构。手术在原来手术基础上进行改进，不再打开盆筋膜，不再离断耻骨前列腺韧带，不再结扎阴茎背深静脉丛；保留尽可能长的尿道，尿道周围肌肉组织不损伤；对于肿瘤未侵犯包膜的患者行筋膜内切除前列腺，保留双侧性神经、狄氏筋膜。

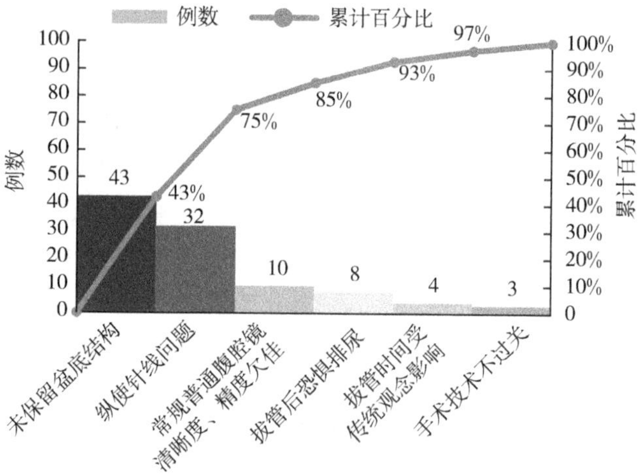

图 2-3-40 前列腺癌根治术后恢复欠佳原因分析——柏拉图

2. 针对缝合针线问题。目前缝合针线为滑线，将其改用倒刺线行尿道、膀胱颈口吻合，吻合过程中逐针拉紧，牵拉时注意力度，不宜过紧或过松。针对单针缝合：采用双针缝合法吻合尿道、膀胱颈口，在 6 点钟方向分别向两侧缝合，在 12 点钟处汇合、打结，吻合后将膀胱逼尿肌群与耻骨前列腺韧带处缝合，减少尿道吻合口张力。

3. 针对常规普通腹腔镜清晰度、精度欠佳。采用了机器人辅助腹腔镜前列腺癌根治手术治疗，机器人手术放大倍数更高，清晰度更佳，同时手术操作更稳定，精细度更佳。

4. 拔管后恐惧排尿。导尿管拔除后容易出现尿道疼痛、排尿时尿路刺激症状明显等不适，患者容易出现恐惧排尿，进而出现饮水量减少、憋尿等，引起排尿恢复时间延长。

表 2-3-21 前列腺癌根治术制定对策——5W1H

What	Why	How	When	Where	Who
尿控恢复慢	没有注意保留盆底结构	行保留盆底结构手术	2017 年 1 月至今	手术室	张大宏、祁小龙、刘锋
尿控恢复欠佳	没有注意提高尿控恢复率问题	采用机器人手术辅助腹腔镜	2017 年 1 月至今	手术室	腹腔镜组成员、手术护士
早期尿漏发生率高	手术技巧问题	采用双针、倒刺缝线缝合法	2017 年 1 月至今	手术室	张大宏、祁小龙、刘锋
拔管后恐惧排尿	健康教育不到位	加强健康教育，鼓励患者多饮水，制定专科手术规范化护理流程	2017 年 1 月至今	病区护士	邵海燕等

八、执行阶段

1. 手术操作培训。召集腹腔镜组成员于泌尿外科示教室进行业务学习，回顾之前的手术录像，参考国外专家的手术录像，逐步分析可改善的手术步骤，改进手术方法，同时制定标准手术流程，根据手术效果，再行改进；并进行模拟训练，腹腔镜组成员共培训 12 学时。

2 . 采用机器人辅助腹腔镜前列腺癌根治手术治疗。机器人手术放大倍数更高，清晰度更佳，同时手术操作更稳定，精细度更佳，我科在院培训中心进行培训，每位医师培训 48 小时。

3. 在原来手术基础上，改变了手术方式。不打开盆筋膜，不离断耻骨前列腺韧带，不结扎阴茎背深静脉丛；保留尽可能长的尿道，尿道周围肌肉组织不损伤；对于肿瘤未侵犯包膜的患者行筋膜内切除前列腺，保留双侧性神经、狄氏筋膜。有经验的医师带没有经验的医师，逐步规范手术方式。

4. 改用倒刺线行尿道、膀胱颈口吻合。吻合过程中逐针拉紧，牵拉是注意力度，不宜过紧或过松。

5. 改变缝合方法。采用双针缝合法吻合尿道、膀胱颈口，在 6 点钟方向分别向两侧缝合，在 12 点钟处汇合、打结，吻合后将膀胱逼尿肌群与耻骨前列腺韧带处缝合，减少尿道吻合口张力。

6. 护士改进前列腺癌根治手术后患者的护理工作。制定一套规范化的护理流程，①术后第一天开始每天宣教导尿管留置患者是有不适感的，导尿管拔除后可能出现尿痛等情况，予患者心理暗示，使其慢慢接受导尿管引起的不适现状；②每天行会阴护理，避免尿路感染引起不适加重；③拔管前做健康教育，嘱患者导尿管拔除后多饮水、多排尿，避免因憋尿过久引起排尿困难，加快排尿恢复。

九、检查阶段

项目实施后，每季度对前列腺癌根治术后患者导尿管留置时间及导尿管拔除后的即刻尿控恢复率进行统计，根据结果项目组成员进行分析，采取针对性改进措施后，两项目标都能较好的完成（图 2–3–41，图 2–3–42）。

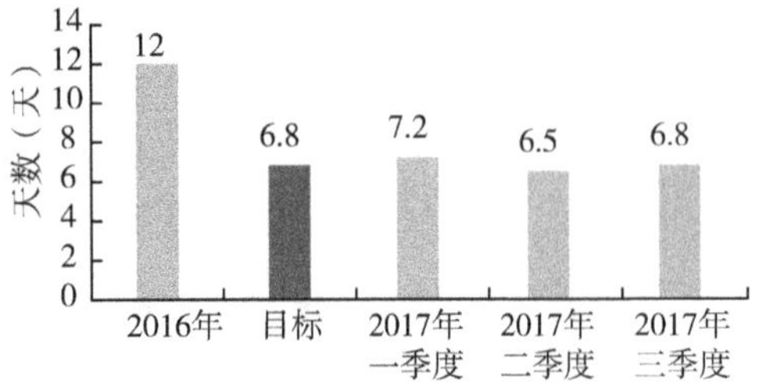

图 2-3-41 前列腺癌根治术后导尿管平均留置天数

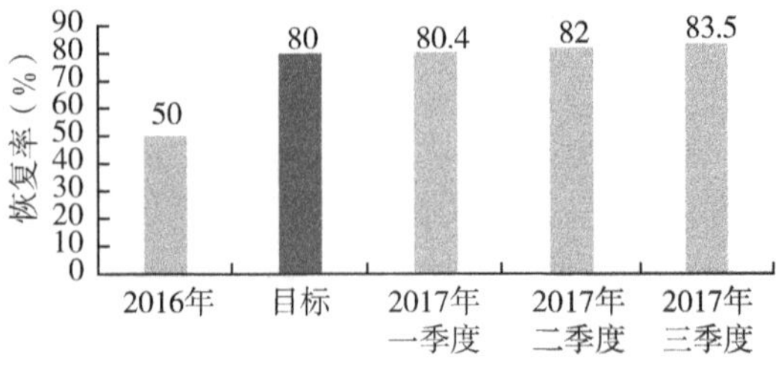

图 2-3-42 前列腺癌根治术后即刻尿控恢复率

十、总结阶段

通过近 1 年的持续改进，我们有了不少收获。

1. 建立了规范的培训制度。我科规定，凡是腹腔镜组成员必须到医院培训中心进行腹腔镜模拟培训，培训时间最少要 50 学时，经过老师考核，不合格的需继续培训，直到考试合格。

2. 达芬奇机器人辅助前列腺癌根治术操作的培训制度。要求做手术之前，医师去医院培训中心培训，考试合格后，需导师带教 50 例，做第二助手 20 例，第一助手 30 例，然后在导师带领下实施手术实操。

3. 建立了临床诊疗规范，并按规范进行培训并落实。

4. 规范了我科专病——前列腺癌根治手术后患者护理内容及流程，并对护士进行规范化培训。通过持续改进，前列腺癌根治术后导尿管留置时间、即刻尿控恢复率获得较好的结果，完成了既定目标，达到了国内领先、国际先进水平。

5. 在该项目的研究过程中，发现患者术后性功能恢复也较原方法有明显改善。在下一步的工作中，我们将进一步加强对提高患者性功能恢复的研究，提高患者术后生活质量。

虽然精准手术改善前列腺癌根治患者术后尿控功能项目取得了明显的成效，但仍存在一些不足之处，如对患者术后尿控辅导、训练仍未开展，年轻医师手术培训尚未做到同质化等。对于以上不足之处，将纳入下一个 PDCA 循环进行持续改进。

（浙江省人民医院泌尿外科

毛祖杰 张大宏 祁小龙 刘 锋 张 琦 邵海燕 何茫茫）

案例 7　运用 PDCA 循环降低全麻患者术后复苏延迟发生率

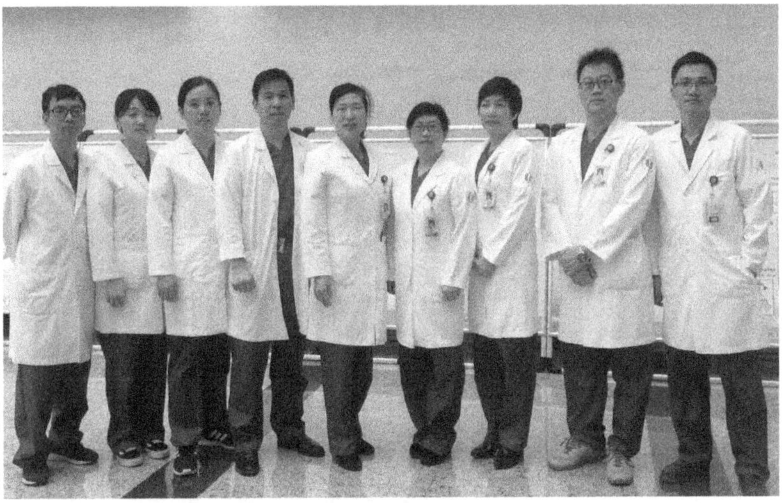

胡双飞：认真、细致、落到实处，环环相扣成效显著！
严美娟：运用好 PDCA 工具，能让我们在工作中少做很多无用功！
方俊标：PDCA 工具能帮助我们解决很多临床上“难啃的骨头”！
陈　龙：PDCA—解决问题的又一个实用工具。

一、选题背景

全身麻醉包括诱导、维持和复苏。快速有效的复苏就是麻醉的最终目标，也是目前推荐的 ERAS 的重要一环。全身麻醉后患者的快速复苏可避免麻醉相关的严重并发症，确保恢复期安全。复苏的延迟不仅会加重病情，增加患者经济负担，严重可威胁生命。同时复苏延迟也无疑将会进一步增加麻醉医师和护士的工作量，增加医疗成本。因此，提高复苏质量，降低复苏延迟发生率迫在眉睫。

发现了什么问题，有什么需求？

随着老龄化社会的到来，老年患者越来越多，高龄手术患者也越来越多，合并症也增多，手术时间长的手术也日益增多，导致临床工作中总会出现复苏延迟的病例发生。术后患者复苏延迟发生率不仅是《三级综合医院评审标准实施细则（2011 版）》的质量控制要求，也是国家卫计委麻醉专业医疗质量控制 17 项监测指标之一。2016 年我们科室在运用 PDCA 循环有效地降低了术后低体温发生率的大背景下，计划继续运用 PDCA 循环方法改进复苏质量，以促进整体医疗质量的提高。

二、现状调查

2016 年 1 ～ 12 月术后复苏延迟发生率（送 PACU 复苏时间超 180 分钟的病例总例数 / 送 PACU 复苏病例总例数 ×100%）为 0.90%。

三、成立 CQI 小组

为降低术后复苏延迟发生率，我科成立了由科室主任担任组长、科室质管员担任联络员，科室质量管理小组部分成员担任项目组成员的 CQI 小组，各成员都有明确的分工（表 2-3-22）。

表 2-3-22　CQI 小组成员

序号	姓名	科室	组内分工
1	胡双飞	麻醉科	组长
2	严美娟	麻醉科	副组长
3	方俊标	麻醉科	副组长
4	王文元	麻醉科	副组长
5	陈龙	麻醉科	联络员
6	邵一俪	麻醉科	对策实施
7	伍小敏	麻醉科	对策实施
8	王宏法	麻醉科	对策实施
9	吴佳	麻醉科	数据统计
10	徐琼	麻醉科	数据统计
11	喻晓芬	复苏室	对策实施

四、设定目标值

我们的目标值是根据我科 3 年来患者术后复苏延迟发生率筛选研究确定的，我科 2017 年将使患者术后复苏延迟发生率下降至 0.50% 以下（图 2-3-43），以促进患者的康复，减少不安全因素。

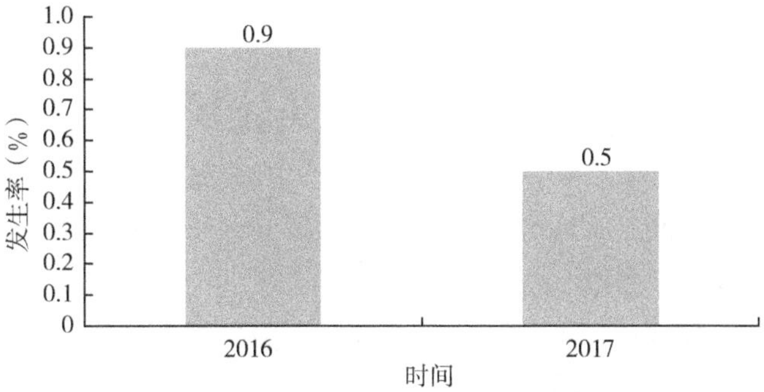

图 2-3-43　2017 年患者术后复苏延迟发生率目标值设定

五、拟定计划

计划用 12 个月的时间来完成预期的工作，其中 P 阶段计划用 2 个月、D 阶段用时 11 个月、C 阶段实施用时 9 个月和 A 阶段用时 6 个月（图 2-3-44）。

阶段	步骤	2017 年												落实人
		1 月	2 月	3 月	4 月	5 月	6 月	7 月	8 月	9 月	10 月	11 月	12 月	
P	主题选定													陈龙、胡双飞
	计划拟定													严美娟、厉萌、胡双飞
	现况调查													徐琼、喻晓芬、方俊标
	目标设定													王文元、胡双飞
	因素解析													陈龙、方俊标、胡双飞
	对策拟定													陈龙、严美娟、胡双飞
D	对策实施													麻醉科全体医护人员
	对策改善													麻醉科全体医护人员
C	效果确认													陈龙、胡双飞
A	制度推行													伍小敏、胡双飞
	检讨回顾													陈龙、方俊标、胡双飞

图 2-3-44　降低全麻患者术后复苏延迟发生率——甘特图

六、分析原因

我们小组就目前全麻患者术后复苏延迟发生原因进行分析，从人员、机器设备、环境、方法 4 个方面进行头脑风暴分析，将分析的原因绘制成鱼骨图（图 2-3-45），认为问题主要原因集中于 6 个方面：①麻醉医师对麻醉快速复苏重视度不足；②麻醉医师复苏评估专业能力不足；③监测麻醉深度的设备和耗材；④患者个体差异；⑤外科医师评估不足；⑥其他原因，如科室制度执行不足。按照这 6 个原因的频次计算出每个原因所占累计百分比绘制了柏拉图（图 2-3-46）。按照二八法则，将对每台麻醉快速复苏重视度不足；麻醉复苏评估专业能力不足；监测麻醉深度的设备和耗材不足这 3 项确定为要整改的要因。

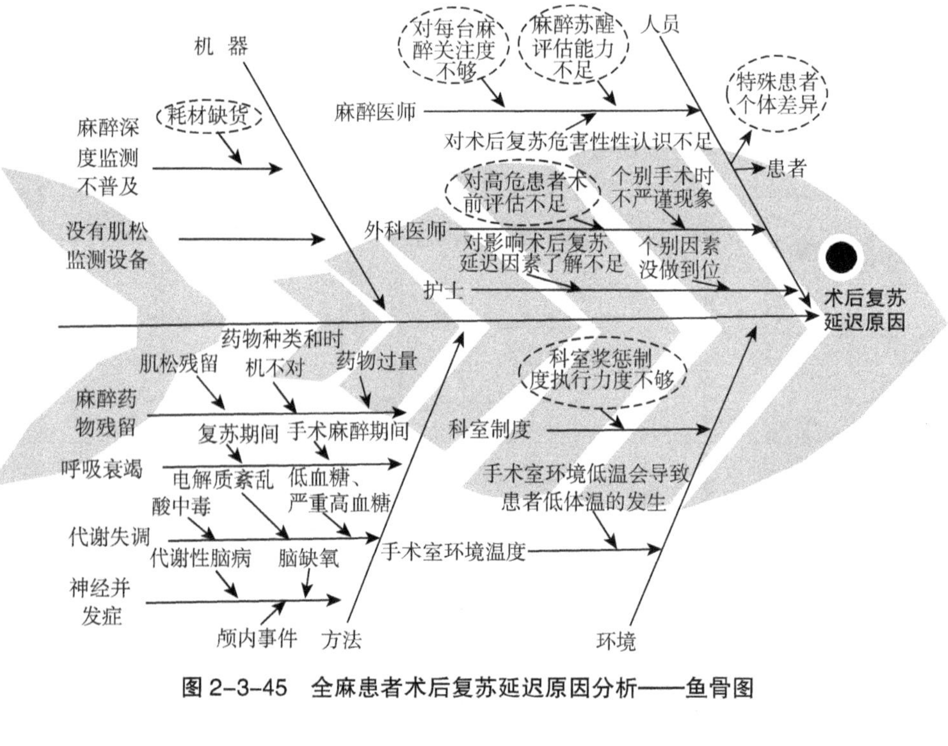

图 2-3-45 全麻患者术后复苏延迟原因分析——鱼骨图

七、制定对策

运用 5W1H 制定了持续改进对策（表 2-3-23）。

1. 针对麻醉医师快速复苏重视不够。科室制定了改进措施，①每月晨会、每月晚会和晚读会安排复苏延迟的讲课进行学习、培训；②定期进行科学排班调整，尽量减轻麻醉医师的工作疲劳，使医师有精力观察患者；③对于经常出现复苏延迟的麻醉医师进行一对一的培训及带教，并制定科室相关制度。

2. 针对麻醉医师复苏评估专业能力不足。①进行精准麻醉相关知识学习、培训，特别是对新药药理学、特殊患者等进行培训；②随机点评麻醉记录单的用药情况，进一步规范麻醉用药；③复苏延迟病例进行全科分享学习及点评。

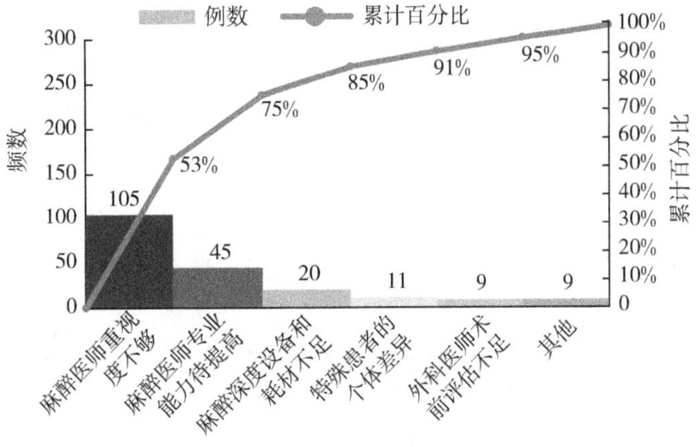

图 2-3-46　全麻患者术后复苏延迟原因分析——柏拉图

3. 针对监测麻醉深度的设备和耗材不足。①进行麻醉深度设备使用的专项培训和麻醉深度前沿知识学习、培训；②设备的申请和耗材及时足量的领用，及时补充。

表 2-3-23　降低全麻患者术后复苏延迟发生率对策——5W1H

What	Why	How	When	Where	Who
麻醉医师重视不够	没有加强麻醉医师对于复苏延迟危害的认识	每月晨会和每月晚会和晚读会穿插复苏延迟的讲课进行学习、培训	1～2月	麻醉科	陈龙、胡双飞
		不定期进行科学排班调整，尽量减轻麻醉医师的工作疲劳	不定期调整	麻醉科	伍小敏、胡双飞
		对于经常出现复苏延迟的麻醉医师科室进行相应的处罚，并制定科室相关制度	每季度做统计全科通报	麻醉科	严美娟、胡双飞
麻醉医师复苏评估专业能力不足	日常没有精准的培训，没有有效提高业务水平	精准麻醉相关知识学习、培训（药理学、特殊患者等）	3～4月	麻醉科	授课老师、胡双飞
		随机点评麻醉记录单的用药情况、进一步规范麻醉用药。	5月	麻醉科	方俊标、胡双飞
		对复苏延迟病例进行全科分享学习及点评	每季度做统计全科学习	麻醉科	主麻、胡双飞
监测麻醉深度的设备和耗材不足	没有培训术中麻醉深度设备和耗材规范的使用方法	科室进行麻醉深度设备和前沿知识学习、培训	5～6月	麻醉科	方俊标、胡双飞
		设备的申请和耗材的及时领用，及时补充	5月	麻醉科	厉萌、胡双飞

八、执行阶段

1. 系统的进行了全科关于麻醉深度和快速复苏等专业知识的培训和学习（图 2-3-47，图 2-3-48）。

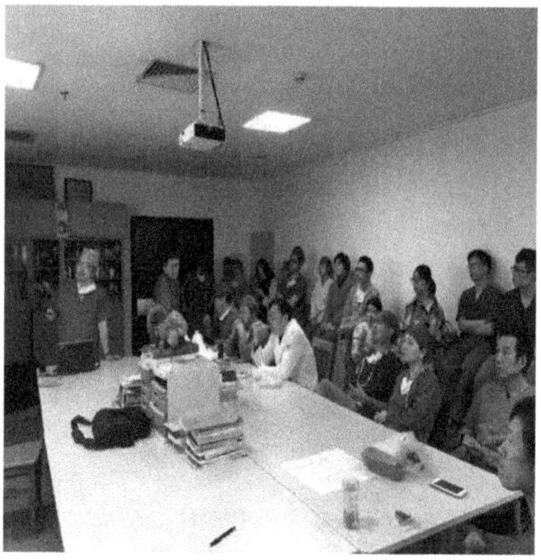

图 2-3-47 科室晨会

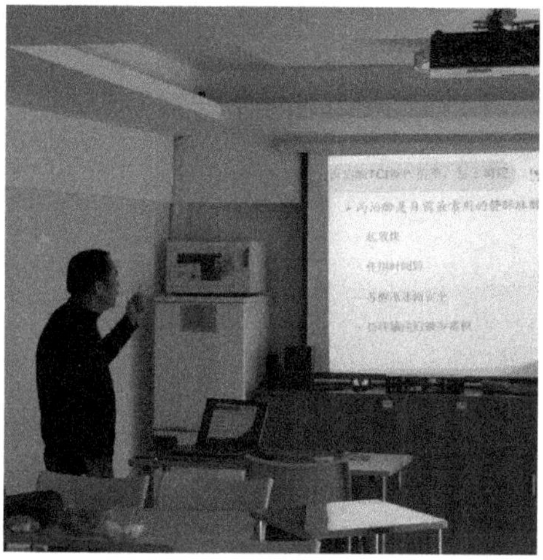

图 2-3-48 科室晚上业务学习

2. 周期性的对麻醉记录单进行随机抽查，并进行点评，整体提高了麻醉用药和记录的规范性（图 2-3-49）。

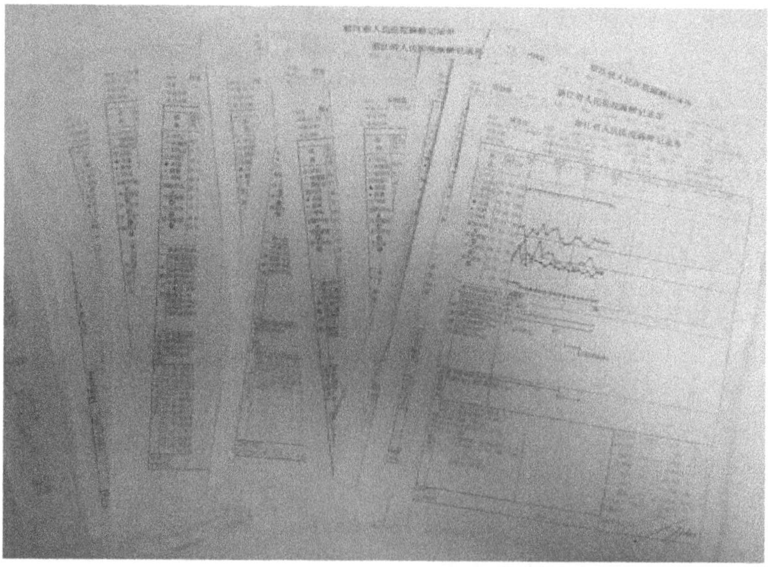

图 2-3-49 部分抽查麻醉记录单

3. 制定了 2 个关于合理用药和加速复苏的科室规章制度（图 2–3–50）。

文件编号	ZRY-MZK-ZD-0033-01-A-2017	文件名称	麻醉科合理用药暂行条例	适用范围	麻醉科
制定部门	麻醉科	起草人	胡双飞	内审人	胡双飞

麻醉科合理用药暂行条例

为了更加规范用药、合理用药。经科委会决定，科室将开始每月对全科所有主麻医师的麻醉单进行抽查，具体办法如下：每月成立抽查小组，组长分别由胡双飞主任，严美娟主任及方俊标主任三位轮流担任，成员由其指派的三名主麻医师担任。每月一天，每人一份定时随机抽查，时间由当月组长决定，抽查日无手术的医师往前一日或者后一日顺延的手术进行抽查，一经核查确定为乱用药，则按药物原价 3 倍进行罚款，罚款在每月奖金中扣除，最终解释权归抽查小组。经科委会决定，规定如下：

1）地佐辛允许一个病人 1 支，肌松药建议用药单一，规定一般患者诱导之后顺阿（包括库泰）1 个小时 10mg，止吐药规定术中推注 1 支，镇痛泵内 1 支，建议用药单一，非甾体类药物规定用药单一，用量合理。

2）房间内不要多药，2.药物清单，实际用药量以及麻醉单要相一致。检查办法如下：每周抽查一次，具体时间不定，由当天巡视员在 8:00 入手术间检查，一经发现房间内有多余药物，则房间内最晚结束手术的主麻医师扣奖金 100 元。

签发人：胡双飞　　签发时间：2017.03

文件编号	ZRYMZK-ZD-0032-01-A-2017	文件名称	关于促进患者早期复苏的几点科室规定	适用范围	麻醉科
制定部门	麻醉科	起草人	胡双飞	内审人	胡双飞

关于促进患者早期复苏的几点科室规定

复苏室严格实行主麻负责制：

1）大手术（手术时间大于 3 小时）及危重病人，必须主麻和复苏室进行交接班。

2）大手术、复苏时间长的患者，须患者拔管或转归明确后主麻方可下班，在患者未送出前，主麻在下班前仍须委托在班人员代为处理，并将委托人告知复苏室人员。

3）若患者出现拔管状况时，主麻必须到场处理，若忙则请求插管班和巡视班协助处理（顺序是插管班---巡视班依次）。

4）对于有特殊情况的复苏患者，主麻可评估后预下医嘱，将药物抽好送至复苏室，同时药物麻醉记录单记录备用收费。

5）鼓励短小手术，患者 ASA1-2 级患者呼吸恢复后送复苏室。

6）对于复苏时间大于 2 小时的患者，复苏室须呼叫主麻评估处理，同时科室定期对复苏拔管时间和 PACU 留置时间进行分析报告。

7）复苏室同时实行主护负责制，强调 PACU 护理团队内部和主麻团队之间的通力合作。

签发人：胡双飞　　签发时间：2017.06

图 2–3–50　关于促进患者早期复苏和规范科室合理化用药的制度

4. 我科将监测麻醉深度的耗材由原来存放的位置移到物品间最显眼的位置，并由专门箱子存放，方便科室专人的及时领用和补充（图 2–3–51）。

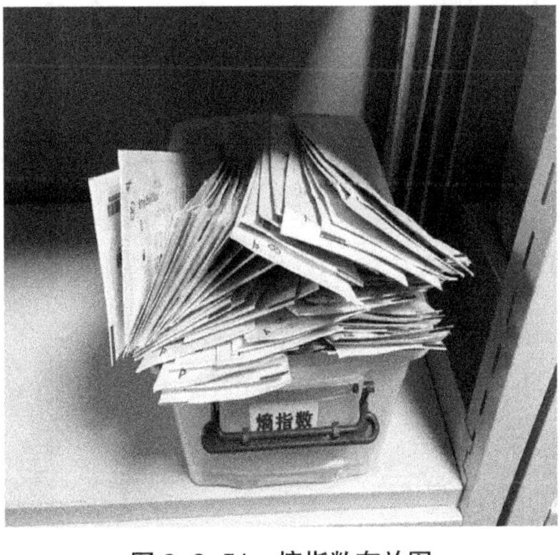

图 2–3–51　熵指数存放图

九、检查阶段

所有项目实施后，2017 年 1 ～ 3 月、4 ～ 6 月和 7 ～ 9 月对全麻患者复苏延迟发生率进行电脑统计核查。发现复苏延迟发生率有大幅度下降，达到或超过了预期的目标设定值（图 2-3-52）。

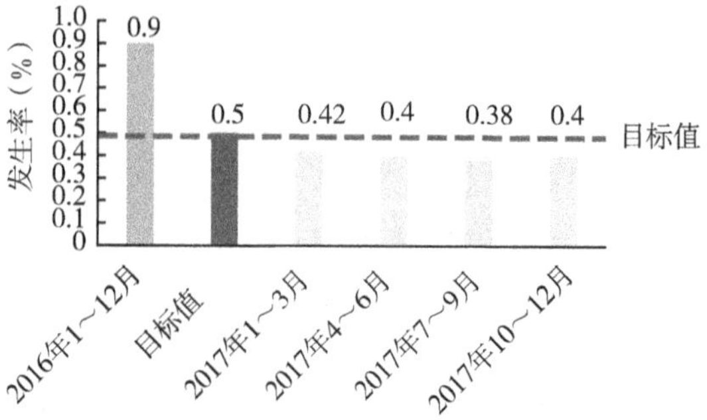

图 2-3-52　全麻患者复苏延迟发生率对比图

十、总结阶段

通过该项目的实施

1. 真正提高了复苏质量，特别是减少了特殊患者和长时间手术患者的复苏时间。

2. 降低术后复苏延迟的实施效果得到了外科医师、患者和家属的一致认可，增强了团队的凝聚力。

3. 真正掌握了如何运用 PDCA 工具改善临床问题的方法。

4. 下一步计划：对其他原因进行改进，进一步降低 180min 全麻患者术后复苏延迟的发生率，同时计划将降低 120min 全麻患者术后复苏延迟的发生率纳入下一个 PDCA，运用管理工具进一步提高科室医疗质量，提高麻醉复苏效率，使全麻患者术后复苏延迟的发生率达到目标值 1% 以内（图 2-3-53）。

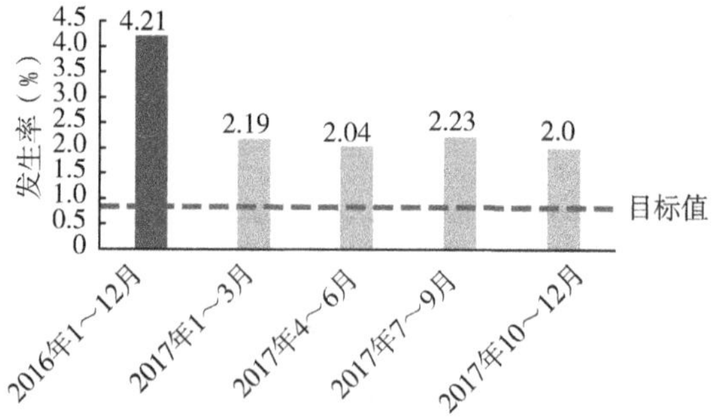

图 2-3-53　120 分钟全麻患者术后复苏延迟的发生率对比图

（浙江省人民医院麻醉科　陈　龙　胡双飞）

案例 8　运用 PDCA 循环降低Ⅲ～Ⅳ级放射性皮炎的发生率

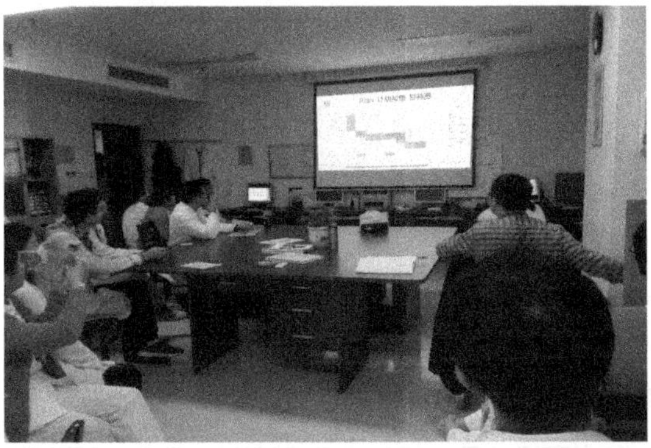

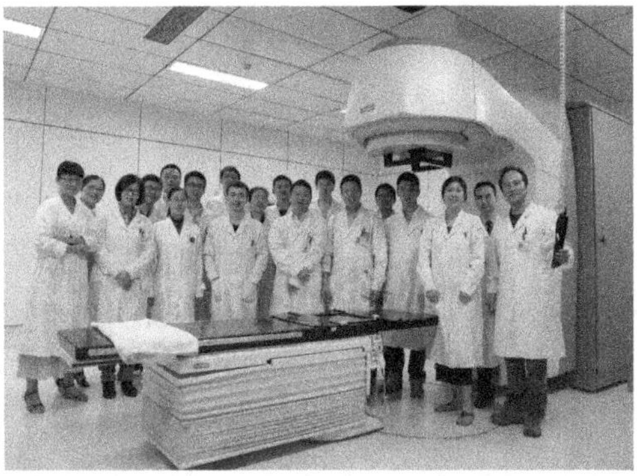

贾勇士：学习并应用 PDCA 的方法切实解决了我们的临床问题，降低了不良反应，使患者受益，管理工具与临床是密不可分、相辅相成。科室持续改进需要管理工具。

吴树强：发现问题并解决问题，提高疗效，降低不良反应是我们临床的目标。PDCA 的方给我们提供了很好的工具支持。

毕爱红：学习管理工具，应用于临床实战，提高了解决问题的效率，增加了有效性。

吴　颖：减轻患者治疗相关痛苦是我们努力的方向，医护技合作很重要。

唐红红：下一步我将进一步应用 PDCA 方法更好的贴好膜，减轻患者痛苦。

詹文明：站在物理师的角度，做好自己的工作，优化皮肤剂量。

李　强：PDCA 需要全员及多部分的合作，继续加强医技沟通，减轻不良反应。

一、选题背景

1. 放射性皮炎是患者放疗最常见的不良反应，发生率为 80% ～ 90%，在乳腺癌、头颈部肿瘤等表浅部位的放疗患者中尤其常见。急性放射性皮炎分为Ⅰ～Ⅳ级，Ⅰ～Ⅱ级放射性皮炎处理简单，花费较低，通常不影响治疗，而Ⅲ～Ⅳ级重度放射性皮炎易并发感染，从而延长住院时间，增加治疗相关费用，中断放疗并影响患者疗效和预后。据文献报道Ⅲ～Ⅳ级重度放射性皮炎发生率约为 15% ～ 20%。

2. 我院通过自查发现临床工作中有部分患者出现Ⅲ～Ⅳ级放射性皮炎，严重者甚至需要中断、中止放疗，增加患者经济负担，影响肿瘤控制和预后。

3. 依据三级综合医院评审标准（2011 年版）实施细则 4.25.4.2 中 B 和 A 条款，要求有降低放疗不良反应的措施并持续改进有成效。

二、现状调查

2016 年 3 月，对全科门诊和住院放疗患者进行了现场检查，通过查检数据和现场检查发现，2016 年 3 月Ⅲ～Ⅳ级放射性皮炎发生率为 19.6%（11/56）。

三、成立 CQI 小组

为降低Ⅲ～Ⅳ级放射性皮炎发生率，减少患者痛苦，我科成立了由科主任担任督导、质管员担任组长，医师、物理师、技术员、护师等部门人员合作的 CQI 小组，各成员都有明确的分工（表 2-3-24）。

表 2-3-24 CQI 小组成员

序号	姓名	科室	职务	组内分工
1	贾勇士	放疗科	科主任	督导
2	毕爱红	放疗科	质管员	组长、数据统计
3	詹文明	放疗科	物理师小组长	副组长、联络员、数据统计
4	吴树强	放疗科	医疗组长	对策实施、数据查验
5	吴颖	放疗科	病房护士长	对策实施、数据查验
6	唐红红	放疗科	放疗专科护士	对策实施、数据查验
7	李强	放疗科	技术员组长	对策实施

四、设定目标值

据文献报道Ⅲ～Ⅳ级等重度放射性皮炎发生率约 15% ～ 20%，我院专家依据我院的现状，讨论研究，将我院Ⅲ～Ⅳ级放射性皮炎发生率目标值定在≤ 10%（图 2-3-54）。

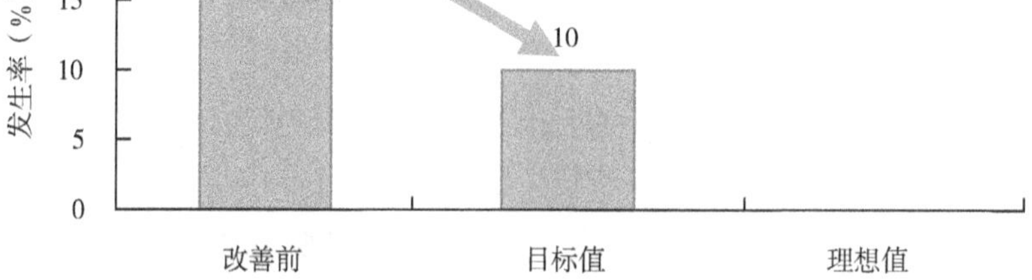

图 2-3-54 设定Ⅲ～Ⅳ级放射性皮炎发生率目标值

五、拟定计划

计划用 5 个月的时间来完成预期的工作，其中 P 阶段和 D 阶段用时 3 个月、C 阶段用时 1 个月、A 阶段用时 2 个月，最后计算出每个阶段用时率（图 2-3-55）。

阶段	项目	3 月	4 月	5 月	6 月	7 月	负责人
P	主题选定	■					贾勇士、詹文明
	计划拟定	■					毕爱红
	现状调查	■	■				唐红红
	目标设定		■				毕爱红
	因素解析		■	■			贾勇士、毕爱红
	对策拟定		■	■			贾勇士、吴颖
D	对策实施		■	■	■		吴树强、吴颖
	对策改善			■	■		毕爱红
C	效果确认				■		毕爱红、唐红红
A	标准推行				■	■	贾勇士、唐红红
	检讨回顾					■	贾勇士、毕爱红

图 2-3-55　降低Ⅲ～Ⅳ级放射性皮炎发生率计划拟定

六、分析原因

我们 CQI 小组在一起讨论研究，寻找发生Ⅲ～Ⅳ级放射性皮炎发生率较高的原因，并将全组头脑风暴的结果绘制成鱼骨图（图 2-3-56），从人员、材料、方法、环境、其他五个方面进行头脑风暴分析，认为问题主要原因集中于 5 个方面：①皮肤剂量高，缺少有效保护；②医护人员不够重视；③患者宣教不足；④二程放疗（短期内同一部位接受两次放疗，皮肤累计剂量高）；⑤发生反应后处理不及时。按照频次计算出每个主要原因所占累计百分比，绘制了柏拉图（图 2-3-57）。按照二八法则，将柏拉图显示的皮肤剂量高，无有效保护；医护不够重视；患者皮肤处理不当确定为此次 PDCA 整改的要因。

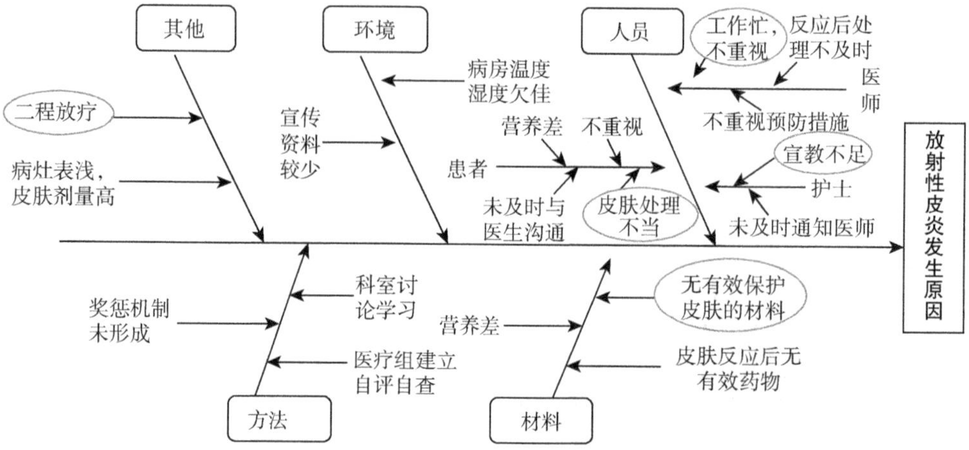

图 2-3-56　发生Ⅲ～Ⅳ级放射性皮炎原因分析——鱼骨图

七、制定对策

运用 5W1H 制定了持续改进对策（表 2-3-25）。

1. 针对医护不重视，采取措施。一是科务会加强学习放射性皮炎相关知识，讨论减轻反应的措施，提高认识，不良反应与疗效同样重要；二是纳入科室考核，对于严重放射性皮炎进行科室内讨论和分析。

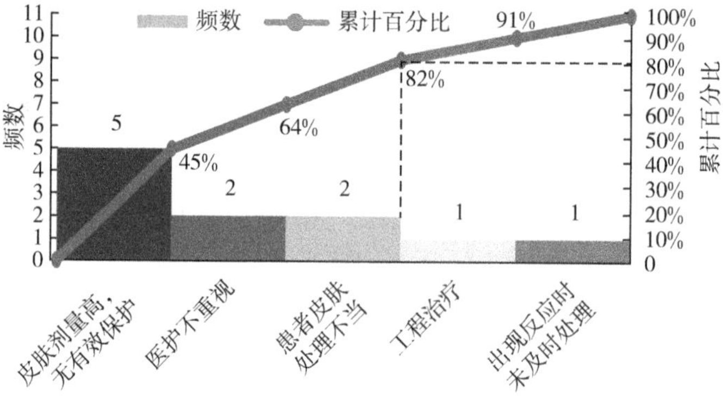

图 2-3-57　发生Ⅲ～Ⅳ级放射性皮炎原因分析——柏拉图

2. 针对患者皮肤处理不当。一是加强患者健康教育，包括集中面对面宣教，护士宣教及制作视频、微信载体等宣教，让患者掌握皮肤基本防护知识，出现反应时及时与医护人员沟通，及时就诊；二是皮肤保护相关宣传资料上墙，让患者随时可以获取相关防护知识；

3. 针对患者皮肤剂量高无有效保护措施。我科一是寻找新材料和药物，引进了美菲膜及相关药品；二是加强患者的营养筛查和支持治疗。

表 2-3-25　减轻Ⅲ～Ⅳ级放射性皮炎制定对策——5W1H

What	Why	How	When	Where	Who
医护不重视	没有提高医务人员重视和学习	科会学习放射性皮炎	4～6月	2号楼放疗中心	贾勇士、全体医护
		纳入科室考核	4月至今	2号楼放疗中心	质管小组成员
患者皮肤处理不当	缺乏对患者的宣教	加强患者健康教育	5月起每月	5～13楼示教室	吴树强、余黎
		宣传资料上墙	5月	5～7病区、放疗中心	吴颖、责任护士
皮肤剂量高，无有效保护	没有改进材料和药物的使用	科室引进美菲膜	5月至今	2号楼放疗中心	唐红红
		营养支持治疗	4月、5月至今	2号楼放疗中心	毕爱红

八、执行阶段

1. 2016 年 4 月，科室组织多方位学习放射性皮炎及营养的相关知识，每月 1 次进行讲座和讨论，并将不良反应列入科室考核指标。

2. 2016 年 5 月，启动对于患者的集中宣教，并每月至少举办 1 次集中宣教会。放射性皮炎相关资料上墙，便于患者随时学习和获取相关信息。

3. 2016 年 5 月，科室引进美菲膜，并试用部分患者，研究贴膜方式，并逐步全面推向患者，取得较好的疗效。

九、检查阶段

所有项目实施后，到 2016 年 7 月，我科室Ⅲ～Ⅳ级放射性皮炎下降为 8%（图 2-3-58）；同时统计了治疗放射性皮炎的治疗天数，平均减少 28 天，缩短了平均住院日；

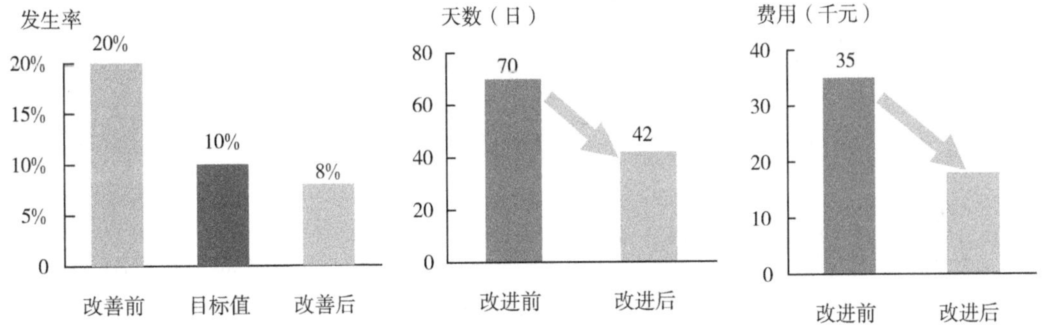

A：Ⅲ～Ⅳ级放射性皮炎发生率　B：皮炎相关治疗天数对比　C：皮炎相关治疗费用对比

图 2-3-58　Ⅲ～Ⅳ级放射性皮炎发生情况改善前后对比图

治疗费用也明显下降，下降 40% 以上；不仅减少了患者的痛苦，同时达到了较好的社会及经济效益。

十、总结阶段

通过应用管理工具 5 个月的持续改进，找到了可减轻反应的有效措施，并取得了显著的效果，减少了患者的痛苦，缩短了治疗的时间，同时产生较好的社会经济效益。在治疗肿瘤的同时，更注重不良反应的发生，让放疗不再成为阴影和负担。同时制定了科室的 SOP，规范了放疗的流程（图 2-3-59）。

文件编号	ZRY-FLK-ZD-0008-01-B-2016	文件名称	降低放射性皮炎规章制度	适用范围	放疗科
制定部门	放疗科	起草人	毕爱红	内审人	贾勇士

1. 目的

为降低放疗患者常见严重性放射性皮肤的发生率，尤其是乳腺癌，头颈部肿瘤等，对减轻患者经济和心理及生活负担，经过科室 PDCA 改进措施，制定本制度。

2. 参考文件

本科室 PDCA 改进项目。

3. 名词定义

放射性皮炎是由于放射线（主要是 β 和 γ 射线及 X 线）照射引起的皮肤黏膜炎症性损害。可引起一系列皮肤反应和损伤，表现为可逆性的毛发脱落、皮炎、色素沉着及不可逆的皮肤萎缩，皮脂腺、汗腺的毁灭和永久性的毛发缺失，以致放射性坏死，继之形成溃疡。

4. 内容

4.1. 每年开展 1 ～ 2 次放疗科科会，学习放射性皮炎分级，危害及处理、预防等。

4.2. 制作放射性皮炎的宣传资料并上墙，制作宣传手册，并每 3 月由医护人 4 员组织患者进行集中宣教。

4.3. 美非膜是一种透明、透气、有弹性的软聚硅酮薄膜，不影响放疗疗效。美非膜及预防性药物（比亚芬、放肤膏等）可有效减少放射性皮炎的发生及严重程度，对于经济允许且出汗较少、无皮肤过敏的患者放疗当日或 2 周内在放疗部位贴美非贴膜，如皮肤无破损随时可贴美非膜，如有破损及时处理，预防感染。如有问题随时与唐红红护士长联系。对于出现了放射性皮肤损伤的患者及时发现及处理。

4.4. 加强患者的饮食和健康教育，指导皮肤观察及营养支持治疗和补充维生素治疗，提高免疫力和抗感染能力，如局部皮肤有损伤即使。

4.5 对于发生 III–IV 度的患者科室组织讨论并发现改进方案。

5. 执行时间：从发文之日起执行。

签发人：贾勇士　签发时间：2016 年 7 月

图 2-3-59　降低Ⅲ～Ⅳ级放射性皮炎发生率的科室制度

虽然重度放射性皮炎的管理取得了明显的成效，但仍存在一些不足之处：①乳头乳晕的皮肤反应偏大，需要改进和进一步限制。②在院期间患者皮肤管理较好，出院后部分患者不能正确处理皮肤，竟到美容院处理使病情加重加重并造成皮肤严重反应，防止出院患者皮炎发生的出院宣教和随访需要进一步加强。对于以上不足之处，将纳入下一个 PDCA 循环进行持续改进。

（浙江省人民医院放疗科　毕爱红　贾勇士）

案例 9 运用 PDCA 循环提高输血不良反应填报率

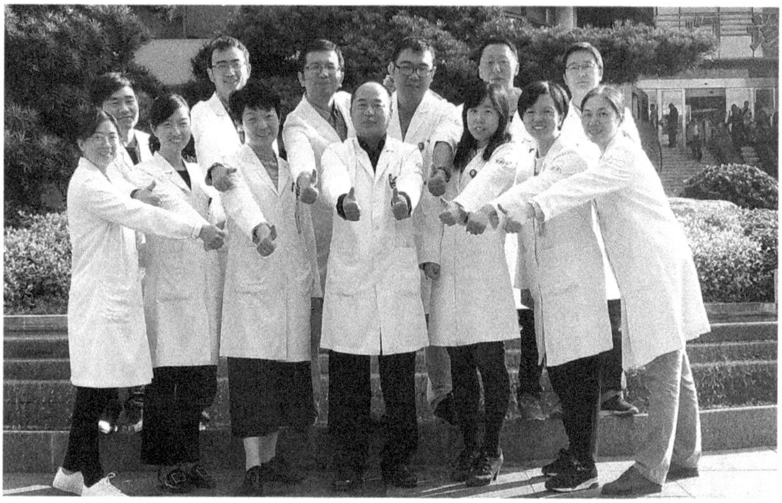

陈秉宇：运用 PDCA 科学的管理工具，使严要求、抓质量、保安全、促进度、争一流成为现实。
王　震：完善体系，强化管理，提高质量。
蒋璐茜：运用 PDCA 方法强化质量意识，营造团队精神。
谢一唯：今天的付出，明天的回报。
沈　健：立足新起点，开创新局面。
郝　珂：质量管理，输血安全，生命之源。
李凯强：学习 PDCA 管理工具，使我们养成多思考、勤检讨的工作习惯，才能使我们不断创新，不断进步。

一、发现问题

1. 查漏欠规范现象，建立持续改进项目。2016 年 6 月起，我科质管小组依据《三级综合医院评审标准实施细则（2011 版）》中《输血管理与持续改进》要求，梳理输血全过程，查漏输血过程中出现的欠规范现象。

2. 不规范现象主要体现在输血各环节衔接缺乏客观记录，缺乏输血全流程的全面监管，输血监控文书记录不规范或欠缺。如输血不良反应填报率普遍偏低（表 2-3-26）。

表 2-3-26 临床用血主要科室输血不良反应填报率现状调查（2016 年 6 月）

科别	总血袋数	未填报数	已填报		填报率（%）
			无反应	有反应	
ICU	163	142	19	2	12.88
血液科	140	134	6	0	4.29
感染科	149	137	12	0	8.05
肝胆胰外科	171	162	9	0	5.26
血管外科	48	44	4	0	8.33
胃肠外科	25	21	4	0	16.00
肛肠外科	62	61	1	0	1.61
骨科	60	60	0	0	0
手外科	15	11	4	0	26.67
心胸外科	39	37	2	0	5.13
消化内科	22	22	0	0	0
肾内科	65	62	2	1	4.62
EICU	74	15	59	0	79.73
抢救室	47	36	11	0	23.40
总数	1080	944	133	3	12.59

二、成立 CQI 小组

为解决我院输血管理中存在的主要问题，以确保输血管理的规范化，我们成立了质量持续改进（CQI）小组，由输血科主任担任小组长，成员来自输血科、护理部、信息科、输血量较大的住院总、护士长，并有各自分工（表 2-3-27）。

表 2-3-27 CQI 小组成员信息表

序号	姓名	科室	职务	组内分工
1	陈秉宇	输血科	主任	目标设定
2	王震	输血科	主任助理	对策实施
3	蒋璐茜	输血科	科员	原因调研
4	谢一唯	输血科	科员	原因调研
5	沈健	输血科	科员	数据统计
6	郝珂	输血科	科员	数据统计
7	李凯强	输血科	科员	数据统计
8	许金燕	重症监护室	护士	对策实施
9	李翔杰	信息科	科员	信息支持

三、制定小组活动计划（图 2-3-60）

阶段	时间／项目	2016年（月份）6	7	8	9	10	11	12	2017年（月份）1	2	3	4	5	6	7	8	9	10	负责人
P	主题选定	■	■	■	■														陈秉宇
P	分析原因	■	■	■	■														王震
P	现状调查	■	■	■	■														蒋璐茜、李凯强
P	计划拟定	■	■	■	■														王震
D	培训宣教			■	■	■			■	■			■	■	■				王震
D	临床点对点沟通讨论				■			■	■	■	■	■	■	■	■	■	■		王震、蒋璐茜
D	建立试行病房和责任人							■	■	■	■	■	■	■	■	■	■		李凯强、郝珂、许金燕
D	输血功能讨论开发				■	■	■	■	■	■	■	■	■						陈秉宇、王震、李翔杰
D	输血软件功能全面提升														■	■	■	■	李凯强、郝珂、许金燕
D	纳入临床输血管理委员会公示指标							■			■			■			■		王震
D	输血质量管理督查							■			■			■			■		王震、蒋璐茜
C	效果确认								■			■			■	■	■	■	蒋璐茜
A	标准推行																■	■	陈秉宇
A	检讨回顾																■	■	陈秉宇

图 2-3-60　提高输血不良反应填报率计划表——甘特图

四、目标确定

根据《临床输血技术规范》及《三级综合医院评审标准实施细则（2011 版）》中《输血管理与持续改进》要求，我们经过讨论确立不良反应的填报率要达到100%（图 2-3-61）。

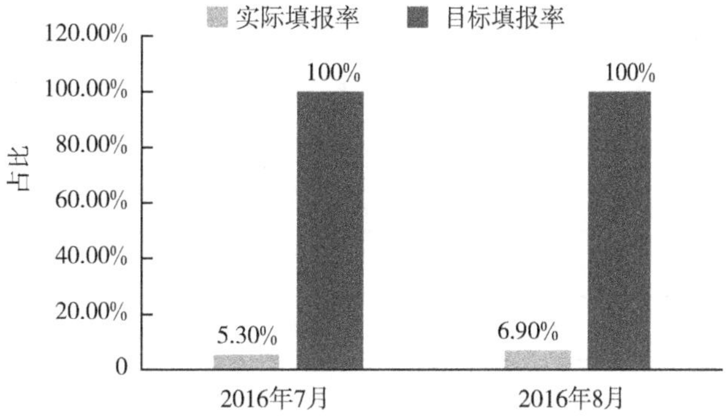

图 2-3-61　输血不良反应实际填报率与目标填报率差距

五、根因分析

我们小组在一起分析为什么我院输血不良反应实际填报值与目标填报值差距那么大，针对这一持续改进项目，实施头脑风暴，分析原因（图 2-3-62），向临床各科室发放原因调研表，验证真因（表 2-3-28，图 2-3-63）。根据柏拉图显示，填报繁琐、工作繁忙而遗忘、意识不强、系统不会操作此 4 项原因是占 80% 的主要问题，为此我们小组制定了对策。

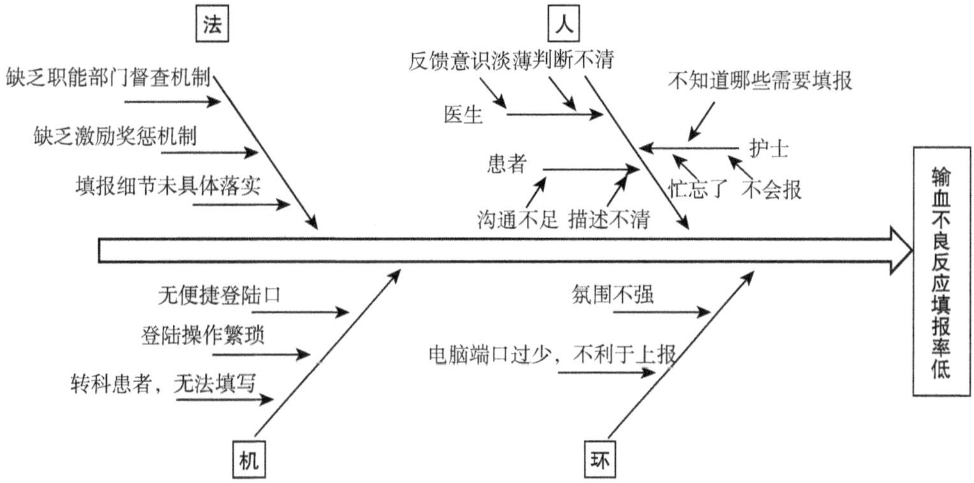

图 2-3-62　展示原因——鱼骨图

表 2-3-28 输血不良反应填报率过低原因调研

	频次	累计百分比
填报繁琐	171	27%
工作繁忙，遗忘	152	51%
意识欠强	96	66%
系统不会操作	89	80%
转科信息滞留	80	93%
大量输血，填写遗漏	31	98%
其他	14	100%

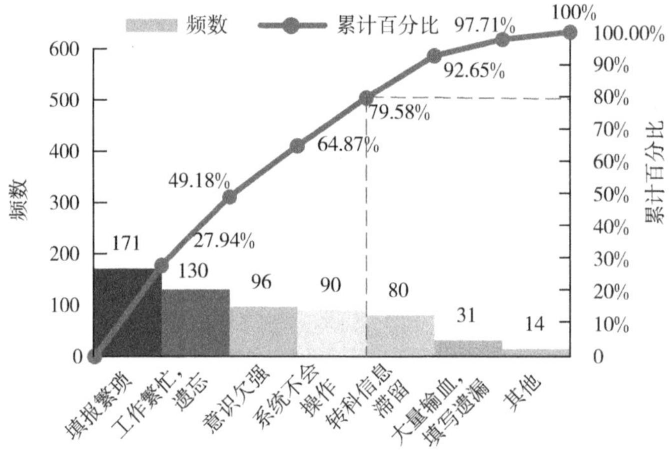

图 2-3-63 输血不良反应填报率低——柏拉图

六、对策制定

输血不良反应填报率过低原因的对策。我们将对策绘制成 5W1H（表 2-3-29）。依据根因分析的主要问题，开始信息系统重建，要求实现全覆盖，简化操作，实时完成输血监控及记录填写，每环节数据精准记录，时间精确，数据可溯源，可分析统计，构建流程图（图 2-3-64）。

表 2-3-29　输血不良反应填报率过低对策——5W1H

What	Why	How	When	Where	Who
不愿填报	填报繁琐	联合护理部，商讨填报流程如何优化	2016 年 10 月	输血科	陈秉宇、王震、郝珂、护理部
		实时填报功能优化、开发	2016 年 11 月～ 2017 年 5 月	软件公司	陈秉宇、软件工程师
		病区试运行	2017 年 6 ～ 7 月	重症监护病区	王震、蒋璐茜、软件工程师、病区护士
工作繁忙、遗忘	护理工作记录不便捷	增设护理文书导出功能，及自动插入病历功能	2016 年 11 月～ 2017 年 5 月	软件公司	陈秉宇、软件工程师
意识欠强	意识责任宣教不到位	加强临床交流、宣教	2017 年 1 ～ 2 月	各病区	王震、蒋璐茜
		病区增设责任护士	2017 年 2 月	各病区	蒋璐茜
		加强督查，临床输血管理委员会公示填报数据	2017 年 1 月、4 月、7 月、10 月	各病区、7 号楼会议室	王震、谢一唯、李凯强
系统不会操作	软件培训不到位	护士长会议，宣教	2017 年 7 月	国际会议厅	王震
		新员工培训	2017 年 7 月	国际会议厅	王震
		病区培训	2017 年 7 月～ 8 月	各病区	王震、郝珂、软件工程师

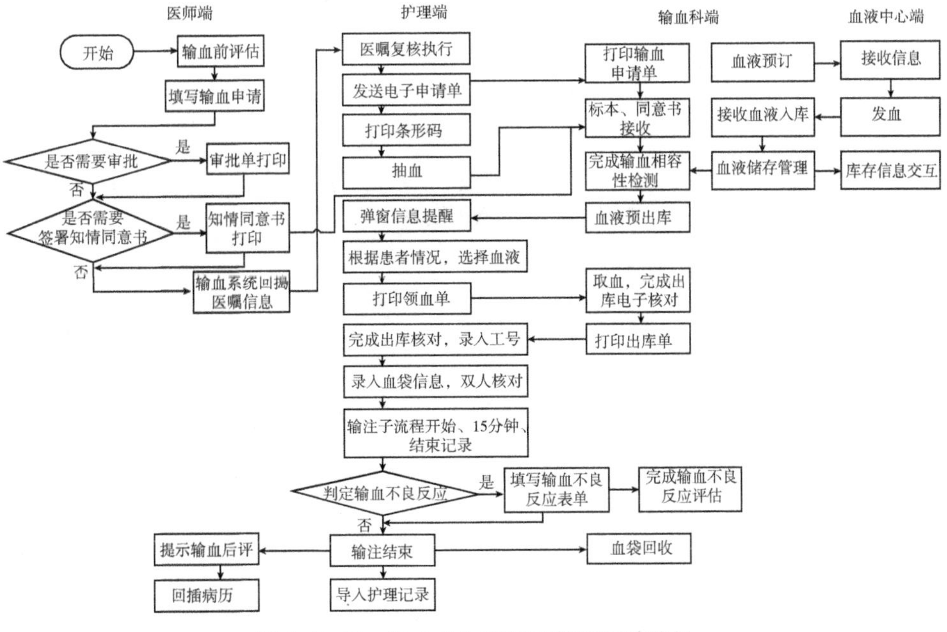

图 2-3-64　输血全流程闭环管理系统路径

七、实施过程

1. 优化填报流程，简化护理工作记录。我们通过优化护理输血管理模块功能，来改进输血不良反应填报流程，简化护理记录工作。护理端的改进包括增设血液采集管理、标本流向管理、自主领取血管理、输血过程监控管理、不良反应反馈管理、输血信息转科功能、血袋标签打印、大量输血批量处理流程等功能。

（1）定点发送取血信息和自主领取血功能：输血科完成输血前相容性检测实验，发送血液信息至相应病区护理端，或指定手术室护理端（图 2-3-65），护理端可接收提示信息，根据患者情况，选择预输注血液，打印领血单，至输血科领取血液（图 2-3-66）。双方完成取发血和核对，电子录入身份识别信息，精准记录各节点时间（图 2-3-67，图 2-3-68）。

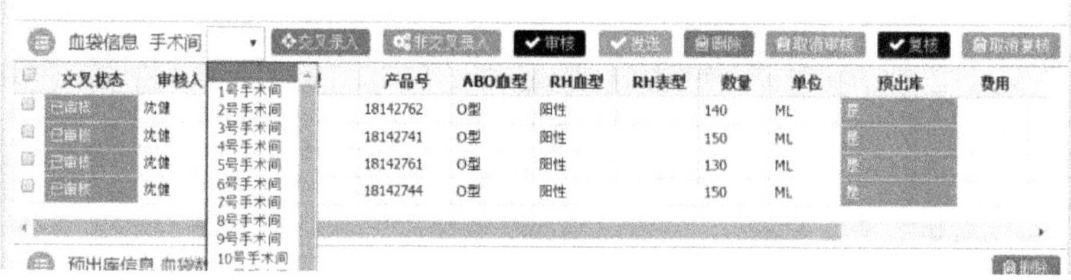

图 2-3-65　发送血液信息至指定手术室界面展示

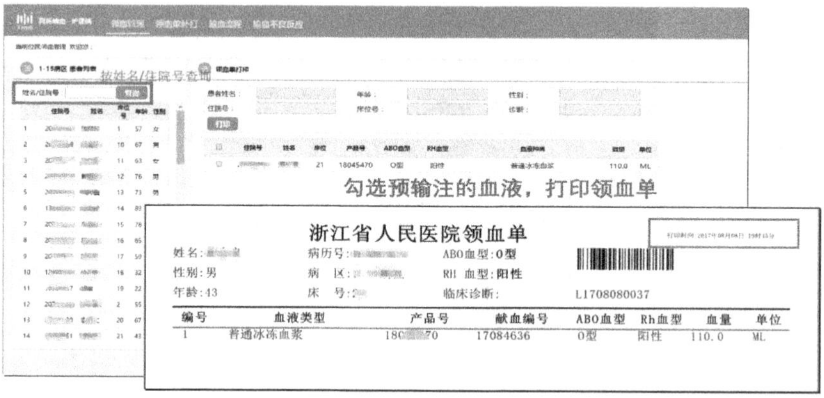

图 2-3-66　护理自主领取血界面及领血单展示

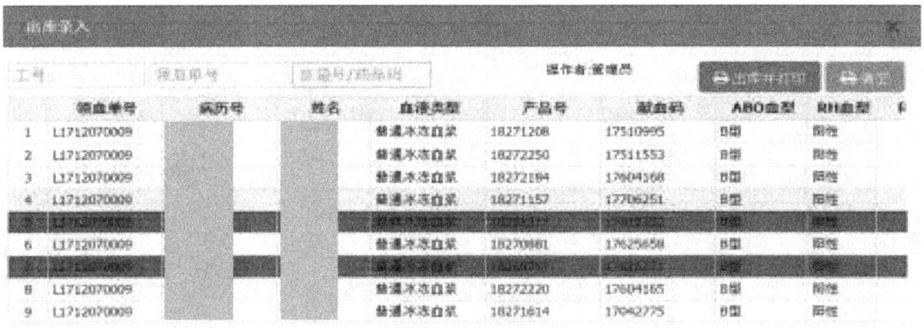

图 2–3–67　输血科端血液出库电子核对界面展示

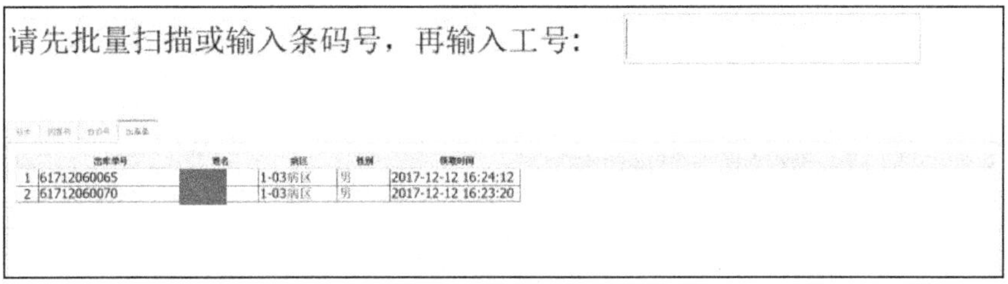

图 2–3–68　取血人员录入界面展示

（2）输血过程监控及不良反应反馈功能：护士完成取血，电子扫描完成血液信息并双人核对，打印血袋标签，便于护士核对患者输血信息（图 2–3–69）。患者开始输血，即进入输血过程监控界面，分别记录输血开始、开始输血 15 分钟及输血结束时患者生命体征监测记录（也可自动导入监测仪上的数据信息）（图 2–3–70）。如有输血不良反应，点击按钮，完成不良反应反馈表填写，如无不良反应，点击输血结束，自动提交无不良反应反馈单，及医师端输血后评价提示信息，并完成上述输血记录编写，可修改保存，自动导入护理记录，简便护理操作（图 2–3–71）。

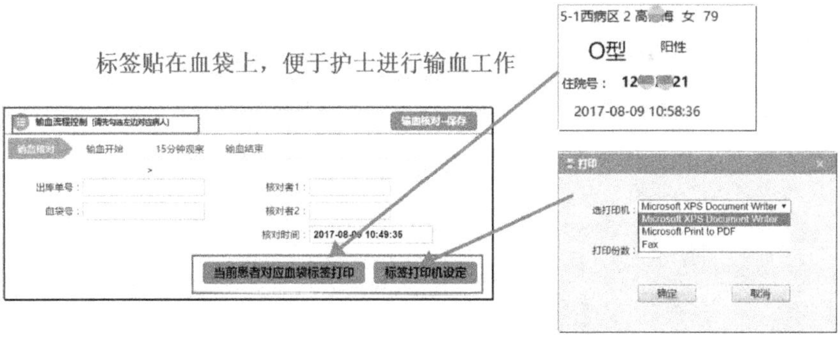

图 2–3–69　护理端血袋标签打印展示

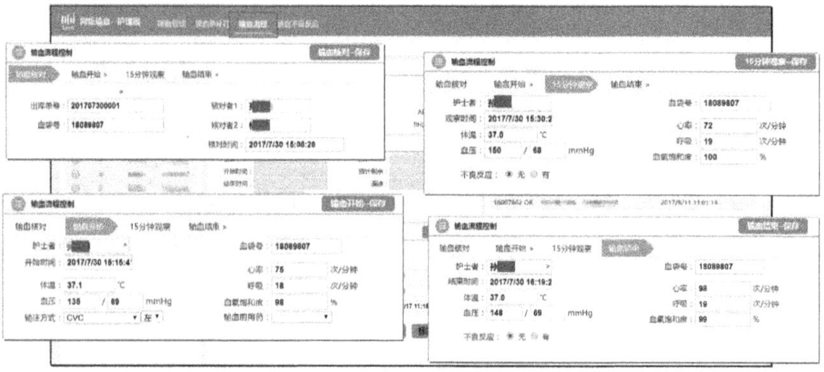

图 2-3-70　输血过程监控界面展示

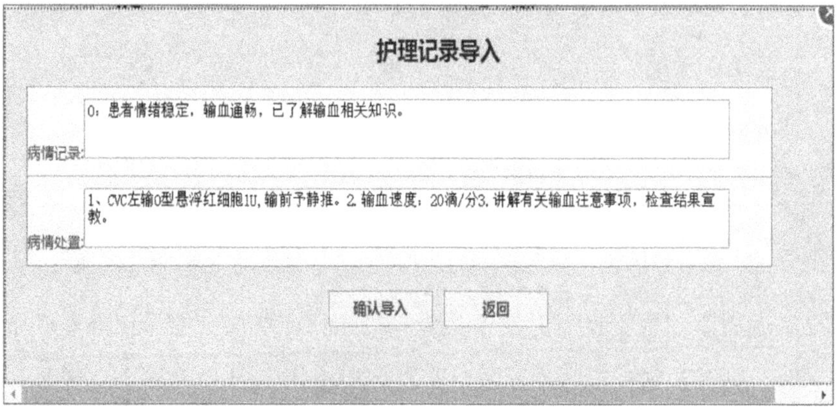

图 2-3-71　输血护理记录自动生成回插

（3）输血信息转科功能：如遇输血患者转科，转科前病区护士完成交接核对后，可选择待转病区，转发患者输血信息（图 2-3-72）。

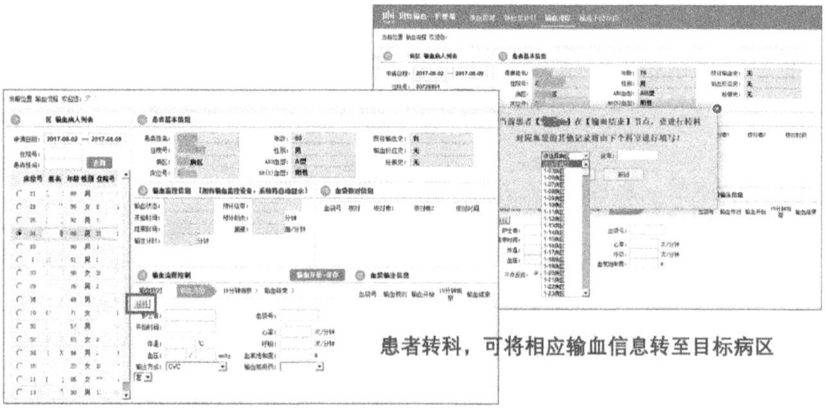

图 2-3-72　患者输血信息转科功能展示

（4）大量输血批量操作功能：因患者需血浆置换等大量输血，护理端系统可供护士选择血液，完成批量操作流程（图 2-3-73）。

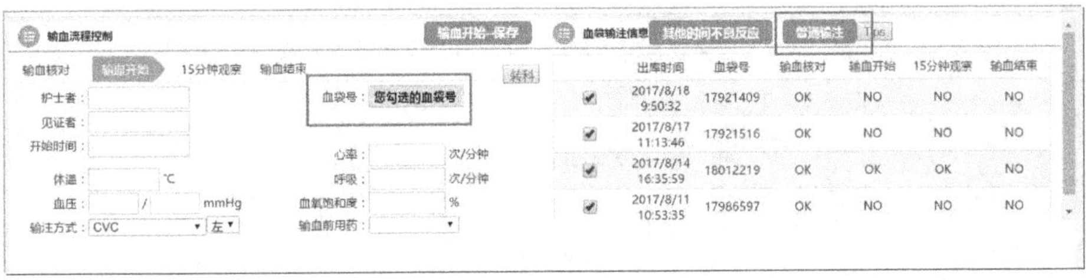
输血流程控制
输血开始–保存
血袋输注信息
其他时间不良反应
输血核对
输血开始
15分钟观察
输血结束
转科
护士者：
见证者：
开始时间：
血袋号：您勾选的血袋号
心率：次/分钟
体温：℃
呼吸：次/分钟
血压：/ mmHg
血氧饱和度：%
输注方式：CVC 左
输血前用药：
出库时间 血袋号 输血核对 输血开始 15分钟观察 输血结束
2017/8/18 9:50:32 17921409 OK NO NO NO
2017/8/17 11:13:46 17921516 OK NO NO NO
2017/8/14 16:35:59 18012219 OK OK OK NO
2017/8/11 10:53:35 17986597 OK NO NO NO

图 2-3-73　大量输血批量操作功能展示

2. 加强责任意识宣教（图 2-3-74）。①临床病区宣教交流。通过临床病区宣教交流，强调输血不良反应填报工作重要性，探讨工作细节问题，广纳意见，改进优化流程。②病区增设责任护士。每个病区增设责任护士，负责输血不良反应填报工作，输血科定期反馈填报率数值，督促完成填报工作。③临床输血管理委员会督查。临床输血管理委员会每季度督查各病区输血不良反应填报率，会议公示评价。

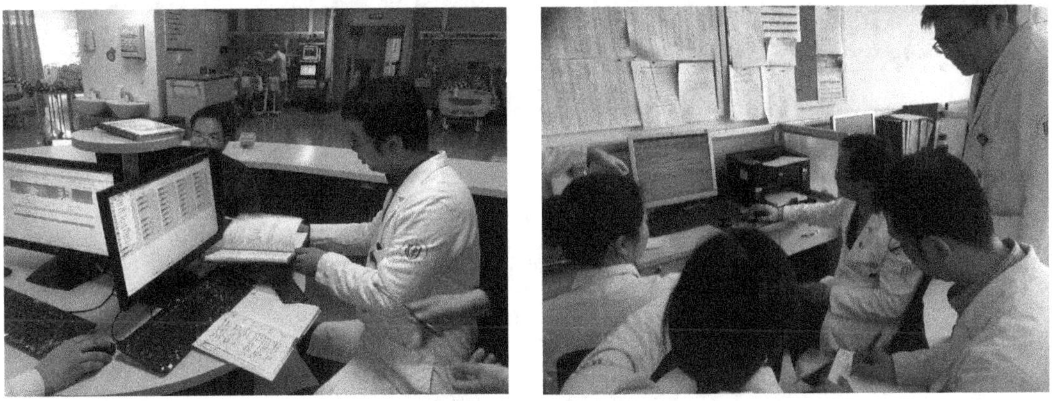

图 2-3-74　病区宣教交流

3. 加强软件操作培训。通过全院员工会议、新员工培训会议、护士长会议、各病区交流会等多种形式，现场向全院员工展示软件操作流程，并制作教学视频，发送至各病区护士长，便于病区再组织学习（图 2-3-75）。

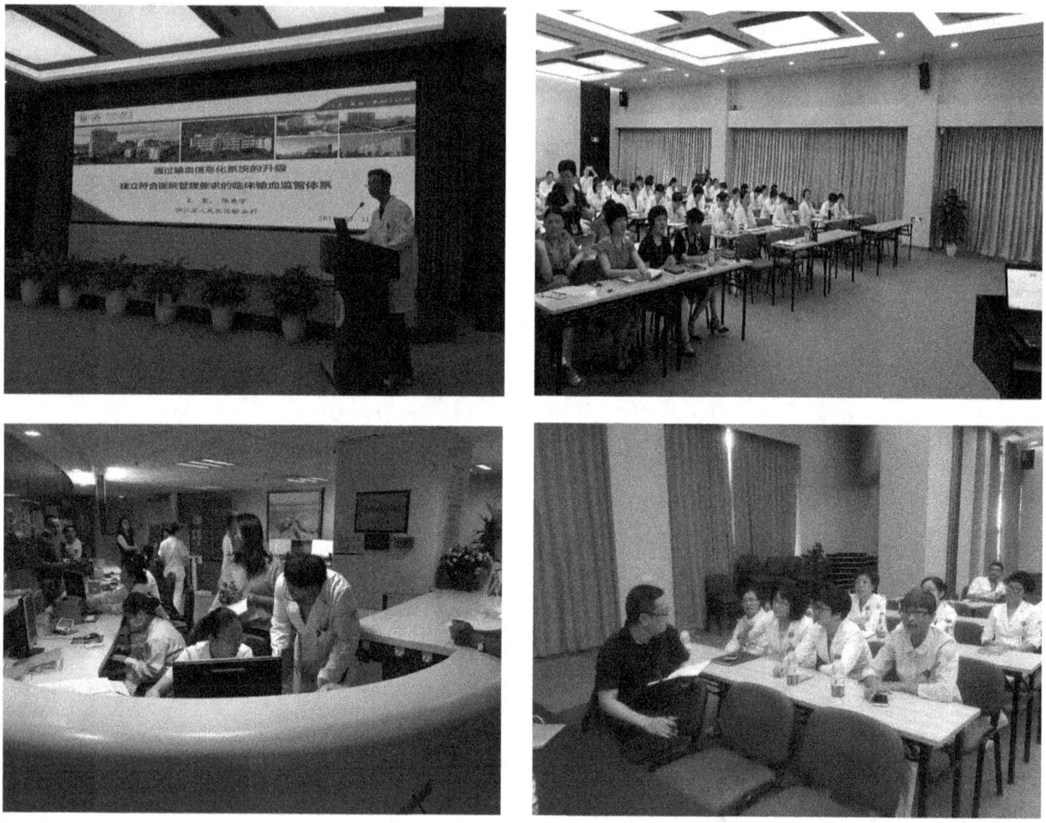

图 2-3-75 软件培训学习

八、检查、结果

我院自全面升级输血信息化系统，实现了输血过程监控全覆盖，数据可追溯。输血不良反应填报率较前明显提升（表 2-3-30，图 2-3-76）。

表 2-3-30 输血不良反应填报率展示

月份	2016.11	2016.12	2017.1	2017.2	2017.3	2017.4	2017.5	2017.6	2017.7	2017.8	2017.9	2017.10
填报率(%)	15.30	12.34	17.61	55.21	49.26	54.23	52.44	50.73	52.20	95.11	97.21	99.10

九、讨论

输血管理监控是输血安全的有效保障。我国先后颁布了《中华人民共和国献血法》、《医疗机构用血管理办法》和《临床输血技术规范》等输血相关法律法规，要求医疗机构以患者为中心，科学、安全、有效、合理用血，实施输血管理，质量持续改进。但原有的医疗机构临床用血质量管理体系及监督评价机制仍不健全，管理体系缺乏系统性，全面性，信息系统仍较为薄弱，各用户端之间存在诸多信息孤岛，尚不能涵盖临床用血全过程，各节点缺乏衔接。因此，如何在大数据时代及临床精准输血的学科发展时代背景下，运用信息化技术促进输血不良反应的上报是临床用血全面质量管理首要解决问题之一。

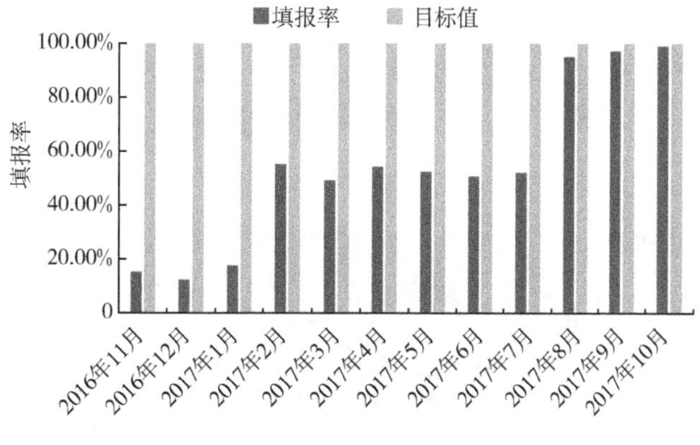

图 2-3-76　输血不良反应填报率展示

依据《三级综合医院评审标准实施细则（2011 版）》，输血管理应实施持续质量改进，我院自 2016 年 6 月起，全面梳理原有输血全过程管理，共建立了 4 个持续质量改进项目，提高输血不良反应填报率为其中之一。通过头脑风暴进行原因分析，真因解析，及与临床医技各部门的充分沟通，意见交流，我们对原有的输血管理信息系统提出了“建立血液互联互通”“建立临床用血前后评价系统”“建立自主领发血功能”“建立输血全流程监控功能”“建立大量输血批量操作功能”等要求，逐步改进输血信息化系统，建立了一套以评审细则为依据、规范化、全覆盖的临床用血管理信息系统，使输血不良反应上报率在 17 个月内从 5.30% 提升到 100.00%，收获显著。

下一个 PDCA 我科将继续选择有关输血管理中存在的问题苗头加以持续改进，确保我院输血的安全与质量。

我院自 2017 年 8 月份开始全面使用该信息系统，在输血流程监控上颇见成效。随着临床应用和管理技能不断推进，输血管理信息改进将是个持续质量改进的过程。

参考文献

[1]　刘威，曹磊，李建林，等. 临床用血管理与评价信息系统全程闭环智能路径构建. 中国输血杂志，2017，30（01）：1-4.

[2]　王国云. 临床输血信息管理系统构建与展望. 临床血液学杂志（输血与检验），2014，27（03）：533-535.

（浙江省人民医院输血科　蒋璐茜　陈秉宇　王　震）

案例 10 基于多源信息融合技术提升护理品质

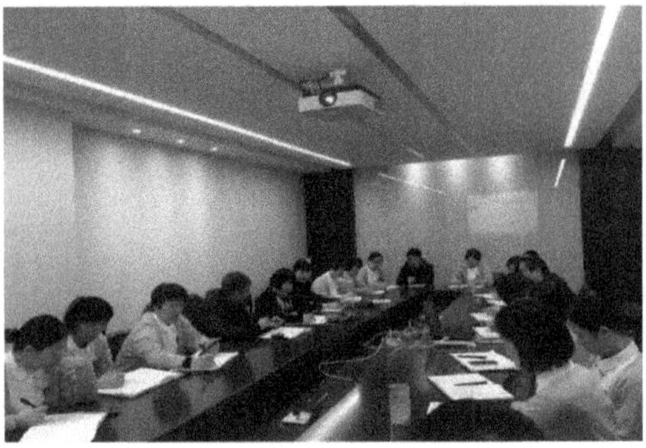

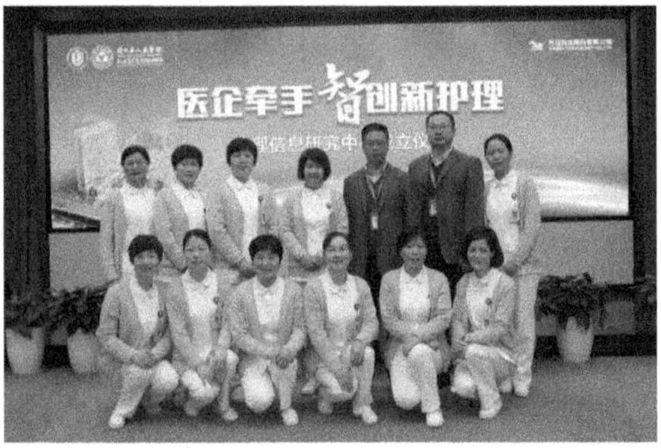

陈肖敏：护理信息化建设任重而道远，我们需要依托医院信息平台，从临床实践出发，不断拓展，助力护理发展，提升护理品质。
郎义青：护理信息化建设的最终目的是提升护理工作效率，提升护士满意度，提升患者满意度。
郑芝芬：通过有计划的护理信息化建设，践行“将时间还给护士，将护士还给患者”。
过湘钗：护理信息化建设，我们一直在路上。
姚惠萍：护理信息化给护理工作带来的是高效、便捷和精准。

多源信息融合技术是一种将多种类型的信息融合在一起并从中提取出具有更多特征或更精确的信息的技术。其优势主要体现在扩展了系统的时间和空间覆盖范围，增加了系统的信息利用率，提高了融合信息的可信度和精确度。

我们的多源信息主要涉及护理电子病历、E 化移动护理、物联闭环管理、护理管理系统、数字化 ICU、入院床位管理、检查预约管理、消毒供应追溯管理、智慧门诊和智慧后勤管理等等，由于涉及内容广，此次改善案主要从前四个方面的内容着手进行分享。

一、选题背景

1. 我院病区大，床位多，东西走廊全程长 70 米；1 号楼病房以护士站为中心“T”形分布，5 号楼病房以护士站为中心“U”分布，病房远离护士站和治疗室，导致护士往返病室与护士站之间耗时多

2. 护理电子病历记录以文本录入为主；手工转抄护理内容多，如护理项目提取、交接班记录；护理管理方面护理数据分析、报表传送以人工为主；护理流程中大量的静脉用药需要配置等，最终导致间接护理时间延长、护理管理效率降低。

3. HIMSS 电子病历应用模型评估体系（5 ～ 7 级）明确指出：应用药物闭环管理，电子医疗管理记录、条码或 RFID 等技术与计算机医嘱录入和药房系统整合应用；病区部署包含结构化模板的完整医疗文档；实现全院无纸化。

4. 文献报道现代化信息技术手段可实现对护理工作全员追踪、全程追溯、实时操作、个性化体现、科学统计、全面分析，极大提高护士的护理质量及工作效率。

5. 我们希望通过这次改善能够实现护理工作网络办公、确保临床有效护理时数、提升护理管理水平、节约护士人力成本。

二、现况调查

2014 年 3 ～ 6 月，专人对各科室进行现况调查，和计时护理项目，最后发现在护理电子病历方面：书写 1 份入院病历耗时 35.8 分钟；转抄护理项目平均每天需要耗时 72.6 分钟；移动护理方面：每个病区每天护士（按 8 位责任护士计算）往返护理站与病室间耗时平均为 618.08 分钟；护理流程方面：配置静脉用药平均每天耗时 402 分钟。护理管理方面：查询 1 份护士档案需要 25 分钟；护士长 1 次排班、考勤平均需要 86.3 分钟；调查分析 1 项敏感指标需要 85 小时。

三、成立 CQI 小组

为解决护士间接护理耗时长的问题，将时间还给护士，将护士还给患者，我院成立跨部门 CQI 小组，由陈肖敏主任担任组长，护理部各副主任为副组长，部分护理资讯委员会委员为组员，协同信息中心、医务部、药学部相关人员。各成员分工明确（表 2-3-31）。

表 2-3-31　CQI 小组成员

序号	姓名	部门	职务	组内分工
1	陈肖敏	护理部	主任	组长
2	郑芝芬	护理部	副主任	拟定计划
3	过湘钗	护理部	副主任	现况调查
4	洪凌	护理部	副主任	目标设定
5	裘文娟	护理部	科护士长	对策实施
6	裘丹英	护理部	科护士长	对策实施
7	贾勤	护理部	科护士长	对策实施
8	童彬	护理部	护士长	对策实施
9	姚惠萍	重症监护室	护士长	对策实施

续表

序号	姓名	部门	职务	组内分工
10	俞燕	手外科病区	护士长	对策实施
11	戴雅琴	骨科病区	资讯护士	数据统计
12	华丽群	护理部	护理部干事	数据统计
13	郎义青	信息中心	主任	对策实施
14	徐海铭	医务部	主任	对策实施
15	张国兵	药学部	主任	对策实施

四、设定目标

信息化建设促进护理发展，希望通过此次改善，降低间接护理时间，增加直接护理时间，提升护理品质。

五、拟定计划

计划用 3 年的时间来完成预期的工作，其中 P 阶段 10 个月，D 阶段 20 个月，C 阶段 4 个月，A 阶段 2 个月，最后计算出每个阶段的用时率（图 2-3-77）。

步骤	年月 / 活动内容	2014 年				2015 年				2016 年				负责人
		1～3	4～6	7～9	10～12	1～3	4～6	7～9	10～12	1～3	4～6	7～9	10～12	
P	主题选定	■												陈肖敏
P	计划拟定	■												郑芝芬、裘文娟
P	现况调查		■											过湘钗、裘丹英
P	目标设定			■										洪凌、贾勤
P	原因分析			■										姚惠萍、俞燕
P	制定对策			■										陈肖敏
D	对策实施				■	■	■	■	■	■	■			裘文娟、裘丹英、戴雅琴
C	效果确认											■		童彬、戴雅琴
A	标准推行												■	陈肖敏
A	检讨回顾												■	陈肖敏、姚惠萍

图 2-3-77 基于多源信息融合技术提升护理品质——甘特图

六、原因分析

CQI 小组开展问题的研究及讨论，运用头脑风暴法分析目前护士间接护理时间长的原因，并将这些原因绘制系统图（图 2-3-78），从人员、方法、环境 3 个方面进行头脑风暴分析，认为问题主要原因集中于 6 个方面：①是人员操作缺乏培训；②是护理文书录入方法单一；③是医嘱数量多；④是数据人工分析；⑤是配置静脉药品数量大；⑥是护士站与病室间距离远。发放问卷，按照问卷调查结果计算出每个主要原因所占累计百分比（表 2-3-32），绘制了柏拉图（图 2-3-79）。按照二八法则，将护士站与病室间距离远、护理文书录入方法单一、护理数据人工分析、配置药品数量大 4 项确定为要整改的真因。

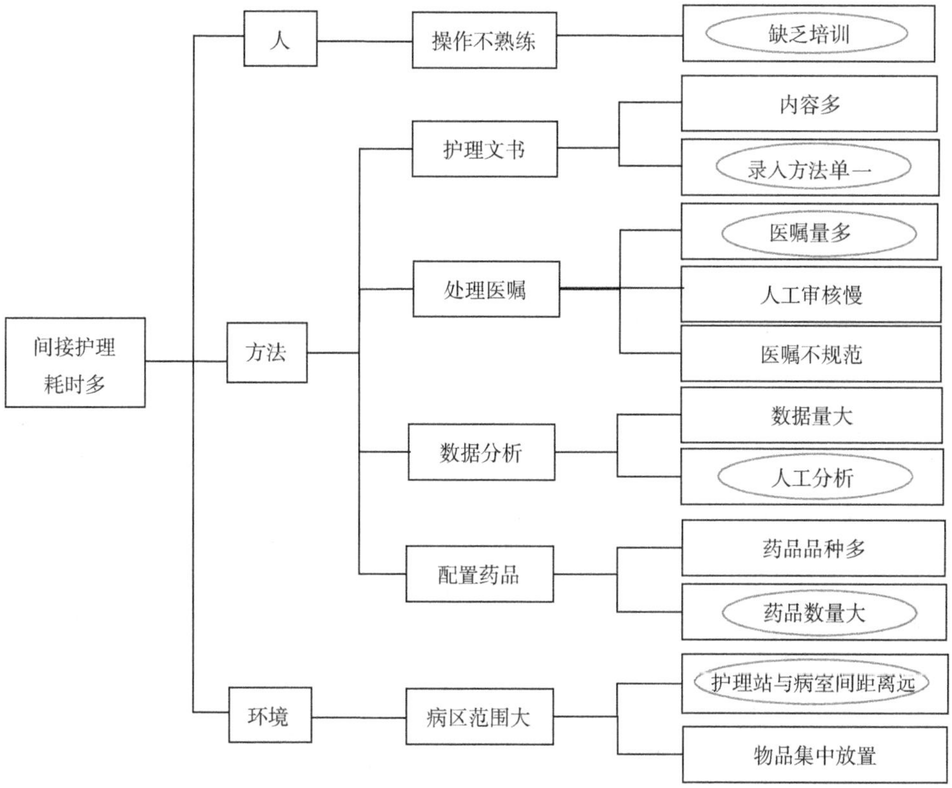

图 2-3-78　间接护理耗时多原因分析——系统图

表 2-3-32 间接护理耗时多原因统计表

原因	频数	百分比	累计百分比
护士站与病室间距离远	195	22.54%	22.54%
护理文书录入方法单一	183	21.16%	43.70%
护理数据人工分析	176	20.35%	64.05%
配置药品数量大	152	17.57%	81.62%
医嘱数量多	103	11.91%	93.53%
护士缺乏培训	56	6.47%	100%
合计	865	100%	

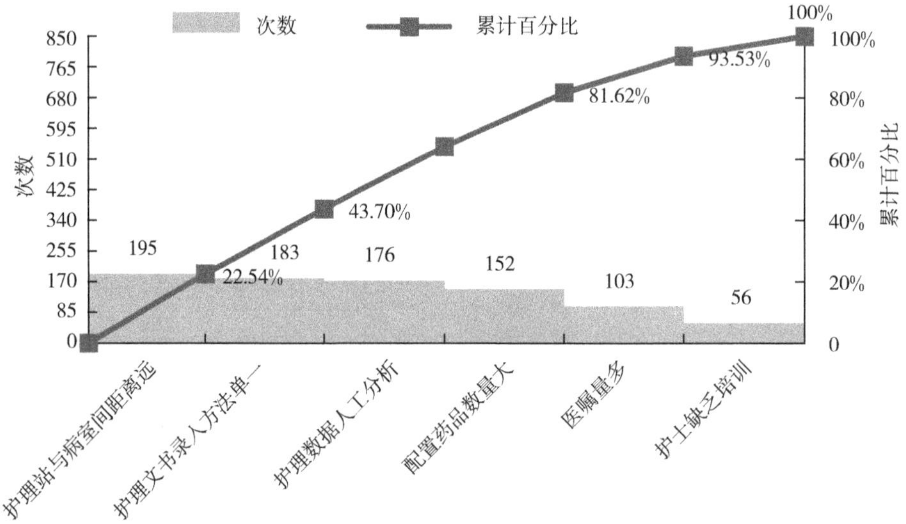

图 2-3-79 间接护理耗时多真因验证——柏拉图

七、制定对策

运用 5W1H 制定了持续改进对策（表 2-3-33）。

1. 针对护士站与病室间距离远，制定改进措施。①使用移动护理车建立二级护士站；②研发使用新型移动终端扫码器。

2. 针对护理文书录入方法单一。①设置护理记录模板；②结构化护理文书；③依托信息平台实现导入、自动提取功能；四是依托信息平台实现一处录入多处呈现功能。

3. 针对护理数据人工分析浪费时间，优化护理电子病历软件的措施。引入并优化护理管理系统。包括以下模块的配置与应用：①人员档案管理；②排班考勤管理；③护理质控管理；④护理教育管理；⑤护理数据统计分析。

4. 针对配置药品数量大，制定应对措施。与药学部共同建设静脉药物配置中心，再造送药流程。

表 2-3-33　降低间接护理耗时对策制定——5W1H

What	Why	How	When	Where	Who
护士往返病室与护士站耗时多	护士站与病室间距离远	使用移动护理车	2014 年 11 ～ 12 月	各病区	陈肖敏 裘文娟 裘丹英
		研发使用新型移动终端扫码器	2016 年 1 ～ 6 月	各病区	陈肖敏 戴雅琴
护理文书录入耗时多	护理文书录入方法单一	设置护理记录模板	2014 年 11 ～ 12 月	各病区	陈肖敏 郑芝芬 裘文娟 裘丹英
		结构化护理文书	2015 年 1 月 ～ 2016 年 6 月	各病区	陈肖敏 郑芝芬 过湘钗
		依托信息平台实现导入、自动提取功能	2015 年 7 ～ 12 月	信息中心 各病区	裘文娟 裘丹英 戴雅琴
		依托信息平台实现一处录入多处呈现	2016 年 1 ～ 6 月	信息中心 各病区	裘文娟 裘丹英 戴雅琴
护理管理文书耗时多	未使用信息系统对护理数据进行分析	引入并优化护理管理系统，包括以下模块： （1）人员档案管理 （2）排班考勤管理 （3）护理质控管理 （4）护理教育管理 （5）统计分析	2015 年 1 ～ 12 月	护理部 信息中心 各病区	陈肖敏 郑芝芬 过湘钗 洪凌 戴雅琴
配置药品耗时大	配置药品数量大	与药学部共同建设静脉药物配置中心，送药流程再造	2014 年 11 ～ 12 月	信息中心 药学部 各病区	陈肖敏 郑芝芬 裘文娟 裘丹英

八、执行阶段

1. 建立二级护士站。①引入移动护理车 200 余辆，每个病区 5 ～ 8 辆，缩短护理服务半径。②研发新型移动终端扫码器：通过无线扫码，与电脑间双项数据传送，比项技术受 Wifi 影响小，传输速度快，提升扫码采集效率等优点。

2. 优化护理电子病历软件。①结构化护理评估项目。②增设 1 处录入、多处呈现功能。③增加通过链接导入功能，实现检验、检查、医师文书信息共享。④自动提取医嘱信息，生成护理项目一览表，革新护士站白板功能。⑤通过导入功能从护理记录自动生成护理交班内容，医护共享无纸化交班。

3. 引入并优化护理管理软件。①全过程、全范围人员档案管理，包括在职和实习人员。②班次采用色系管理，清晰醒目；一键导出考勤，精准高效。③护理质量管理线上完成，包括护理质量敏感指标监测、护理不良事件上报、护理质量评价、持续质量改进等等，三级呈报、实时监测并反馈、自动统计分析。

4. 再造护理流程。与药学部协商建立静脉药物配置中心，通过专业人员运送药物到病区，扫码器扫码核对，再造配药、送药、给药流程，实现口服药、静脉用药全程闭环管理，皮试用药全程闭环管理。同时实现了检验全程闭环管理和输血全程闭环管理。

九、检查阶段

所有项目实施后，2016 年 7 ～ 10 月再次对间接护理项目进行现场耗时检测。通过检测数据统计，发现各项间接护理耗时都有大幅度的下降。

1. 降低间接护理耗时。①护理电子病历方面：完成 1 份入院病历耗时由改善前的平均 35.80 分钟下降至 24.50 分；单病区平均每天转抄护理项目耗时由改善前的 72.60 分钟下降至 46.70 分钟（图 2-3-80，图 2-3-81）。② E 化移动护理方面：单病区平均每天护士往返与护士站与病室间耗时由改善前的 618.08 分钟下降至 186.23 分钟（图 2-3-82）。③护理流程再造方面：单病区平均每天配置静脉用药耗时由改善前的 402 分钟下降至 89 分钟（图 2-3-83）。④护理管理方面：查阅 1 份护士档案平均耗时由改善前的 25 分钟下降至 2 分钟（图 2-3-84）；1 次排班考勤耗时由改善前平均 86.3 分钟下降至 45.7 分钟（图 2-3-85）；1 次压力性损伤敏感指标调查由改善前的平均 85 小时下降至 68 小时（图 2-3-86）。

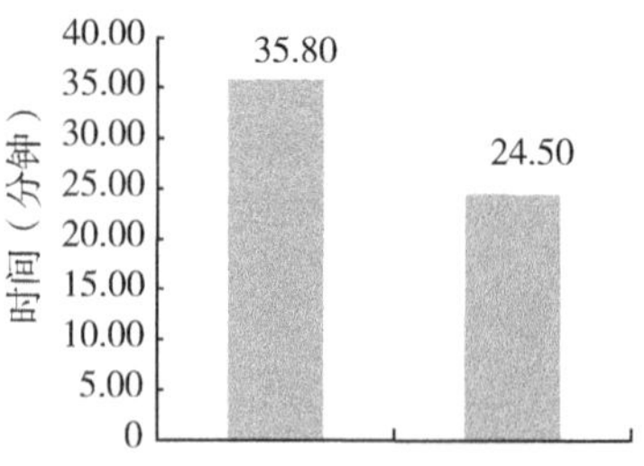

图 2-3-80 完成入院病历耗时（/ 份）

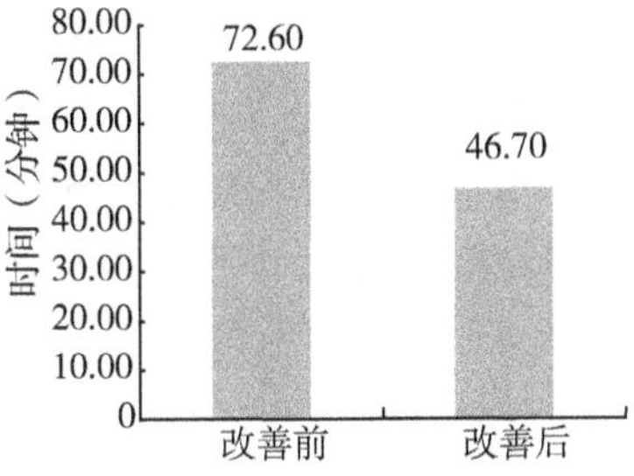

图 2-3-81　单病区转抄护理项目耗时（/天）

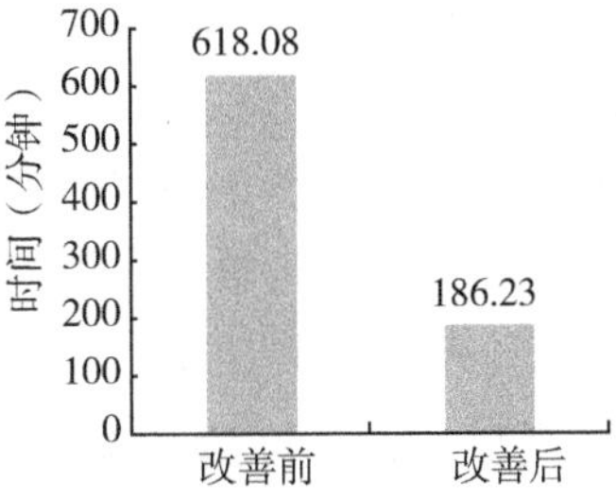

图 2-3-82　单病区护士往返护士站与病室间耗时（/天）

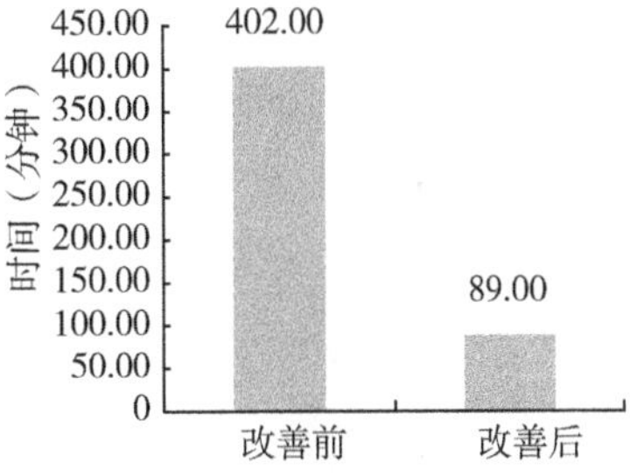

图 2-3-83　单病区配置静脉用药耗时（/天）

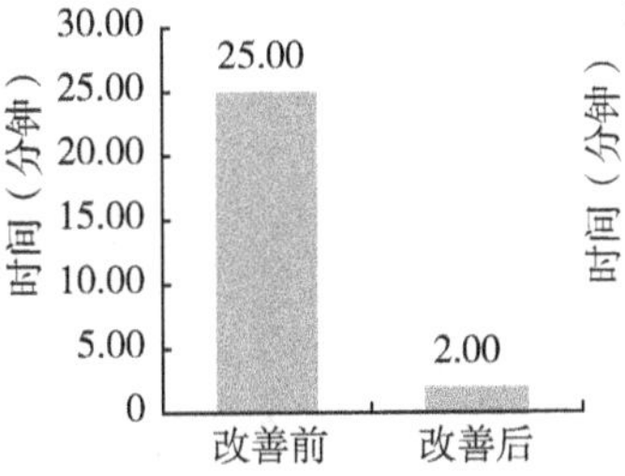

图 2-3-84　查阅护士档案耗时（/份）

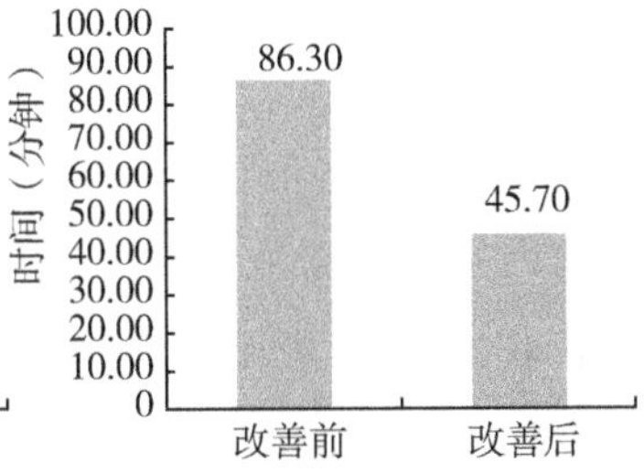

图 2-3-85　排班考勤耗时（/次）

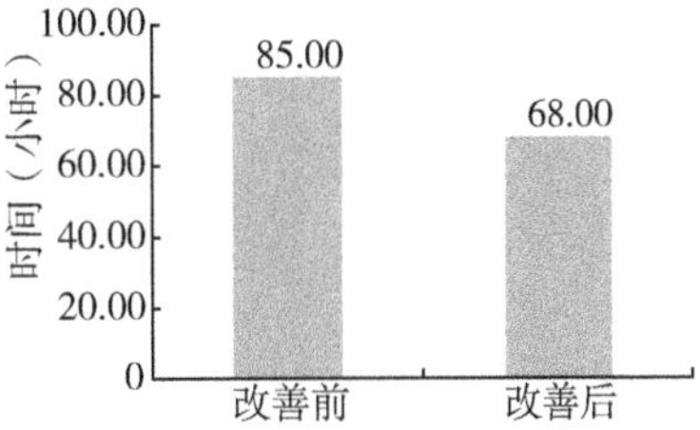

图 2-3-86　压力性损伤敏感指标调查耗时（/次）

2. 提升直接护理时间。间接护理时间的缩短，为直接护理时间的提升创造了条件，从而践行了“把时间还给护士、把护士还给患者”的服务理念。使我们的管理层可以有更多的时间下临床指导工作，我们的护士有更多时间直接服务于患者。

3. 连带效益。一分耕耘一分收获。在此次改善过程中，我们各部门齐头并进，在改进护理管理的同时，还取得很多其他可喜的成绩。①从临床实践出发，我们研发了新型移动终端扫码器，提升工作效率和确保护理安全同步并行，得到了临床护士一致的肯定。②通过 2016 年与 2015 年同比，我们发现移动终端扫码器的临床应用，节约移动终端购买成本 59.13 万元。③护理流程再造实现闭环管理，提升患者安全：各环节流程再造，新型移动终端使用，给药错误发生率由 0.0002% 下降至 0.0001%，保障患者给药安全。④多源信息的融合，为我们护理质量敏感指标的监测保驾护航，监测通用指标 20 项，专科指标 13 项，科学精准的数据提取和分析，促进护理专业的不断发展。⑤智慧门诊 2017 年 1 ～ 10 月通过多信息途径预约挂号达 32 万人次，自助挂号 114.7 万人次，自助结算 78 万人次。⑥急诊研发一站式分级分诊系统，实现预检、分诊、挂号、病情评估记录等多项内容一站式分诊服务。助力科学分诊，分诊准确性达到 99.76%，提升急诊工作效率，赢取患者抢救和救治时间。⑦通过信息化的入院床位管理，2016 年住院登记预约 93116 人次，办理住院手续 78227 人次，完成院前检查 39897 人次。检查预约管理已完成患者服务 200 万人次，每月预约量 3.5 万～3.6 万人次，每天 1100～1300 人次。从而方便患者，缩短住院日，提高床位利用率。⑧数字化 ICU 精准危重患者管理：研发导管评估与交接班查检表，实现自动累计导管日数，微量泵用药系统自动导入，出入量平衡实现自动报警提示。充分展示了信息提升危重患者服务精准性。⑨消毒供应中心消毒灭菌物品全程追溯管理，追溯器械包种类已达 1533 类，追溯科室管理率达到 95%，追溯器械包管理率已达 100%。⑩研发护理信息大屏系统：护士站设立护理信息大屏，通过触摸式、过滤、分屏转换等功能呈现患者一览表、护理一览表、手术状态查询、检查状态查询等等功能，便捷、清晰、高效。

十、总结阶段

1. 通过持续不断地改进，产出的成果一一验证了我们的对策行之有效，在继续执行的同时，并进行了标准化。在原有 SOP 的基础上我们又修订 SOP9 项，新增 7 项，如患者身份确认制度、医嘱管理制度、护理不良事件及隐患报告制度、新型移动终端管理制度等，全院落实。

2. 在此次改善过程中，我们秉持着不断探索的精神，积极开展科研项目，已申请课题 6 项、发表相应的论文 5 篇，1 项国家专利正在申请中。

3. 推广改善成果，接待省内外医院参观交流共 289 批次，2700 余人次。

4. 此次改善案通过电子病历系统、护理管理系统、移动护理、闭环管理、追溯管理等多源信息技术有效提升护理品质；下一阶段我们将进一步加强医护信息交互，续写护理信息新篇章！

参考文献

[1] 桑宝珍，荣丽娟，李玉燕，等 . 构建护理信息化体系提升护理管理水平 . 中国护理管理，2009，3（3）：39-41.

[2] Hsiao JL，Chen RF. An investigation on task-technotogy fit of mobile nursing information systems for nursing performance. Comput Inform Nurs，2012，30（5）：265-273.

（浙江省人民医院护理部 陈肖敏 戴雅琴）

案例 11　降低医疗器械相关性压力性损伤的发生率

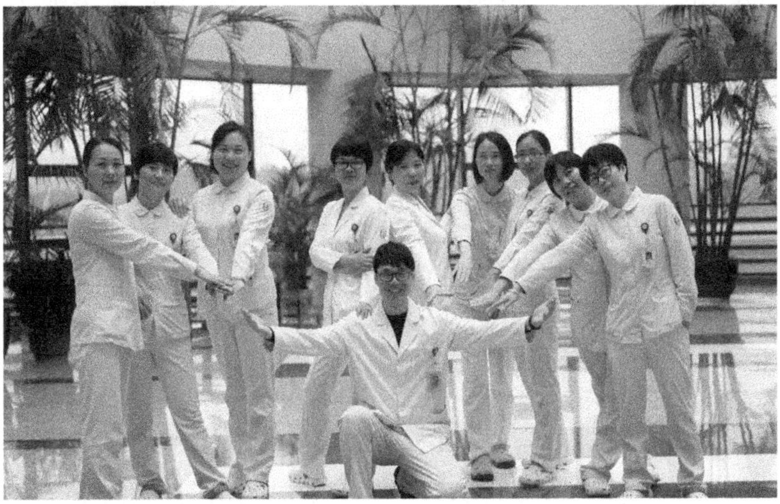

姚惠萍：运用 PDCA，让经验再生出新的能力。
陈娟红：抓细节重管理，促进安全医疗。
闫志文：医疗器械是患者治疗的必需手段，不当使用会造成患者的痛苦，因此，运用 PDCA 方法来进行管理，才能从根本上降低医疗器械相关性压力性损伤的发生。
董丽云：有计划、有步骤、有方法，科学地管理，才能促进医疗的安全，提高科室的综合管理能力。
富燕萍：用爱心、细心、耐心做好医疗器械相关性压力性损伤管理。
李　飞：管好自己的人，做好自己的事。
王　超：失败是成功之母，不断的进步才是完美。
张亚云：最佳的管理工具才能真正的解决问题。
项佳英：持续有效的进行质量改进才能从本质上降低医疗器械相关性压力性损伤。
范霞虹：用心守护生命，用方法改进质量。

一、选题背景

1. 2014 年国际压力性损伤指南中明确定义了医疗器械相关性压力性损伤（简称 MDRPU）是由于体外医疗器械产生压力而造成的皮肤和 / 或皮下组织（包括黏膜）的局部损伤，损伤形状与器械形状一致。2016 年国内开始逐渐重视，并将之重新定义为“医疗器械相关性压力性损伤”。

2. ICU 是医院使用医疗器械最多的科室之一，据不完全统计我院 2015 年 ICU 内发生压力性损伤17例，其中医疗器械相关性压力性损伤发生6例，占压力性损伤总数的35.29%。而该数据的获取由于此前我们对于医疗器械相关性压力性损伤认识不足，仅对三度及以上压力性损伤进行上报导致数据缺陷。

3.《三级综合医院评审标准实施细则（2011年版）》中第三章患者安全中第八条“防范与减少患者压力性损伤发生”明确要求“实施预防压力性损伤的有效护理措施”。

4. 2016国家卫计委患者十大安全目标中“防范与减少患者压力性损伤发生”是其中的目标八，压力性损伤也是衡量护理质量的重要指标之一。

5. 除此外，从各类文献报道来看，Black等对2178例患者横断面研究结果提示，医疗器械相关性压力性损伤占压力性损伤发生的34.5%。而在国内2014年国内某医院发生院内压力性损伤232例，医疗器械相关性压力性损伤72例，占全院压力性损伤31.0%。刘亚红等调查2240例ICU患者，医疗器械相关性压力性损伤发生率为1.65%。

因此，在降低医疗器械相关性压力性损伤的发生率方面有明显的提升空间。

二、现状调查

2016年3月18日～4月18日，自行设计查检表，采用计数勾选方式，共查检患者90例，医疗器械相关性压力性损伤发生13例，发生率为14.44%，其中2期8例，占医疗器械相关性压力性损伤发生率的61.53%，以颜面部的无创通气、颈托、气切寸带、气管插管及胸腹部的引流管、胸腹带为主要发生器械（表2-3-34）。

表2-3-34 ICU医疗器械相关性压力性损伤现状查检表（整改前）

查检地点	ICU病房		查检时间	2016.3.18–2016.4.18		查检人	李飞、范霞虹		
部位	1期	2期	3期	4期	深部组织损伤	不可分期	黏膜损伤	合计	相关器械
	例次	例次	例次	例次	例次	例次	例次		
头面部	1	3			1		1	6	无创通气3例、颈托1例，气切寸带1例，气管插管1例
颈部									
足跟	1							1	脚托
会阴部									
四肢		2						2	动脉导管1例，导线1例
胸腹部	1	3						4	胸管2例，胸腹带2例

三、成立 CQI 小组

为降低医疗器械相关性压力性损伤的发生率，我院 ICU 成立了由护士长担任督导、副护士长担任组长、临工部器械工程师、治疗师及 ICU 科员担任成员的跨部门 CQI 小组，各成员都有明确的分工（表 2-3-35）。

表 2-3-35　CQI 小组成员及分工

职务	姓名	年龄	部门	职务	分工
辅导员	姚惠萍	49	ICU	护士长	项目督导
组长	陈娟红	37	ICU	副护士长	项目负责
组员	闫志文	30	临工部	医疗器械工程师	措施实施
	董力云	33	伤口造口	伤口造口治疗师	文献查找、目标设定
	富燕萍	36	ICU	主管护师	联络员
	李飞	34	ICU	主管护士	数据统计
	王超	24	ICU	护士	数据统计
	张亚云	27	ICU	护师	措施实施
	项佳英	26	ICU	护师	措施实施
	范霞虹	28	ICU	护师	措施实施

四、设定目标值

参考文献中其他医院发生率，但考虑到对统计数据的单位时间等不一致，统计方法有偏差等情况，将目标定为 12 月 31 日前将医疗器械相关性压力性损伤的发生率降至 8%（图 2-3-87）。

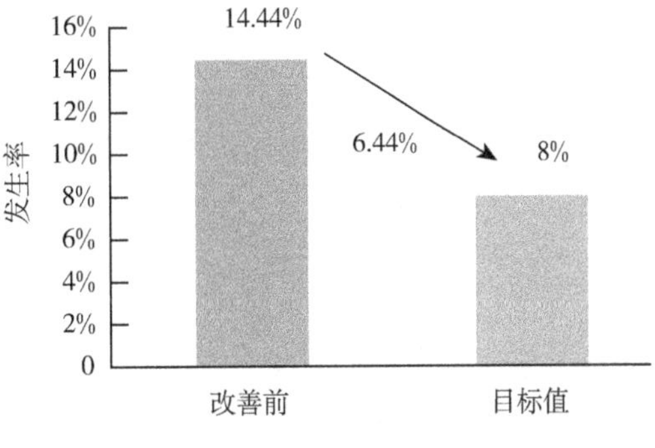

图 2-3-87　降低医疗器械相关性压力性损伤发生率的目标值设定

五、拟定计划

计划用 10 个月的时间来完成预期的工作，其中 P 阶段计划用时 3 个月、D 阶段用时 4 个月、C 阶段用时 2 个月、A 阶段用时 1 个月，最后计算出每个阶段用时率分别为 30%、40%、20%、10%（图 2-3-88）。

	月/周	2016.3	2016.4	2016.5	2016.6	2016.7	2016.8	2016.9	2016.10	2016.11	2016.12	负责人	地点
		1 2 3 4	1 2 3 4	1 2 3 4	1 2 3 4	1 2 3 4	1 2 3 4	1 2 3 4	1 2 3 4	1 2 3 4	1 2 3 4		
P	主题选定	--										陈娟红	ICU 示教室
	计划拟定	--										王　超	茶楼
	现况把握	----	------									范霞虹	ICU 病房
	目标设定		--									项佳英	ICU 示教室
	解　析			-----								张亚云	ICU 示教室
	对策拟定			--								董力云	ICU 示教室
D	对策实施与检讨				--------	--------	--------	--------				张亚云 项佳英	ICU 病房
C	效果确认								--------	--------		陈娟红	ICU 病房
A	标准化										---	范霞虹	ICU 示教室
	检讨改进										---	王　超	ICU 示教室

注：----- 计划时间　　　实施时间

图 2-3-88　降低医疗器械相关性压力性损伤的发生率的——甘特图

六、分析原因

CQI 小组在一起开始头脑风暴，大家共同寻找医疗器械相关性压力性损伤发生的原因，并绘制鱼骨图（图 2-3-89），从人员、材料、方法、环境四个方面进行头脑风暴分析，认为问题主要原因集中于 9 个方面：①未制作标准流程；②未建立惩罚制度；③剪裁繁琐；④患者感觉障碍；⑤患者有水肿、低蛋白等高危因素；⑥器械无法拿开，检查难度大；⑦评估工具无针对性；⑧培训不到位；⑨无新型保护产品。进行真因验证，按照频次计算出每个主要原因所占累计百分比（表 2-3-36），并绘制了柏拉图（图 2-3-90）。

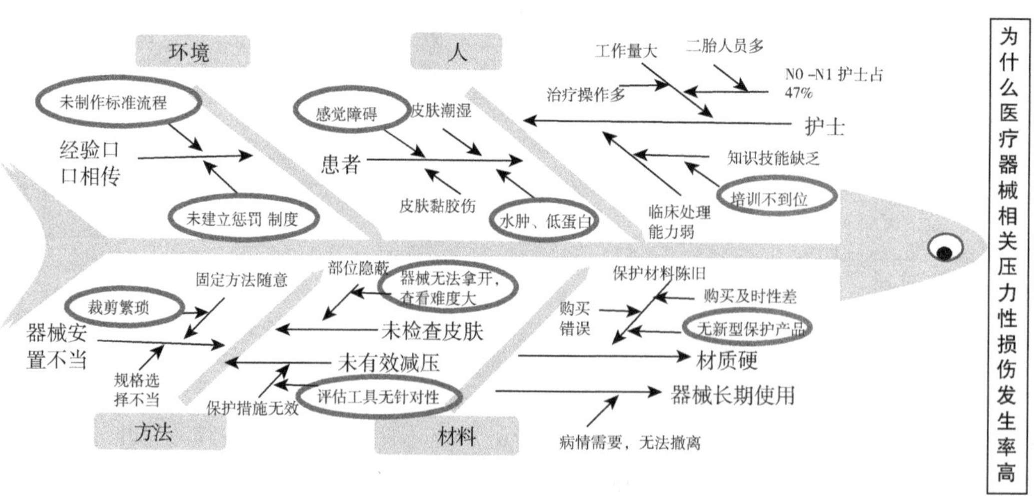

图 2-3-89　医疗器械相关性压力性损伤发生率高的原因分析——鱼骨图

按照二八法则，将培训不到位、评估工具无针对性、未制作标准流程、剪裁繁琐、无新型保护产品五项确定为要整改的要因。

表 2-3-36　医疗器械相关性压力性损伤发生率高的原因分析统计表

项目	频次	累计百分比
培训不到位	64	21.6%
评估工具无针对性	56	40.5%
未制作标准流程	48	56.8%
剪裁繁琐、	39	69.9%
无新型保护产品	30	80.1%
水肿、低蛋白	28	89.5%
感觉障碍	15	94.6%
未建立惩罚制度	10	98%
器械无法移除	6	100%

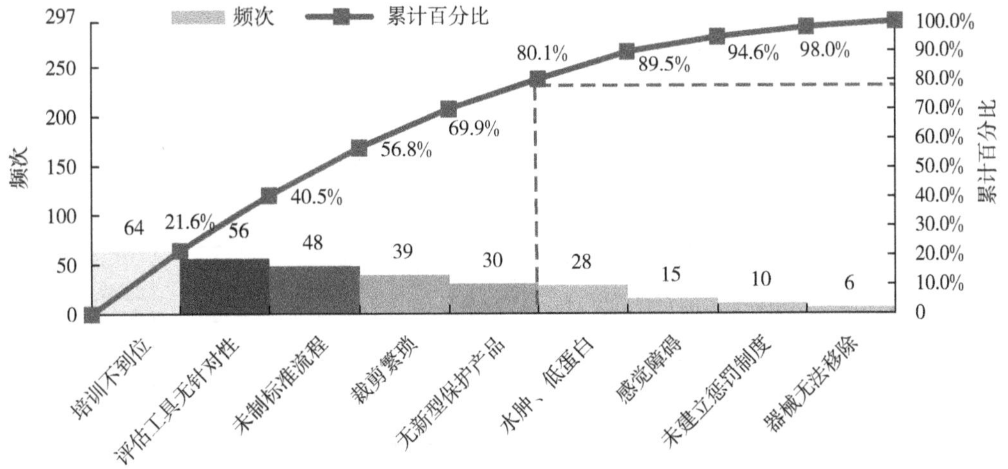

图 2-3-90　医疗器械相关性压力性损伤发生率高的原因分析——柏拉图

七、制定对策

运用 5W1H 制定了持续改进对策（表 2-3-37）。

1. 针对培训不到位。①是授课：2014 版国际《压力性损伤预防和治疗：临床实践指南》解读；2016WOCN 指南：压力性损伤的预防和管理，并上传到掌医课堂；②是分批次以导管工作坊形式进行实践培训；③是进行压力性损伤相关辩论赛；④是压力性损伤知识竞赛。

2. 针对剪裁繁琐。设计制作模具，每周五统一裁剪。

3. 针对无新型保护工具。和设备科合作引进新型的减压垫。

4. 针对评估工具无针对性。通过文献的查找，配合头脑风暴，制定有效的评估方法。

5. 针对未制作标准流程。①是根据指南结合临床实践，制作医疗器械相关性压力性损伤的防范手册；②是制作“最佳预防实践准则”。

表 2-3-37 降低医疗器械相关性压力性损伤发生率制定对策——5W1H

What	Why	How	When	Where	Who
临床护士未掌握医疗器械相关性压力性损伤的相关知识，不熟悉敷料的选择和使用	培训不到位	授课：2014 版国际《压力性损伤预防和治疗：临床实践指南》解读；2016WOCN 指南：压力性损伤的预防和管理，并上传到掌医课堂	2016 年 6 月 1 日	ICU 示教室	富燕萍、董丽云（造口）
		实践培训：导管工作坊	2016 年 6 月 3 ～ 6 日	技能中心	张亚云
		辩论赛	2016 年 6 月 16 日	ICU 示教室	张艳、陈娟红
		知识竞赛	2016 年 6 月 24 日	技能中心	范霞虹、陈娟红
裁剪繁琐	没有统一模板和剪裁	设计制作模具，每周五统一裁剪	2016 年 7 月 5 日	ICU 病房	项佳英
无新型保护工具	未引进更适合的新产品	引进新型减压垫：带减压垫的无创面罩、自带减压供能的颈托、流体垫	2016 年 7 月 8 ～ 13 日	ICU 病房	闫志文（临工）、李飞
评估工具无针对性	没有有效的评估方法	制定保护措施有效的评估方法	2016 年 8 月 16 ～ 23 日	ICU 示教室	李飞、富燕萍
无标准流程	未设计制作医疗器械相关性压力性损伤防范手册	制定医疗器械相关性压力性损伤防范手册	2016 年 8 月 25 ～ 30 日	ICU 病房	王超、李飞
		制作“最佳预防实践准则”电脑屏保			

八、执行阶段

措施一：2016 年 6 月 1 日理论培训，2014 版国际《压力性损伤预防和治疗：临床实践指南》解读（图 2-3-91）；《2016WOCN 指南：压力性损伤的预防和管理》（图 2-3-92），并上传到掌医课堂，线上线下实时学习（图 2-3-93）；6 月 3 ～ 6 日分批次实践培训；导管固定工作坊（图 2-3-94 ～图 2-3-96）；6 月 16 日进行辩论赛（图 2-3-97）；6 月 24 日举办知识竞赛（图 2-3-98）。

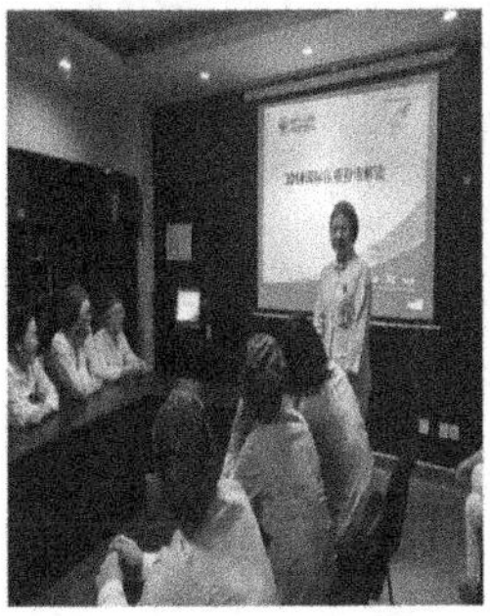

图 2-3-91 《压力性损伤预防和治疗：临床实践指南》培训

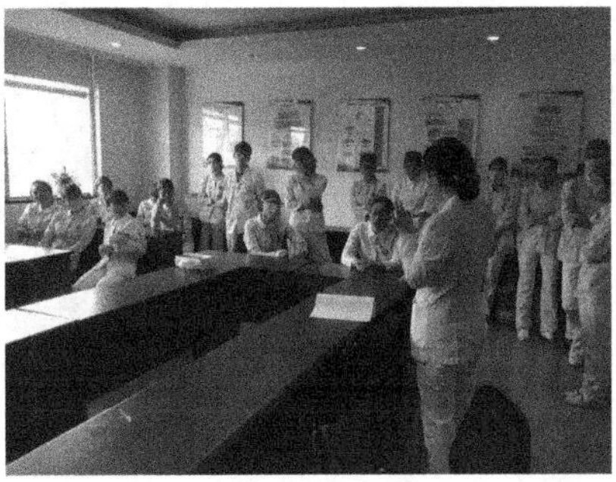

图 2-3-92 《压力性损伤的预防和管理》培训

图 2-3-93 掌医课堂，线上线下实时学习

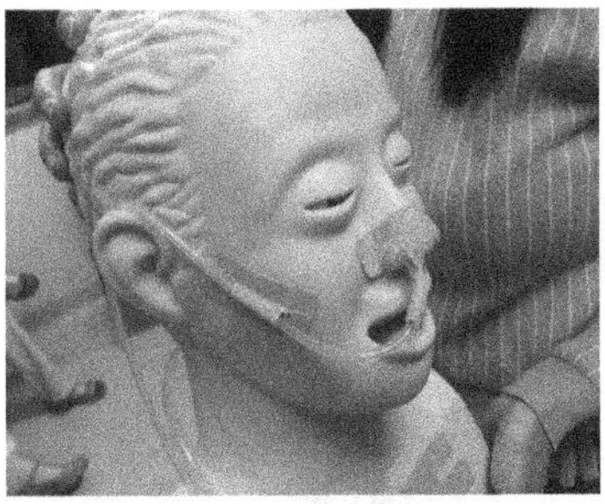

图 2-3-94 鼻导管固定

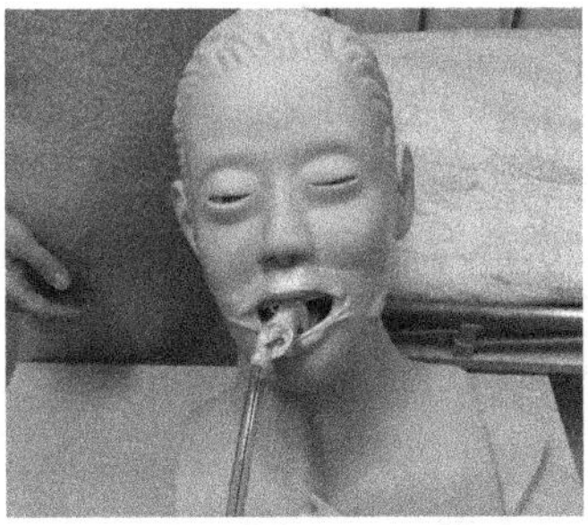

图 2-3-95 气管插管固定

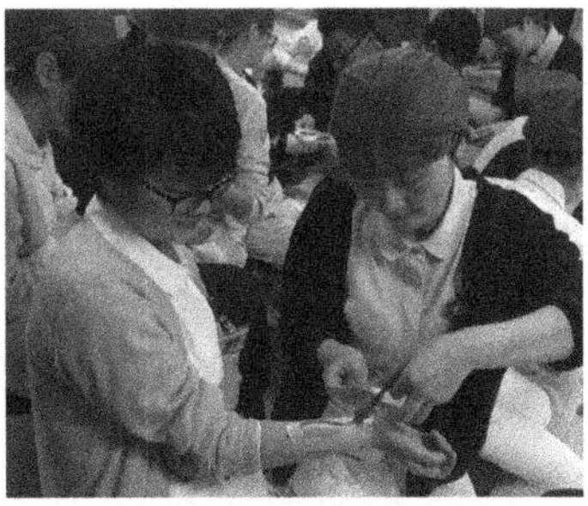

图 2-3-96 深静脉导管固定

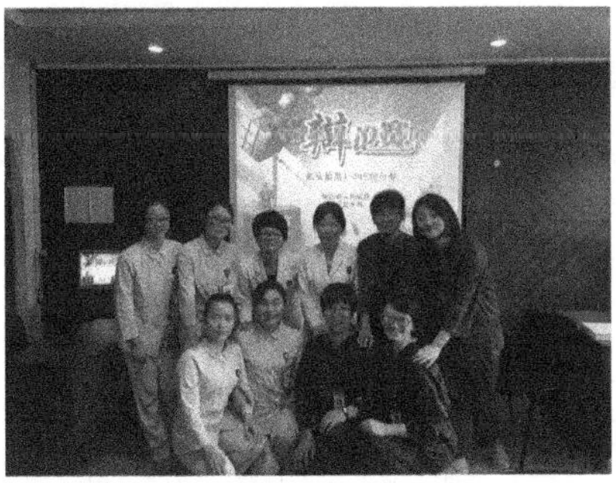

图 2-3-97 辩论赛

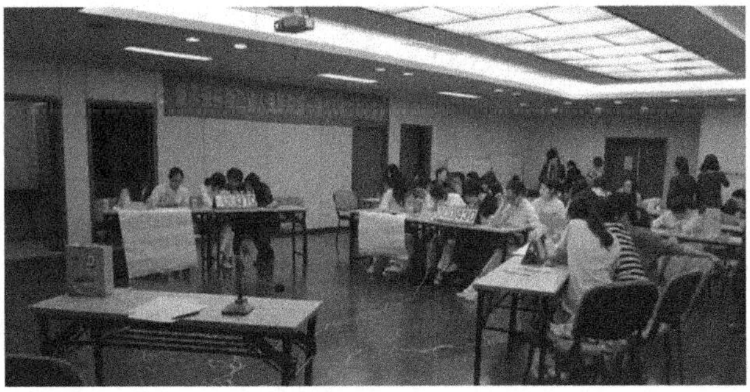

图 2-3-98 知识竞赛

措施二：2016 年 7 月 5 日使用无创面罩保护模板裁剪；每周五由维护班统一剪裁固定用的胶布（图 2-3-99 ～图 2-3-101）。

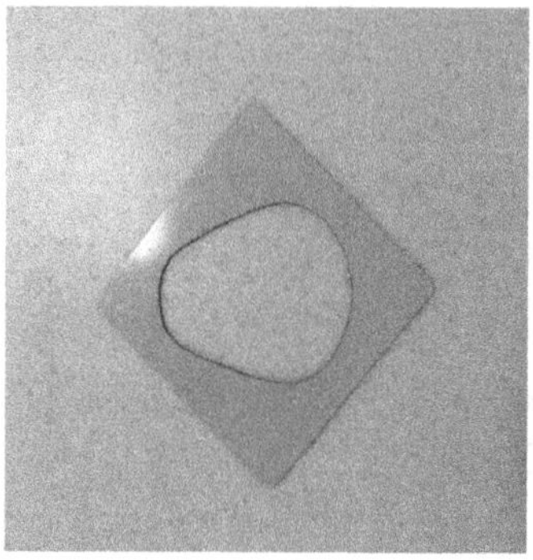
图 2-3-99　无创面罩保护模板

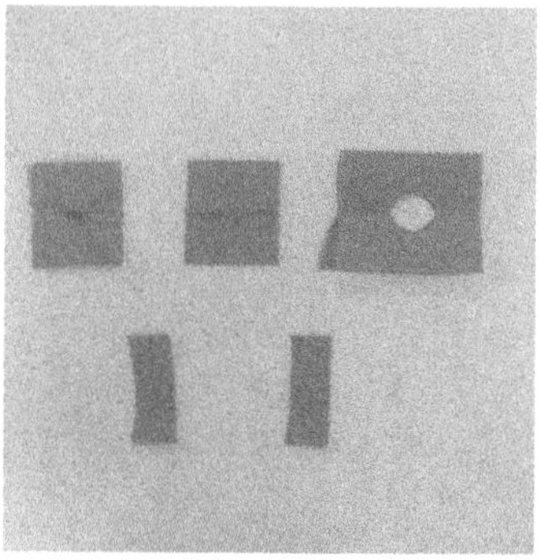
图 2-3-100　固定用胶布

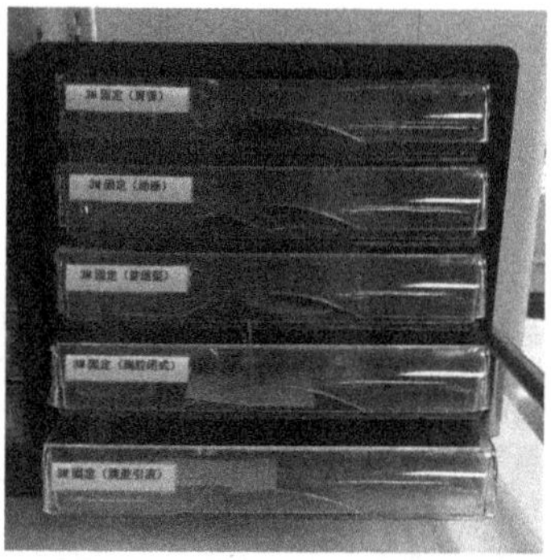
图 2-3-101　胶布存放处

措施三：2016 年 7 月 8 ～ 13 日与设备科合作，引进新产品（图 2-3-102 ～图 2-3-104）。

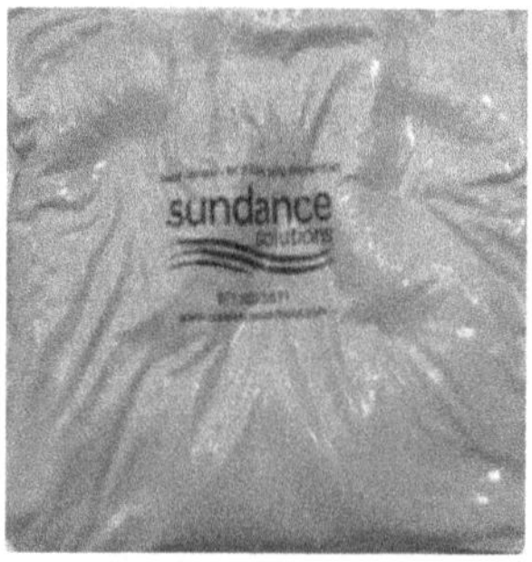

图 2-3-102　流体垫

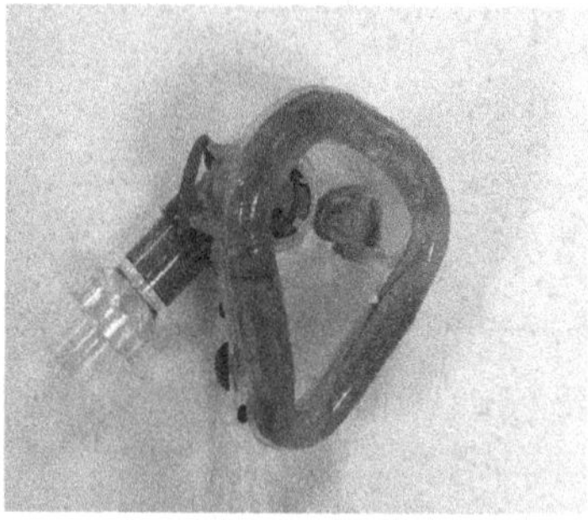
图 2-3-103　新型无创面罩

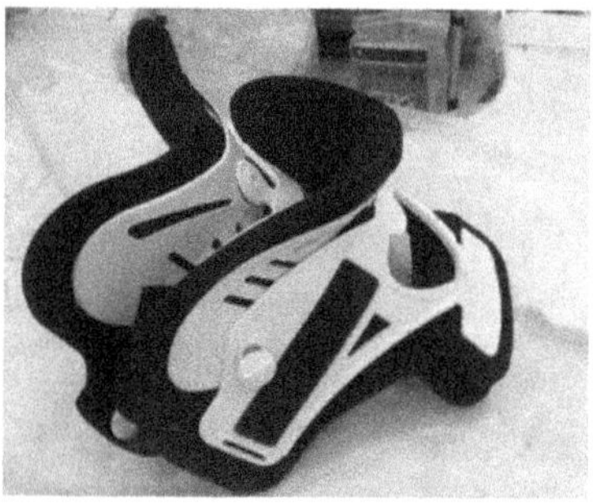
图 2-3-104　改良的颈托

措施四：2016 年 8 月 16 ～ 23 日查找资料，制定保护措施有效的评估方法（图 2-3-105，图 2-3-106）。

措施五：2016 年 8 月 25 ～ 30 日制定医疗器械相关性压力性损伤的防范手册（图 2-3-107）；制作"最佳预防实践准则"电脑屏保（图 2-3-108）。

九、检查阶段

所有项目实施后，2016 年 10 月再次对科室进行医疗器械相关性压力性损伤的现场检查，同样使用勾选的方式（图 2-3-109，图 2-3-110）。

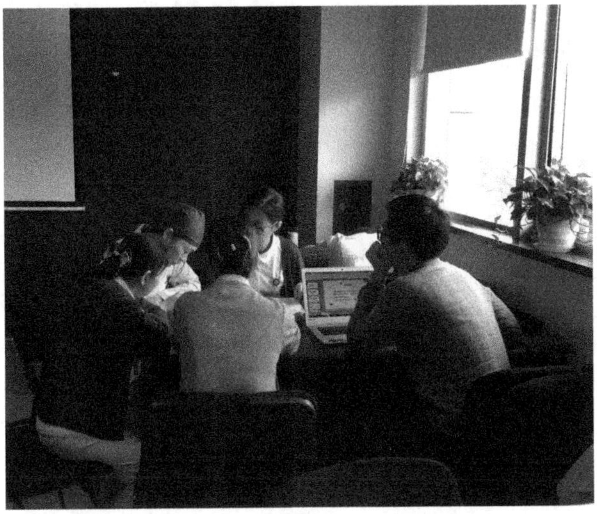

图 2-3-105　查找资料，头脑风暴

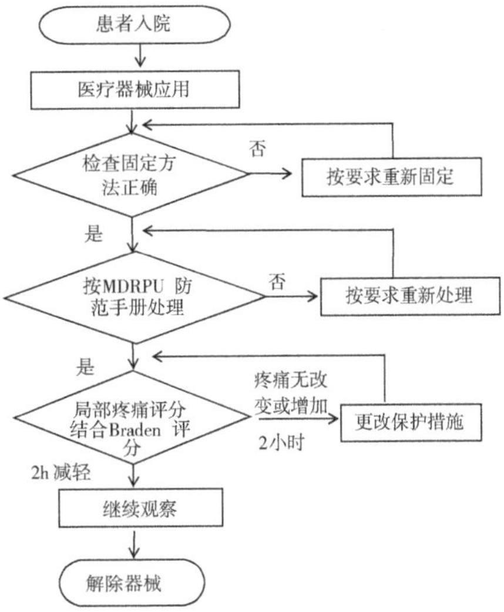

图 2-3-106　制定措施有效的评估方法

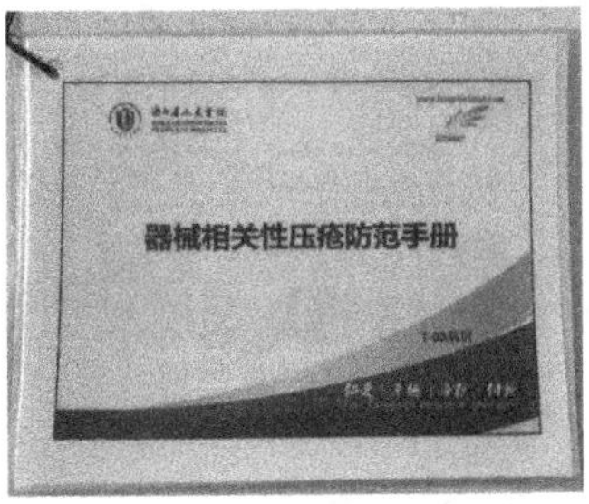
器械相关性压疮防范手册

图 2-3-107　防范手册

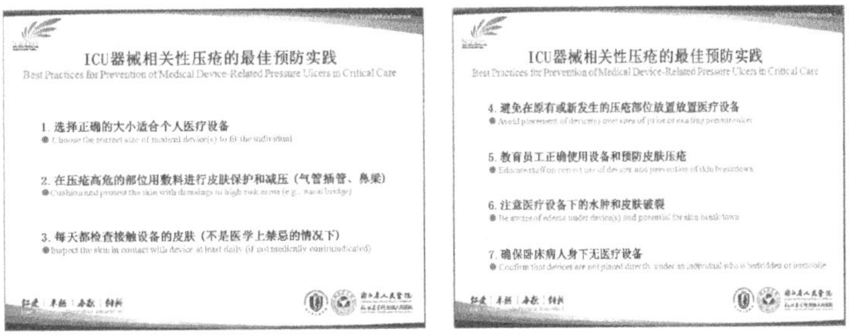
ICU器械相关性压疮的最佳预防实践
Best Practices for Prevention of Medical Device-Related Pressure Ulcers in Critical Care
1. 选择正确的大小适合个人医疗设备
2. 在压疮高危的部位用敷料进行皮肤保护和减压（气管插管、鼻梁）
3. 每天都检查接触设备的皮肤（不是医学上禁忌的情况下）
ICU器械相关性压疮的最佳预防实践
Best Practices for Prevention of Medical Device-Related Pressure Ulcers in Critical Care
4. 避免在原有或新发生的压疮部位放置放置医疗设备
5. 教育员工正确使用设备和预防皮肤压疮
6. 注意医疗设备下的水肿和皮肤破裂
7. 确保卧床病人身下无医疗设备

图 2-3-108　“最佳预防实践准则”电脑屏保

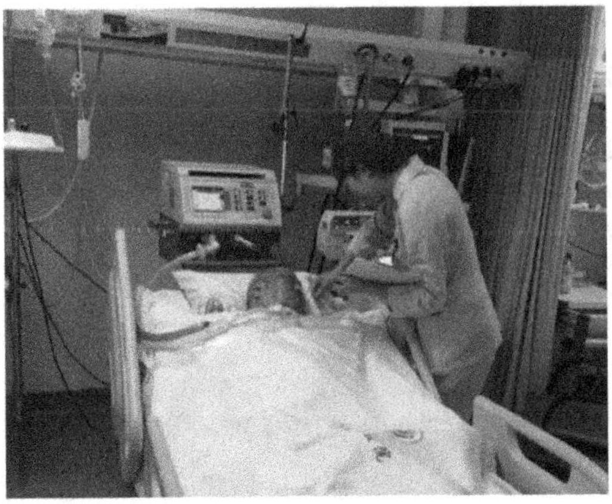

图 2-3-109　现场查检

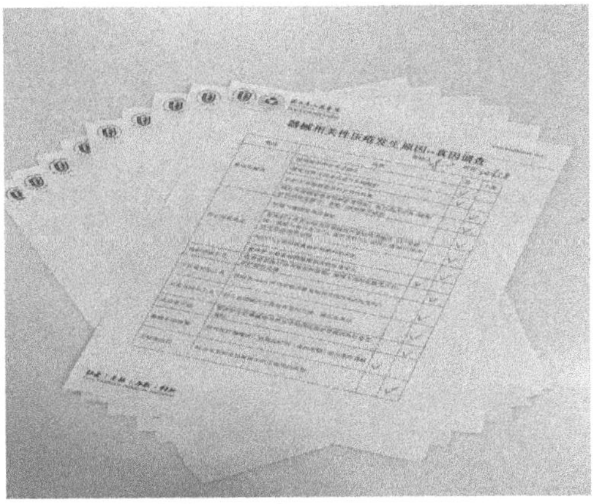

图 2-3-110　查检表单

通过查检数据统计，发现医疗器械相关性压力性损伤的发生率有明显下降，超过了预期的目标设定值（图 2–3–111）；2 期压力性损伤的发生率也明显下降（图 2–3–112）；与此同时，临床护士的医疗器械相关性压力性损伤的措施执行率有大幅度提升（图 2–3–113）。该项目的改进对于患者来说直接节省了治疗费用，以压力性损伤的平均治疗时间为 14 天，每次换药约 100 元计算，每个患者可以节省 14 × 100=1400 元。因为泡沫敷料联合新型减压垫减压效果明显，使患者舒适度大幅提升（图 2–3–114，图 2–3–115）。

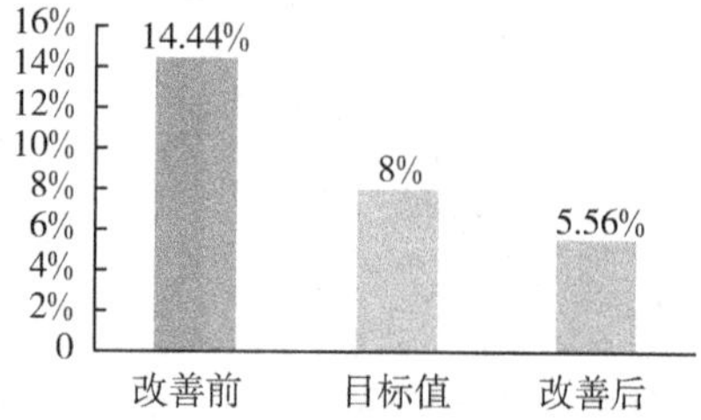

图 2–3–111　医疗器械相关性压力性损伤的发生率改善前后对比图

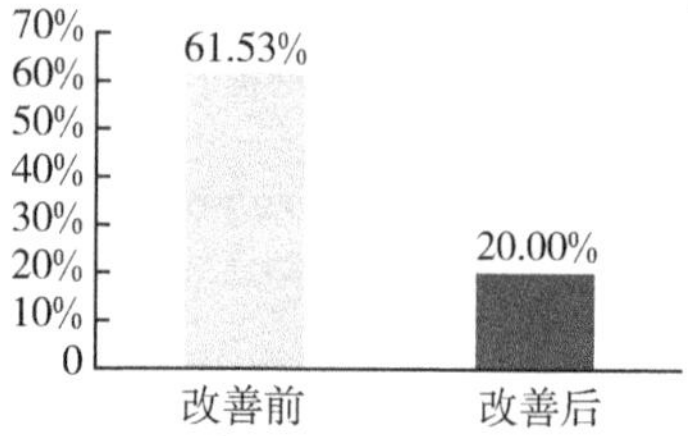

图 2–3–112　医疗器械相关性压力性损伤的 2 期压力性损伤发生率改善前后对比图

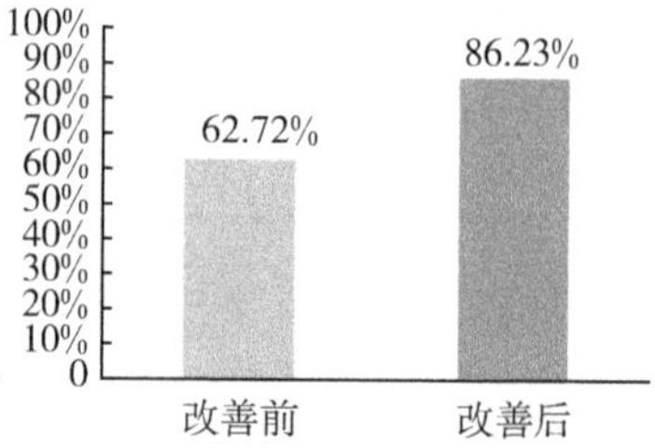

图 2–3–113　医疗器械相关性压力性损伤的措施执行率改善前后对比图

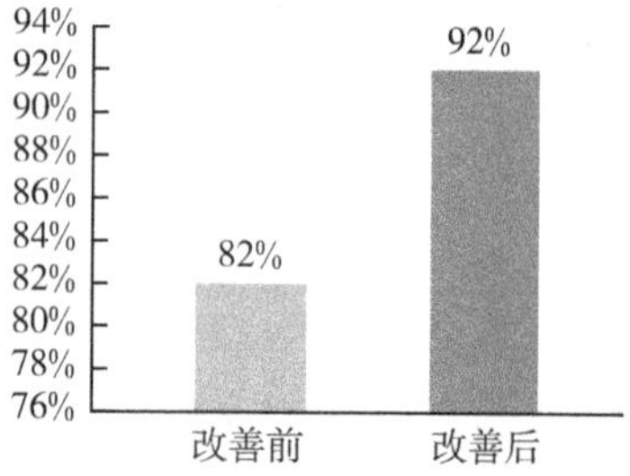

图 2–3–114　执行该 CQI 项目后使用医疗器械的患者舒适度改善前后对比图

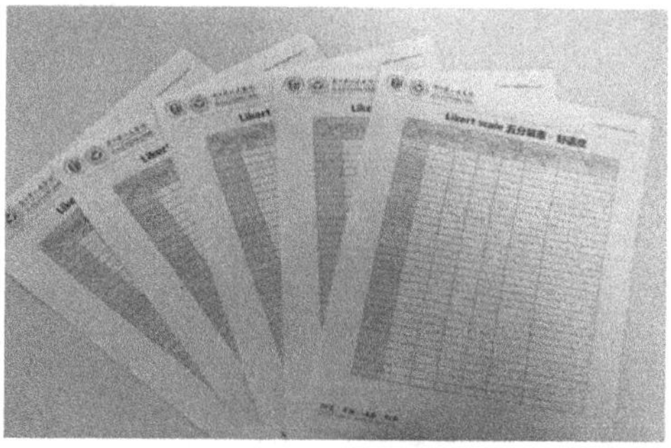

图 2–3–115　调查表单

十、总结阶段

1. 本次 CQI 改善项目中我们率先提出改良的评估方法（图 2–3–116），首推医疗器械相关性压力性损伤的预防流程（图 2–3–117），制定医疗器械相关性压力性损伤的防范手册（图 2–3–118）。

2. 在 2017 年浙江省康复医学会重症康复专业学术会议，和 2017 年造口及皮肤管理新进展学习班等授课后获得同行的好评（图 2–3–119，图 2–3–120）。

3. 防范手册内容清晰，流程更改后更便于评估，可在骨科、呼吸科、EICU 进行推广应用。

4. “知、信、行教育模式在 ICU 器械相关性压力性损伤预防中的应用研究”成功申报院级课题（图 2–3–121）。

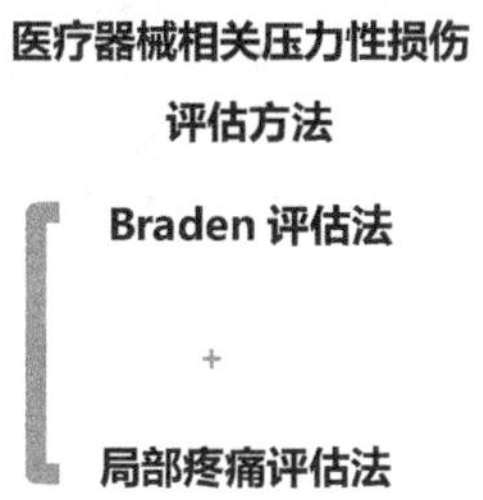

图 2–3–116　改良的评估方法图

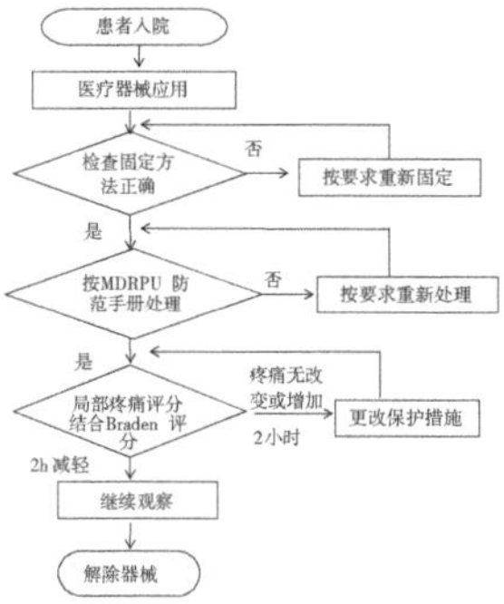

图 2–3–117　预防流程

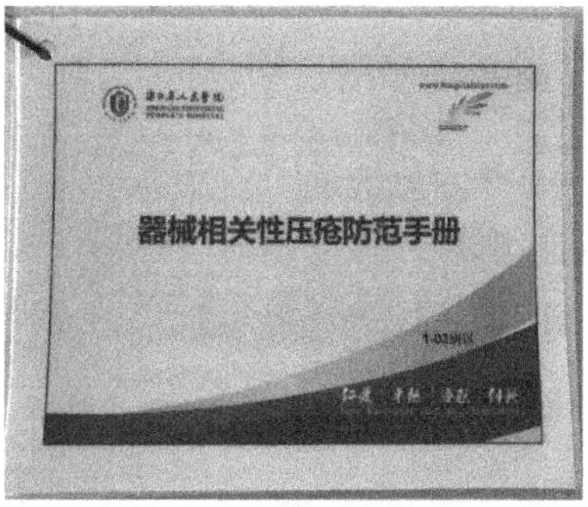

图 2–3–118　防范手册

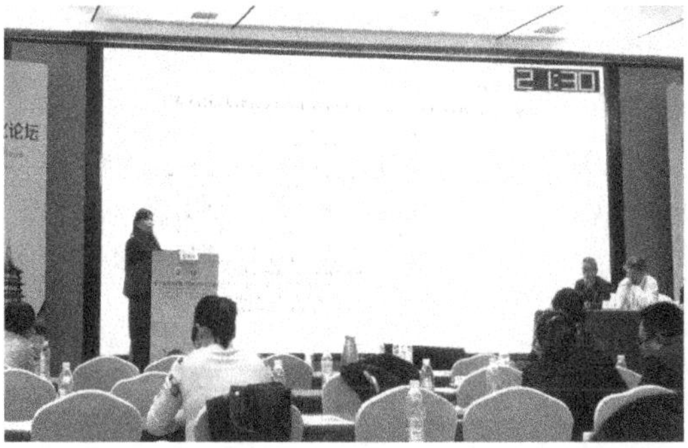

图 2–3–119　浙江省康复医学会重症康复专业学术会议授课

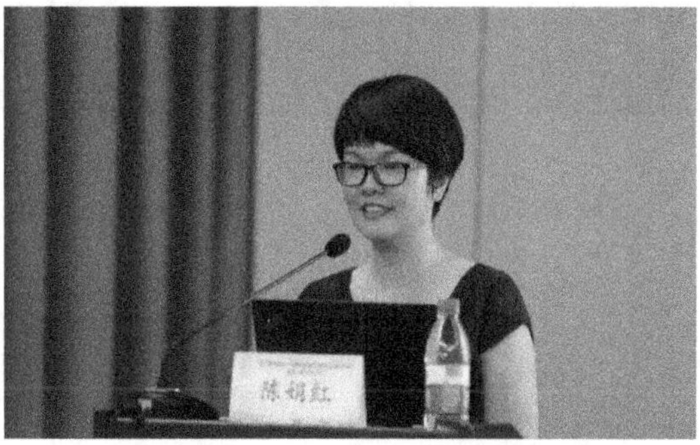

图 2–3–120　造口及皮肤管理新进展学习班中授课

5. “品管圈活动在提高器械相关性压力性损伤预防措施中的应用”已进入《护理与康复》杂志的终审阶段（图 2–3–122）。

6. 6 月 27 日考核中压力性损伤方面的内容正确率高达 94%，临床护士的理论知识明显上升，将此培训形式作为每年新进同事培训内容（图 2–3–123）。

7. 荣获 2017 年医院护理质量改进项目一等奖（图 2–3–124）、2017 年浙江省医院医院品管大赛银奖（图 2–3–125）；在【第三届医院评价与品质促进国际高峰论坛】中获“优秀论文奖”（图 2-3-126）。

8. 2017 年的数据一直维持在目标值以上（图 2-3-127）。

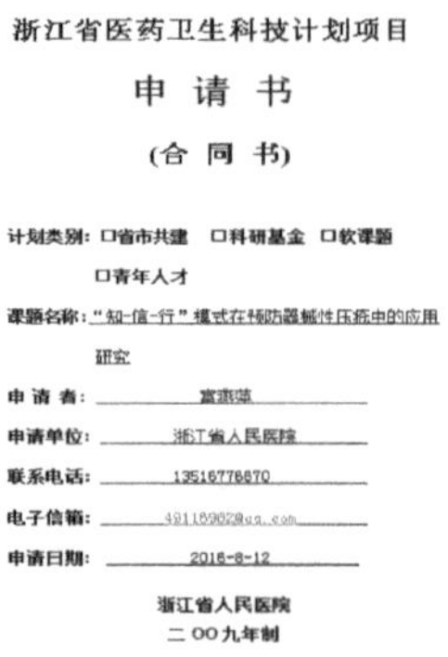
浙江省医药卫生科技计划项目

申 请 书

（合 同 书）

计划类别：□省市共建　□科研基金　□软课题

□青年人才

课题名称：“知-信-行”模式在预防器械性压疮中的应用研究

申请者：

申请单位：浙江省人民医院

联系电话：13516776670

申请日期：2016-8-12

浙江省人民医院

二 OO 九年制

图 2-3-121　成功申报院级课题图

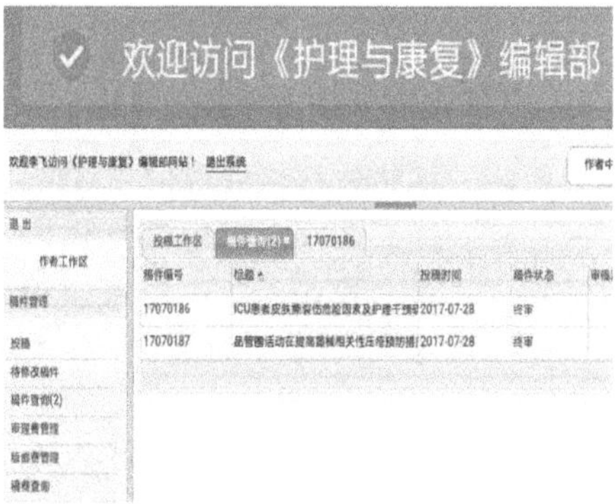

图 2-3-122　在《护理与康复》进入终审

图 2-3-123　理论考核的网上试题

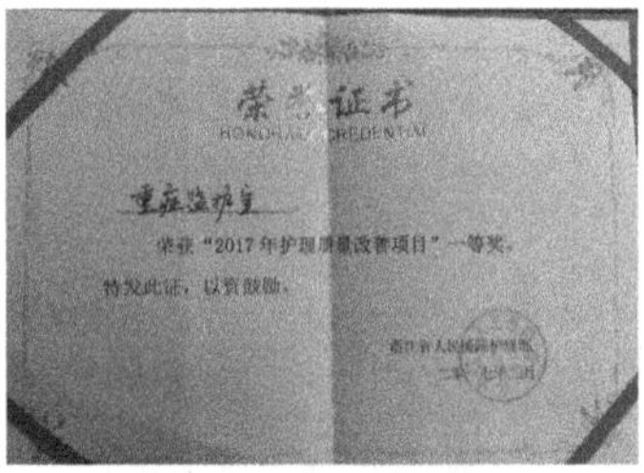

图 2-3-124　2017 年医院护理质量改进项目一等奖

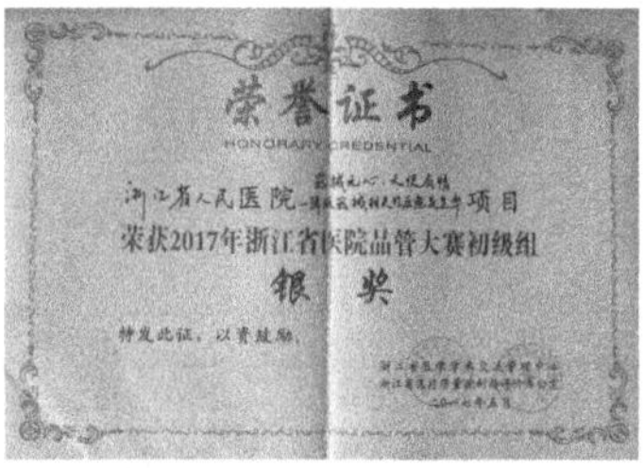

图 2-3-125　2017 年浙江省医院医院品管大赛银奖

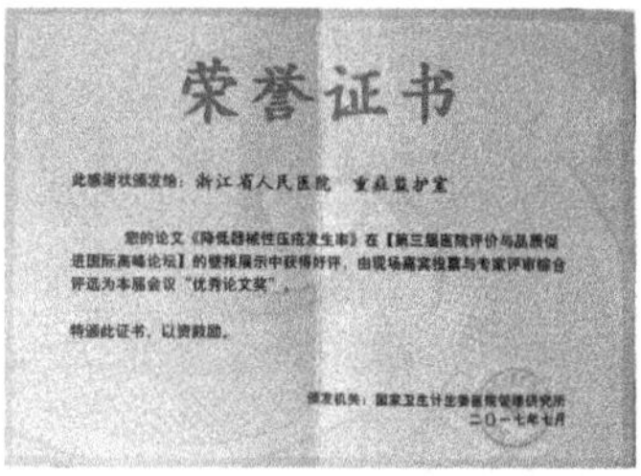

图 2-3-126　第三届医院评价与品质促进国际高峰论坛中获“优秀论文奖”

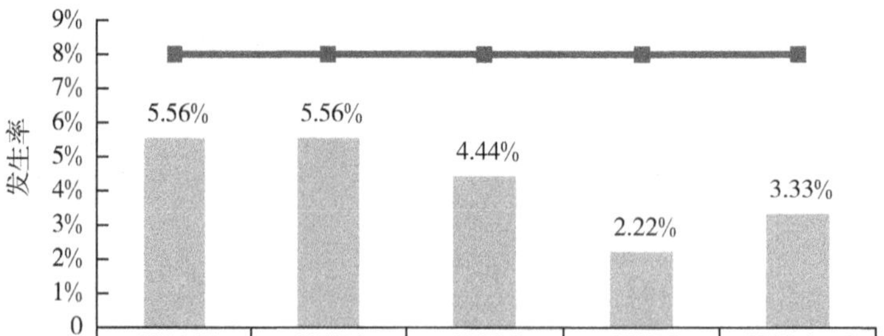

	2016.12	2017.1	2017.2	2017.3	2017.4～6
维持值	5.56%	5.56%	4.44%	2.22%	3.33%
目标值	8%	8%	8%	8%	8%

图 2-3-127　2017 年医疗器械相关性压力性损伤的发生率——维持数据

通过近 1 年的持续质量改进，虽然在降低医疗器械相关性压力性损伤的发生率上取得明显成效，但还有改进的空间，例如如何用疼痛评分具体分值来衡量器械下方皮肤损伤程度？针对这问题，我们在 2017 年设计课题，并对该项目进行专项研究。对取得的成果加以巩固，使患者更加安全，减少伤害。

参考文献

[1] Black JM，Cuddigan JE，Walko M A，et al. Medical device related pressure ulcers in hospitalized patients. Int Wound J，2010.7（5）：358–365.

[2] 陈萍，徐军，冯春 . 头面部医疗器械相关性压力性损伤预防的目标管理 . 护理学报 2016，23（23）：21–23

[3] 刘亚红，李婷，付成成，等 . ICU 医疗器械相关性压力性损伤的原因分析及对策 . 中华现代护理杂志，2014，20（11）：1252–1254.

（浙江省人民医院重症监护室　富燕萍　李　飞　姚惠萍　陈娟红）

案例 12　医护患一体化管理提高髋关节置换患者 VTE 防控措施落实率

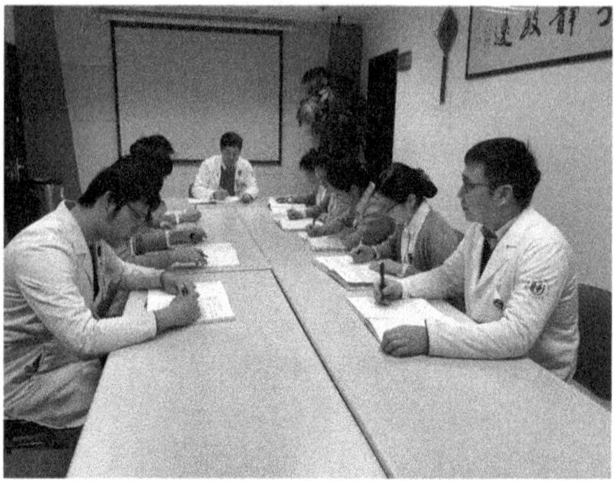

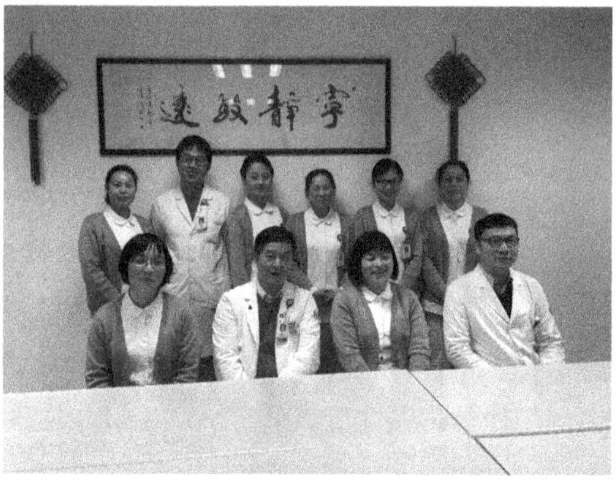

毕　擎：严格按照《中国骨科大手术静脉血栓栓塞症预防指南》有计划、有步骤、科学地落实好各项血栓预防措施；PDCA 使我们持续改进，给患者带来福音。

戴雅琴：防栓控栓，让生命流畅。

宋学良：小血栓，大问题，关注血栓，远离沉默杀手。

赵　晨：防控血栓，从你我做起，从我们每一位医护人员做起。

邵　婷：重视各项预防血栓措施的落实，让每一位患者都和血栓说"不见"。

一、选题背景

1. 文献报道静脉血栓栓塞症（VTE）是骨科大手术后发生率较高的并发症，也是患者围手术期死亡及医院内非预期死亡的重要因素之一。深静脉血柱形成（Deop vein thrombis，DVT）是骨科髋膝关节置换术后常见并发症之一。骨科大手术后凝血过程持续激活可达 4 周，术后 DVT 形成的风险可持续 3 个月。据研究报道，即使采取了有效的预防措施，关节置换术后发生 DVT 概率仍然高达 30.0% ～ 57.0%，肺栓塞（PE）发生率约为 0.9% ～ 28.0%，严重影响患者生活质量甚至导致患者死亡。

2.《三级综合医院评审标准实施细则》中明确指出：对骨关节等大型手术、高危患者有风险评估、有预防"深静脉栓塞""肺栓塞"的常规与措施。

3. 2015 年我科发生 3 例 DVT，1 例肺血栓栓塞症（PTE）（其中 2 例 DVT 是患者出院后发生的），VTE 发生率为 2.22%。虽然经抢救后成功脱离危险，但也说明我们在 VTE 预防措施的落实方面和患者出院后的自我管理方面有积极改进的必要性。

目前，预防“深静脉栓塞”“肺栓塞”的指南、防控措施已颁布，问题是落实与否？为抓好落实，减少 VTE 的发生，我们选择了这个项目。

二、现况调查

2016 年 4 ～ 5 月对全科髋关节置换患者进行了 VTE 防控措施（VTE 风险评估、自我管理教育、抬高患肢、避免下肢穿刺、早期活动、间歇充气加压泵使用、药物预防）落实情况的调查，经过调查发现髋关节置换患者 VTE 防控措施落实率为 63.3%（表 2–3–38）。

表 2–3–38　髋关节置换患者 VTE 防控措施落实查检表

时间 项目	术前 1 日	手术日	术后 1 天	术后 2 天	术后 3 天	……	出院
风险评估	√	√	√	×	√		
自我管理教育	√	√	√	√	√		
患肢抬高位	/	√	√	√	×		
避免下肢静脉穿刺	√	√	√	√	√		
间歇充气加压泵	√	√	√	√	×		
早期活动	√	×	√	√	√		
药物预防	√	√	√	√	√		

三、成立 CQI 小组

为提高髋关节置换患者 VTE 防控措施落实率，加强医护患一体化管理，我院成立跨部门 CQI 小组，由骨科护士组织、骨科医师、康复科医师、信息专职护士共同组成。各成员分工明确（表 2–3–39）。

表 2–3–39　CQI 小组成员

序号	姓名	岗位职能	专业	组内分工
1	戴雅琴	信息护士	护理	组长
2	宋学良	临床护理	护理	副组长
3	戴晶	临床护理	护理	联络员
4	邵婷	临床护理	护理	对策实施
5	谢琳萱	临床护理	护理	对策实施

续表

序号	姓名	岗位职能	专业	组内分工
6	过亚飞	临床护理	护理	对策实施
7	许明霞	临床护理	护理	目标设定
8	盛萍萍	临床护理	护理	数据统计
9	毕擎	医疗管理	医疗	数据统计
10	赵晨	骨科医师	医疗	数据统计

四、设定目标值

我院希望尽我们的能力最大限度提高髋关节置换患者VTE防控措施落实率，将VTE的发生率降至最低，因此，对于VTE防控措施落实率的预期目标值设为100%（图2-3-128）。

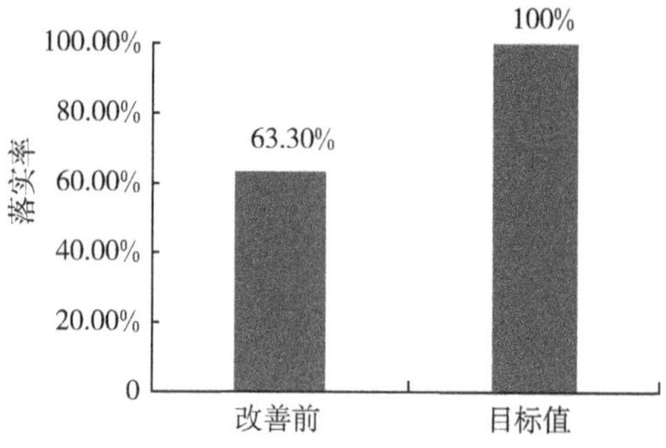

图2-3-128 髋关节置换患者VTE防控措施落实目标值设定

五、拟定计划

计划用9个月的时间来完成预期的工作，其中P阶段4个月，D阶段3个月，C阶段1个月，A阶段1个月，最后计算出每个阶段的用时率（图2-3-129）。

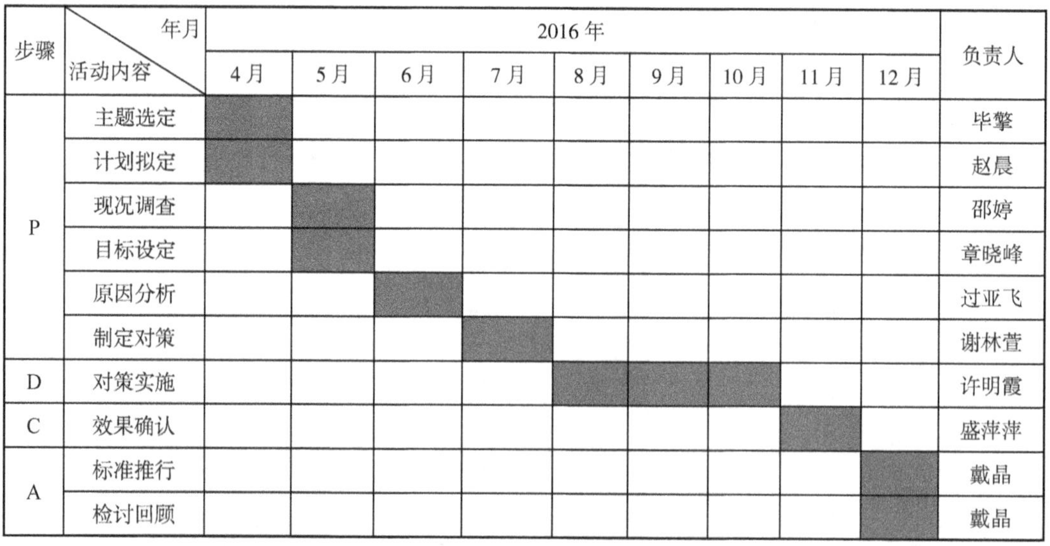

图2-3-129 提高髋关节置换患者VTE防控措施落实率活动计划——甘特图

六、原因分析

我们小组在一起研究我院影响髋关节置换患者 VTE 防控措施落实的主要原因是什么，小组成员开展头脑风暴，谏言献策，将大家的观点绘制成鱼骨图（图 2-3-130），从人员、材料、方法、制度 4 个方面进行头脑风暴分析，认为问题主要原因集中于 6 个方面：①是护士宣教方式不形象；②是患者对宣教内容不理解；③是医嘱不明确；④是血栓高危提醒机制不完善；⑤是缺少规范化考核制度；⑥是锻炼方法单调乏味。专职人员至床边对未落实原因进行现场调查，按调查结果计算出每个主要原因所占累计百分比（表 2-3-40），绘制了柏拉图（图 2-3-131）。按照二八法则，将锻炼方法单调乏味、患者对宣教内容不理解、血栓高危提醒机制不完善、医嘱内容不明确四项确定为要整改的真因。

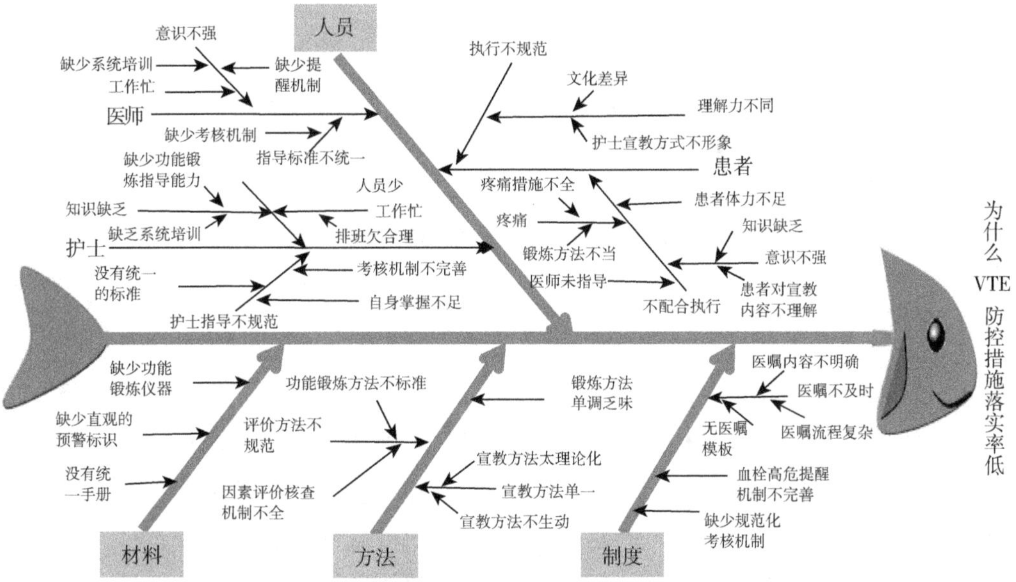

图 2-3-130　髋关节置换患者 VTE 防控措施落实率低原因分析——鱼骨图

表 2-3-40　髋关节置换患者 VTE 防控措施落实率低原因统计表

项目	次数	百分比	累计百分比
锻炼方法单调乏味	22	27.5%	27.5%
患者对宣教内容不理解	18	22.5%	50%
血栓高危提醒机制不完善	14	17.5%	67.5%
医嘱内容不明确	10	12.5%	80%

续表

项目	次数	百分比	累计百分比
医护宣教方式不形象	9	11.3%	91.3%
缺少规范化考核机制	7	8.7%	100%
合计	80	100%	

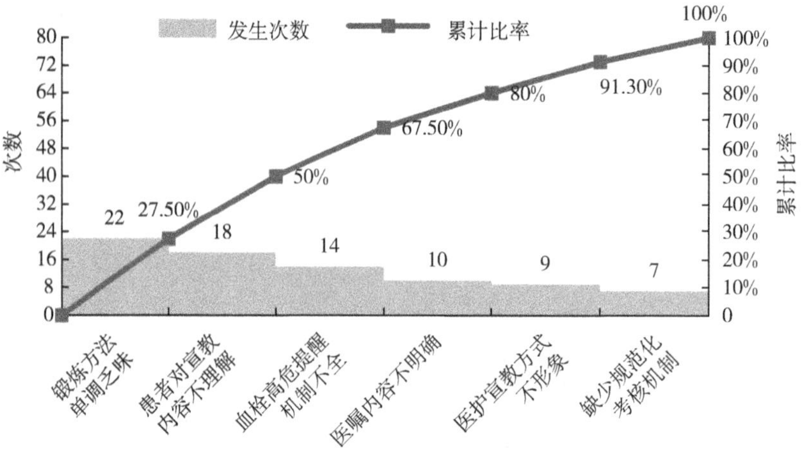

图 2-3-131 髋关节置换患者 VTE 防控措施落实率低真因验证——柏拉图

七、制定对策

运用 5W1H 制定了持续改进对策（表 2-3-41）。

1. 针对患者对宣教内容不理解，我们采取措施。①制作台历式 VTE 自我管理工具；②制作 VTE 风险评估和防控措施的信息化自我管理卫教内容。医师护士均可运用，以便与患者沟通，鼓励患者早期下床活动；同时患者也可自行运用。

2. 针对医嘱内容不明确，医师建立具体的个性化运动处方。

3. 针对血栓高危提醒机制不完善我们建立高危患者制作床头 / 手腕带警示标识。

4. 针对早期活动锻炼方法单调乏味，我们采取建立活动室；增加提升功能锻炼兴趣的辅助工具。

八、执行阶段

（一）改进宣教方法和内容

1. 制作了便于患者自我管理的台历式评分表。台历的正面是 caprini 评分的 37 个项目，每条项目注明分值，便于患者自我评分，患者将自己符合的项目翻至台历的背面，对照所选项目上的分值就可以找到自己需要进行的防控措施。便捷形象直观，特别适合理解能力相对迟缓一些的老年人（图 2-3-132，图 2-3-133）。

表 2-3-41　提高髋关节置换患者 VTE 防控措施落实率对策制定——5W1H

What	Why	How	When	Who	Where
早期活动缺失率高	患者对宣教内容不理解	制作简洁的台历式 VTE 自我管理工具	2016 年 8 月	邵婷	全骨科病区
		制作 VTE 风险评估和防控措施的信息化自我管理卫教内容	2016 年 8 月	宋学良	全骨科病区
医护指导有差异	医嘱内容不明确，处方不规范	建立具体的个性化运动处方	2016 年 9 月	赵晨	全骨科病区
血栓高危提醒机制未落实	医护容易忘记对高危患者的提醒	高危患者制作床头 / 手腕带警示标识	2016 年 9 月	盛萍萍	全骨科病区
患者早期活动依从性差	早期活动锻炼方法单调乏味	建立活动室	2016 年 10 月	毕擎	1 ～ 9 病区
		增加提升功能锻炼兴趣的辅助工具	2016 年 10 月	许明霞	全骨科病区

图 2-3-132　caprini 台历式评分表正面

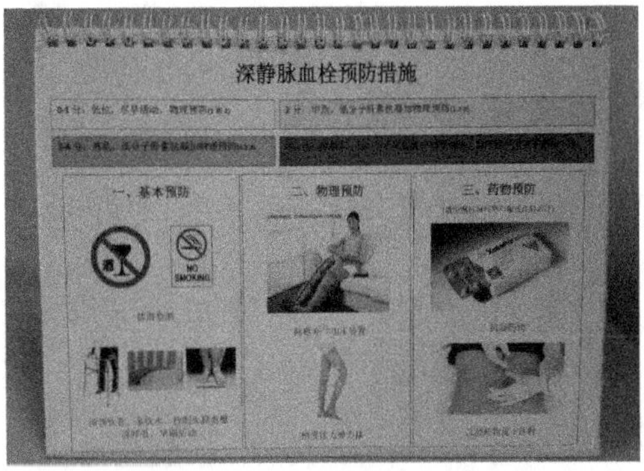

图 2-3-133　caprini 台历式评分表背面

2. 制作便携式的 VTE 防控指导盘。指导盘的正面是 caprini 评分表，背面是风险等级的说明和需要采取的相应措施，同时在中心还设置了评估二维码，文字描述和信息化设置并进，便于医护患共同防栓控栓（图 2-3-134，图 2-3-135）。

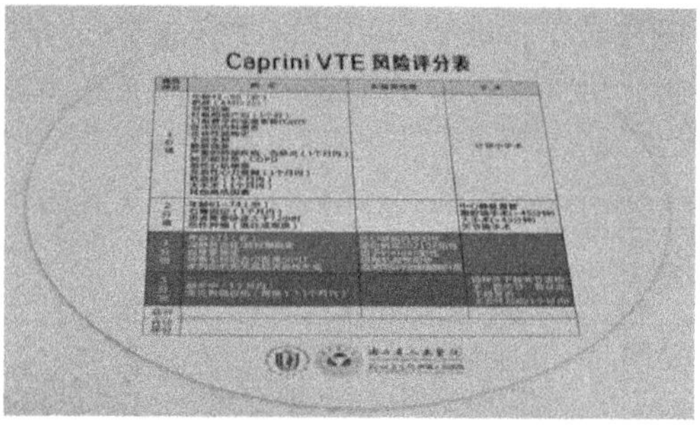

图 2-3-134　便携式 VTE 防控指导盘正面

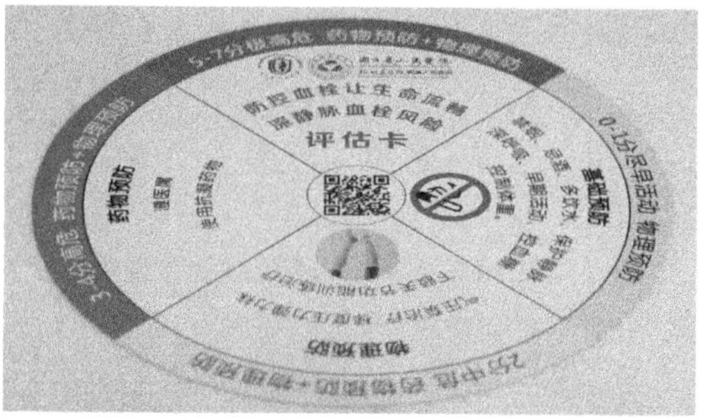
5-7分极高危 药物预防+物理预防
0-1分尽早活动 物理预防
2分中危 药物预防+物理预防
3-4分高危 药物预防+物理预防
评估卡
基础预防
药物预防
物理预防
图 2-3-135　便携式 VTE 防控指导盘背面

3. 创建预防血栓的微信公众号。患者扫码后即可进入评分界面，通过测试自动生成评分结果，进行相应的措施落实（图 2-3-136）。

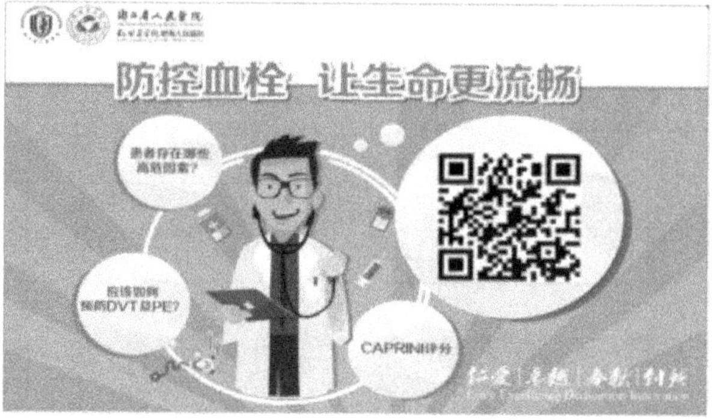
防控血栓 让生命更流畅
CAPRINI评分
图 2-3-136　预防血栓微信公众号

（二）制作 VTE 高危警示标识

对于 VTE 风险高危患者，我们将标示贴于患者床头牌及手腕带处，以警示医师及护士对该患者有效落实防控措施（图 2-3-137，图 2-3-138）。

二级护理
28
普食
防血栓
图 2-3-137　防血栓床头标识

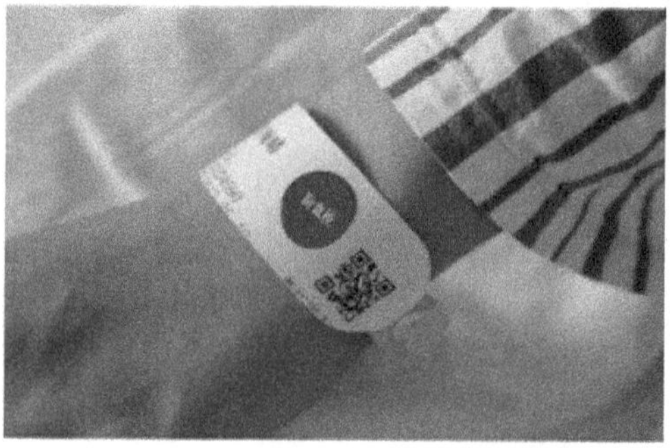
图 2-3-138　防血栓手腕带标识

（三）开具个性化运动处方

设计了运动疗法的电子版临床路径，医师根据病情，开具运动疗法医嘱，进入运动项目库，选择合适的运动方法，形成个体化的运动处方，夹于患者床尾，方便医护患三方共同开展同质化的运动项目。

（四）提升患者早期活动的依从性

1. 卧床患者，制作了能发光发声的趣味球，协助早期活动，提高锻炼的积极性（图 2-3-139）。

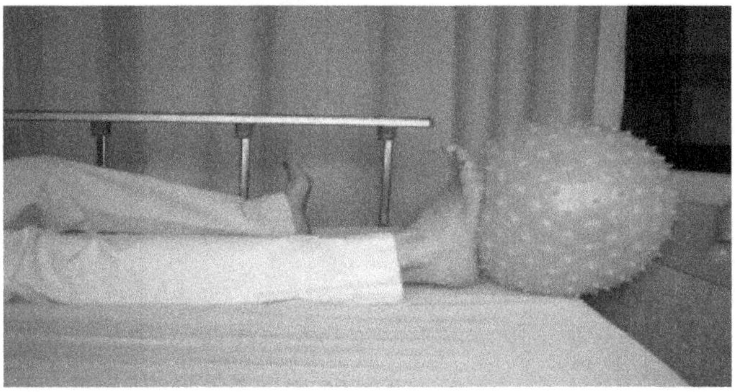

图 2-3-139　借助趣味球锻炼

2. 可下床活动患者，建立运动康复治疗室，设立各种锻炼器材，提高锻炼的积极性（图 2-3-140，图 2-3-141）。

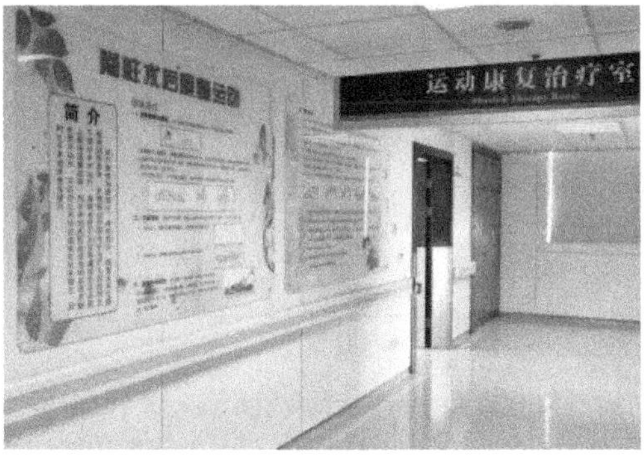

图 2-3-140　运动康复治疗室

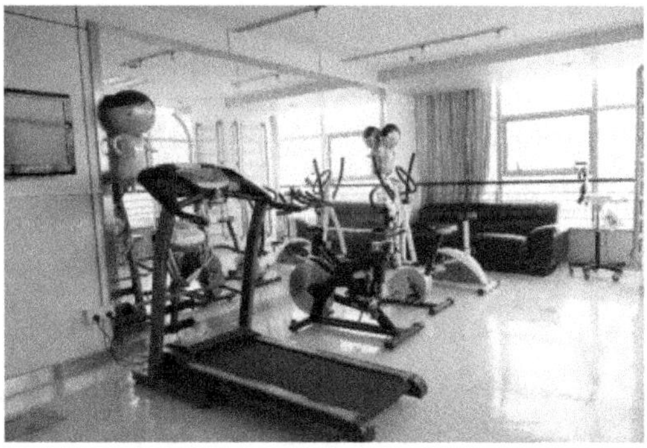

图 2-3-141　康复锻炼器械

3. 患者首次的康复锻炼由康复师指导（图 2-3-142）。

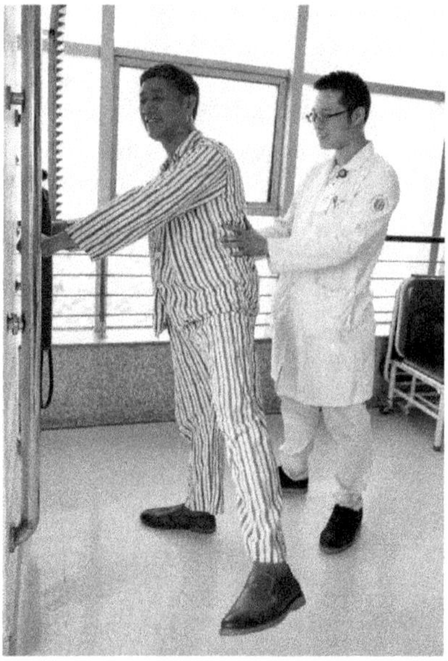

图 2-3-142 康复师指导康复锻炼

九、检查阶段

1. 所有措施实施后，2016 年 12 月再次对髋关节置换患者 VTE 防控措施落实情况进行查检。通过检测数据统计，发现髋关节置换患者 VTE 防控措施落实率有大幅度的提升，但还未达到我们的设定的目标值（图 2-3-143），我们还将持续改进。

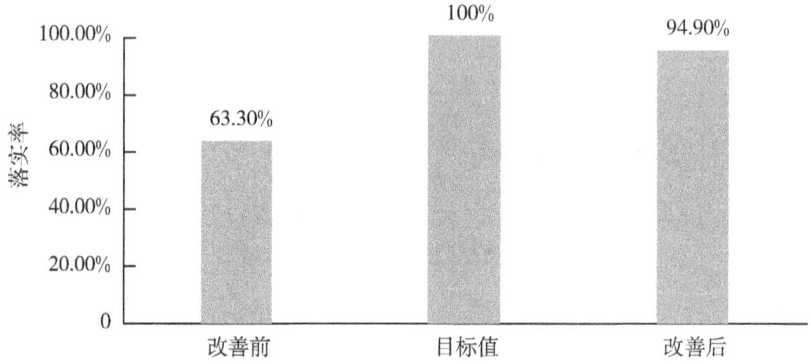

图 2-3-143 髋关节置换患者 VTE 防控措施落实率改善前后对比图

2. 成效显著。从改善后 2017 年 1 月 1 日至今，未发现髋关节置换患者发生 VTE。

十、总结阶段

通过9个月的持续改进，明确了髋关节置换患者VTE防控措施落实的作业程序并修订了SOP。同时申请了2项浙江省医药卫生科技计划项目，发表1篇论文、申请1项国家实用新型专利。获得2017年浙江省品管大赛银奖。向全院推广的同时，举办《创伤骨科早期康复护理学习班》进行交流。

回顾整个改善案，发现我们VTE发生率的监测未能借助信息化平台实现。且VTE防控措施落实率还需要继续加强。下期的改进计划是继续落实我们的VTE防控措施，达到目标值100%，同时将落实对象不仅覆盖全骨科，医务部、护理部还将我科成功做法及经验推广并覆盖到全院有关科室的有关患者，并实现个体化运动处方信息化路径支持。

参考文献

[1] 中华医学会骨科学分会．中国骨科大手术静脉血栓栓塞症预防指南．中华骨科杂志，2016，36（2）：65–71.

[2] Migita K，Bito S，Nakamura M，et a1. Venous thmmboembolism after total joint arthroplasty：results from a Japanese multicenter study. Arthritis Res Ther，2014，16（4）：R154.

[3] Lee SY，Ro DH，Chung CY，et al. Incidence of Deep Vein Thrombosis after major lower limb orthopedic surgery：analysis of a nationwide claim registry. Yonsei Med J，2015，56（1）：139–145.

[4] Francis CW. Prevention of VTE in patients having major orthopedic surgery. J Thromb Thrombolysis，2013（35）：359–367.

（浙江省人民医院骨科护理病区　戴雅琴　钭晓凡　傅丽琴　俞　燕　宋学良）

案例 13 基于信息化管理推行放射科医疗质量管理体系建设

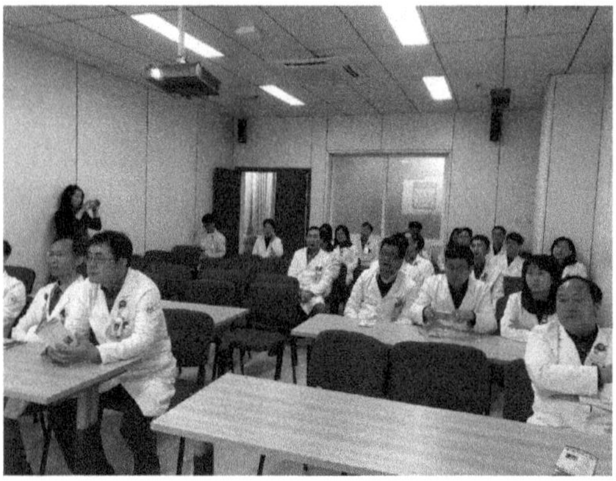 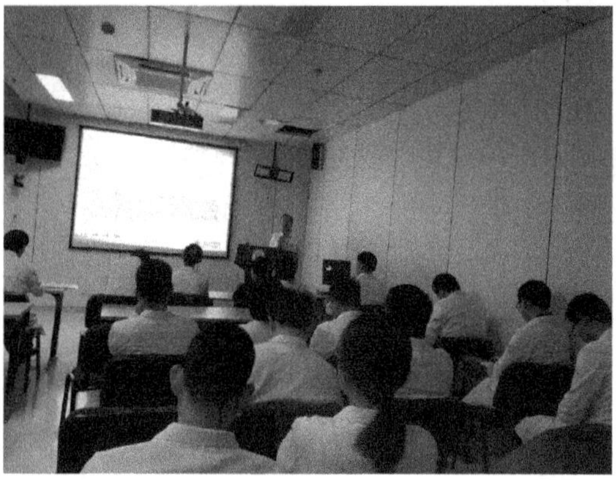

龚向阳：运用 PDCA 的方法，设定阶段性小目标，持续改进放射科质量管理，提高医疗质量和安全，信息成就未来。

毛德旺：发现问题，提出目标，通过 PDCA，改进管理，提高质量。

陈方宏：抓管理重行动，信息化提升管理品质。

伍翠云：有方向，有目标，有途径，有行动，有安全，确保医疗质量与安全我们一直在路上！

医疗质量作为医院立足之本，保证医疗质量、持续质量改进是医疗质量管理体系管理工作的重点。医疗质量管理历经萌芽、经验管理、统计质量管理、全面质量管理、现代质量管理等不同阶段。现代质量管理阶段系统管理和标准化管理，更注重过程管理和环节质量控制，针对医疗服务实际进行具体的持续质量改进，从而使医疗质量成为医疗管理的最高目标。医疗质量标准建设体系思路主要包括以下几个方面：建立医疗质量环节控制系统，不断修正医疗质量、医疗控制标准与控制图，建立医疗质量环节控制评价体系。

放射科的质量管理涉及影像图像检查质量、诊断报告质量、服务效率和质量、各项规范的执行和持续改进等，贯穿于放射科整个工作流程中。通过信息化、数字化手段推进放射科医疗质量管理体系建设，可以提升管理的效率、降低管理成本。我科基于信息化管理推行放射科医疗质量管理体系建设的体会及成果如下。

一、信息化平台建设

放射科自主开发基于内网系统的管理平台“科室通”。在“科室通”中，设立科室制度、科室运行、质量改进等，“质量改进”栏目是放射科质量持续改进的主要体现窗口。通过平台化管理，使信息公开、透明，便于数据的提取分析，推进持续质量改进工作的落实。

二、基于信息平台的制度落实

信息化平台保障了医院及放射科各项规章制度的传达与落实。“科室通”的“交班信息”中体现各项交接班内容；实行三级医师值班制度保障医疗安全；通过云端影像实现远程专家会诊，为疑难病例、夜间急诊病例提供更可靠、安全快速的保障。

三、诊断报告质控体系的建设

放射科将各亚专科组诊断报告质量控制与临床诊断报告满意度（反馈）相结合。制定诊断报告质量评价标准；诊断报告时间符合率、影像诊断病理符合率统计和分析；危急值报告成功率统计分析等，所有数据均基于信息化手段获取、存档，做到完全“可溯源”，并纳入年度考核指标，与绩效挂钩。

四、运用 PDCA 持续改进全样本影像图像质量

基于信息化平台管理结构和网络的建立，我科应用 PDCA 循环管理方式持续质量改进，收到明显成效，现就我科运用 PDCA 改进全样本影像图像质量管理的案例作一介绍，与同道共同分享。

（一）选题背景

1. 放射科影像检查图像质量直接关系到诊断准确率及医疗质量，所以抓好影像检查图像质量是放射科的重要工作，必须加以重视。

2. 通过抽检法检查发现图像质量优秀率一直没有明显提升，各部门技师对“优秀”等级图像质量缺乏足够认识，部分影像检查实际执行方案与科室技术规范不符，抽检法不能全面反映图像质量情况。

3. 国家卫计委《三级综合医院评审标准（2011 年版）》4.18.2.3 条款和《浙江省综合性医院放射质控检查标准（2017 年版）》质量与安全目标条款中，对于图像质量持续改进有明确的要求。并要求采用多种形式，开展图像质量评价活动。当时我科还没有做到。

基于以上 3 点我科选定了主题为：运用 PDCA 提高放射科图像优秀率。

（二）成立 CQI 小组

为改进图像质量，提高图像质量优秀率，我科成立了由科主任担任组长、主任助理拟定计划，各亚专业组长、工程师为组员成立 CQI 小组，各成员都有明确的分工（表 2–3–42）。

表 2–3–42　CQI 小组成员

序号	姓名	部门	职务	组内分工
1	龚向阳	放射科	主任	组长
2	毛德旺	放射科	主任助理	拟定计划
3	沈强	放射科	工程师	现况调查
4	龚向阳	放射科	主任	目标设定
5	陈方宏	放射科	副主任	对策实施
6	方松华	放射科	副主任	对策实施
7	丁忠祥	放射科	副主任	对策实施
8	王振	放射科	亚专业组长	对策实施
9	陈福华	放射科	亚专业组长	对策实施
10	胡静莹	放射科	亚专业组长	对策实施
11	伍翠云	放射科	质管员	照片采集
12	王志平	放射科	工程师	数据统计
13	毛德旺	放射科	主任助理	总结

（三）现状调查

小组调查 2017 年 1 月 X 线 233 例、CT 100 例、MRI 163 例，抽检法结果显示 X 线图像质量优秀率仅为 17.2%，CT、MR 分别为 86% 和 84%。

（四）设定目标

利用信息化平台全样本法改善、提高图像质量，保障优质的图像的输出，从而提高诊断的准确率，提升医疗质量安全。根据《浙江省综合性医院放射质控检查标准（2017 年版）》质量与安全目标条款中，对于图像质量：DR、CT、MRI 图像优良率≥ 90%，我科不仅仅满足于优良率，而是把图像质量优秀率作为监测指标，故目标值设为 95% 以上（图 2–3–144）。

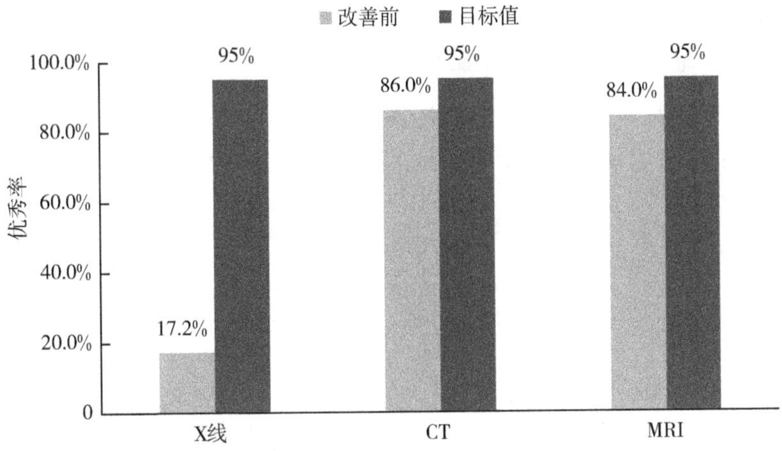

图 2-3-144　图像质量优秀率目标值设定

（五）拟定计划

计划用 10 个月的时间来完成预期的工作，其中 P 阶段计划用时 4 个月、D 阶段用时 3 个月、C 阶段用时 1 个月，A 阶段用时 2 个月，最后计算出每个阶段用时率（图 2-3-145）。

阶段	项目＼月份	1月	2月	3月	4月	5月	6月	7月	8月	9月	10月	负责人
P	主题选定											龚向阳
	计划拟定											毛德旺、陈方宏
	现状调查											沈强、王志平
	目标设定											龚向阳
	原因分析											毛德旺、陈福华
	制定对策											龚向阳、沈强
D	对策实施											各亚专业组长
C	效果确认											陈方宏、毛德旺
A	标准推行											龚向阳
	检讨回顾											龚向阳、毛德旺

图 2-3-145　运用 PDCA 提高放射科图像优秀率工作计划——甘特图

（六）、分析原因

CQI 小组开展问题的研究及讨论，绘制鱼骨图（图 2-3-146），从人员、物料、方法、环境进行分析，认为非优图像产生原因集中于四大方面：①是诊断医师与技师沟通流程不畅，工作量大，科室监管弱；②是质控系统反馈少；③是技术有待提高；④是检查方案对低年资检查技师培训不足，缺乏训练；处理上没有与绩效挂钩。

按照频次计算出每个主要原因所占累计百分比（表 2-3-43），绘制了柏拉图（图 2-3-147）。按照二八法则，将工作量大质量难保证、监管不到位、技术有待提高 3 项确定为要整改的要因。

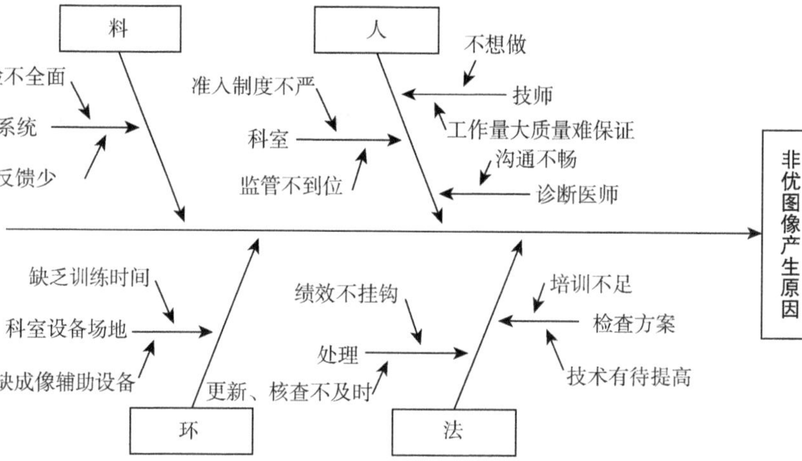

图 2-3-146 非优影像图像质量产生的原因分析——鱼骨图

表 2-3-43 非优影像图像质量产生原因统计表

项目	频次	累计百分比
工作量大质量难保证	200	40.3%
监管不到位	97	59.9%
技术有待提高	75	75.0%
不想做	68	88.7%
反馈少	56	100.0%
合计	496	

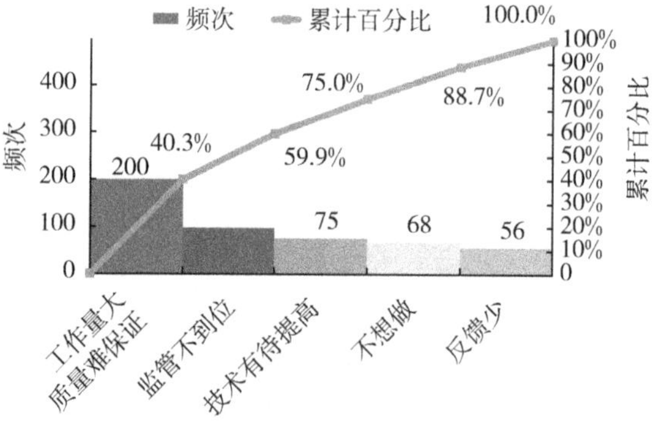

图 2-3-147 非优影像图像质量产生的原因分析——柏拉图

（七）制定对策

运用 5W1H 制定了持续改进对策（表 2-3-44）。

1. 针对工作量大质量难保证。工作负荷大，改进工作流程合理控制检查时间，通过增加检查技师来增加工作时间，保证"量"与"质"；调整人员配备。

2. 针对监管不到位。制定监管工具，利用系统建立全样本的影像图像质量评价体系；

每月质控评析会讨论非优质图像原因；定期进行绩效考核。

3. 针对技术有待提高。统一制定标准方案，更新技术规范、制定图像质量评价标准；加强平时培训与技术考核。

表 2-3-44　改进非优影像图像质量对策制定——5W1H

What	Why	How	When	Where	Who
工作量大质量难保证	工作负荷过大	改进工作流程	1 月	放射科	毛德旺、各专业组长
		调整人员配备	1 月	放射科	毛德旺、各专业组长
监管不到位	没有建立监管制度及考核方法	全样本影像质量评价	3 月	放射科	毛德旺、沈强、各专业组长、诊断组审核医师
		每月质控评析会	每月	放射科	专业组长、全科技师
		绩效考核	每月	放射科	龚向阳、毛德旺
技术问题	没有标准和规范的方案	更新技术规范、制定影像质量评价标准	1 月	放射科	毛德旺、各专业组长
	培训不到位	加强培训	每月	放射科	毛德旺、各专业组长

（八）执行阶段

1. 优化放射科技师工作岗位和排班。目前患者检查多工作负荷较大，通过安排提早上班时间，延迟下班时间，“停人不停机”，合理紧凑安排工作时间；对于 MR 检查安排高年资的检查技师，并培训“老人带新人”，保证技师保质保量的完成检查工作。

2. 加强监管。①我科应用全样本法影像质量评估工具。在 PACS 工作系统增加“影像质评”一栏，诊断医师审核报告过程中对每一例患者的影像图像质量进行“优秀”“良好”“合格”“不合格”4 个等级的评价，实现全样本影像质量评估，避免以往的抽样法不能全面、客观反映所有图像质量，问题病例少、问题暴露不全面等，去除了抽样法人为因素多、可能过高或过低的评估图像质量的缺点，全面的真实的反映所有检查影像图像质量，有的放矢的对非优图像进行评析及改进。②制定放射科影像质量控制标准（表 2-3-45）。所有技师均熟悉影像质量评价标准，并按照制定的检查规范操作，形成统一的标准。③每月质控会评析不良影像病例。安排每月 1 次的影像图像质量评析会，主要评价不良的影像图像，通过 PACS 质控系统每月查询当月的审核医师评价的所有图像质量等级，通过评析非优具体图像原因，并通知到个人，并公布各检查技师的图像评价等级百分比，以促进改进；展示优秀图像供技师学习。④影像质量挂钩年度绩效考核。年终总结评价各检查技师的影像图像质量评比，并与绩效考核挂钩，重在引起大家重视，以提高图像质量，保证医疗质量与安全。

3. 规范并提高技师技术水平。技师上岗前需进行统一培训，熟悉设备的基本维护及使用注意事项，熟悉操作规范、常用基本序列及应用；熟悉序列参数的意义与设定；熟悉图像质量评价标准并定期考核，通过检查质量控制小组的技术考核后，方可上岗；对未通过考核的技师需进一步培训，高年资技师负责指导、考核，直到通过技术考核方可正式上岗。

表 2-3-45　放射科影像质量控制标准

项目	评价内容和方法	扣分
1. 检查部位	检查部位不符合临床申请要求	100
2. 图像重要标识	以下任一项目错误无法更正：影像号、姓名、性别、年龄、左右	50
3. 检查范围	检查范围过大 / 检查范围不足	10/20
4. 图像视野（FOV）	FOV 过大：≥目标部位最大径 30%/FOV 过小：目标部位最大径未包全	10/20
5. 扫描基线 / 体位	不符合规范	10
6. 图像对比	图像组织对比显示不佳	10
7. 图像伪影（设备 / 运动 / 可去除异物伪影）	轻度伪影：不影响诊断 / 中度伪影：可能影响诊断 / 重度伪影：影响目标区域诊断	10/20/30
8. 增强效果	动态增强时相点不佳 / 血管成像靶向血管时相点不准 / 器官实质增强效果不佳	10/10/20
9. 图像序列（或摄影方位）完整度	图像序列不完整，缺序列 / 摄影方位不完整，如缺侧位、斜位	10/10
10. 体位（普放适用）	轻度不标准：不影响诊断 / 中度不标准：可能影响诊断 / 严重不标准：影响目标区域诊断	10/20/50

（九）检查阶段

所有项目实施后，2017 年 10 月再次对影像图像质量优秀率进行了统计，通过检测数据统计，发现优秀的影像图像质量比例有了大幅提升，都超过了预期的目标设定值（图 2-3-148）。

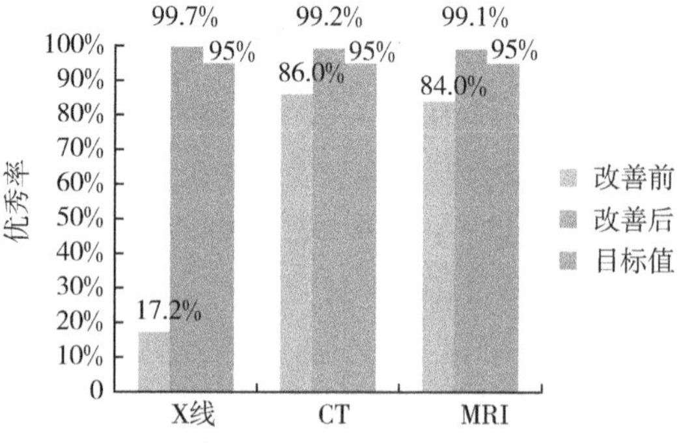

图 2-3-148　影像质量优秀率改善前后对比图（彩图见彩插 5）

（十）成效

通过 10 个月的紧张有序的持续质量改进，我科收获了很多，①是制定放射科影像图像质量评价标准，利用PACS系统监管工具实行了全样本影像质量评价；②是梳理、修订了放射科 CT、MR 检查规范；③是建立每月质控评析会制度，及时分析非优图像，深层剖析非优图像原因及相关人员的跟进、落实，使各项制度均得到了落实，为优秀图像质量作好全面保障工作；④是明确技师工作岗位职责，建立了对初级技师人员进行培训及考核的制度，做到了持证上岗；⑤是通过改进工作流程，合理安排患者检查时间，尽管患者多，但工作忙而不乱，确保了工作质量；⑥是建立了技师影像图像年终质量评比制度。我科虽然在改进影像图像质量取得了明显的成效，提高了检查质量，但仍存在一些不足，如影像质量影响因素没有全面分析；PACS 系统影像质评软件全样本法评价只有“优秀”“良好”“合格”“不合格”，其中影像质评为“良”的病例没有纳入分析；诊断医师的质评标准还存在差异，没有统一的标准。对于以上不足之处，将纳入下一个 PDCA 循环进行持续改进。

健全医疗质量管理体系，规范管理制度，坚持医疗质量持续改进是医院质量与安全的重点。放射科的质量控制体系有其自身的特点，基于信息化平台建设，可以获得大量的客观数据，为 PDCA 循环机制中的每一步提供客观、可量化的指标。同时信息化平台对普及全面质量管理理念、制度的落实以及发现潜在的问题，均有重要的意义。

参考文献：

[1] 刘乃丰，李星 . 医疗质量管理体系建设 . 江苏卫生事业管理，2011，22(4)：1–5.

[2] 王羽，卢祖洵 . 坚持科学发展观加强医疗质量管理 . 中国卫生事业管理，2008，25（3）：152–154.

[3] 杨荣强，叶强 . 医疗质量卫生标准体系建设现状与展望 . 中国卫生监督杂志，2010，17（2）：151–153.

（浙江省人民医院放射科　伍翠云　毛德旺　陈方宏　龚向阳）

第三章

儋州市人民医院案例

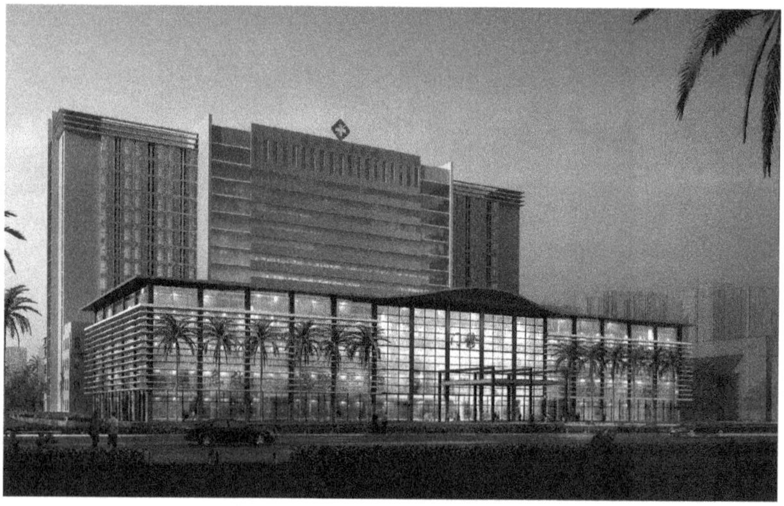

第一节 儋州市人民医院简介

儋州市人民医际（又名儋州市农垦医院），地处海南千年古郡——儋州市区，创建于 1954 年，是一家集医疗、急救、教学、科研、预防、保健于一体的三级甲等综合性公立医院。其前身为儋县垦殖所医疗所，后历经广东省海南农垦第二医院、广州军区生产建设兵团第五师医院、海南省农垦那大医院、儋州市人民医院的建设和发展阶段。医院拥有深厚的历史积淀和广泛的群众基础，有农垦军队艰苦创业的优良传统和步调一致、一切行动听指挥的优良作风，职工来自五湖四海，包容性强，服务范围涉及海南中西部地区近 300 万人口。医院占地总面积 136 亩，建筑面积 15 万多平方米，其中医疗用房 11 万多平方米，在建 6.2 万平方米的住院大楼将于 2020 年投入使用，目前开放床位 900

张，住院大楼建成后开放床位1200张。年门诊量50余万人次，出院患者3.3万余人次。现有职工1300余人，高级职称专家130余人，中级职称220人，博士、硕士研究生35人，硕士研究生导师3人。医院科系齐全，设有46个临床医技科室，有20个临床专科获评省级临床重点专科，有7位专家在海南省各医学专业委员会中担任主委或副主委，是全省唯一一家内设150张精神卫生防治床位的综合医院，负责指导海南西部市县精神卫生防治技术指导和业务管理工作。医院不但是海南省住院医师规范化培训基地，还承担海南医学院等4所院校教学任务及省内西部地区基层医护人员培训。是海南省第2家通过国家标准版“胸痛中心”认证的单位，海南省文明单位，省级手足口病重症患者定点收治医院，省急性心肌梗死救治协作分中心单位，国家首批“癌痛规范化治疗示范病房”，南方医科大学南方医院技术帮扶单位。医院获得了持续健康发展。医院拥有一批先进的医疗设备，如GE Infinia SPECT–CT、双源螺旋CT、GE64排128层螺旋CT、瓦里安肿瘤放射治疗直线加速器、飞利浦血管数字减影造影系统、GE1.5T核磁共振（MRI）成像系统等。

近年来，医院多措并举，主动作为，持续改进，不断加强医疗质量与安全管理，提升内涵建设，推进了医院科学化、精细化管理进程。

第二节　儋州市人民医院PDCA制度

儋州市人民医院PDCA项目实施方案

根据《三级综合医院评审标准实施细则（2011版）》要求，医院、职能管理部门与科室领导，至少掌握1～2项质量管理改进方法及质量管理常用技术工具，并将管理工具运用于日常质量管理活动（如改进规章制度、流程管理、不良事件、专项工作等），以持续改进质量管理工作，结合医院实际情况，特制定本方案。

一、指导思想

医院管理者运用管理工具进行科学管理，可体现医院管理者水平与能力，休现出医院的内涵建设在加强，医院正在从粗放管理走向精细化管理、从经验管理走向科学管理，科室正从被动接受管理走向积极主动参与管理。

二、组织机构

（一）PDCA项目领导小组

组长：陈朝荣

副组长：庞家崇、林艺

成员：廖理英、郑德权、周能全、吴媛、陈珊珊、郑瑞花、吴明、甄耀宗、符智蓉

工作职责：

1. 研讨并确定 PDCA 项目推行的目的和决策；
2. 对职能部门及科室申报的 PDCA 案例进行审批；
3. 指导及检查 PDCA 案例；
4. 定期进行 PDCA 活动成效的评估工作；
5. 选出好的 PDCA 案例在会议上报告成果。
办公室设在质控科
主任：林艺
成员：魏海龙、潘雪晖、李海琴、符照鑫
秘书：刘鑫
办公室职责：
1. 负责 PDCA 案例的具体实施，落实 PDCA 领导小组会议形成的各项决议；
2. 负责 PDCA 案例的登记及日常辅导，协助各科室推动 PDCA 活动；
3. 定期开展工作交流会议，总结活动经验，落实奖励措施，推广 PDCA 项目活动；
4. 拟定医院有关 PDCA 项目的培训计划；
5. 鼓励全员参与 PDCA 管理小组，改进质量与服务；
6. 负责 PDCA 案例的收集，从中选出一些有普遍性和代表性的案例集结成册，并发至全院各临床、医技等科室分享；
7. 定期评价各部门或科室的质量改进项目，表彰做出突出贡献的改进团队。
（二）职能管理部门与科室领导职责
1. 找出本部门或本科室的问题，运用 PDCA 进行问题的分析，找出改进的措施，持续质量改进；
2. 做好 PDCA 活动的推动与日常管理；
3. 确定本部门或本科室 PDCA 案例的题目并填写 PDCA 审批表送质控科审批；
4. 负责完成本部门或科室的质量改进项目，并将 PDCA 成果报告提交到质控科；
5. “三甲”评审周期内每个部门或科室至少完成 1 个 PDCA 项目。
三、医院开展 PDCA 的相关规定
（一）PDCA 小组成立、登记与审批规定
1.PDCA 小组的成立
（1）经过医院 PDCA 项目领导小组决议，从医疗、护理、院感、药事、流程和不良事件等方面入手进行选择，确定 PDCA 选题，指定各 PDCA 项目责任部门或科室；
（2）相关责任部门或科室负责人组织同一工作场所或工作性质相近的人员 5 ～ 8 名。
2.PDCA 的登记
各职能部门、科室将 PDCA 项目报质控科登记。
3.PDCA 审批规定
（1）填写 PDCA 立项审批表（附件 2），经 PDCA 领导小组审核通过后正式启动；
（2）PDCA 注销时须经所属部门负责人认可，并说明原因，送至医院 PDCA 领导小组注销。
（二）PDCA 定期会议要求
质控科定期（每月最后一个周三下午）召开会议，职能管理部门与科室领导向质控科汇报本部

门或本科室开展 PDCA 情况，提出 PDCA 活动推行存在的问题点和研究改进方案，并进行 PDCA 活动检讨和成效评估。

（三）PDCA 培训规定

1. 医院定期开展 PDCA 知识的培训，全员参加；

2. 凡参加 PDCA 培训者，认真听讲，保证培训质量，应妥善处理好值班和培训的关系；

（四）PDCA 申请程序

1. 各职能部门或科主任向质控科提交 PDCA 立项审批表；

2. 质控科审核后报 PDCA 领导小组核准并实施。

（五）PDCA 奖励

完成一例院级 PDCA 给予 1000 元补助，科级 PDCA 给予 500 元补助。

四、PDCA 持续改进

医院 PDCA 领导小组将定期在全院公布各职能部门或科室成果持续改进情况，对好的 PDCA 案例作为医院质量标准在全院进行推广。

附件 1：PDCA 项目实施流程

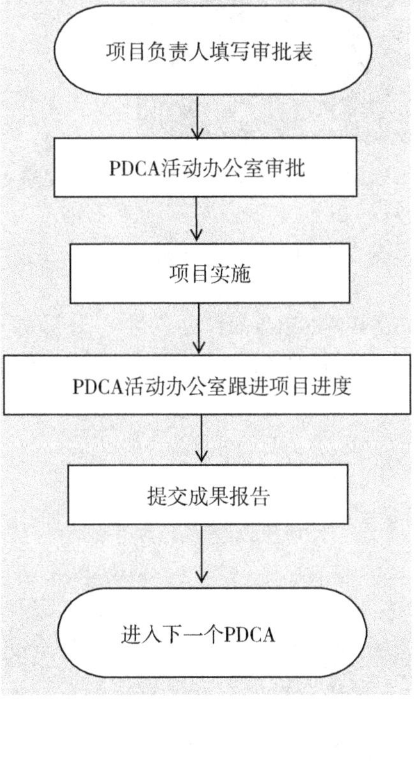

附件 2：PDCA 立项审批表

项目名称					
项目申报 部门 / 科室		负责人		编号	
申请日期		计划完成日期			
项目组成员					
项目背景及现状					
预计目标					
上一次 PDCA 项目					
部门 / 科室负责人意见	签名　　日期				
PDCA 办会室意见	签名　　日期				
PDCA 领导小组意见	签名　　日期				

备注：编号由质控部统一填写。

第三节 儋州市人民医院 PDCA 案例

案例 1 运用 PDCA 循环提高下肢骨折患者术后功能锻炼知晓率

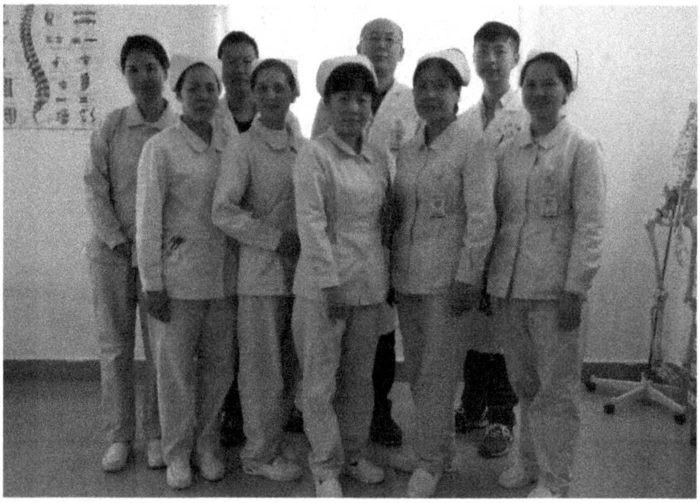

李宝林：用我们的专业知识及爱心去呵护患者的骨头，使肢体骨痂如期生长塑形，最大限度的恢复患者肢体功能，早日重返社会。

胡　勇：通过开展 PDCA 活动，促使患者树立健康意识，改善不良从医行为，有效改善了医患关系，提高了患者对医疗护理工作的满意度。

高冠琛：骨科护理同仁具有一颗宽容、博爱之心，用一双双纤巧的手呵护患者的骨头。

陈丽娜：通过开展 PDCA 活动，大大提高了护士发现问题、分析解决问题的能力，提升了护理服务质量，让患者得到更加优质、安全的护理服务。

一、选题背景

2017 年 10 月 18 日，习近平同志在十九大报告中指出，实施健康中国战略要完善国民健康政策，为人民群众提供全方位全周期健康服务。我们骨科医护人员结合自己的工作实际，要为骨科患者提供良好的康复服务，使他们能够生活自理，回归社会，减少因病致残，为健康中国贡献我们的一份力量。我们奔着这个目标开始以问题为导向，持续改进，不断提高下肢骨折患者术后功能锻炼知晓率，为患者康复做好基础性工作。发现的问题有：①通过各级护理质控检查，发现护士对专科疾病功能锻炼知识掌握欠佳。②患者功能锻炼动作不规范，达不到功能锻炼的目的（图 3-3-1，图 3-3-2）。

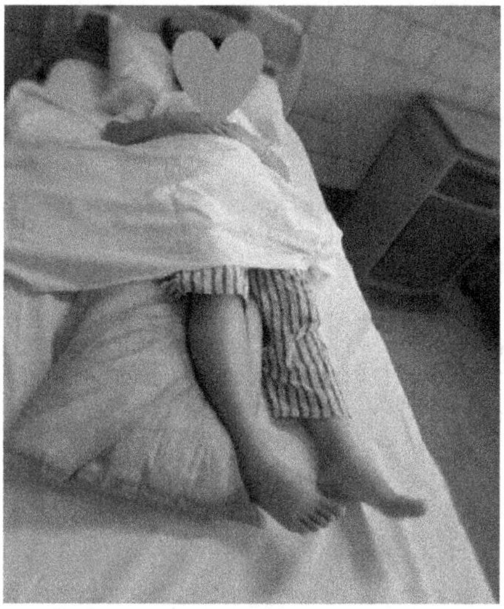

图 3-3-1　患者患肢体位摆放不正确

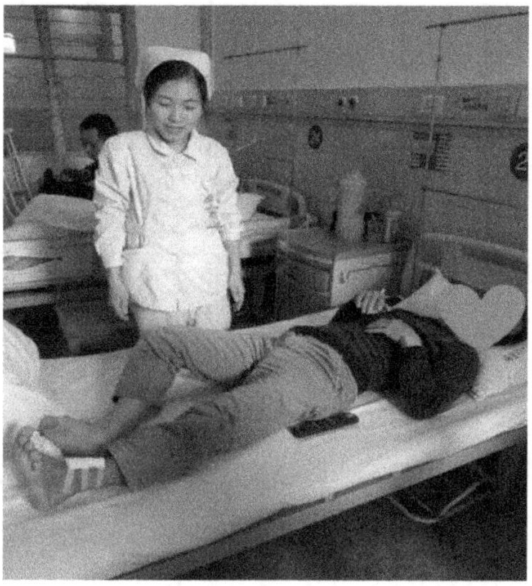

图 3-3-2　患者功能锻炼动作不规范，足背伸不到 90 度

二、下肢骨折术后功能锻炼知晓率现状调查

2017 年 5 月共调查 60 人次下肢骨折手术患者，15 位患者不知晓术后功能锻炼相关知识，知晓率为 75%（表 3-3-1）。

表 3-3-1　骨科下肢骨折患者术后功能锻炼知晓率调查表

内容	知晓 / 是	不知晓 / 不是
1. 您知道该如何进行功能锻炼吗？	√	
2. 您知道您的患肢体位如何摆放吗？		√
3. 您知道卧床时如何床上活动吗？		√
4. 您知道功能锻炼每天做多少个动作吗？		√
5. 您知道如何不负重下床行走吗？		√
6. 您知道功能锻炼的注意事项吗？		√
7. 护士向您讲解健康宣教时是否使用通俗易懂的语言	√	

三、成立 CQI 小组

为提高下肢骨折术后功能锻炼知晓率，使患者顺利康复，我科成立了质量持续改进小组（CQI），由骨科护士、骨科医师、康复科医师、信息专职护士共同组成。各成员分工明确（表 3-3-2）。

表 3-3-2 CQI 小组成员

序号	姓名	职称	学历	担任角色	分工
1	李宝林	骨科主任医师	本科	组长	组织召开协调会、分配任务
2	高冠琛	护理师	本科	副组长	计划执行责任人、PPT 制作
3	胡勇	骨科主治医师	本科	组员	查阅文献资料、分析原因
4	王红先	主管护师	专科	组员	查阅文献资料、分析原因
5	王冠贤	骨科主治医师	本科	组员	数据收集、统计
6	陈丽娜	护理师	本科	组员	数据收集、统计
7	党辉	康复科主治医师	本科	组员	整理资料，对策实施
8	孙德云	护士	本科	组员	整理资料，对策实施
9	邓国月	护士	专科	组员	整理资料，对策实施

四、设定目标值

目前我院骨折患者术后功能锻炼知晓率较低，为 75%，希望尽我们的能力提高骨折患者术后功能锻炼知晓率，目标值设为 100%（图 3-3-3）。

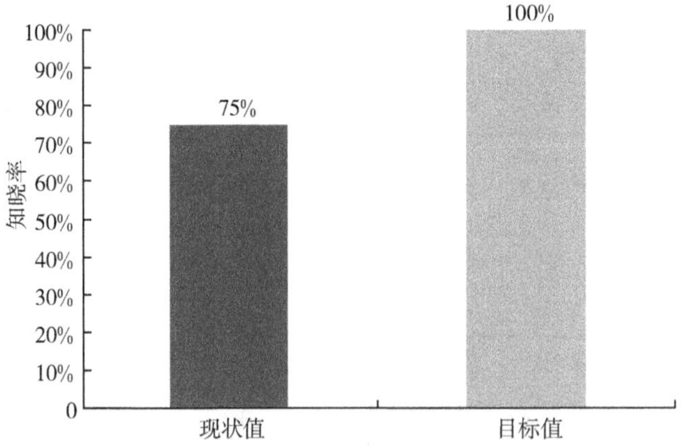

图 3-3-3 骨折患者术后功能锻炼知晓率

五、拟定计划

计划用 3 个月时间来完成预期的工作，计算出每个阶段的用时（图 3–3–4）。

阶段	月份 步骤	2017 年 5 月		2017 年 6 月				2017 年 7 月				负责人
		15 ～ 23 日	24 ～ 31 日	1 ～ 8 日	9 ～ 16 日	17 ～ 24 日	25 ～ 30 日	1 ～ 7 日	8 ～ 15 日	16 ～ 23 日	24 ～ 31 日	
P30%	主题选定											高冠琛
	成立小组											李宝林
	制定计划											高冠琛
	现状调查											王冠贤
	目标设定											王红先
	原因分析											胡勇
	对策拟定											陈丽娜
D40%	对策实施											邓国月
C20%	效果确认											李宝林
A10%	标准化											高冠琛
	持续改进											孙德云

注：------ 计划时间　　——— 实际时间

图 3–3–4　骨折患者术后功能锻炼知晓率活动计划——甘特图

六、原因分析

CQI 小组在一起研究影响下肢骨折患者术后功能锻炼知晓率的主要原因是什么，小组成员开展头脑风暴，建言献策，将大家的智慧绘制成鱼骨图（图 3–3–5），从人员、材料、方法、制度 4 个方面进行头脑风暴分析，认为问题主要原因集中于 6 个方面：一是护士宣教方式不形象；二是患者对宣教内容不理解；三是医嘱不明确；四是血栓高危提醒机制不完善；五是缺少规范化考核制度；六是锻炼方法单调乏味。专职人员至床边对未落实原因进行现场调查，按调查结果计算出每个主要原因所占累计百分比，绘制了柏拉图（图 3–3–6）。按照二八法则，没有规范的宣教流程及资料、护士专科功能锻炼知识欠缺、患者功能锻炼不规范定为要整改的真因。

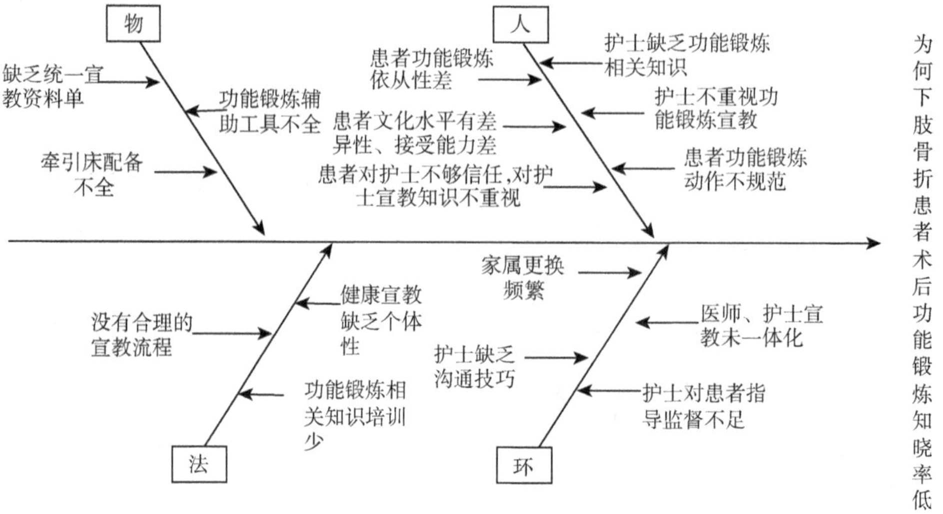

图 3-3-5 下肢骨折患者术后功能锻炼知晓率低原因分析——鱼骨图

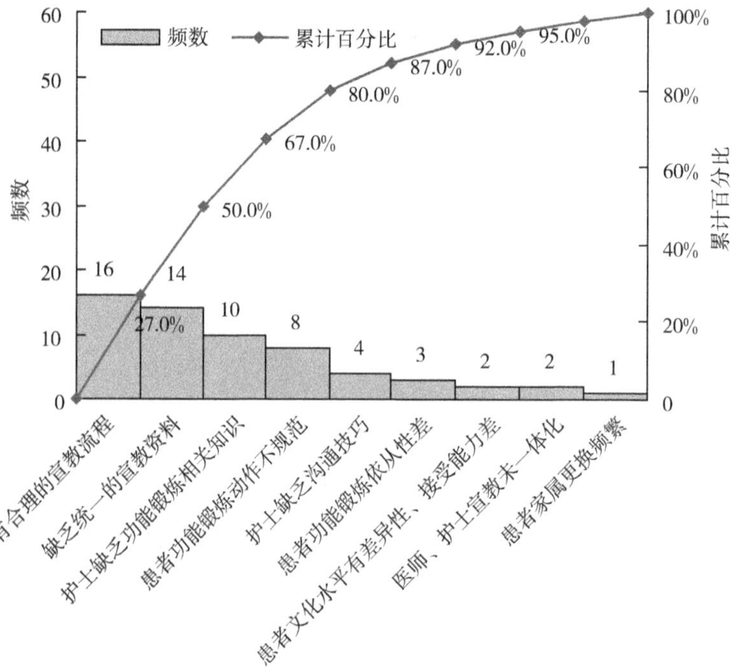

图 3-3-6 下肢骨折患者术后功能锻炼知晓率低真因验证——柏拉图

七、制定对策

运用 5W1H 法制定了持续改进对策（表 3-3-3）。

1. 没有规范的宣教流程及资料。①制定规范的功能锻炼宣教流程。②制定下肢骨折病种康复教育路径。③制作功能锻炼宣教图片及视频，以使功能锻炼指导更直观。④对全科护士进行上述内容培训，直至全员掌握。

2. 护士专科功能锻炼知识欠缺。①利用护士会通过案例向护士告知骨折术后功能锻炼的重要性，引起全科护士的重视。②进行科内下肢骨折功能锻炼讲解及实际操作示范培训，并对授课内容进行考核，直至人人掌握。

3. 患者功能锻炼不规范。①护士应加强医护、护患沟通。采用口头 + 文字图谱 + 床边示范 3 种方式进行生动的功能锻炼宣教。②护士针对个体一对一进行术后功能锻炼知识宣教，同时注意宣教的时机。③向患者介绍同种疾病术后康复好的病例，增强患者的信心。④每周进行 1 次患者功能锻炼情况抽查，护士长随机抽查，对功能锻炼不规范者及时指正，以促进护士有效落实功能锻炼指导。

表 3-3-3　下肢骨折患者术后功能锻炼知晓率对策制定——5W1H

主要问题	主要原因	措施	负责人	日期	地点
没有规范的宣教流程及资料	无规范的功能锻炼宣教流程及资料	1. 制定规范的功能锻炼宣教流程 2. 制定下肢骨折病种康复教育路径 3. 制作功能锻炼宣教图片及视频，以使功能锻炼指导更直观 4. 对全科护士进行上述内容培训，直至全员掌握	高冠琛	2017 年 6 月 10 ～ 16 日	骨科
护士专科功能锻炼知识欠缺	1. 护士对功能锻炼的重要性认识不够 2. 护士缺乏主动学习 3. 培训力度不足	1. 利用护士会通过案例向护士告知骨折术后功能锻炼的重要性，引起全科护士的重视 2. 进行科内下肢骨折功能锻炼讲解及实际操作示范培训，并对授课内容进行考核，直至人人掌握	邓国月	2017 年 6 月 20 日	骨科
患者功能锻炼不规范	1. 护患沟通较少，医护宣教未一体化 2. 护士没有一对一宣教 3. 患者术后患肢疼痛，不敢活动	1. 护士应加强医护、护患沟通。采用口头 + 文字图谱 + 床边示范 3 种方式进行生动的功能锻炼宣教 2. 护士针对个体一对一进行术后功能锻炼知识宣教，同时注意宣教的时机 3. 向患者介绍同种疾病术后康复好的病例，增强患者的信心，敢于进行循序渐进功能锻炼 4 每周进行 1 次患者功能锻炼情况抽查，护士长随机抽查，对功能锻炼不规范者及时指正，以促进护士有效落实功能锻炼指导	陈丽娜	2017 年 6 月 12 日～ 7 月 4 日	病房

八、执行阶段

1. 制定规范的功能锻炼健康宣教（图 3–3–7）。

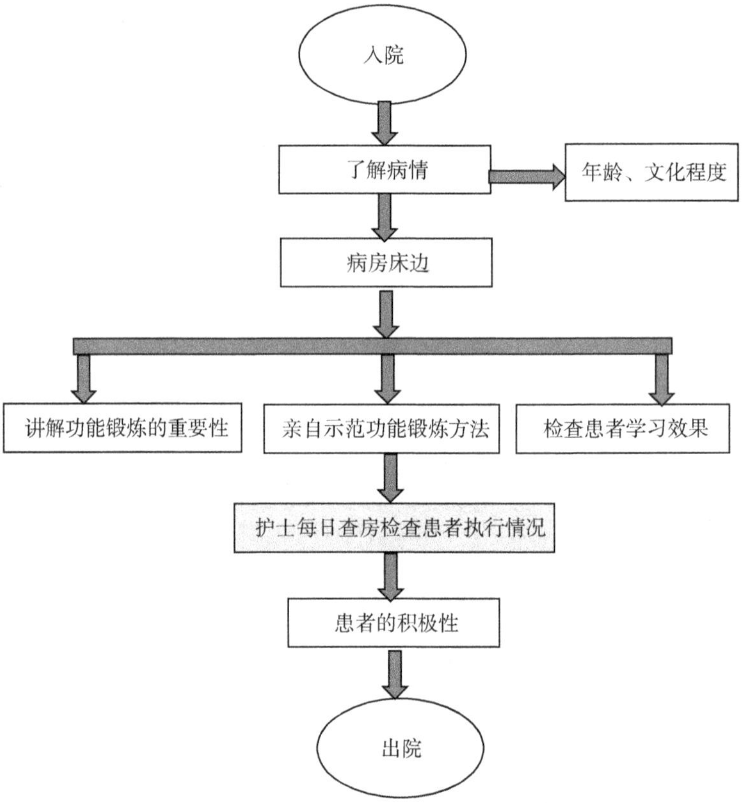

图 3–3–7 制定规范的功能锻炼健康宣教流程图

2. 同骨科医师及康复科医师一起制定下肢骨折病种康复教育路径（图 3–3–8）。

3. 对策实施前标准化培训（图 3–3–9）。①针对护士专科功能锻炼知识欠缺（图 3–3–10，图 3–3–11）。②患者功能锻炼不规范（图 3–3–12 ～图 3–3–17）。

髌骨骨折健康教育路径

科室　　床号　　姓名：　　性别：　　年龄：　　住院号：　　开始日期：

要求	术前宣教	术后当天	术后第 2～4 天
主要宣教内容	□ 1. 入院介绍 □ 2. 解释相关检查目的 □ 3. 饮食 □ 4. 用药指导 □ 5. 疾病相关知识宣教	□ 1. 踝泵锻炼 □ 2. 股四头肌（大腿前侧肌群）等长练习 □ 3. 腘绳肌（大腿后侧肌群）等长练习	□继续加强以上项目练习 □ 4. 侧抬腿练习 □ 5. 后抬腿练习
宣教方法	□ 1. 介绍环境、主管医师、护士、制度 □ 2. 血液检查、X 线、心电图 □ 3. 术前禁食 12h，禁饮 4h □ 4. 药物的作用、疗效等	□ 1. 先行踝背伸，然后跖屈，最后行踝关节左右旋转运动(循环 10 次，每次坚持 10 秒为一组)，每天练习 4～5 组 □ 2. 大腿平放于床上，绷紧大腿（把手放在膝关节上方，感觉到髌骨向上方移动，同时肌肉组织收缩绷紧，视为有效） □ 3. 以软枕垫于小腿下方，膝关节悬空．绷紧大腿的同时向下压大腿，坚持 10 秒（或依患者情况而定），然后放松，在循环练习 10 次为一组，每天练习 4～5 组	□ 4. 仰卧位将腿抬高（循环 10 次，每次坚持 10 秒钟为一组），每天练习 4～5 组（绝对禁止直抬腿！） □ 5. 俯卧位，后抬腿至足离床 5 厘米（循环 10 次，每次坚持 10 秒钟）为一组，每天练习 4～5 组
是否按时完成	□是　□否，原因： 1. 2.	□是　□否，原因： 1. 2.	□是　□否，原因： 1. 2.
评价效果	□	□	□
评价时间	□	□	□
责任护士			

人工股骨头置换术健康宣教路径

科室　　床号　　姓名：　　性别：　　年龄：　　住院号：　　开始日期：

要求	术前宣教	术后当天（麻醉清醒后）	术后第 1～2 天
主要宣教内容	□ 1. 入院介绍 □ 2. 解释相关检查目的 □ 3. 饮食 □ 4. 用药护理	□ 1. 患肢的足跖屈伸锻炼 □ 2. 踝关节的主动屈伸锻炼	□ 1. 继续以上锻炼 □ 3. 股四头肌等长收缩练习 □ 4. 臀肌收缩运动 □ 5. 屈髋、屈膝运动
宣教方法	□ 1. 介绍环境、人员、制度 □ 2. 血液检查、X 线、心电图 □ 3. 术前禁食 12h，禁饮 4h □ 4. 药物的作用、疗效、不良反应	□ 1. 足趾向上背伸，用力向下勾，保持 5～10 秒，放松。3～4 次 / 天，每次 10 下 □ 2. 患者仰卧，足尖用力向上勾到最大限度（背伸），持续 3～5 秒。足尖向下用力踩（跖屈）持续 3～5 秒。3～4 次 / 天，每次 10 下	□ 3. 患者仰卧，下肢伸直，膝关节下垫一软枕，主动下压膝关节。尽最大力度绷紧肌肉，保持大腿肌肉呈收缩状态 10 秒，放松。3～4 次 / 天，每次 20 下 □ 4. 患者卧位，伸直腿，上肢舒服地放在身体两侧，收缩臀部肌肉，保持 10 秒，放松，3～4 次 / 天，每次 20 下 □ 5. 被动屈伸膝、髋关节，但屈髋小于 45 度，3～4 次 / 天，每次 20 下
是否按时完成	□是 □否，原因： 1. 2.	□是 □否，原因： 1. 2.	□是 □否，原因： 1. 2.
评价效果	□	□	□
评价时间	□	□	□
责任护士			

图 3-3-8　医护一起制定下肢骨折病种康复教育路径

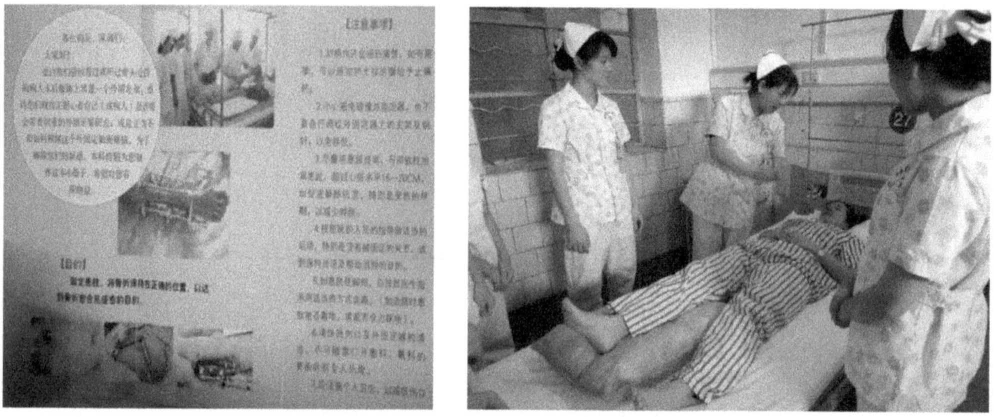

图 3-3-9 健康教育形式多样化：文字图谱 + 口头宣教

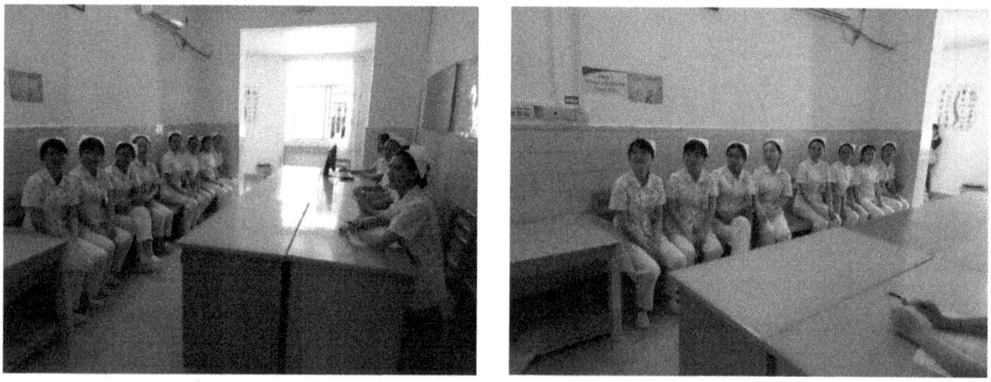

图 3-3-10 对策实施前培训学习功能锻炼相关知识

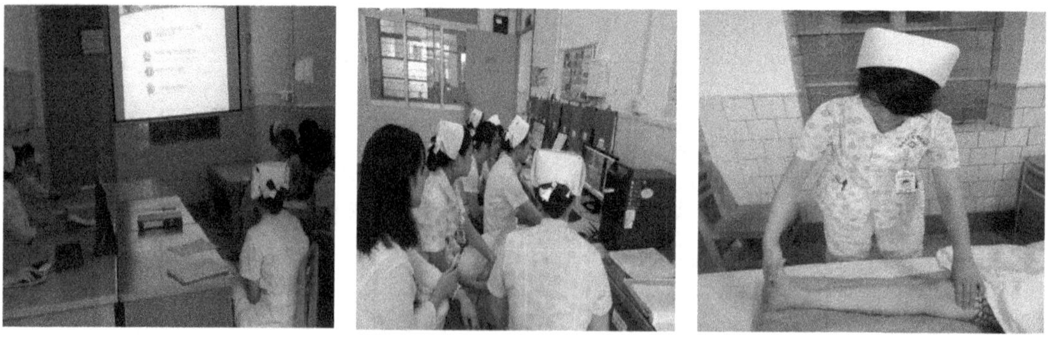

图 3-3-11 下肢骨折功能锻炼讲解及实际操作示范培训

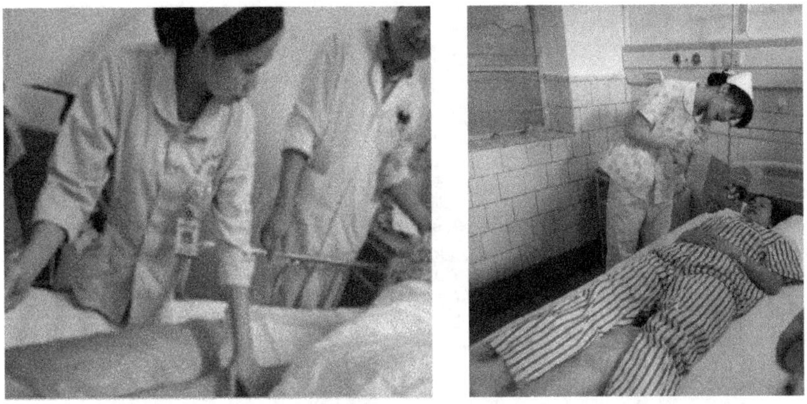

图 3-3-12　医护一体化共同沟通，采用口头、图谱或床边指导进行健康宣教

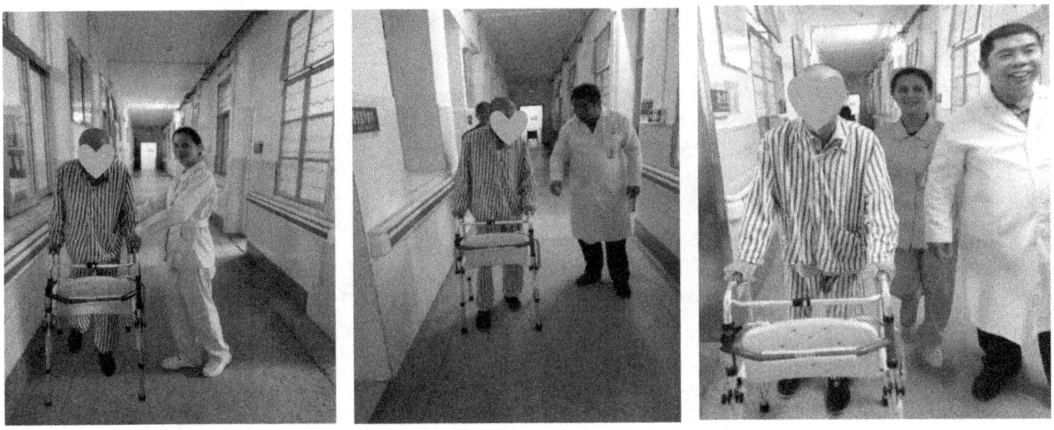

图 3-3-13　医护一体化共同指导功能锻炼

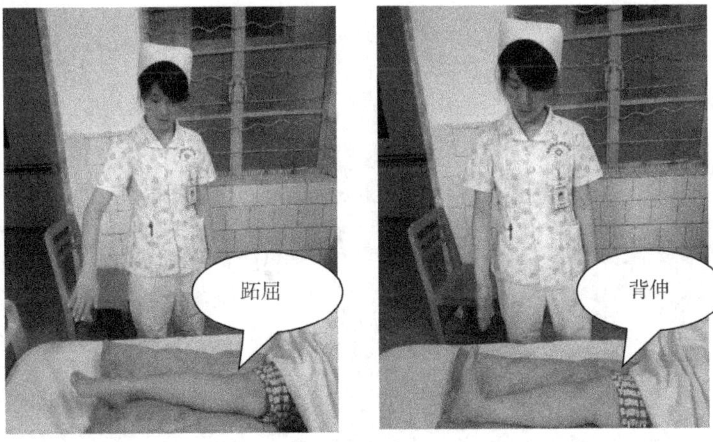

图 3-3-14　踝泵运动：跖屈与背伸每次 5 ~ 10 秒，20 ~ 30 次 / 组，3 ~ 4 组 / 日（术后 1 天）

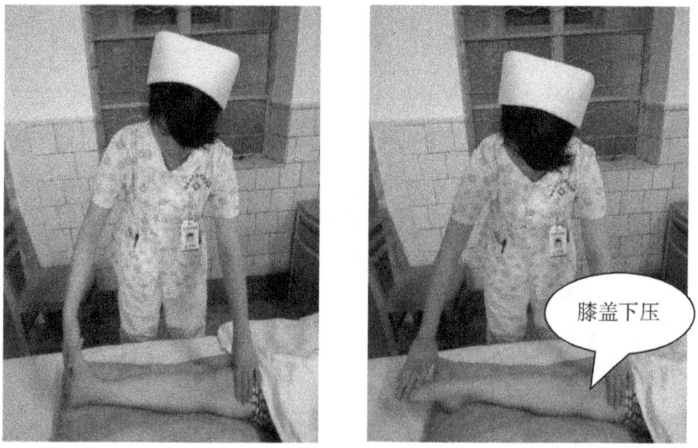

图 3-3-15 股四头肌等长收缩运动：收缩与放松每次 5 ~ 10 秒、20 ~ 30 次 / 组、3 ~ 4 组 / 日（术后 2 ~ 3 天）

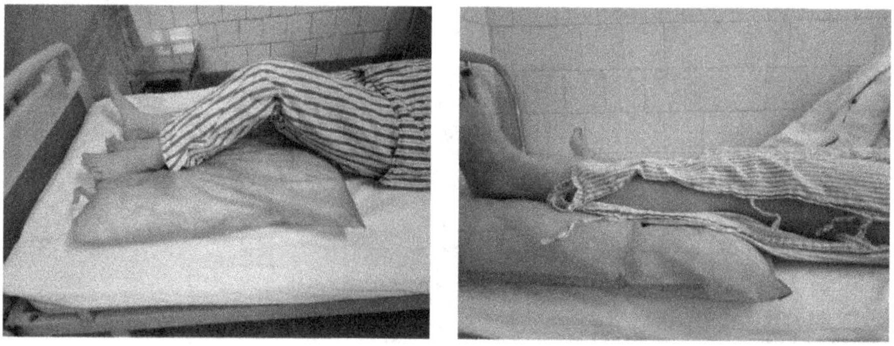

图 3-3-16 腘绳肌等长收缩运动：绷紧大腿的同时向下压大腿，坚持 10 秒，然后放松（术后 4 ~ 7 天）

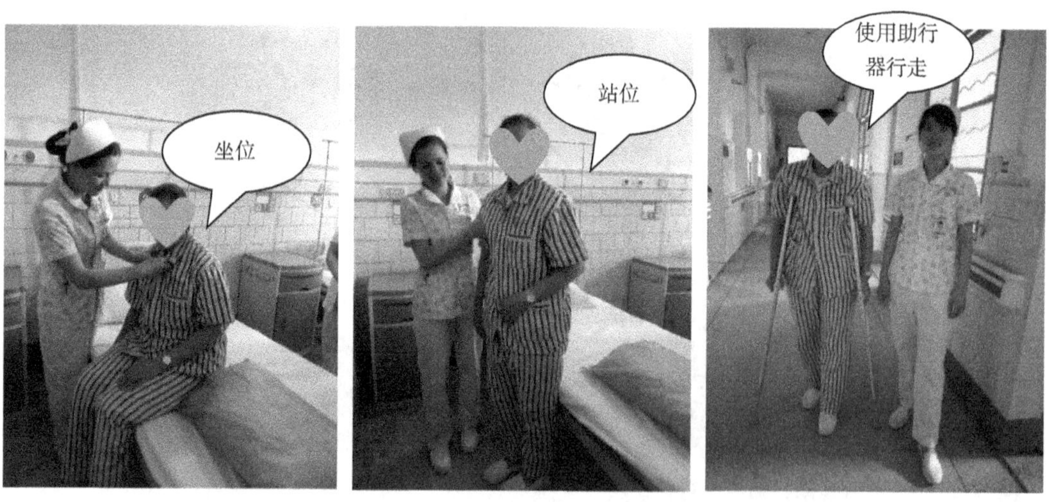

图 3-3-17 术后 2 ~ 3 周患者借助助力器下床不负重行走

九、检查阶段

所有措施实施后，2017 年 7 月再次对下肢骨折患者术后功能锻炼知晓率情况进行查检。通过检测数据统计，发现下肢骨折患者术后功能锻炼知晓率有大幅度的提升，但还未达到我们的设定目标值，我们还将持续改进（图 3-3-18）。2017 年 7 月调查 60 例手术患者，不知晓的有 3 名，知晓率为 95%，我们将未达标的 5% 的原因放入下一个 PDCA 循环继续改进，按责任制护理要求认真实施，力争知晓率达到 100%。

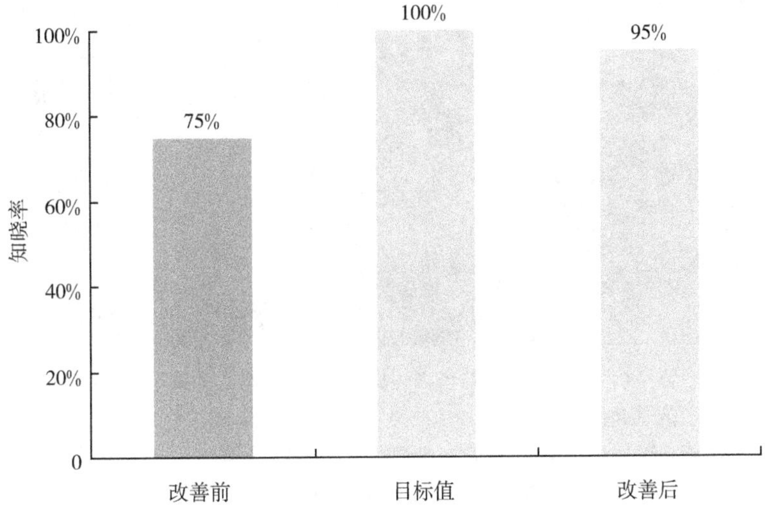

图 3-3-18　下肢骨折患者健康教育知晓率改善前后柱状图

十、总结阶段

本次 PDCA 循环活动收获：①完善了骨科患者术后功能锻炼宣教内容及流程。②制定了护理人员适用的教材。③编写了患者适用的健康宣教教材。④制定了下肢骨折功能锻炼护理流程图，规范了护士对骨科下肢骨折患者术后功能锻炼的执行流程。护士在专科知识方面得到了提升，有计划、分阶段循序渐进地为患者进行术后功能锻炼指导。⑤患者术后功能锻炼宣教知晓率大大提高，康复的效果也明显提高，患者及家属的满意度也随之提高。

（儋州市人民医院骨科　李宝林）

案例 2 运用 PDCA 循环规范全院抢救车管理

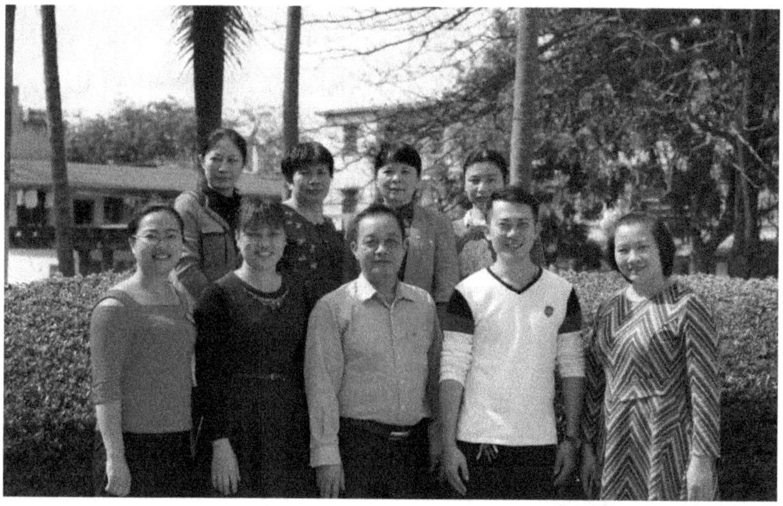

辛若梅：运用PDCA循环持续改进，规范抢救车内每支针剂、每件物品的管理，因为它牵动着每一个生命，共同守护，规范做起。

袁锦可：PDCA 的方法，凝聚小组的心，共同用实际行动管理抢救车，用抢救车质量保障急救品质。

陈珊珊：小小抢救车，发挥大作用，急救少不了，生命扬风帆。

符春花：让生命之车绽放希望之花。

一、选题背景

抢救车是存放抢救药品、物品的专用车，直接关系到患者抢救的成功率，其质量管理是医院急救和管理水平的综合体现。在创建“三甲”医院的过程中，辅导老师对全院临床科室的抢救车进行督查，发现存在的问题：①型号规格不统一，药品、物品摆放差异大；②药品、物品种类、数量不统一；③放置地点不规范，有的作为储物车使用（图 3-3-19 ～图 3-3-22）。

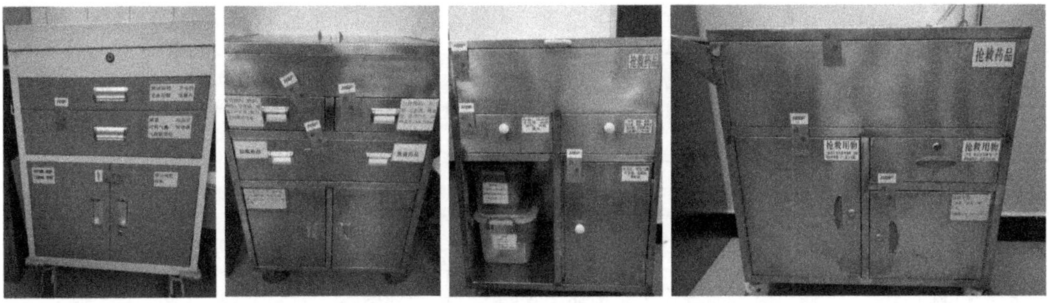

图 3-3-19　全院各类型号规格的抢救车

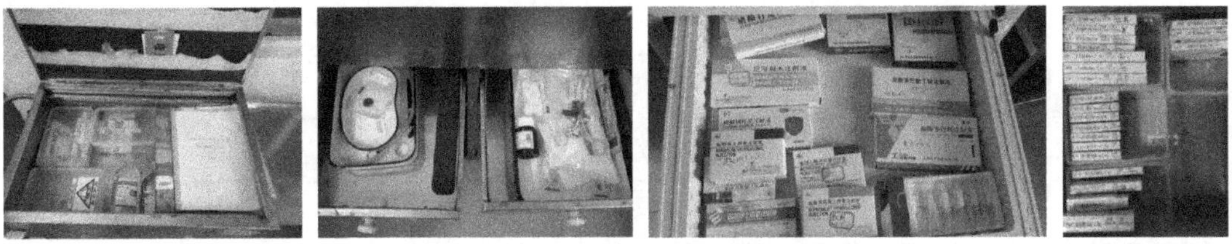

图 3-3-20　全院抢救车药品和物品摆放样式

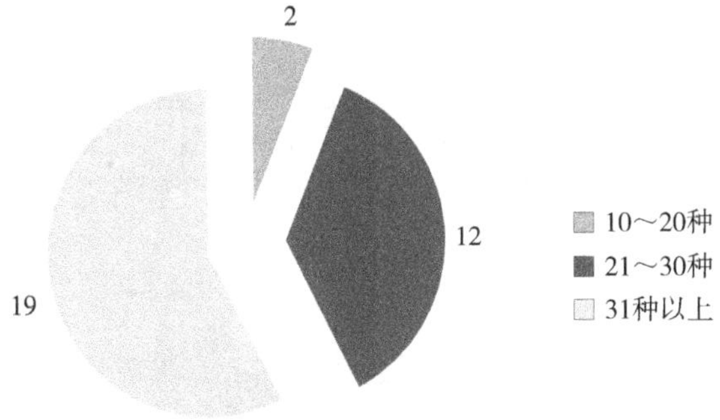

图 3-3-21　全院抢救车物品种类统计
（彩图见彩插 6）

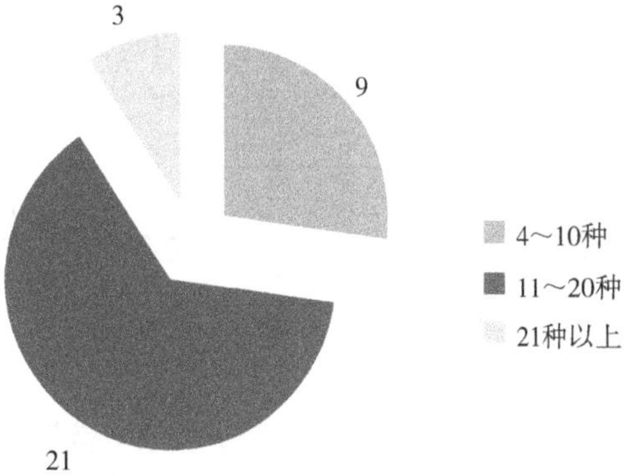

图 3-3-22　全院抢救车药品种类统计
（彩图见彩插 7）

二、现状调查

护理部与药学部制作检查表，对全院 33 辆抢救车进行联合检查，检查结果得出：全院抢救药品合格率为 81%；抢救物品合格率为 72%（表 3-3-4）。

表 3-3-4 全院科室抢救车药品、物品合格率查检表

科室	药品总支数	合格支数	合格率	物品总件数	合格件数	合格率
门诊部	22	16	73%	8	4	50%
急诊科	59	50	85%	24	20	83%
ICU	65	60	92%	42	38	90%
呼吸内科	85	75	88%	38	34	89%
心血管内科	79	65	82%	36	32	89%
消化内科	68	54	79%	34	30	88%
内分泌科	68	56	82%	35	31	89%
神经内科	72	65	90%	35	31	89%
感染科	86	74	86%	38	33	87%
精神病科	50	40	80%	32	27	84%
肾内中医科	64	60	94%	42	36	86%
肿瘤内科	65	57	88%	38	32	84%
……						
总计	1478	1198	81%	883	636	72%

三、成立质量持续改进小组（CQI 小组）

为确保抢救的需要，在繁忙地抢救中减少差错，我院决定运用 PDCA 方法对急救车现状进行改进，故成立抢救车质量持续改进小组（表 3-3-5）。

表 3-3-5 抢救车质量持续改进小组

序号	科室	姓名	职务	小组分工
1	护理部	辛若梅	护理部副主任	策划、分工
2	医务科	袁锦可	医务科副科长	统筹、指导
3	药学部	陈珊珊	药学部副主任	统筹、指导
4	药学部	黄兹英	临床药师	对策实施
5	护理部	潘雪晖	门急诊片区护士长	对策实施

续表

序号	科室	姓名	职务	小组分工
6	护理部	郭桂莲	内科片区护士长	资料收集、数据统计
7	护理部	陈和月	外科片区护士长	资料收集、数据统计
8	新生儿科	邱海燕	护士长	资料收集、数据统计
9	重症医学科	符春花	护士长	资料收集、数据统计

四、设定目标值

我们根据 2017 年护理部工作计划中提出的质量管理目标，将抢救药品和物品完好率均设为 100%（图 3-3-23，图 3-3-24）。

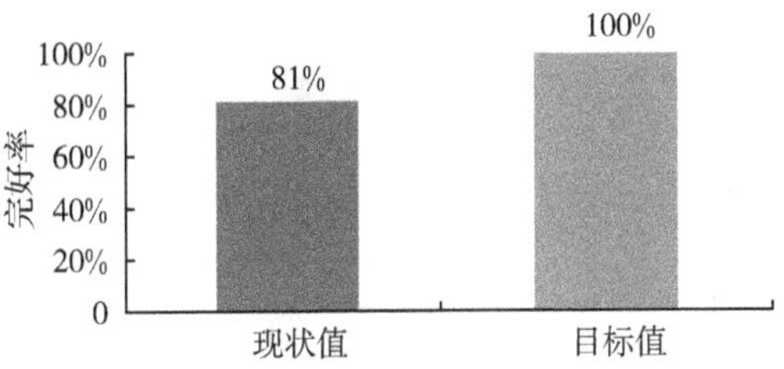

图 3-3-23　抢救药品完好率目标值设定

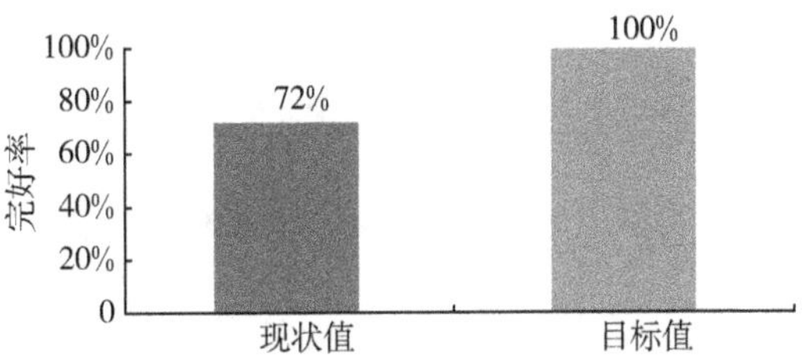

图 3-3-24　抢救物品完好率目标值设定

五、拟定计划

计划用 3 个月的时间来完成预期的工作，其中 P 阶段占 30% 的用时，D 阶段占 40% 的用时，C 阶段占 20% 的用时，A 阶段占 10% 的用时（图 3-3-25）。

六、分析原因

小组成员现场调查全院的抢救车，同时采用头脑风暴法，绘制鱼骨图，找出造成全院抢救车管理不规范的系统原因（图 3-3-26）。在现场进行真因验证后，调查成员进行了分析论证，确定以下 3 点为主要原因：配置不统一，管理方式不统一，交接班和使用记录不一致（表 3-3-6，图 3-3-27）。

日期 / 项目	5.2～5.8	5.9～5.15	5.16～5.22	5.23～5.29	5.30～6.5	6.6～6.12	6.13～6.19	6.20～6.26	6.27～7.3	7.4～7.10	7.11～7.17	7.18～7.24	负责人
主题选定													辛若梅 陈珊珊
拟定计划			30%										袁锦可 陈珊珊
现状把握													潘雪晖 黄兹英
目标设定													邱海燕 郭桂莲
原因分析													全体成员
制定对策						40%							全体成员
实施对策										20%			郭桂莲 陈和月 符春花
效果确认												10%	黄兹英 潘雪晖
标准化													辛若梅 陈珊珊
讨论改进													全体成员

注：------计划线　　——实施线

图 3-3-25　规范全院抢救车管理活动计划

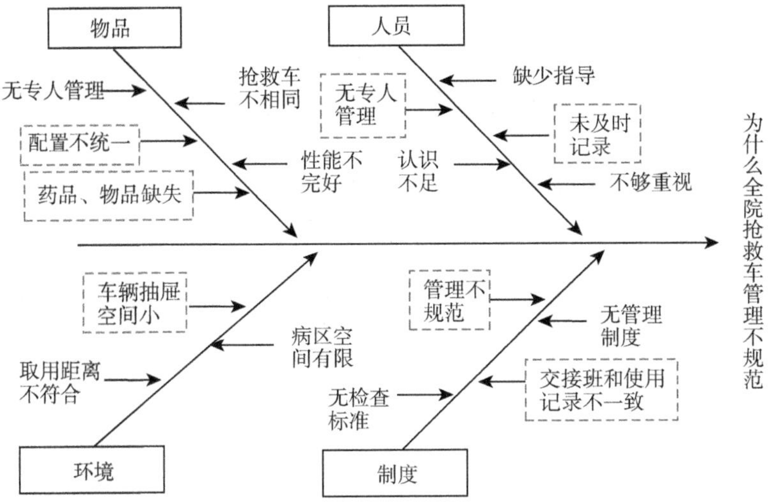

图 3-3-26　全院抢救车管理不规范原因分析——鱼骨图

表 3-3-6　全院抢救车管理不规范原因统计表

项目	频次	累计百分比
配置不统一	42	42%
管理方式不统一	24	67%
交接班和使用记录不一致	14	81%
药品和物品缺失	8	89%
无专人管理	5	94%
车辆抽屉空间小	3	97%
未及时记录	3	100%

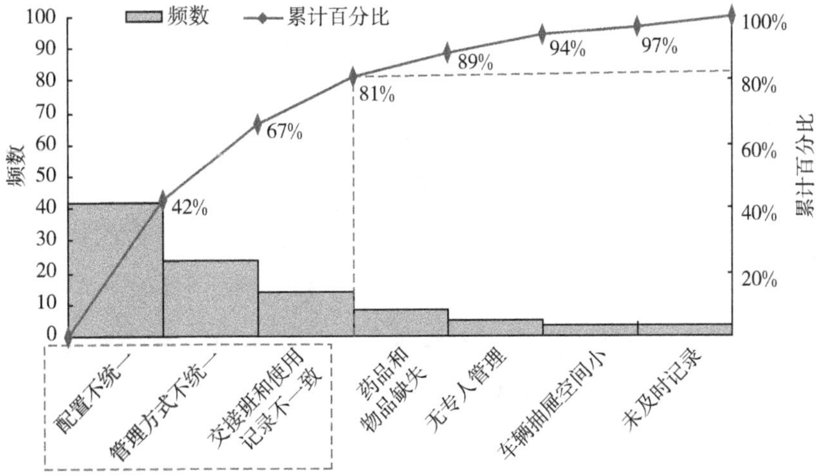

图 3-3-27　全院抢救车管理不规范真因验证——柏拉图

七、制定对策

运用 5W1H 法制定了持续改进对策（表 3-3-7）。

表 3-3-7 规范全院抢救车管理对策制定——5W1H

What	Why	How	When	Who	Where
抢救车配置不统一	1. 抢救车规格不相同	护理部根据需求做计划，由设备科统一购置同样规格的抢救车	2017 年 3 月	辛若梅	护理部
	2. 没有明确抢救药品、物品的种类和数量	①药事管理委员会和护理质量与安全管理委员会分别对抢救车内药品和物品的种类、数量进行讨论确定 ②按新购进的抢救车设计药品、物品的放置位置	2017 年 4 月 5 ～ 9 日	陈珊珊 袁锦可 辛若梅	药学部 医务科 护理部
	3. 无抢救车统一的标识、指引	统一制作抢救车平面图、儿童剂量换算表及车内、外药品和物品标识	2017 年 4 月 10 ～ 16 日	黄兹英 潘雪晖	药学部 护理部
管理方式不统一	1. 没有管理相关制度和规定	制定抢救车相关管理制度和规定	2017 年 4 月 15 ～ 19 日	陈珊珊 辛若梅	药学部 护理部
管理方式不统一	2. 各科抢救车放置随意	全院征求意见，确定临床、医技科室抢救车放置点	2017 年 4 月 20 ～ 24 日	郭桂莲 陈和月	护理部
	3. 监管要求及方式不明确	①明确抢救车三级管理的要求并落实 ②制定查核标准，依照标准进行检查	2017 年 4 ～ 5 月	辛若梅 黄兹英	护理部 药学部
交接班和药品使用记录不一致	没有统一的记录本	①设计口头医嘱执行登记本，对使用的抢救药品逐一记录 ②制定抢救车药品、物品交班登记表，落实每班交接	2017 年 4 月 15 ～ 19 日	陈珊珊 辛若梅	药学部 护理部

八、执行阶段

1. 药事管理委员会和护理质量与安全管理委员会分别召开会议，明确统一了全院 14 种抢救药品和 26 种抢救物品（表 3-3-8，表 3-3-9）。

表 3-3-8 急救车药品基数目录

编号	药品名称	规格	数量	储存要求	备注
1	盐酸肾上腺素注射液	1ml：1mg	5 支	凉暗处，密闭保存	高危、听似
2	重酒石酸去甲肾上腺素注射液	1ml：2mg	5 支	凉暗处，密闭保存	高危、听似
3	硝酸甘油注射液	1ml：5mg	5 支	凉暗处，密闭保存	
4	尼可刹米注射液	1.5ml：0.375g	3 支	遮光，密闭保存	
5	盐酸洛贝林注射液	1ml：3mg	3 支	遮光，密闭保存	
6	去乙酰毛花苷注射液	2ml：0.4mg	3 支	遮光，密闭保存	高危
7	多巴胺注射液	2ml：20mg	5 支	遮光，密闭保存	
8	硫酸阿托品注射液	1ml：0.5mg	5 支	密闭保存	
9	地塞米松磷酸钠注射液	1ml：5mg	3 支	遮光，密闭保存	
10	50% 葡萄糖注射液	20ml	3 支	密闭保存	高危、听似
11	盐酸利多卡因注射液	5ml：0.1g	3 支	密闭保存	
12	10% 葡萄糖酸钙注射液	10ml：1g	3 支	密闭保存	听似
13	盐酸胺碘酮注射液	3ml：0.15g	3 支	遮光，贮存于 25℃以下	高危
14	地西泮注射液	2ml：10mg	3 支	遮光，密闭保存	精二

表 3-3-9 急救车物品基数目录

编号	物品名称	基数	编号	物品名称	基数
1	头皮针	2 个	14	5ml 注射器	5 支
2	三通阀	2 个	15	2.5ml 注射器	5 支
3	透明胶布	1 卷	16	口咽通气管	2 个
4	安尔碘	1 瓶	17	剪刀	1 把
5	砂轮	1 个	18	手电筒	1 把
6	棉签	1 包	19	开口器	1 付
7	穿刺护理包	2 包	20	拉舌钳	1 付
8	输液管	2 条	21	压舌板	1 付
9	3M 敷料	2 片	22	一次性吸痰包	5 包
10	静脉留置针	2 支	23	灭菌手套	2 付
11	60ml 注射器	2 支	24	呼吸气囊	1 套
12	20ml 注射器	2 支	25	台式血压计	1 付
13	10ml 注射器	2 支	26	听诊器	1 付

2. 按照抢救车的结构分类分层摆放抢救药品和物品，定位后，设计并制作统一的抢救车平面图、儿童药物剂量换算表和内外部标识（图 3-3-28 ～图 3-3-31）。

3. 向临床科室发放 20 份问卷征求抢救车定点放置的意见，统计结果：同意抢救车放置在治疗室的科室占 80%，根据大家的意见全院统一了抢救车放置的位置（图 3-3-32，图 3-3-33）。

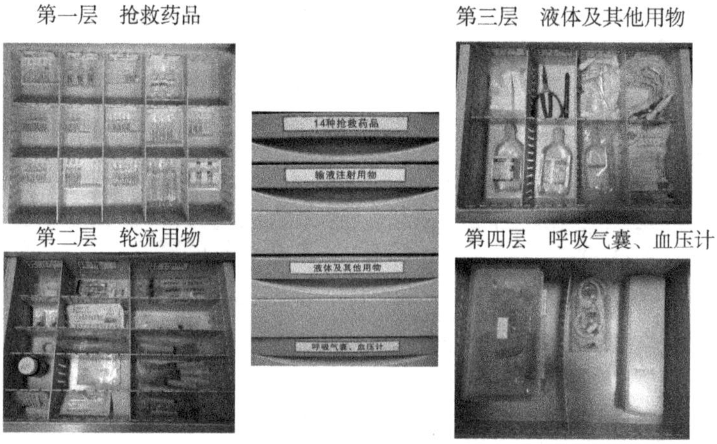

图 3-3-28　抢救车统一分层摆放的药品和物品

儋州市人民医院抢救车药品、物品放置平面图

第一层				
3 号 盐酸洛贝林注射液（3 支）	6 号 尼可刹米注射液（3 支）	9 号 地塞米松磷酸钠注射液（3 支）	12 号 10% 葡萄糖酸钙注射液（3 支）	
2 号 去甲肾上腺素注射液（5 支）	5 号 硝酸甘油注射液（5 支）	8 号 硫酸阿托品注射液（5 支）	11 号 盐酸利多卡因注射液（3 支）	14 号 地西泮注射液（3 支）
1 号 肾上腺素注射液（5 支）	4 号 去乙酰毛花苷注射液（3 支）	7 号 多巴胺注射液（5 支）	10 号 50% 葡萄糖注射液（3 支）	13 号 盐酸胺碘酮注射液（3 支）
第二层				
头皮针（2 个）	棉签（1 包）	60ml 注射器（2 支）		
三通阀（2 个）	穿刺护理包（2 包）	20ml 注射器（2 支）		
透明胶布（1 卷）	输液管（2 条）	10ml 注射器（2 支）		
安尔碘（1 瓶）	3M 敷料（2 片）	5ml 注射器（5 支）		
砂轮（1 个）	静脉留置针（2 支）	2.5ml 注射器（5 支）		
第三层				
口咽通气管（2 个）	剪刀、手电筒（各 1 把）	开口器、拉舌钳压舌板（各 1 付）	一次性吸痰包（5 包）	
0.9% 氯化钠 250ml（1 瓶）	5% 葡萄糖 250ml（1 瓶）	5% 碳酸氢钠 250ml（1 瓶）	灭菌手套、弯盘（各 2 付）	
第四层				
呼吸气囊（1 套）	气管插管包（2 包）	台式血压计、听诊器（各 1 付）		

图 3-3-29　抢救车药品、物品放置平面图

儿童急救药品剂量换算表

编号	药品名称	规格	用法用量	比值(ml:mg)	注意事项
1	盐酸肾上腺素注射液	1ml：1mg	皮下、肌注：0.01 ～ 0.03mg/kg	1	高血压、器质性心脏病、冠状动脉疾病、甲状腺功能亢进患者禁用
2	重酒石酸去甲肾上腺素注射液	1ml：2mg	静滴：0.02 ～ 0.1μg/（kg · min）	0.5	可卡因中毒及心动过速患者禁用
3	硝酸甘油注射液	1ml：5mg	0.5μg/（kg · min）开始，＜ 3μg/（kg · min）	0.2	心肌梗塞早期，严重贫血、青光眼禁用
4	尼可刹米注射液	1.5ml：0.375g	皮下、肌注、静注：一次 10 ～ 15mg/kg	0.004	抽搐及惊厥患者禁用，大剂量时可出现血压升高、心悸、出汗、心律失常
5	盐酸洛贝林注射液	1ml：3mg	皮下、肌注、静注：0.3 ～ 3mg/ 次	0.33	大剂量科引起心动过速、传导阻滞、呼吸抑制
6	去乙酰毛花苷注射液	2ml：0.4mg	肌注、静注：	5	禁用于：1、室性心动过速、心室颤动 2、梗阻性肥厚型心肌病 3、预激综合征伴心房颤动或扑动
			早产儿、新生儿：0.022mg/kg，分 2 ～ 3 次给予		
			2 周～ 3 岁：0.025mg/kg，分 2 ～ 3 次给予		
7	盐酸多巴胺注射液	2ml：20mg	静滴：2 ～ 20μg/（kg · min）	0.1	嗜铬细胞瘤患者不宜使用
8	硫酸阿托品注射液	1ml：0.5mg	皮下：0.01 ～ 0.02mg/kg	2	青光眼、前列腺肥大、高热者禁用
9	地塞米松磷酸钠注射液	1ml：5mg	肌注、静滴：1 ～ 2.5mg/ 次	0.2	高血压、心肌梗塞、胃与十二指肠溃疡青光眼不宜使用
10	50% 葡萄糖注射液	20ml：10g		0.002	禁用于：糖尿病酮症酸中毒未控制者、高血糖非酮症性高渗状态
11	盐酸利多卡因注射液	5ml：0.1g	1 ～ 3mg/kg	0.05	早产儿慎用
12	10% 葡萄糖酸钙注射液	10ml：1g	静注：25mg/kg	0.01	禁与氧化剂、枸橼酸盐、碳酸盐、硫酸盐配伍
13	盐酸胺碘酮注射液	3ml：0.15g	负荷量：5mg/kg 维持量：10 ～ 15mg/kg	0.02	禁用于：甲状腺功能异常、妊娠、严重低血压、3 岁以下儿童
14	地西泮注射液	2ml：10mg	静注：0.3 ～ 0.5mg/kg（最大量 10mg）	0.2	严重急性乙醇中毒、重度重症肌无力慎用

说明：所需毫升 = 比值 × 所需毫克，举例：如需使用地塞米松磷酸钠注射液 3mg，所需毫升为 0.2 × 3mg=0.6ml，抽取 0.6ml 地塞米松磷酸钠注射液使用即可

图 3-3-30　儿童急救药品剂量换算表

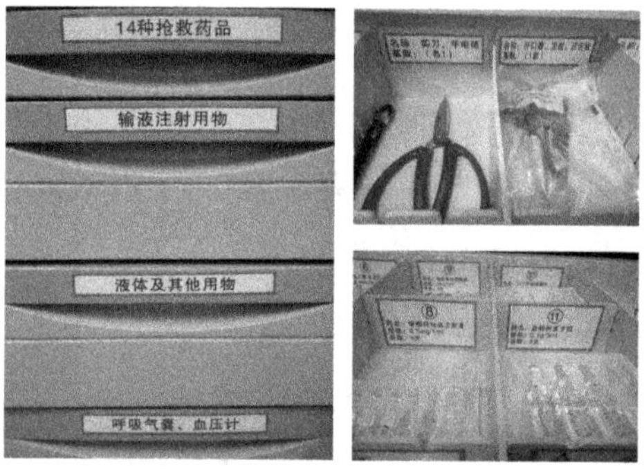

图 3-3-31 抢救车内、外部标识

抢救车管理问卷调查

为了规范抢救车管理，现就抢救车管理问题和抢救车的放置位置做一问卷调查，请在相应的栏内打√，感谢您的参与。

抢救车	管理		放置位置	
	上锁管理	封条管理	护士站	治疗室
建议				

图 3-3-32 抢救车管理问卷调查

抢救车管理问卷调查结果分析

为了规范我院抢救车管理，关于采用上锁管理还是封条管理的问题及抢救放置的位置问题共发放问卷20张，收回20张，调查结果如下：

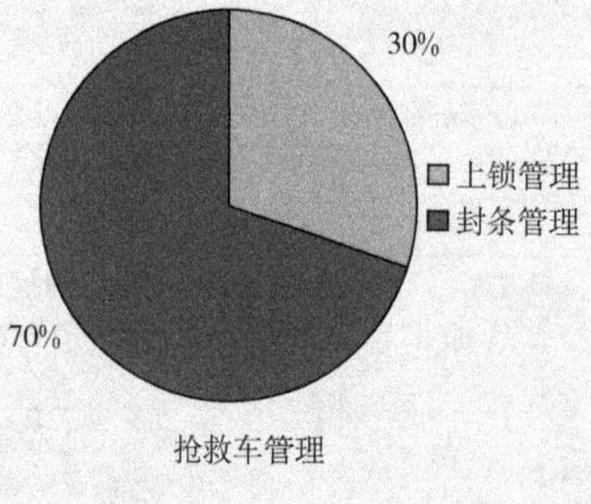

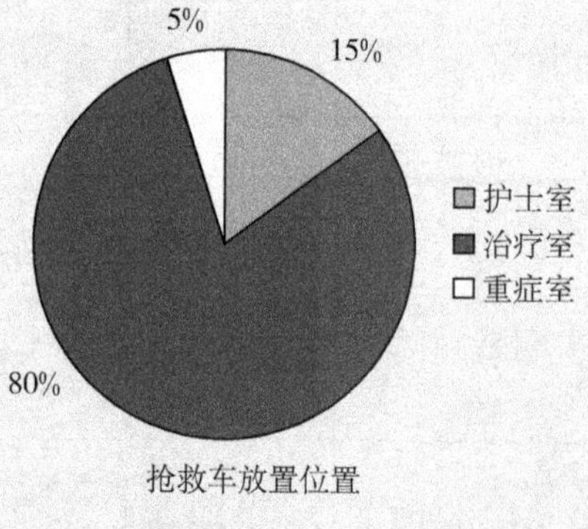

从以上两个图表得出：70%的科室表示抢救车实行封条管理，30%的科室表示希望上锁管理；80%的科室表示抢救车放于治疗室，15%的科室表示抢救车放于护士站，5%的科室表示抢救车放于重症室。根据问卷调查的结果，护理部讨论后决定将全院的抢救车重新调整，统一放于治疗室内，实行封条式管理，重症医学科及手术室实行非封条式管理，于2017年5月1日正式实施。

儋州市人民医院护理部

2017-4-26

图 3-3-33 抢救车管理问卷调查结果分析

4. 制定抢救车管理相关制度和规定，明确和统一日常管理的要求（图3-3-34，图3-3-35）。

5. 制定抢救药品、物品检查登记表，依照标准明确抢救车三级质控（月、季度）检查要求（图3-3-36～图3-3-40）。

儋州市人民医院
Danzhou People's Hospital
儋州市农垦医院
Danzhou Nong Ken Hospital

文件名称：临床科室急救等备用药品管理制度			页 数：1/2
生效日期：2013/10/14	修订日期：2017/04/05	修订次数：2	文件号：15-A-034
审核人：陈朝荣	批准人：羊轶驹	发布部门：药学部	版本号：1.2

一、目的：

加强临床科室急救等备用药品管理，规范备用药品储存、领用、补充流程，保障患者用药安全。

二、适用范围：

全院各科室。

三、定义：

为方便患者的药物治疗，临床科室根据实际需要，将其常用药品按不同品种、规格和剂型预先申领。备存于本科室的药品，本病区负责保存和管理。

四、内容：

（一）急救等备用药品的管理

1. 急救等备用药品是按照各临床科室的实际需要储存于科室，供临床急救和周转的必备药品，备用药品分为全院统一配置急救药品和科室专科用药。

2. 统一配置的急救药品品种及数量须经药事管理与药物治疗学委员会讨论批准，科室专科备用药品种及数量由科主任拟定后实行基数管理。

3. 急救等备用药品基数确定后，填写备用药品基数登记本，报医务科、护理部、药学部审批。基数确定、审批后原则上不再变动，确因临床需要增加品种、数量的，须书面写明理由，并重新填写备用药品基数登记本，报医务科、护理部、药学部审批。

4. 科室指定专人负责急救等备用药品的领取、储存、保管、补充、标识及效期检查等管理工作。护士长负责对本科室所有备用药品的管理进行监督指导。

5. 经审批后的药品由科室药品管理人员到西药库领取，急救药固定放置在急救车上，其他专科用药放置在专柜里，口服药、外用药、注射剂分开放置，按药品储存要求储存。对特殊管理药品、高危药品、易混淆药品贴上规定的标识。特殊管理药品、高危药品单独存放。药品存放区域需有温湿度监控，每日做好温湿度记录。

6. 急救等备用药品每月检查一次，效期 6 个月内的药品用黄色标识，效期 3 个月内的药品用红色标识，使用时左进右出拿取使用。

7. 药学部每月对临床科室急救等备用药品管理进行检查，并督促科室存在问题的整改。

（二）急救等备用药品的使用管理

1. 临床科室急救等备用药品仅于应急时使用，其他人员不得私自取用。

2. 基数药品取用后，医师应及时开具处方或医嘱，护士凭门诊处方或医嘱单到药房领取药品补充基数。

3. 每日要进行交接班，并做好记录。

4. 对效期 3 个月内的药品，列出明细清单，护士长签字后和实物一并交至药库，重新领取新批号的药品，如西药库暂无新批号药品，科室应继续使用至效期到期，但必须对近效期药品实时监控。

5. 到期药品应交回西药库统一处置。

五、流程图：

1. 急救药等备用药品领用、补充流程

急救药、专科用药基数申请→护士长核对后签字→医务科、护理部、药学部审批→到药库领取→使用→临床医师开具医嘱→护士核对后录入电脑→护士到药房领药→补充基数。

2. 破损、近效期急救备用药品清点数量并列出清单→护士长核对后签字→到药库换取新批号药品。

图 3-3-34　临床科室急救等备用药品管理制度

儋州市人民医院
Danzhou People's Hospital
儋州市农垦医院
Danzhou Nong Ken Hospital

文件名称：抢救车管理规定			页数：1/1
生效日期：2013/08/09	修订日期：2017/04/10	修订次数：3	文件号：16-B-067
审核人：吴媛	批准人：陈朝荣	发布部门：护理部	版本号：3.0

一、目的：规范医院抢救车管理，保障患者安全。

二、适用范围：全院配置抢救车的科室。

三、内容：

（一）建立抢救车药品、物品清点登记本，帐物相符，班班交接并签全名。抢救药品、物品做到“五固定”：定数量品种、定点放置（治疗室内）、定人保管、定期消毒灭菌、定期检查清洁；“二及时”：及时维修、及时领取补充。

（二）抢救车设置药品、物品放置平面图及基数一览表。

（三）抢救车内物品齐全、性能良好，处于备用状态，完好率达到 100%。

（四）抢救车内药品齐全，标签清晰，无变色、变质、过期失效、破损现象。每个药盒内只能放置一种药品，按药物有效期先后顺序放置和使用。药品按管理要求做好各种警示标识。

（五）抢救药品、物品使用后，当班及时补充齐全，由两名护士进行双核对后加一次性锁扣。如因特殊原因无法当班补齐时，应在清点登记本上说明交班，并报告护士长协调解决。

（六）护士长或分管护士每月至少检查一次，按基数本清点药品数量，检查药品批号、有效期和物品的数量、有效期及性能，检查无误后使用一次性锁扣封存并做好记录。

（七）抢救药品使用时，应记录于《口头医嘱执行登记本》，空安瓿经双人查对无误后方可丢弃。

（八）护士长节假日前必须检查抢救车内药品是否齐全，抢救物品是否齐全、完好，处于备用状态。

图 3-3-35　抢救车管理规定

质控要求

1. 科室的备用药品由护理部、药剂科共同监控。护理施行三级质控。

2. 日常管理要求：《科室备用药品交班登记表》由 A 班、P 班或 N 班护士接班时填写，如数量不符，需及时追查。

3. 一级质控要求：各科室指定专人负责备用药品的定期检查并记录，检查周期为每月一次，核查内容为：药品数量与基数是否相符，有无过期变质现象，标签是否清晰，有无破损，储存温湿度是否符合要求，高危药品、近效期药品、看似、听似药品是否有高危、近效期、看似、听似标识；药品数量以小于等于基数为合理。如符合要求，需在《科室备用药品检查登记表》“检查结果”一栏选择“合格”；如不符合要求，需在“检查结果”一栏选择“不合格”，在备注栏注明原因，并报告护士长。

4.《科室备用药品检查登记表》中药品名称、规格、基数需与《**** 科专业备用药品基数登记本》一致，需记录检查该药品的数量、批号和有效期。当该药品有多个批号和有效期时，要记录全部的批号和有效期。

5. 检查结束后，检查者需在《科室备用药品检查登记表》上签名，并注明检查日期。

6. 二级质控要求：分管片区的护长每季度对科室的备用药品管理进行监控。将结果记录在《科室备用药品检查登记表》上，发现问题还应填写《护理质量持续改进表》，限期整改并追踪。

7. 三级质控要求：护理部每季度对科室备用药品的管理进行检查，将结果记录在《科室备用药品检查登记表》上，发现问题还应填写《护理质量持续改进表》，限期整改并追踪。

8. 药剂科每月不定期对科室的备用药品进行检查。将结果记录在《科室备用药品检查登记表》上，发现问题及时反馈科室，限期整改并追踪。

图 3-3-36　抢救车质控检查要求

科室急救药品检查登记表

检查日期：　　　年　　月　　日

科室检查者：　　　科室核对者（护长）：

类别	药品名称	规格	基数	数量	批号	有效期	检查结果	备注
急救药品	盐酸肾上腺素注射液	1ml：1mg	5 支				£合格 □不合格	
	重酒石酸去甲肾上腺素注射液	1ml：2mg	5 支				□合格 □不合格	
	硝酸甘油注射液	1ml：5mg	5 支				£合格 □不合格	
	尼可刹米注射液	1.5ml：0.375g	3 支				□合格 □不合格	
	盐酸洛贝林注射液	1ml：3mg	3 支				□合格 □不合格	
	去乙酰毛花苷注射液	2ml：0.4mg	3 支				□合格 □不合格	
	多巴胺注射液	2ml：20mg	5 支				□合格 □不合格	
	硫酸阿托品注射液	1ml：0.5mg	5 支				□合格 □不合格	
	地塞米松磷酸钠注射液	1ml：5mg	3 支				□合格 □不合格	
	50% 葡萄糖注射液	20ml	3 支				□合格 □不合格	
	盐酸利多卡因注射液	5ml：0.1g	3 支				□合格 □不合格	
	10% 葡萄糖酸钙注射液	10ml：1g	3 支				□合格 □不合格	
	盐酸胺碘酮注射液	3ml：0.15g	3 支				□合格 □不合格	
	地西泮注射液	2ml：10mg	3 支				□合格 □不合格	
	0.9% 氯化钠 250ml	0.9%：250ml	1 瓶				□合格 □不合格	
	5% 葡萄糖 250ml	1.25g：250ml	1 瓶				□合格 □不合格	
	5% 碳酸氢钠 250ml	5%：250ml	1 瓶				□合格 □不合格	

<table>
<tr><th colspan="8">职能科室检查记录</th></tr>
<tr><td></td><td>检查日期</td><td>检查结果</td><td>签 名</td><td rowspan="3">药剂科检查</td><td>检查日期</td><td>存在问题</td><td>签名</td></tr>
<tr><td>片区护长检查</td><td></td><td></td><td></td><td rowspan="2"></td><td rowspan="2"></td><td rowspan="2"></td></tr>
<tr><td>护理部检查</td><td></td><td></td><td></td></tr>
</table>

图 3-3-37　科室急救药品检查登记表

科室急救物品检查登记表

检查日期：　　年　　月　　日

检查者：　　科室核对者（护长）：

类别	药品名称	基数	数量	有效期	检查结果	备注
急救物品	头皮针	2个			□合格 □不合格	
	三通阀	2个			□合格 □不合格	
	透明胶布	1卷			□合格 □不合格	
	安尔碘	1瓶			□合格 □不合格	
	砂轮	1个			□合格 □不合格	
	棉签	1包			□合格 □不合格	
	穿刺护理包	2包			□合格 □不合格	
	输液管	2条			□合格 □不合格	
	3M 敷料	2片			□合格 □不合格	
	静脉留置针	2支			□合格 □不合格	
	60ml 注射器	2支			□合格 □不合格	
	20ml 注射器	2支			□合格 □不合格	
	10ml 注射器	2支			□合格 □不合格	
	5ml 注射器	5支			□合格 □不合格	
	2.5ml 注射器	5支			□合格 □不合格	
	口咽通气管	2个			□合格 □不合格	
	剪刀（各1把）	1把			□合格 □不合格	
	手电筒	1把			□合格 □不合格	
	开口器	1付			□合格 □不合格	
	拉舌钳	1付			□合格 □不合格	
	压舌板	1付			□合格 □不合格	
	一次性吸痰包	5包			□合格 □不合格	
	灭菌手套	2付			□合格 □不合格	
	呼吸气囊	1套			□合格 □不合格	
	台式血压计	1付			□合格 □不合格	
	听诊器	1付			□合格 □不合格	

二级质控	检查结果	签名	三级质控	检查结果	签名

图 3-3-38　急救物品检查登记表

药学部质量管理持续改进检查记录表（临床科室药品管理）

检查部门：　　　　　　被检科室：　　　　　　检查时间：

检查项目	检查要求	检查结果
特殊管理药品	1. 科室有“特殊管理药品”管理制度 2. 有专人管理 3. 是否有基数管理 4. 各项记录 5. 存放区域、标识、贮存方法要求（符合率100%） 6. 有无近效期、过期药品 7. 相关员工知晓管理要求并遵循	有☐　无☐ 有☐　无☐ 有☐　无☐ 完整☐　不完整☐ 符合☐　不符合☐ 有☐　无☐ 知晓☐　不知晓☐
高危药品	1. 科室有高危药品、易混淆药品标识和贮存方法的规定 2. 高危药品、易混淆药品的存放、标识符合规定（符合率100%） 3. 有无近效期、过期药品 4. 相关员工知晓管理要求、具备识别技能	有☐　无☐ 符合☐　不符合☐ 有☐　无☐ 符合☐　不符合☐
急救药品及其他备用药品	1. 科室有急救药品及其他备用药品管理制度 2. 查看有无近效期、过期药品 3. 存放是否符合规定 4. 是否专人负责 5. 易混淆药品有无标识	有☐　无☐ 有☐　无☐ 符合☐　不符合☐ 有☐　无☐ 有☐　无☐
存在问题		
整改措施及落实	科室负责人签字：　　　　日期：	
追踪检查	效果评价： 追踪检查时间：　　　　检查人：	

注：药学部每月组织1次检查，临床科室接到整改报告后1周内交药学部。

图 3-3-39　药学部抢救药品质量管理检查标准

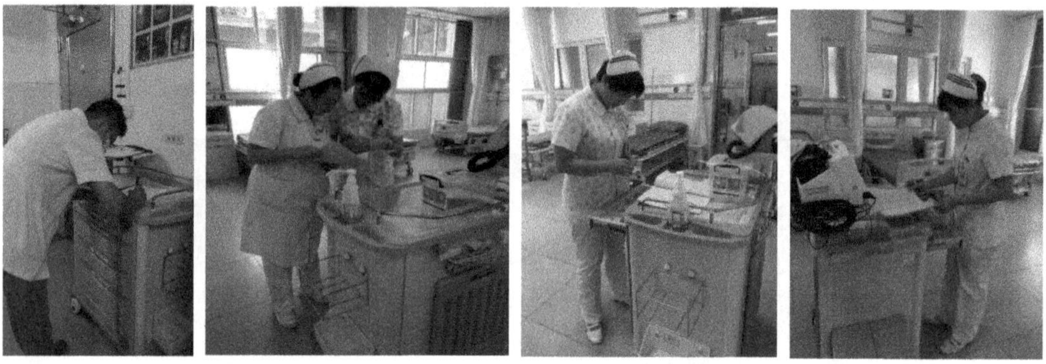

图 3-3-40　科室管理人员、药学部人员、片区护士长、护理部人员检查抢救车药品、物品

6. 规范抢救车交接记录和药品使用登记，制作统一的交接登记表和口头医嘱执行登记本（图 3-3-41，图 3-3-42）。

科室急救车药品物品交班登记表

日期	班次	封闭式交接	开放式交接		护士签名	补充记录	补充护士/核查护士签名
		封条号码	药品齐全	物品齐全			
	A						
	P						
	N						
	A						
	P						
	N						

图 3-3-41　科室急救车药品物品交班登记表

儋州市人民医院口头医嘱执行单

科室：　　床号：　　姓名：　　住院号：

日期	下达医嘱时间	医嘱内容	执行护士	执行时间	下达医嘱医师

图 3-3-42　口头医嘱执行登记本

九、检查阶段

经过综合干预和跨部门共同协作，7 月 3 ～ 15 日护理部、药学部对全院 53 辆抢救车再次进行督查，数据统计结果示全院抢救车急救药品和物品管理符合要求，合格率达到所设定的目标值 100%（图 3-3-43）。

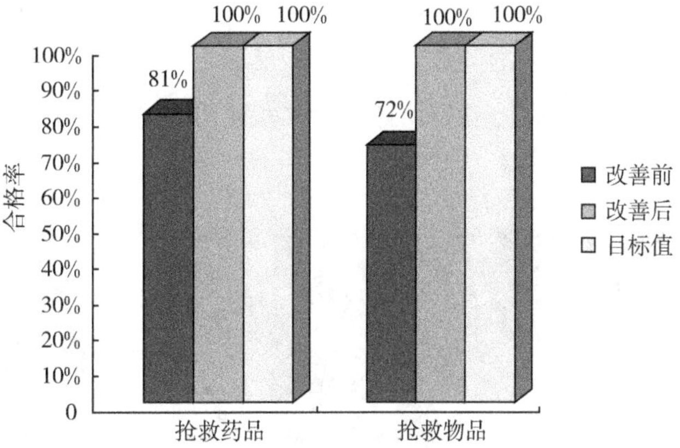

图 3-3-43　全院抢救车管理不规范改善前后对比图（彩图见彩插 8）

十、总结阶段

CQI 小组成员通过 3 个月的项目改善实施，对每个阶段认真分析、总结，了解进度，主动提出问题，保证该项目的顺利进行。改进过程中不断到现场收集数据，分析原因，找出要因，从而制定相应的对策，掌握实施的重点，按照实施方法去做，保证改善的效果。

在项目实施过程中建立了《临床科室急救等备用药品管理制度》，规范了抢救车内药品的管理，建立《抢救车管理要求》，明确了三级质控落实检查的要求，简化了抢救车日常管理流程，缩短护士交接抢救车的时间，完善了药学部、护理部对抢救药品和物品管理质量的检查标准，确保抢救车完好率达 100%，保证抢救应急所需。

本项持续改进工作虽然取得了显著成效，但是在检查过程中，仍发现科室对近效期急救药品的警示标识粘贴不够及时，我们将继续努力，拟定下一轮 PDCA 循环改进目标，持续改进。

参考文献

[1]　翟艳萍 . 标识法用于急诊抢救车药品管理的效果 . 中华现代护理杂志，2010，16（24）：2936-2937.

（儋州市人民医院护理部　辛若梅）

案例 3 运用 PDCA 循环降低院内压力性损伤发生率

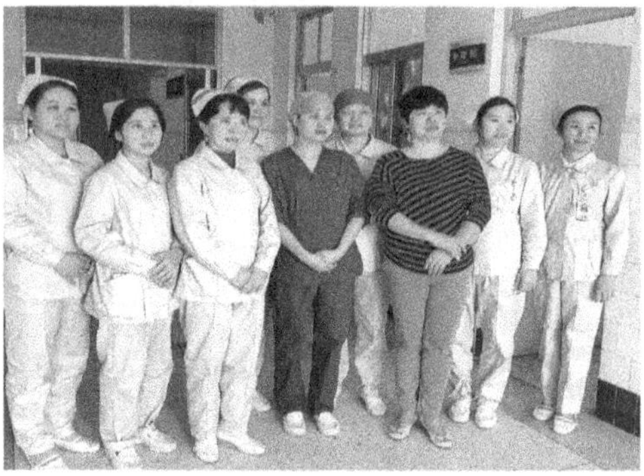

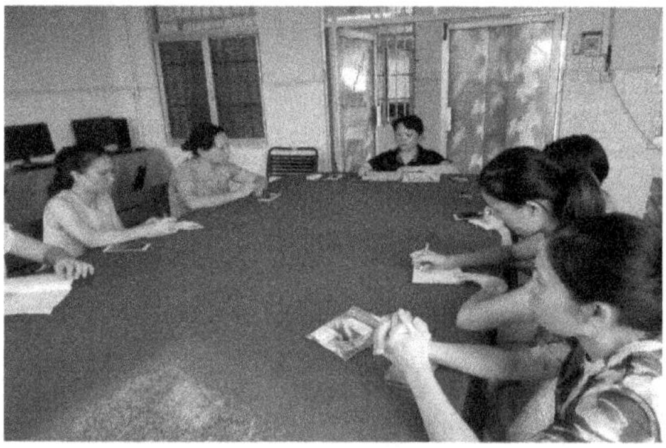

吴 媛：运用 PDCA 管理工具提高我院的护理质量是我们的新尝试，运用 PDCA 降低压力性损伤的发生，提高护理质量，达到我们的质量目标：没有压力性损伤的发生。

郭桂莲：压力性损伤防治是一个持续质量改进的过程，我们引入 PDCA 先进的管理理念及方法，通过项目团队的形式解决临床的压力性损伤发生问题，收到一定成效。

严世英：责任到位，压力性损伤重在预防，而不是治疗。

符春花：重症患者护理不发生压力性损伤是我们应追求的目标。

文小苗：用心呵护，减少患者压力性损伤伤害的发生。

一、选题背景

1. 在护理部的 2016 年度不良事件分析报告中，院内压力性损伤发生率排列在第 3 位，发生院内压力性损伤，给患者造成了住院时间延长、治疗费用增加的痛苦。

2.《患者十大安全目标（2017 版）》目标七：防范和减少意外伤害，加强高风险人群管理、制定重大医疗风险应急预案。评估有跌倒、坠床、压力性损伤等风险的高危患者，采取有效措施防止意外伤害的发生。

二、现况调查

回顾性分析 2016 年 1 ～ 6 月发生的院内压力性损伤数据，计算院内压力性损伤发生率是 0.13%。

三、成立 CQI 小组

护理部进行项目改进，成立 CQI 小组，有 10 名成员，护理部吴媛主任主持具体辅导工作，组长是片区护士长，组员是伤口造口师、压力性损伤好发科室的护士长及骨干护士（表 3-3-10）。

表 3-3-10　CQI 小组成员

序号	姓名	岗位职能	专业	组内分工
1	吴媛	护理管理	护理	辅导员
2	郭桂莲	护理管理	护理	组长
3	符春花	临床护理	护理	对策实施
4	陈惜珠	临床护理	护理	对策实施
5	何淑波	临床护理	护理	对策实施
6	陈娜	临床护理	护理	对策实施
7	文小苗	临床护理	护理	目标设定
8	严世英	临床护理	护理	数据统计
9	林桂玲	临床护理	护理	数据统计
10	许凤娇	临床护理	护理	数据统计

四、设定目标值

参考国家护理数据库数据，5 家三甲试点医院压力性损伤发生率 0.11%，设定我院院内压力性损伤发生率目标值：＜ 0.11%。

五、拟定计划

计划用 6 个月的时间来完成预期的工作，其中 P 阶段 2 个月，D 阶段 2.5 个月，C 阶段 1 个月，A 阶段 0.5 个月（图 3-3-44）。

月份周期 / 活动项目	2017.1				2017.2				2017.3					2017.4				2017.5					2017.6				负责人
	1	2	3	4	1	2	3	4	1	2	3	4	5	1	2	3	4	1	2	3	4	5	1	2	3	4	
主题选定	----																										郭桂莲
活动计划拟定		----																									郭桂莲、文小苗
现状把握			----	----																							陈惜珠、何淑波
目标设定				----	----																						郭桂莲、严世英
解析					----	----																					符春花、陈娜
对策拟定							----	----																			郭桂莲、严世英、文小苗
对策实施与检讨									----	----	----	----	----	----	----	----	----	----	----								符春花、陈娜、陈惜珠、何淑波、林桂玲、许凤娇
效果确认																				----	----	----	----	----			严世英、郭桂莲
标准化																									----		文小苗、郭桂莲
检讨与改进																									----	----	文小苗、陈惜珠

注：- - - - - 表示计划线 —— 表示实施线

图 3-3-44 降低院内压力性损伤发生率活动计划——甘特图

六、原因分析

我们小组在一起研究影响我院住院患者发生院内压力性损伤的主要原因是什么，小组成员开展头脑风暴，建言献策，将大家的智慧绘制成鱼骨图（图 3-3-45），从人、机、料、法、环 5 个方面进行头脑风暴分析，认为问题主要原因集中于八个方面：一是压力性损伤的风险评估与报告制度不完善；二是压力性损伤预防措施落实不到位；三是护士对 Braden 表评估不正确；四是宣教不到位；五是交接班不认真查看患者受压皮肤；六是翻身不当；七是护士思想不重视；八是护士工作量大未及时翻身。专职人员至床边对未落实原因进行现场调查，按调查结果计算出每个主要原因所占累计百分比（表 3-3-11），绘制了柏拉图（图 3-3-46）。按照二八法则，将压力性损伤的风险评估与报告制度不完善、压力性损伤预防措施落实不到位、护士对 Braden 表评估不正确 3 项确定为要整改的真因。

七、制定对策

小组成员运用头脑风暴法从 5W1H 方面拟定对策，确定问题，针对原因采取可行措施，安排落实时间，并选择项目负责人，在各临床科室实施。

（一）压力性损伤的风险评估与报告制度不完善

1. 护理部召开护理质量委员会讨论，修订压力性损伤的风险评估与报告制度。

2. 全员培训新修订的压力性损伤风险评估与报告制度。

（二）压力性损伤预防措施落实不到位

1. 压力性损伤小组成员制定《压力性损伤护理规范》。
2. 组织全体护士进行院级压力性损伤预防措施的培训。

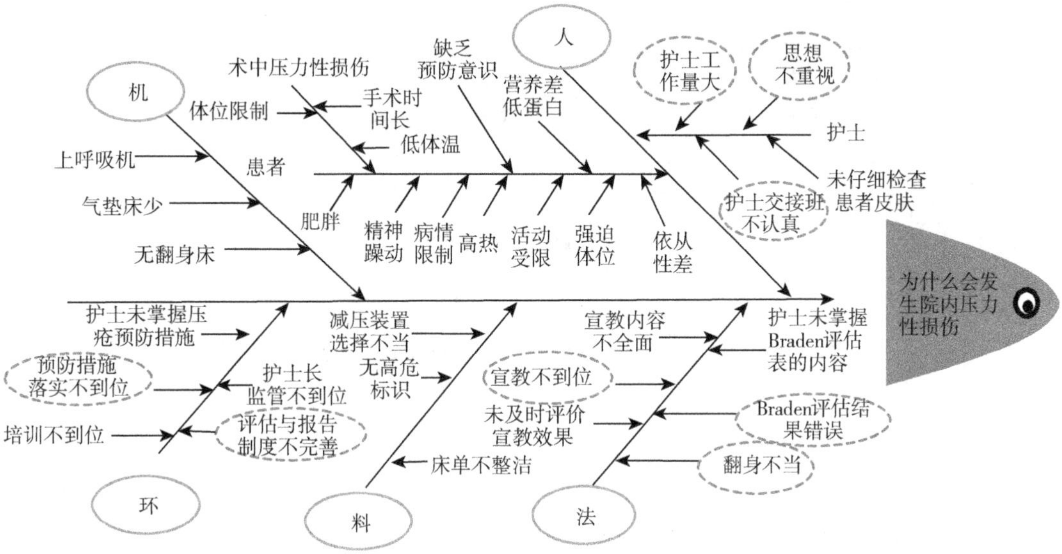

图 3-3-45　院内压力性损伤原因分析——鱼骨图

表 3-3-11　院内压力性损伤发生原因统计表

原因	发生次数	累计百分比
压力性损伤的风险评估与报告制度不完善	10	33.3%
压力性损伤预防措施落实不到位	8	60.0%
护士对 Braden 表评估不正确	6	80.0%
宣教不到位	2	86.6%
交接班时不认真查看患者受压皮肤	1	90.0%
翻身不当	1	93.3%
护士思想不重视	1	96.6%
护士工作量大未及时翻身	1	100.0%
合计	30	100.0%

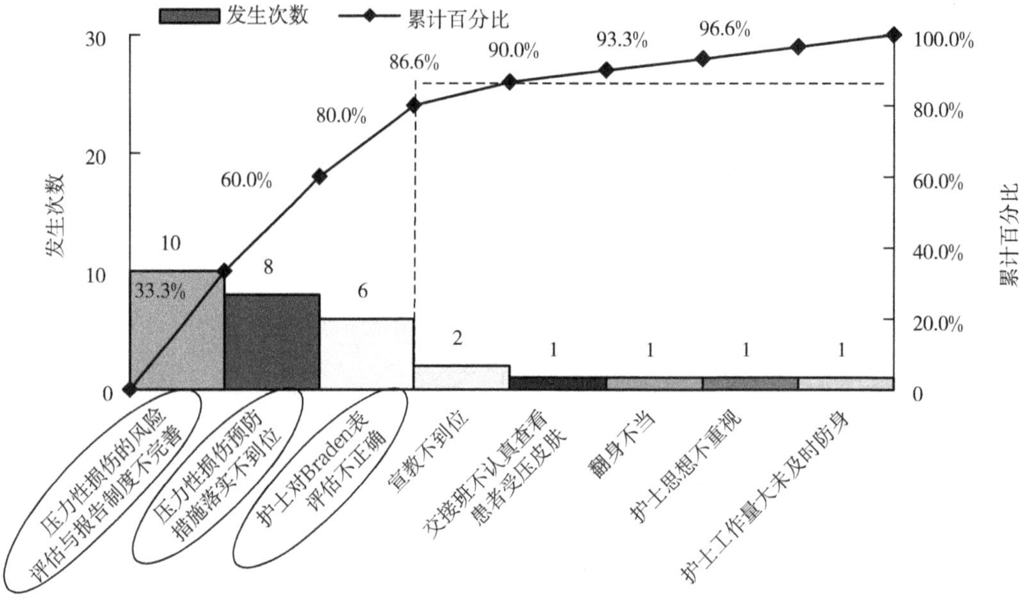

图 3-3-46 院内压力性损伤真因验证——柏拉图

3. 临床科室结合本科室个案进行培训。

4. 伤口造口师到压力性损伤的好发重点科室进行现场指导。

5. 制作减压工具的指引。

6. 正确使用减压具：根据患者实际情况使用翻身垫、足跟垫、减压帖、泡沫敷料等。

7. 使用 R 型翻身枕进行有效翻身，要求翻身时间 1 ～ 2 小时一次，保持翻身角度 30° 。

8. 制作高危风险评估牌，插在床头信息栏内。

（三）护士对 Braden 评估结果不正确

1. 组织全体护士进行院级压力性损伤预防措施的培训。

2. 临床科室进行培训。

3. 护士长督查护士对新入院、手术后、病情变化患者 Braden 表的评估结果是否正确，发现不正确重新评估，按风险评估采取相应的压力性损伤预防措施（表 3-3-12）。

八、执行阶段

1. 召开护理质量委员会，讨论制定压力性损伤风险评估与报告制度，并对护士进行培训（图 3-3-47，图 3-3-48）。

表 3-3-12　降低院内压力性损伤发生率对策制定——5W1H

Why	What	How	When	Who	Where
1. 压力性损伤的风险评估与报告制度不完善	未及时讨论修订	1. 护理部召开护理质量委员会讨论，修订压力性损伤的风险评估与报告制度 2. 全员培训新修订的压力性损伤风险评估与报告制度	3 月 1 ～ 15 日	严世英 陈娜	各临床科室
2. 压力性损伤预防措施落实不到位	1. 无压力性损伤护理规范	压力性损伤小组成员制定《压力性损伤护理规范》	4 月 2 ～ 10 日	严世英 郭桂莲	各临床科室
	2. 缺乏培训考核、现场指导	1. 组织全体护士进行院级压力性损伤预防措施的培训 2. 临床科室结合本科室个案进行培训 3. 伤口造口师到压力性损伤的好发重点科室进行现场指导	4 月 10 ～ 20 日	严世英 郭桂莲	各临床科室
	3. 未正确使用减压具	1. 制作减压工具的指引 2. 正确使用减压具：根据患者实际情况使用翻身垫、足跟垫、减压帖、泡沫敷料等	4 月 1 日～ 5 月 1 日	符春花 陈惜珠	各临床科室
	4. 无效翻身	使用 R 型翻身枕进行有效翻身，要求翻身时间 1 ～ 2 小时一次，保持翻身角度 30°	3 月 1 日～ 4 月 1 日	严世英 郭桂莲	各临床科室
	5. 无高危风险提示牌	制作高危风险评估牌，插在床头信息栏内	3 月 1 日～ 4 月 1 日	文小苗 林桂玲	各临床科室
3.Braden 评估结果不正确	1. 护士未掌握 Braden 评估项目	1. 组织全体护士进行院级压力性损伤预防措施的培训 2. 临床科室进行培训	3 月 1 ～ 15 日	严世英 陈娜	各临床科室
	2. 护士长监管力度不够	护士长督查护士对新入院、手术后、病情变化患者 Braden 表的评估结果是否正确，发现不正确重新评估，按风险评估采取相应的压力性损伤预防措施	3 月 1 ～ 20 日	符春花 陈惜珠	各临床科室

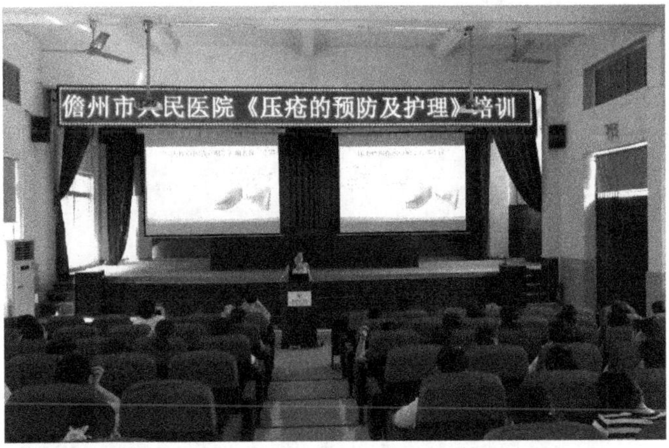

图 3-3-47　压力性损伤风险评估与报告制度院级培训

文件名称：压力性损伤风险评估与报告制度			页数：2/4
生效日期：2013/08/09	修订日期：2017/04/10	修订次数：3	文件号：16-B-049
审核人：吴媛	批准人：陈朝荣	发布部门：护理部	版本号：3.0

附件一：压力性损伤风险评估质量控制流程

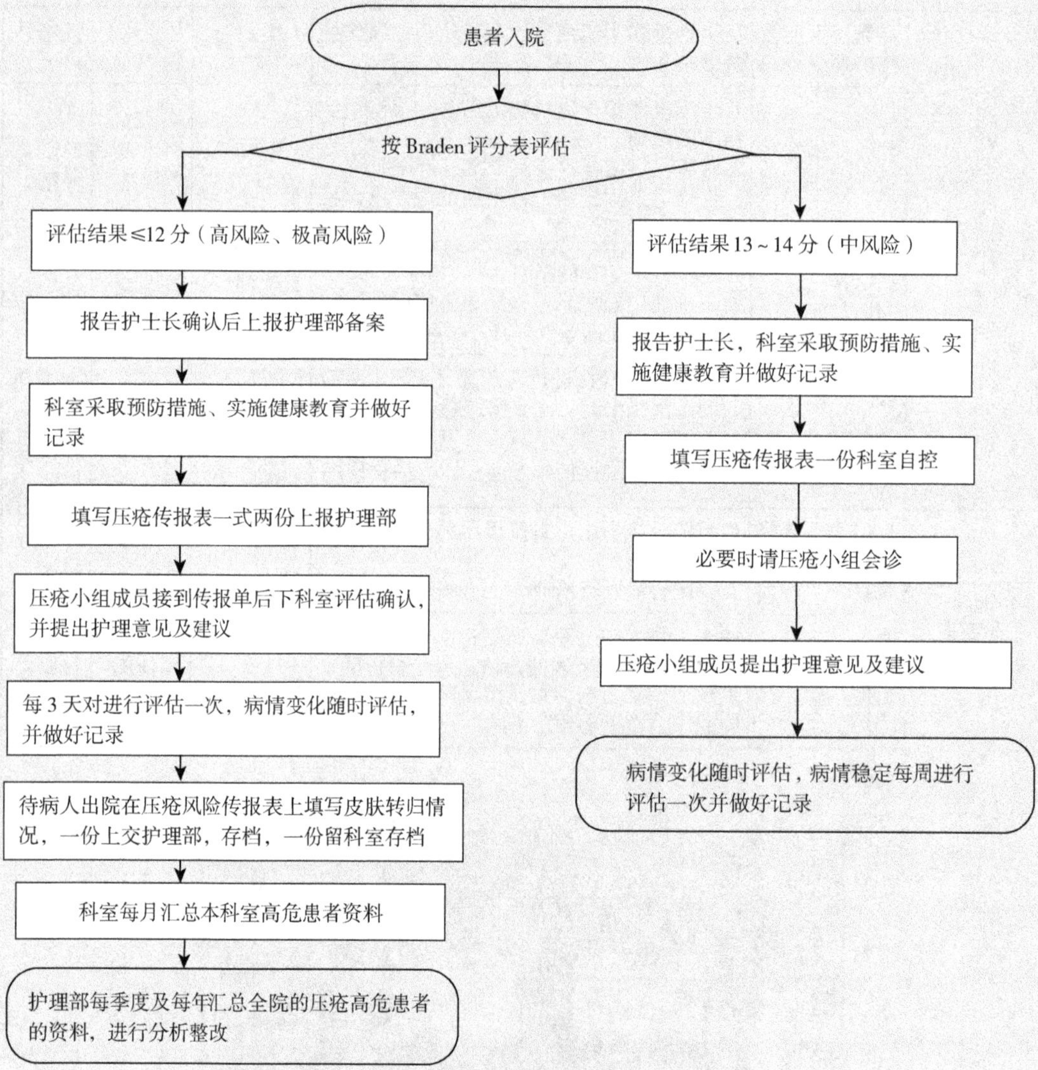

图 3-3-48 压力性损伤风险评估与报告制度

2. 组织院级培训并考核，建立微信群，随机抽取 261 名病房责任护士使用问卷星在线限时 20 分钟进行答题，成绩合格人员为 212 人，不合格者继续学习再考核（图 3-3-49，图 3-3-50）。

压力性损伤评估与报告制度培训考试题

压力性损伤形成的主要因素(　) [单选题]

选项	小计	比例
全身营养不良	4	1.94%
年老体弱	2	0.97%
理化刺激	0	0%
局部长期受压 (答案)	200	97.09%

正确率：97.09%

仰卧位最易发生的压力性损伤是（　） [单选题]

选项	小计	比例
肩胛部	16	7.8%
骶尾部 (答案)	185	90.24%
肘部	2	0.98%
足跟部	2	0.98%

正确率：90.24%

图 3-3-49　使用问卷星在线限时考试

压力性损伤制度培训考试成绩

（2017 年 6 月 25 日 20：00–20：20）

序号	提交答卷时间	来自 IP	来源详情	总分
1	2017/6/25 20:03:14	112.66.17.9（海南 – 海口）	微信，O2O 珞儿，女，海南，儋州	75
2	2017/6/25 20:03:20	112.66.28.44（海南 – 海口）	微信，穆鑫，女，黑龙江，牡丹江	60
3	2017/6/25 20:03:20	117.136.13.207（海南 – 海口）	微信	55
4	2017/6/25 20:03:21	223.104.23.82（海南 – 海口）	微信，L，女，海南，海口	75
5	2017/6/25 20:03:25	223.104.23.84（海南 – 海口）	微信，FU　X..，女，海南，临高	65
6	2017/6/25 20:03:37	112.66.29.73（海南 – 海口）	微信，逗比，女，，	55
7	2017/6/25 20:03:47	223.104.23.85（海南 – 海口）	微信，鲁米娜，女，，	75
8	2017/6/25 20:03:50	112.66.21.111（海南 – 海口）	微信，再见ろ、旧时光，男，海南，儋州	75
9	2017/6/25 20:03:52	153.0.1.24（海南 – 海口）	微信，阿哩嘎朵，女，海南，	70
10	2017/6/25 20:04:09	223.104.23.82（海南 – 海口）	微信，ya z z，女，海南，儋州	55
11	2017/6/25 20:04:17	223.104.23.94（海南 – 海口）	微信	65

图 3-3-50　导出考试成绩

3. 制定压力性损伤护理规范（图 3-3-51）。

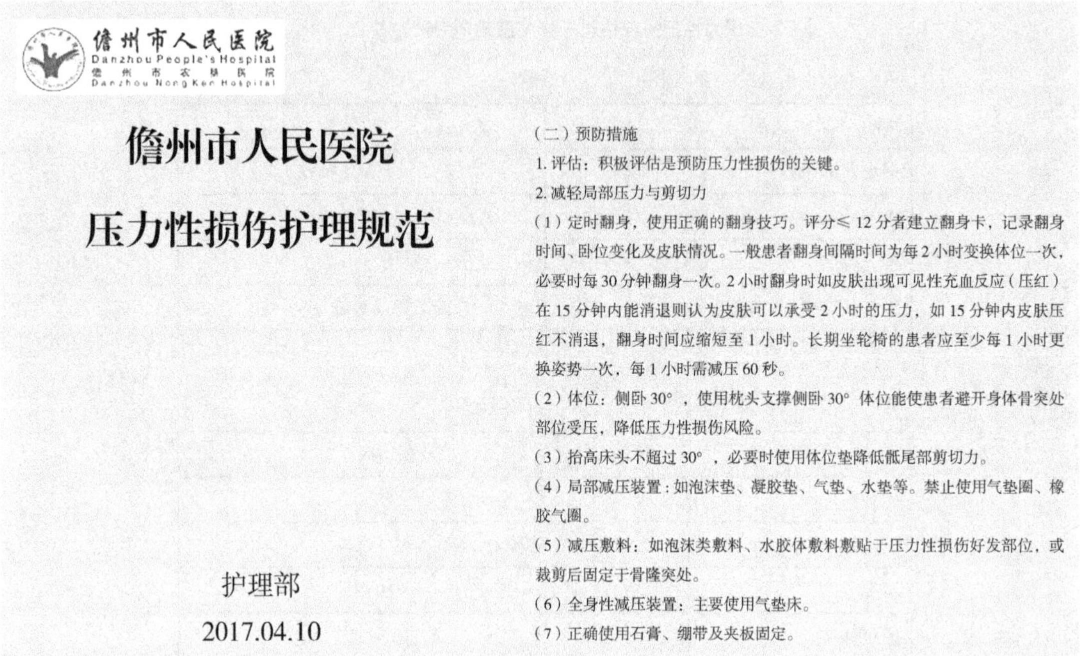

儋州市人民医院
Danzhou People's Hospital
儋州市农垦医院
Danzhou Nong Ken Hospital

儋州市人民医院

压力性损伤护理规范

护理部

2017.04.10

（二）预防措施

1. 评估：积极评估是预防压力性损伤的关键。

2. 减轻局部压力与剪切力

（1）定时翻身，使用正确的翻身技巧。评分≤ 12 分者建立翻身卡，记录翻身时间、卧位变化及皮肤情况。一般患者翻身间隔时间为每 2 小时变换体位一次，必要时每 30 分钟翻身一次。2 小时翻身时如皮肤出现可见性充血反应（压红）在 15 分钟内能消退则认为皮肤可以承受 2 小时的压力，如 15 分钟内皮肤压红不消退，翻身时间应缩短至 1 小时。长期坐轮椅的患者应至少每 1 小时更换姿势一次，每 1 小时需减压 60 秒。

（2）体位：侧卧 30°，使用枕头支撑侧卧 30° 体位能使患者避开身体骨突处部位受压，降低压力性损伤风险。

（3）抬高床头不超过 30°，必要时使用体位垫降低骶尾部剪切力。

（4）局部减压装置：如泡沫垫、凝胶垫、气垫、水垫等。禁止使用气垫圈、橡胶气圈。

（5）减压敷料：如泡沫类敷料、水胶体敷料敷贴于压力性损伤好发部位，或裁剪后固定于骨隆突处。

（6）全身性减压装置：主要使用气垫床。

（7）正确使用石膏、绷带及夹板固定。

图 3-3-51　压力性损伤护理规范

4. 伤口造口师到压力性损伤的好发重点科室现场指导气管插管、跟部压力损伤的预防措施，教授护士裁剪胶布、敷料方法（图 3-3-52 ～图 3-3-54）。

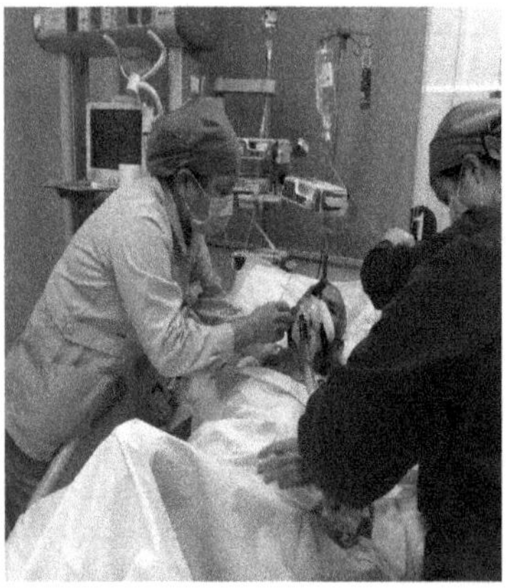

图 3-3-52　造口师指导气管插管防护

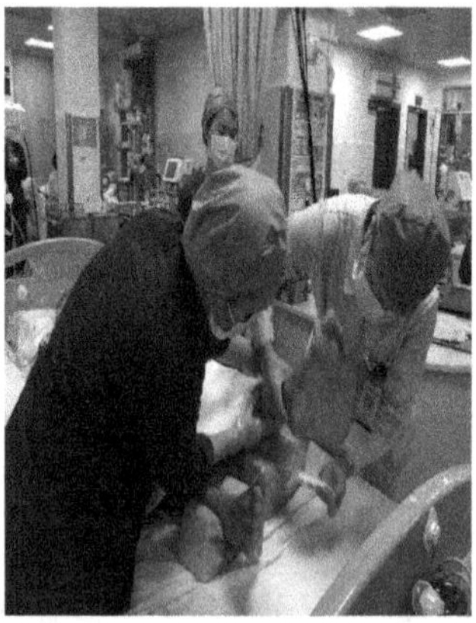

图 3-3-53　指导足跟部防护

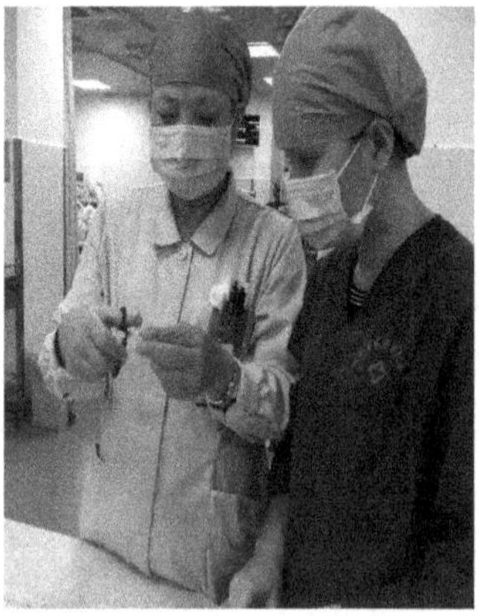

图 3-3-54　指导敷料裁前

5. 制定预防压力性损伤敷料指引，指导护士针对不同分期不同部位发生的压力性损伤选择正确的敷料（图 3-3-55）。

儋州市人民医院预防压力性损伤敷料指引

序号	分期、部位	敷料种类
1	1 期压力性损伤 加强翻身，必要时可用减压敷料，如泡沫敷料或水胶体敷料	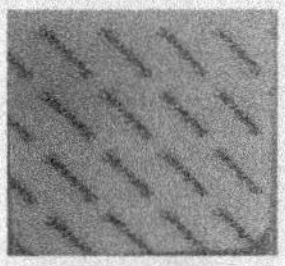  泡沫敷 水胶体敷料
2	2 期压力性损伤 有水泡者在无菌操作下抽出泡内的液体，可给予透明贴膜覆盖，也可给予泡沫敷料覆盖，有皮肤破损的可给予泡沫敷料或水胶体敷料覆盖	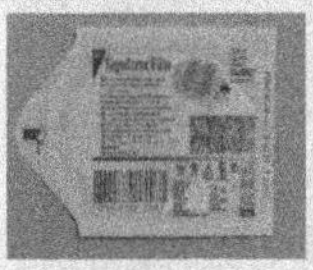 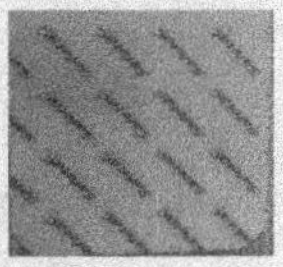  透明贴膜
3	3～4 期压力性损伤 感染严重的内层可给予银离子抗菌敷料，无感染者可给予藻酸盐敷料促进肉芽组织生长，外层可给予纱布或泡沫敷料覆盖	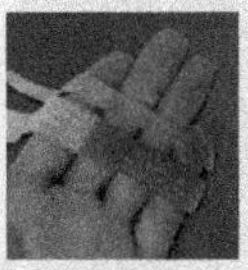 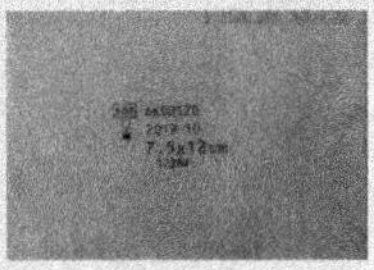 银离子 藻酸盐
4	深部组织损伤 有充血性血泡者可在无菌操作下抽出泡内的液体，给予泡沫敷料覆盖，无血泡者可给予赛肤润涂抹。	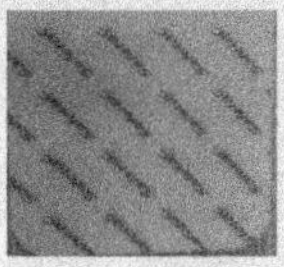 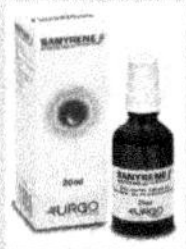 赛肤润
5	不明确原因分期 有黑痂者可行先溶痂，待痂皮松软后再行清创，可用水凝胶溶痂，外层敷料选择水胶体敷料覆盖	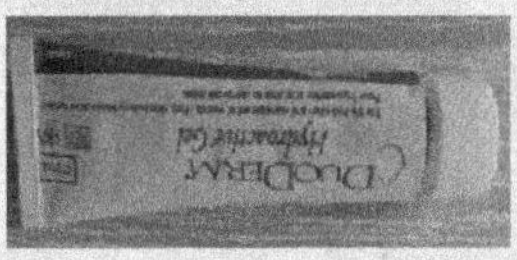  水凝胶
6	主要用于骶尾部压力性损伤的泡沫敷料	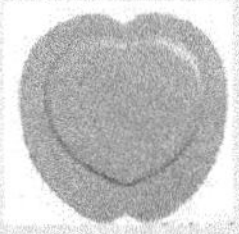 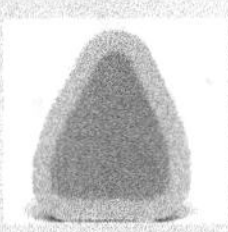 泡沫敷料 水胶体敷料
7	主要用于足跟、肘部压力性损伤的泡沫敷料	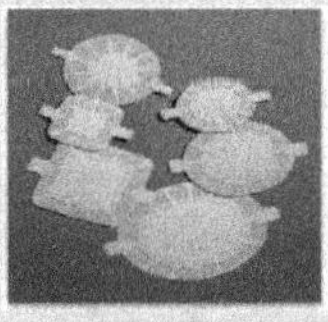 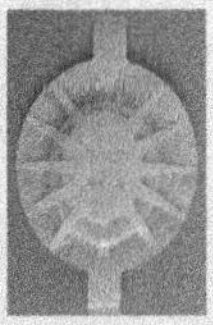 泡沫敷料
8	可用于任何受压部位，可裁剪	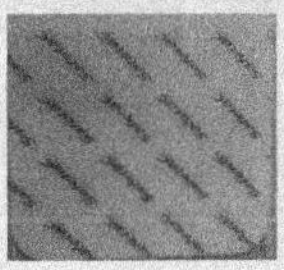 

图 3-3-55 预防压力性损伤敷料指引（彩图见彩插 9）

6. 对于长期卧床，受压部位为骶尾部这使用泡沫敷料保护（图 3-3-56）。

7. 使用无创呼吸机面罩的患者，裁剪合适的泡沫敷料预防压力性损伤（图 3-3-57）。

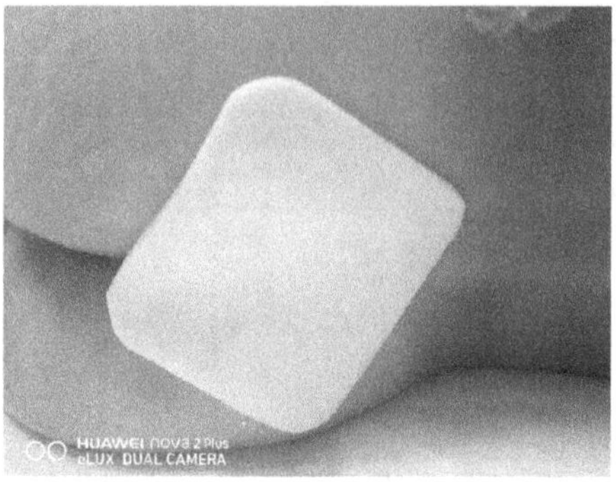

图 3-3-56 骶尾部使用泡沫敷料保护

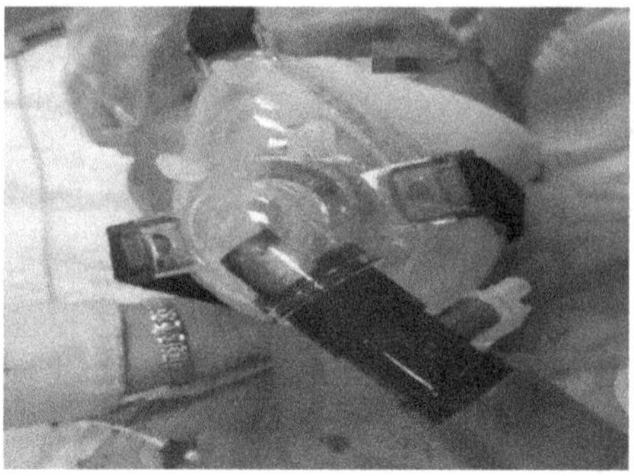

图 3-3-57 使用无创呼吸机面罩者裁剪合适的泡沫敷料

8. 根据患者实际情况使用特定的足跟垫和减压贴（图 3-3-58，图 3-3-59）。

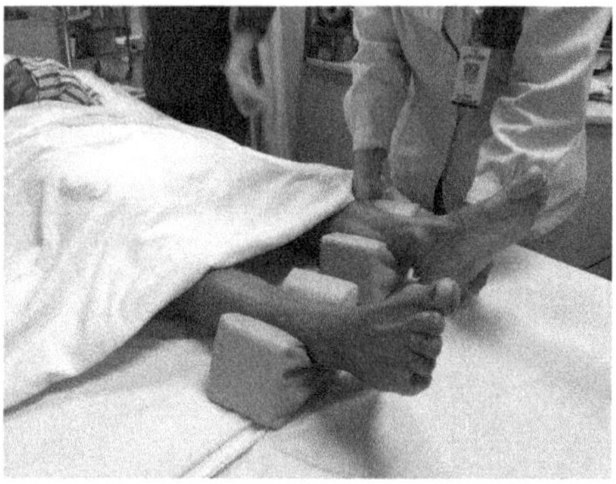

图 3-3-58 足跟部使用足跟垫抬高避免受压

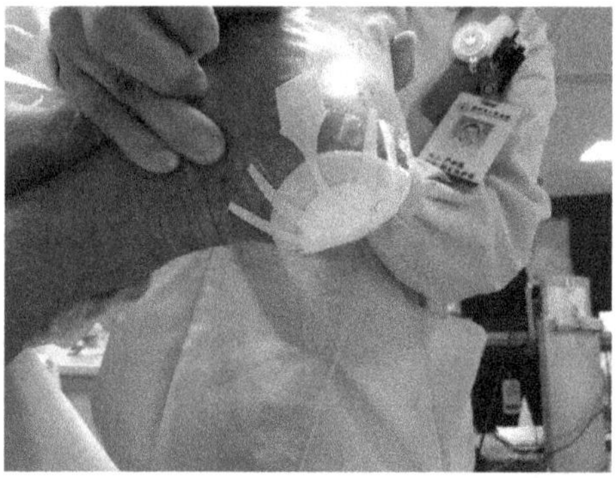

图 3-3-59 足跟部使用减压贴保护

9. 各专科还根据专科特点使用专科的减压工具，ICU 常用的减压水袋，骨科使用的水垫，神经内科等大部分科室使用的气垫床，以上这些减压工具均可提升预防效果（图 3-3-60 ～图 3-3-62）。

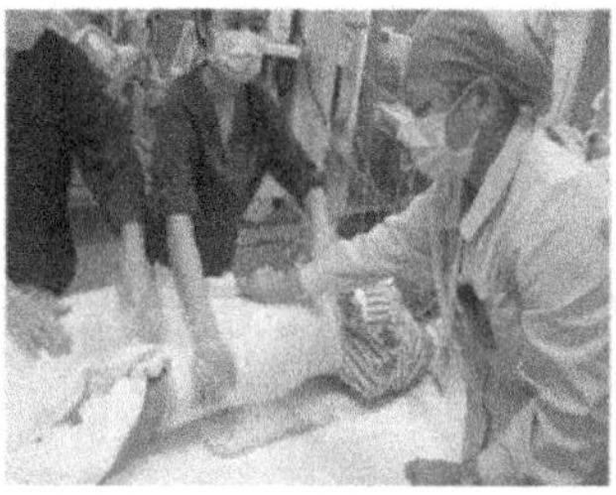

图 3-3-60 造口师指导水袋减压

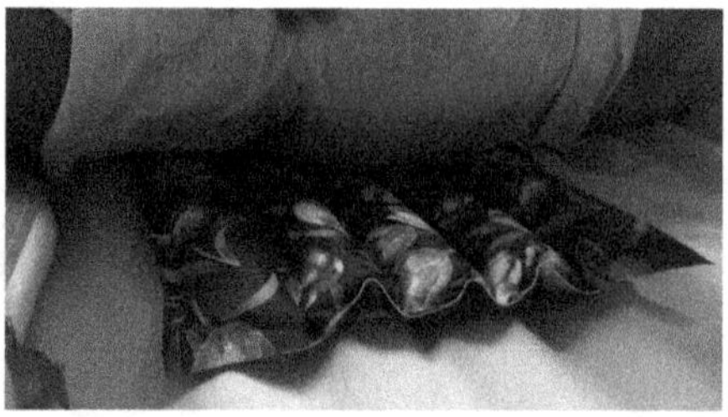

图 3-3-61 骨科水袋减压

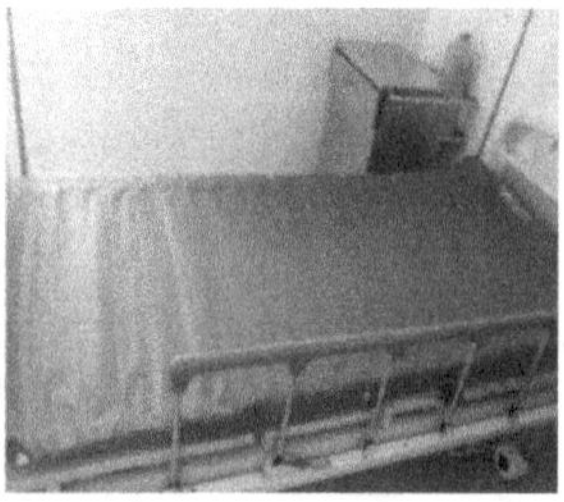

图 3-3-62 气垫床减压

10. 手术室手术部位选用不同的体位垫防范术中发生压力性损伤（图 3-3-63 ～图 3-3-67）。

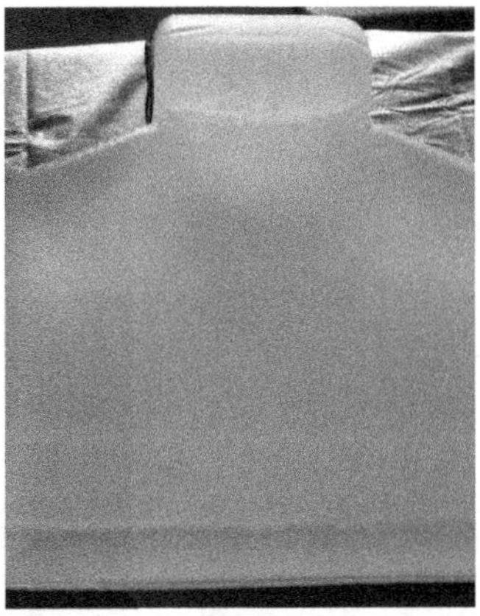

图 3-3-63　颈部手术体位垫

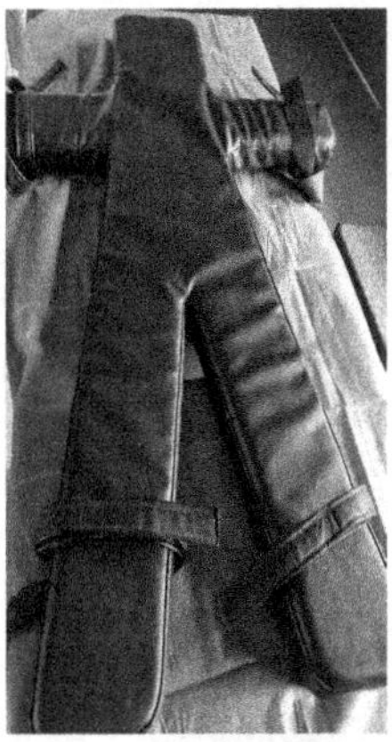

图 3-3-64　小儿体位保护垫

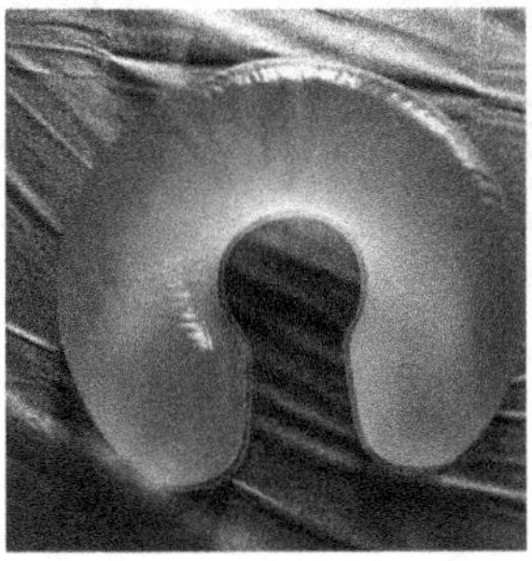

图 3-3-65　头部手术体位垫

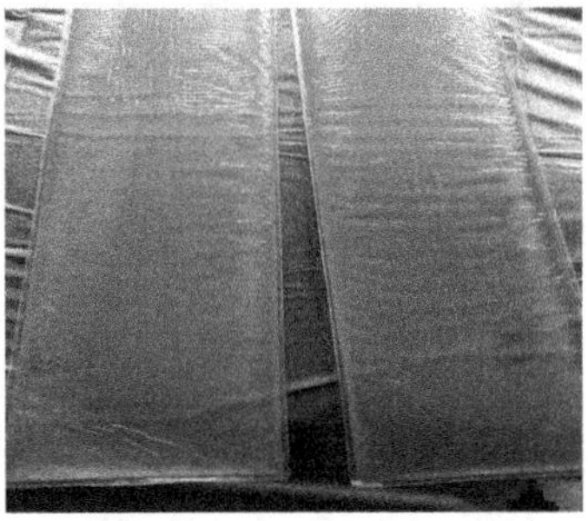

图 3-3-66　手部手术保护垫

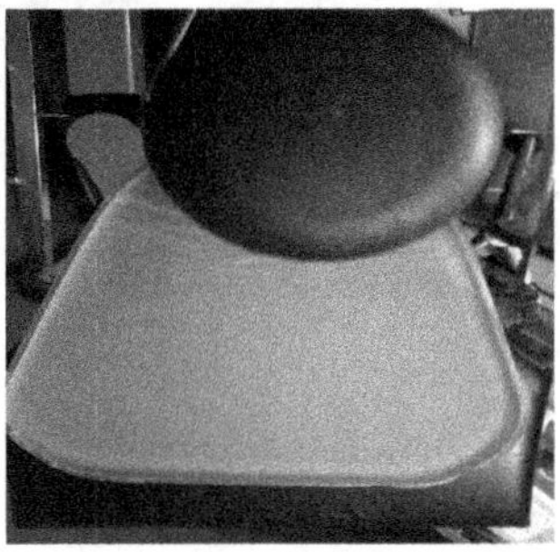

图 3-3-67　骶尾部手术保护垫

11. 制定侧卧变换体位操作步骤，指导护士正确翻身，保持体位 30°。操作步骤（在平卧状态下右侧）：①两名护理人员分别站在患者两侧。②协助患者头侧向右侧，两臂放于胸前，右腿伸直，左腿弯曲 90°。③右侧护士轻轻将患者肩部和膝部拉向自己，左侧护士轻推患者。④左侧护士检查患者皮肤后，在其背部摆放 R 型翻身枕，使背部平行斜靠在软枕上，其胸背平面与床面呈 30°。⑤双下肢曲膝稍错开，两膝间垫小软枕。⑥为患者盖好被子。

12. 造口师现场检查，指导正确翻身（图 3-3-68）。

13. 制作统一使用的防压力性损伤护理标识，放在醒目的床头卡内，起到警醒作用（图 3-3-69）。

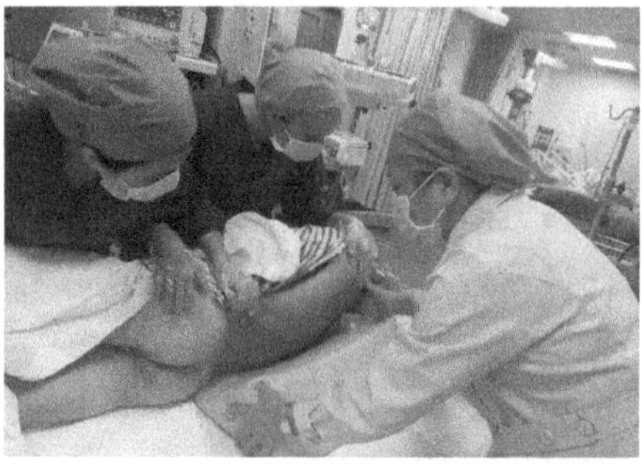

图 3-3-68 造口师指导正确翻身

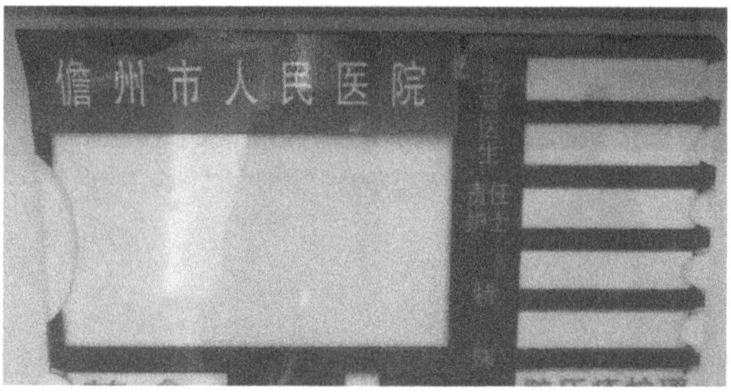

图 3-3-69 防压力性损伤护理标识

14. 组织院级、科级培训 Braden 评估表（图 3-3-70 ～图 3-3-72）。

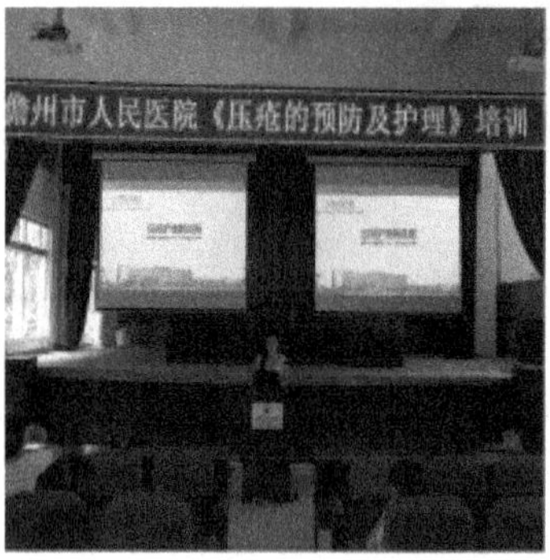

图 3-3-70 院级培训

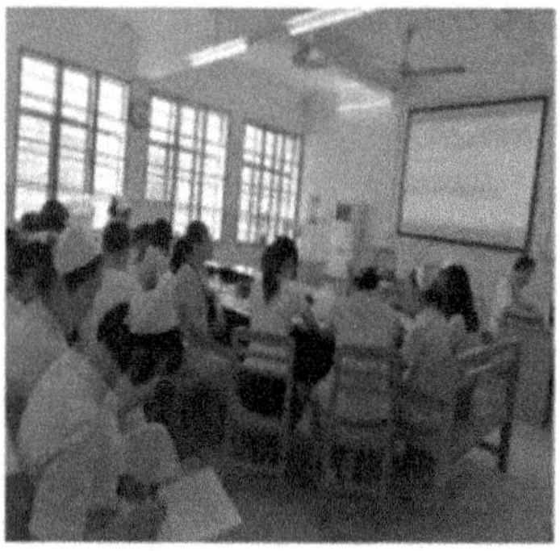

图 3-3-71 科室培训

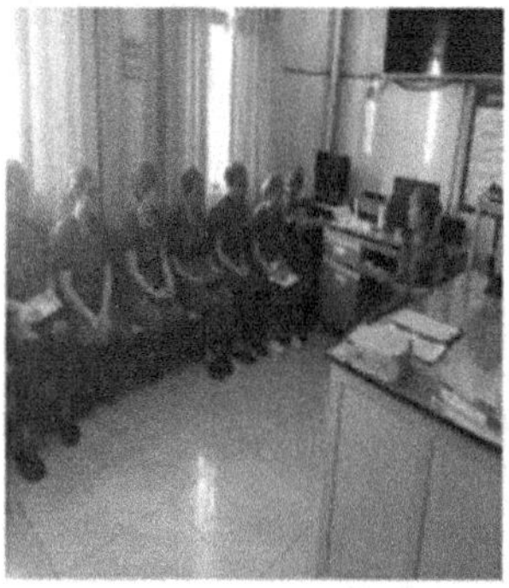

图 3-3-72 手术室培训

15. 对新入院、手术后、病情变化的患者，完善三级质量监管，护士长每日查、片区护长每月查、护理部每季度查（图 3-3-73 ～图 3-3-75）。

16. 制作压力性损伤知识宣教卡（图 3-3-76，图 3-3-77）。

17. 护士使用宣教卡有针对不同的患者及家属进行宣教（图 3-3-78，图 3-3-79）。

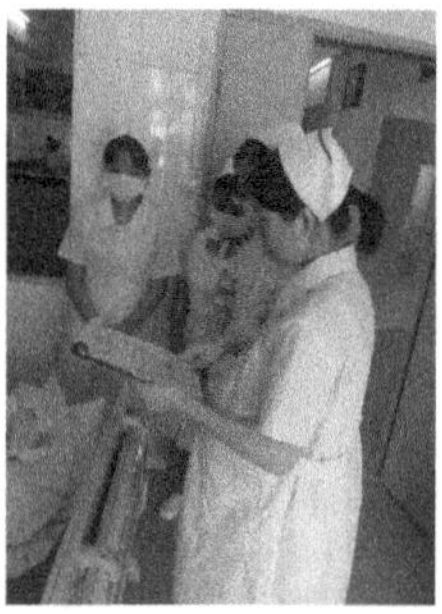

图 3-3-73 护士长每日督查

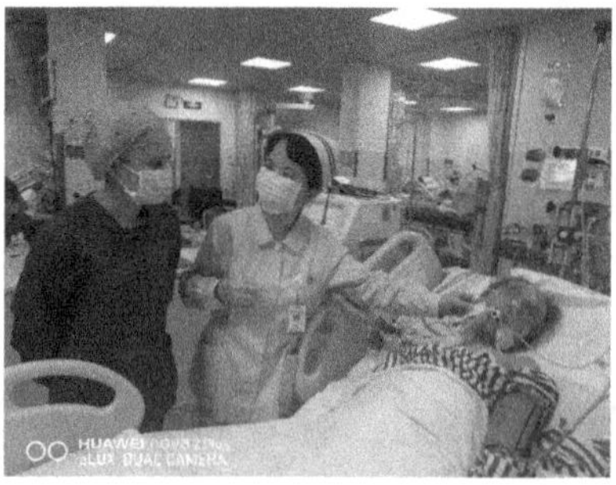

图 3-3-74 片区护士长每月检查

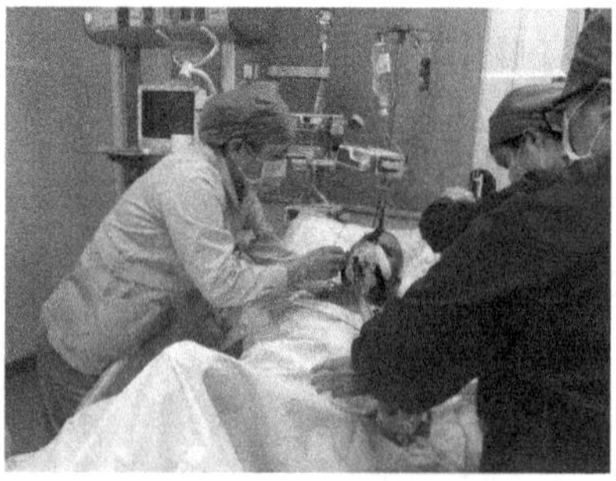

图 3-3-75 护理部每月检查

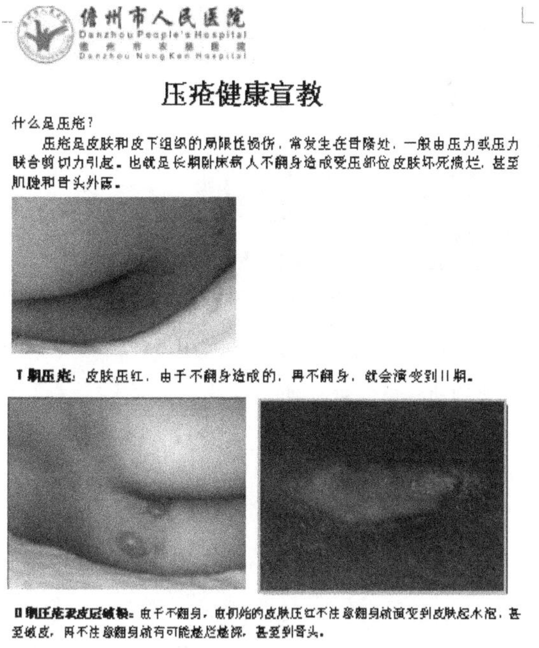

图 3-3-76　压力性损伤知识宣教卡（正面）

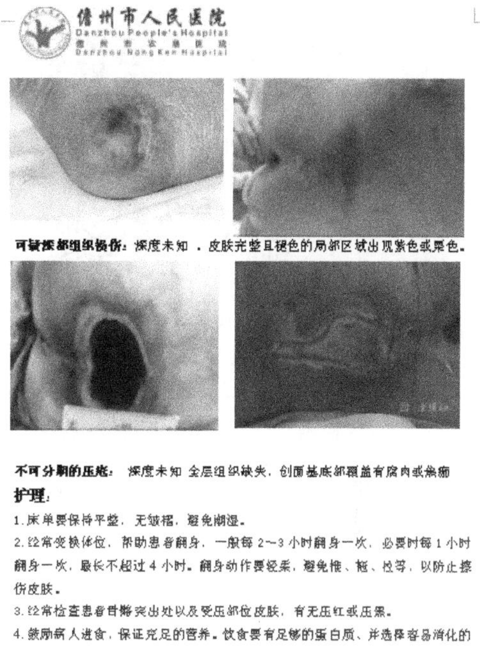

图 3-3-77　压力性损伤知识宣教卡（背面）

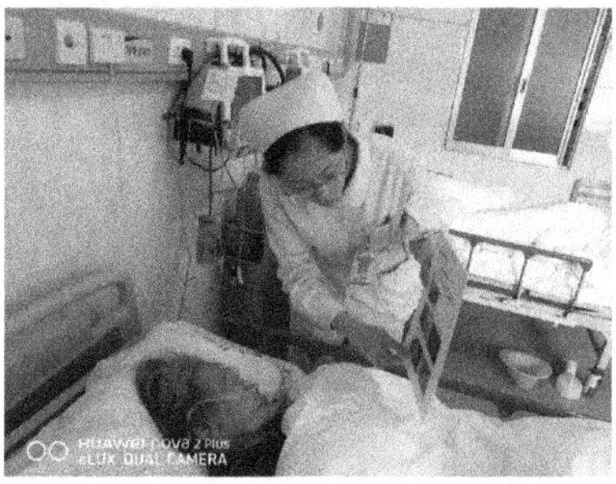

图 3-3-78　向患者讲解压力性损伤知识

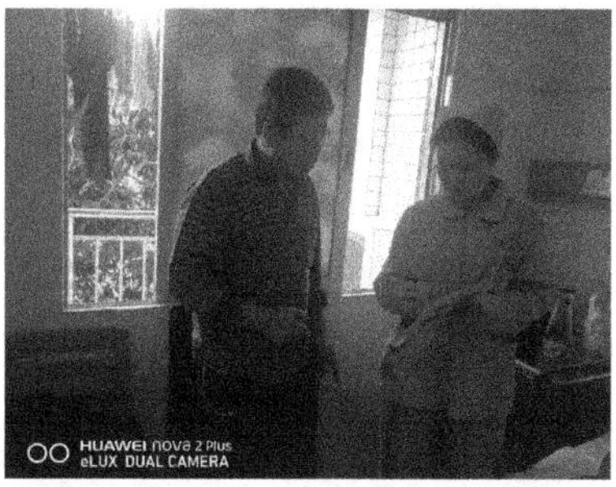

图 3-3-79　向家属讲解压力性损伤知识

九、检查阶段

1. 所有措施实施后，2017 年 7 月再次对压力性损伤预防措施落实情况进行查检。通过检测数据统计，发现院内压力性损伤发生率较改善前降低，发生率为 0.088%，达到我们设定的目标值（图 3-3-80）。

2. 成绩巩固。追踪 7 ～ 12 月院内压力性损伤发生率为 0.073%，呈下降趋势（图 3-3-81）。

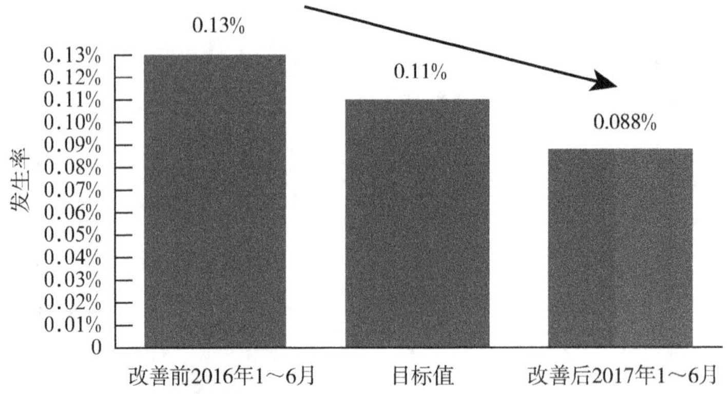

图 3-3-80 压力性损伤发生率改善前后对比图

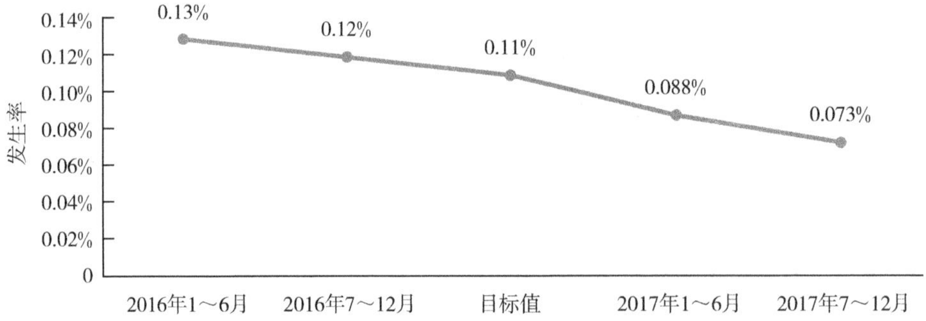

图 3-3-81 压力性损伤发生率改善前后趋势图

十、总结阶段

通过 6 个月的持续改进，制定了压力性损伤风险评估与报告制度、压力性损伤护理规范、压力性损伤知识宣教卡、预防压力损伤敷料指引。

回顾整个改善过程，体现了压力性损伤护理质量的持续改进，但是仍有部分科室护士 Braden 评估结果不正确，提高 Braden 评估的正确率进入下一轮 PDCA 循环。

参考文献

[1] 国家卫生计生委医疗管理研究所护理中心护理质量指标研发小组．护理敏感质量指标实用手册（2016 版）. 北京：人民卫生出版社，2016：116.

[2] 中国医院协会．患者十大安全目标（2017 版）. 北京：2016 中国医院大会，2016.

（儋州市人民医院护理部　吴　媛）

案例 4　运用 PDCA 循环改进门诊服务流程

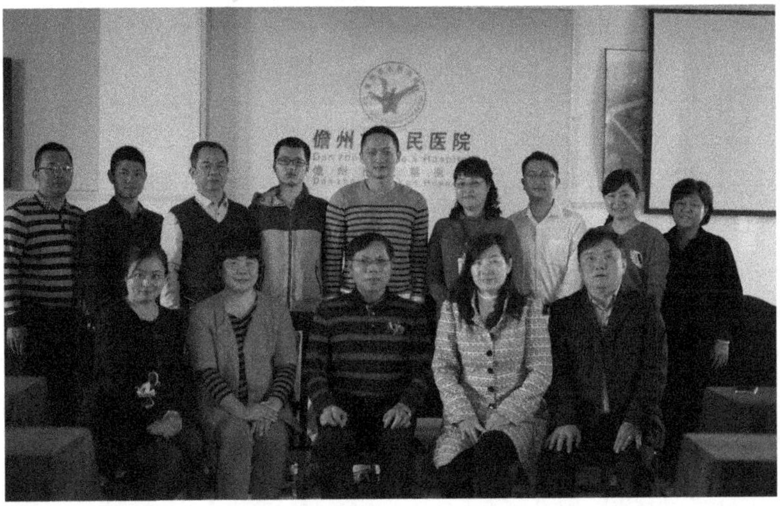

羊轶驹：持之以恒，一环接一环，应用 PDCA 管理工具开创新时代科学管理门诊的新篇章。
吴　媛：将 PDCA 运用于日常工作当中，以敏锐的眼光不断发现新问题，找到数据背后的原因，持续改进门诊服务流程，为老百姓做实事。
廖理英：提供优质服务是我们心中的永恒，持续改进永远在路上！
李海琴：以患者为中心，应用 PDCA 循环改善患者就诊中最希望改善的环节。
熊华超：有信心就有力量，PDCA 增强我们的凝聚力，相信自已，一定能做好。
林　艺：打破行政壁垒，部门间沟通协作，我们坚持，我们努力。

一、选题背景

医院拥挤、看病难等现象时常被新闻媒体报道，成为这几年两会关注的焦点。

1. 我院客服在患者满意度调查中发现，门诊患者不满意主要集中在办卡、挂号、缴费排队等候时间长几方面。2017 年 1 ～ 5 月平均满意度为 88.64%。

2. 2017 年，国家卫生计生委医院管理研究所现场评价调研，指出我院门诊存在问题：门诊拥堵、秩序混乱、等候时间长。

为此，我院运用 PDCA 方法，就“改善门诊服务流程”进行分析、评价及持续改进。

二、现状调查

2017年6月19～20日对门诊拥挤情况、门诊患者排队候诊情况进行调查(表3-3-13，表3-3-14)。

表3-3-13 2017年6月19日门诊各窗口排队人数情况调查汇总表

时间段＼窗口	办卡窗口	挂号窗口	收费窗口	取药窗口	总等候人数
7：00	0	26	0	0	26
7：20	2	17	2	0	21
7：40	0	5	2	0	7
7：50	8	10	2	0	20
8：00	5	12	4	0	21
8：10	4	16	10	1	31
8：20	4	19	10	2	35
8：30	10	26	19	11	66
8：40	10	34	19	4	67
8：50	19	27	18	6	70
9：00	17	28	29	2	76
9：10	16	49	28	4	97
9：20	18	29	25	1	73
9：30	22	21	14	4	61
9：40	19	14	12	3	48
9：50	12	20	18	7	57
10：00	9	20	18	7	54
10：10	8	24	27	6	65
10：20	23	16	14	10	63
10：30	21	14	16	12	63
10：40	10	15	12	4	41
10：50	4	11	16	5	36
11：00	6	10	23	4	43
11：10	2	5	11	10	28
11：20	4	2	18	16	40
11：30	1	4	9	3	17
11：40	1	1	7	5	14
11：50	1	2	12	2	17
12：00	0	3	12	3	18

表 3-3-14　2017 年 6 月 20 日门诊各窗口排队人数情况调查汇总表

时间段＼窗口	办卡窗口	挂号窗口	收费窗口	取药窗口	总等候人数
7：00	2	14	0	0	16
7：10	6	25	0	0	31
7：20	7	15	5	0	27
7：30	8	14	4	0	26
7：40	9	8	1	1	19
7：50	1	7	3	0	11
8：00	3	15	11	1	30
8：10	8	14	12	0	34
8：20	16	15	18	3	52
8：30	11	29	12	4	56
8：40	4	13	8	0	25
8：50	16	25	18	3	62
9：00	36	27	14	9	86
9：10	22	19	15	7	63
9：20	19	11	21	6	57
9：30	33	13	15	3	64
9：40	16	27	16	10	69
9：50	8	29	26	10	73
10：00	12	6	20	7	45
10：10	6	12	10	7	35
10：20	3	2	5	5	15
10：30	2	3	4	3	12
10：40	4	3	4	3	14
10：50	7	4	5	4	20
11：00	8	3	4	3	18
11：10	3	2	2	5	12
11：20	4	0	3	4	11
11：30	1	0	4	3	8
11：40	0	0	3	2	5
11：50	0	0	2	1	3
12：00	0	0	0	1	1

根据表 3-3-13 和表 3-3-14，办卡平均等候时间为 3.5 分钟，挂号窗口平均等候时间为 8.8 分钟，总等候时间为 12.3 分钟。结合我院门诊大厅拥堵、患者不满意的主要原因，我们将缩短门诊患者挂号排队时间和提高门诊患者满意度作为本次改善重点。

三、成立 CQI 小组

为改进门诊服务流程，我院成立了由羊轶驹院长总负责，医务科、护理部、质控科、财务科、总务科、医院办公室、信息科、客服部、三甲办参与，护理部主任担任组长的 CQI 小组，各成员都有明确的分工（表 3-3-15）。

表 3-3-15　CQI 小组人员及分工

姓名	组内职务	科室及职务	职责分工
羊轶驹	指导老师	党委书记 / 院长	指导、协调
吴媛	组长	护理部主任	统筹协调、环节把关
廖理英	组员	三甲办主任	效果的确认与监管
林艺	组员	质控科主任	分析原因、拟定对策、落实整改
林畴	组员	财务科科长	分析原因、拟定对策、落实整改
谢晋军	组员	门诊部主任	分析原因、拟定对策、落实整改
杨丽珍	组员	门诊部护士长	分析原因、拟定对策、落实整改
李海琴	组员	三甲内审组长	分析原因、拟定对策、落实整改
熊华超	组员	院办副主任	分析和整理数据，总结整改效果
符照鑫	组员	医务科科员	分析和整理数据，总结整改效果
曾兆伟	组员	信息科科员	分析原因、拟定对策、落实整改
于承新	组员	三甲内审员	分析原因、拟定对策、落实整改
林洪	组员	总务科科员	分析原因、拟定对策、落实整改
班勇涛	组员	客服部科员	分析原因、拟定对策、落实整改

四、设定目标值

根据卫生计生委要求，挂号、划价、收费、取药等窗口等候时间不超过 10 分钟（2011 年），我们计划将门诊患者平均办卡 - 挂号时间由 12.3 分钟降低至 10 分钟（图 3-3-82）。根据“三好一满意”的要求，我们计划将门诊患者满意度由 88.64% 上升至 90%（图 3-3-83）。

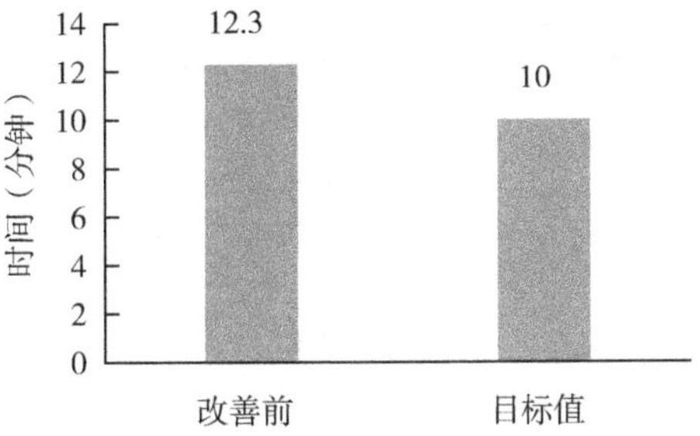

图 3-3-82　平均“办卡－挂号”时间目标值

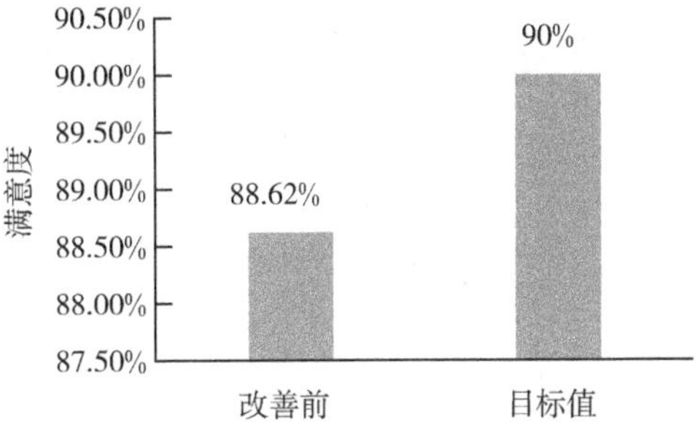

图 3-3-83　门诊满意度目标值

五、拟定计划

我们计划用 3 个月的时间来完成预期的工作，其中 P 阶段计划用 2 周、D 阶段用时 4 周、C 阶段和 A 阶段共用 2 周（图 3-3-84）。

日期 / 活动项目	2017 年 6 月			2017 年 7 月						2017 年 8 月		负责人
	14～18 日	19～23 日	24～28 日	6 月 29 日～7 月 3 日	4～8 日	9～13 日	14～18 日	19～23 日	24～29 日	7 月 30 日～8 月 2 日	3～7 日	
主题选定	------ / ——											全体组员
拟定计划	------ / ——											吴媛、廖理英
现状把握		------ / ——										熊华超、班勇涛
目标设定		------ / ——										吴媛、李海琴
解析			------ / ——									全体组员
对策拟定				------ / ——								全体组员
对策实施与检讨				------ / ——	------ / ——	------ / ——	------ / ——	------ / ——				林艺、林洪 谢晋军、杨丽珍
效果确认									------ / ——			廖理英、熊华超
检讨与改进										------ / ——		全体组员
总结成果											------ / ——	符照鑫、于承新

注：------计划线　　——实施线

图 3-3-84　运用 PDCA 循环改进门诊服务流程实施计划——甘特图

六、分析原因

造成门诊服务流程不畅，使患者就诊前等候时间长的原因众多，我们从人、机、料、法、环方面进行分析，其中有些是不可抗拒的，也是无法改变的，而有些是可以通过干预得到改进的，利用鱼骨图的方法进行根本原因分析（图 3-3-85）。

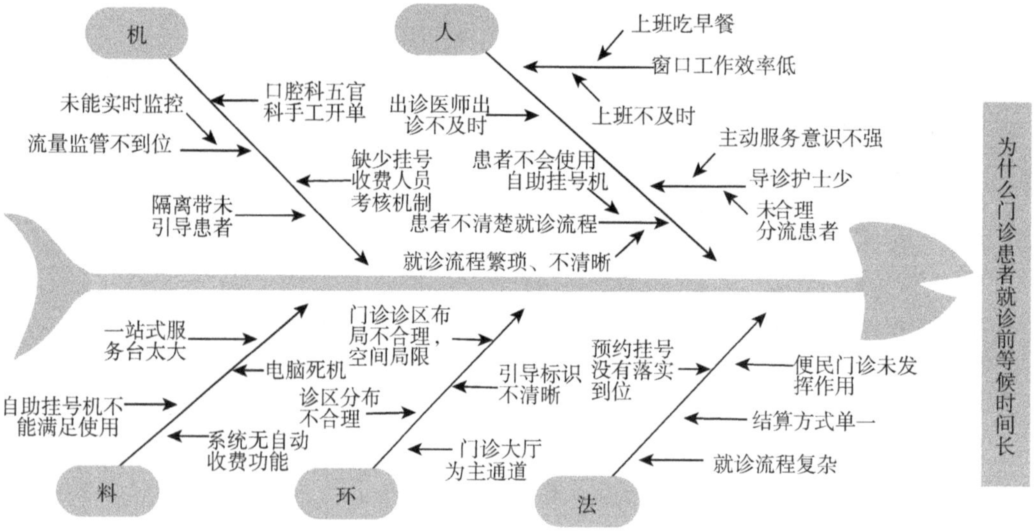

图 3-3-85 要因分析——鱼骨图

我们将红色字体部分圈为主要原因，根据二八法则，我们认真分析出占有 80% 的少数关键性问题（表 3-3-16）。按照二八原则，我们将前 3 个原因：就诊流程繁琐、不清晰；窗口工作效率低；门诊诊区布局不合理，空间局限等原因作为本次改善重点（图 3-3-86）。

七、制定对策

按照 5W1H 的方法，我们拟定了 12 条对策，每条对策都有实施的时间节点和责任人（表 3-3-17）。

表 3-3-16 门诊患者就诊前等候时间长原因分析统计表

原因	次数	累计百分比
就诊流程繁琐、不清晰	67	31.31%
窗口工作效率低	55	57.01%
门诊诊区布局不合理，空间局限	52	81.31%
诊区分布不合理	14	87.85%
引导标识不清晰	11	92.99%
预约挂号落实不到位	7	96.26%
自助挂号机不能满足使用	5	98.60%
便民门诊未发挥作用	3	100.00%

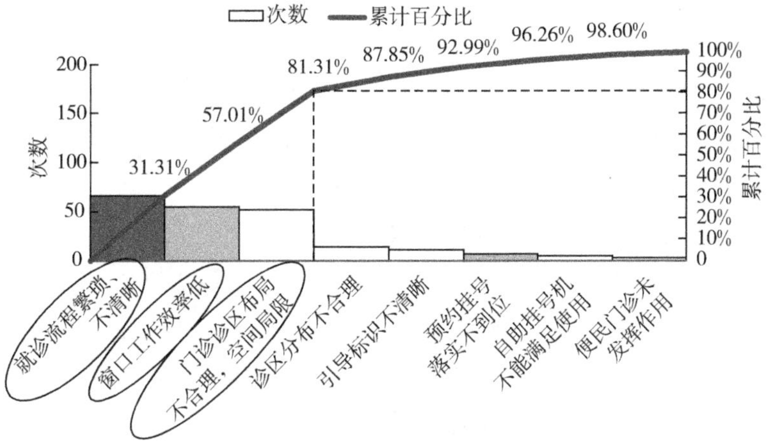

图 3-3-86 门诊患者就诊前等候时间长原因分析——柏拉图

表 3-3-17 改进门诊服务对策拟定表——5W1H

What	Why	How	When	Where	Who
就诊流程繁琐、不清晰	1. 办理就诊卡、挂号、收费为独立窗口，患者需多次排队 2. 无就诊指引 3. 未能有效引导患者就诊	1. 简化流程，办卡、挂号、缴费一体化	7 月 4 ～ 8 日	门诊挂号、收费处	杨丽珍 班勇涛
		2. 制定并印发就诊指引单，由医护人员提供给就诊患者并进行相关指导 3. 安装使用分诊叫号系统		门诊	谢晋军 杨丽珍
		4. 增加楼层指引牌和地标引导标识		门诊大厅	熊华超
窗口工作效率低	1. 无监管制度 2. 工作人员工作纪律散漫 3. 挂号、缴费窗口少	1. 财务科负责制定窗口工作人员工作纪律及奖惩规定	7 月 1 ～ 3 日	财务科	林畴
		2. 安装指纹打卡机，对窗口人员进行考勤	7 月 4 ～ 23 日	院办	李海琴
		3. 在各楼层增加自助挂号、缴费机 4. 门诊 2 楼～ 4 楼增加挂号、缴费窗口 5. 门诊挂号、收费窗口分时段开放，7：15 开放 4 个，7：30 开放 11 个，7：50 全部开放	7 月 1 ～ 23 日	门诊、财务科	谢晋军 林畴 曾兆伟
门诊诊区布局不合理，空间局限	1. 一站式服务工作台及排队隔离架占据门诊一楼大厅空间 2. 同类别诊室不集中 3. 就诊量大的内科和妇产科诊区集中在同一楼层	1. 移除一站式服务台，释放空间	7 月 9 ～ 13 日	门诊大厅	林洪
		2. 挂号窗口前的排队隔离架更换为隔离带和地标	7 月 4 ～ 8 日	门诊大厅	熊华超
		3. 以疾病为纽带，科学设置出诊科室，调整门诊二楼、三楼的诊室布局	7 月 13 ～ 18 日	门诊二楼、三楼	吴媛

八、执行阶段

1. 简化流程，办卡、挂号、缴费一体化（图 3–3–87，图 3–3–88）。

2. 制定并印发就诊指引单，由医护人员提供给就诊患者并进行相关指导(图 3–3–89)。

3. 安装使用分诊叫号系统（图 3–3–90）。

4. 增加楼层指引牌和地标引导标识（图 3–3–91）。

5. 财务科牵头，召开会议，制定《挂号、收费员工工作纪律及奖惩规定》（图 3–3–92）。财务科林畴科长针对挂号、收费人员工作纪律问题，召开 2 次会议，强调工作纪律的重要性，并对《挂号、收费员工工作纪律及奖惩规定》进行培训。

6. 安装指纹打卡机，对窗口人员进行考勤。

7. 在门诊 2 ～ 3 楼增加了自助挂号机、挂号 – 收费一体机共计 10 台，方便患者，大大缩短患者等候时间（图 3–3–93）。

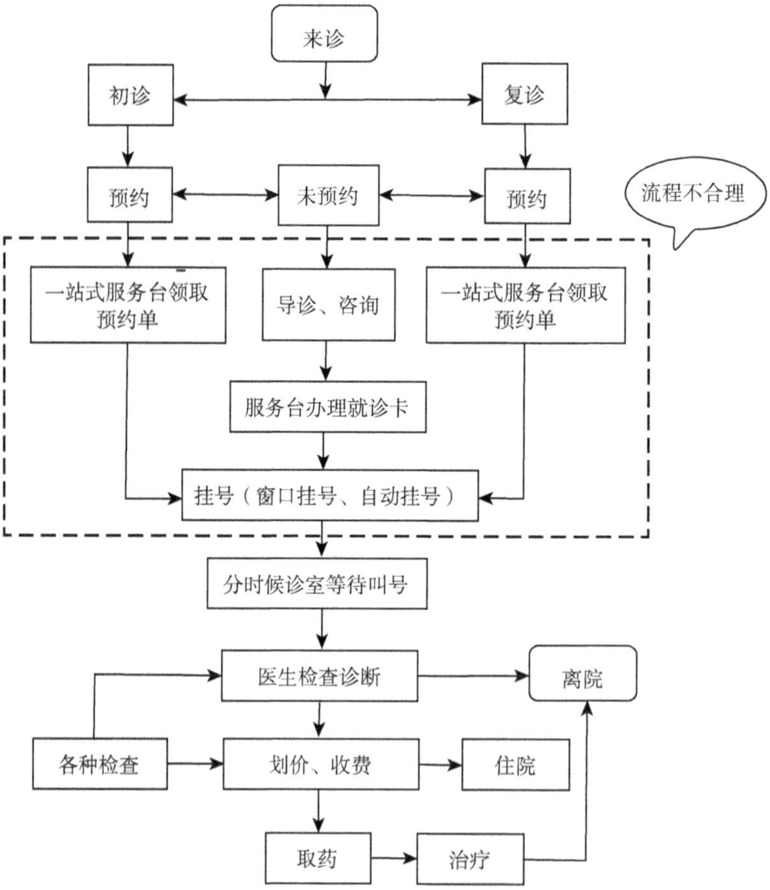

图 3–3–87　整改前门诊就诊流程图

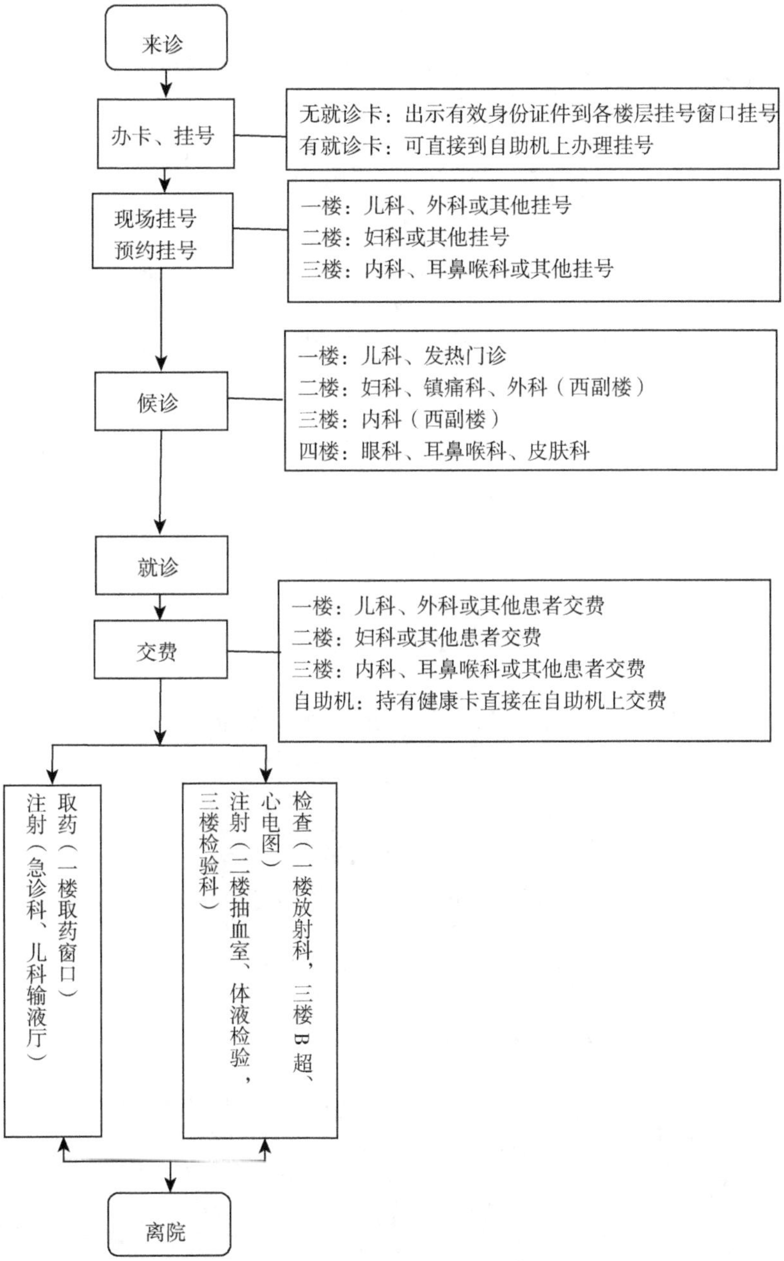

图 3-3-88　整改后门诊就诊流程图

门诊就诊指引

尊敬的病友：我院已实行无纸化办公，请您按照指引上的提示到相关科室做有关检查、交费，谢谢！

□交费：请持“就诊卡”到一楼大厅收费挂号窗口或二楼收费窗口交费。

□取药：请交费后持“就诊卡”、处方到取药窗口取药。

□抽血化验：请交费后持“就诊卡”到二楼抽血室窗口抽血检查。

□大小便检查：请交费后持“就诊卡”到二楼检验窗口对面窗口扫条码处扫条码，领取标本盒到就近卫生间留取大小便标本送检。

□ CT、MR、X 光、钡餐等放射检查：请交费后持“就诊卡”到一楼急诊楼东侧放射科检查。

□ B 超、心电图、脑电图、经颅多普勒检查：请交费后持“就诊卡”在三楼相应检查室检查，如您需要做泌尿 B 超，请在检查前饮水 300 ～ 500ml，憋尿做检查，做肝胆脾 B 超检查前需禁食。

□肠镜、胃镜检查：请交费后持“就诊卡”到中西医结合科三楼胃肠镜室检查。

注意：

1. 我院门诊正常上班时间为 7：30 ～ 12：00、14：30 ～ 17：00，下班时间如您有需求请到急诊科，门诊节假日正常上班。

2. 为了保证您就医安全，请实名办理“就诊卡”，勿使用他人的“就诊卡”。

3. 如您想方便快捷就诊，请预约挂号就诊。

儋州市人民医院

图 3-3-89　门诊就诊指引

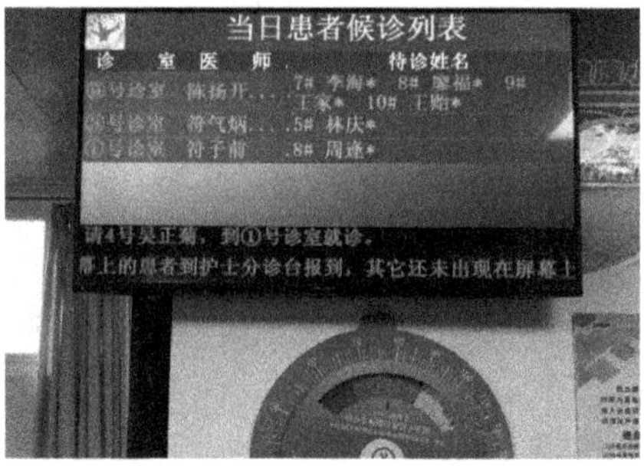

图 3-3-90　内科候诊区安装分诊叫号系统

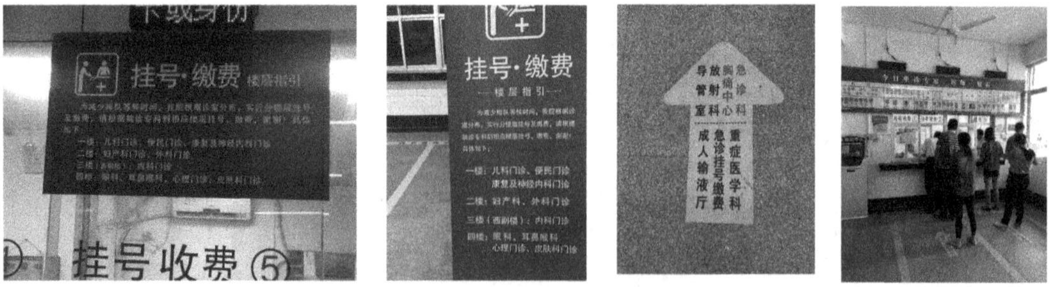

图 3-3-91　各类指引牌和地标

儋州市人民医院
Danzhou People's Hospital
儋州市农垦医院
Danzhou Nong Ken Hospital

文件名称：临床科室急救等备用药品管理制度			页 数：1/2
生效日期：2013/10/14	修订日期：2017/04/05	修订次数：2	文件号：15-A-034
审核人：陈朝荣	批准人：羊轶驹	发布部门：药学部	版本号：1.2

一、目的

为规范办公秩序，保持优良的工作环境，创造良好的工作氛围，提高工作效率，特制定工作纪律及奖惩制度。

二、范围

挂号、收费工作人员。

三、职责

财务科：负责门诊挂号、收费人员的内部考核工作。

四、内容

（一）挂号、收费员工应做到

1. 按规定时间上、下班，严格遵守考勤管理制度。
2. 保持良好的工作环境及卫生清洁，维护企业整体形象。
3. 维护医院信誉，不做任何有损医院信誉的事情。
4. 注重自身品德修养，言谈仪表得体大方。
5. 想方设法完成领导分配的工作，同事间本着分工负责的精神，互为联系、搞好配合。
6. 爱护医院一切财务及公共设施，节约使用办公用品。
7. 因过失或故意损坏医院物品的应负赔偿责任。
8. 发现有损医院形象的人和事立即向有关领导举报。

（二）挂号、收费员工八不准

1. 不准借业务之机收受馈赠及贿赂；
2. 不准在工作台上摆放与工作无关的物品；
3. 不准在工作时间内串岗、聊天、大声喧哗妨碍他人工作；
4. 不准用办公电话聊天及用办公电脑做与工作无关之事；
5. 不准在办公区内吸烟；
6. 不准以任何理由支用公款为己用；
7. 不准将所保管财物携出或出借；
8. 不准任意翻阅不属于自己的文件，帐簿表册或函件。

（三）处罚形式

处罚分为行政处分和经济处罚。行政处罚分为：警告、记过、通报批评、降级、停职、停薪、留用察看、解雇。经济处罚有以下方面：

1. 上班迟到、下班早退罚款 50 元；
2. 上班时间串岗、聊天、吃东西每次罚款 10 元；
3. 在工作区吸烟，每次罚款 50 元；
4. 随地吐痰、乱扔果皮纸屑每次罚款 50 元，并负责清洁干净；
5. 利用办公通讯工具打私人电话聊天者，一经发现，按话费 5 倍进行罚款。
6. 损坏医院财物按情节轻重处以 100 ～ 500 元罚款；
7. 值班无故空岗者，罚款 100 元；
8. 擅自动用办公设备者，一经发现罚款 50 元，如有损坏按其程度赔偿修理费。

（四）本规定自下发之日起执行。

图 3-3-92 挂号、收费员工工作纪律及奖惩规定

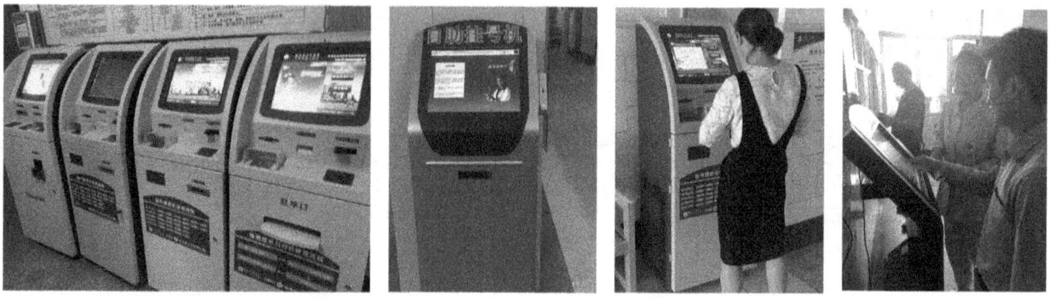

A：门诊大厅增设的自助挂号、缴费机　B：门诊三楼增设的自助挂号机　C：患者自助缴费　D：导诊护士教患者使用自助挂号机

图 3-3-93　增加了自助挂号机、挂号－收费一体机

8. 增加挂号、收费窗口，由 9 个增加至 13 个（图 3-3-94）。

9. 门诊挂号、收费窗口分时段开放，7：15 开放 4 个，7：30 开放 11 个，7：50 全部开放。

10. 将占地面积大的一站式服务台拆除，改换成面积小的预约咨询台，为门诊大厅腾出了近 $10m^2$ 的面积（图 3-3-95）。

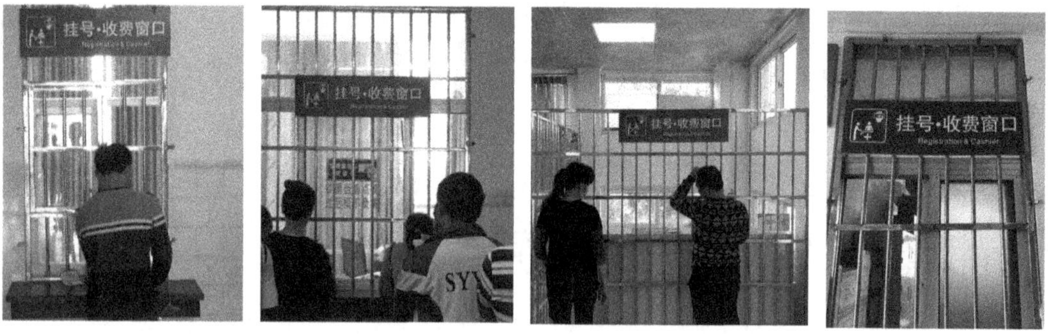

三楼挂号窗口　二楼挂号窗口　三楼西副楼挂号窗口　四楼挂号窗口

图 3-3-94　各楼层的收费窗口

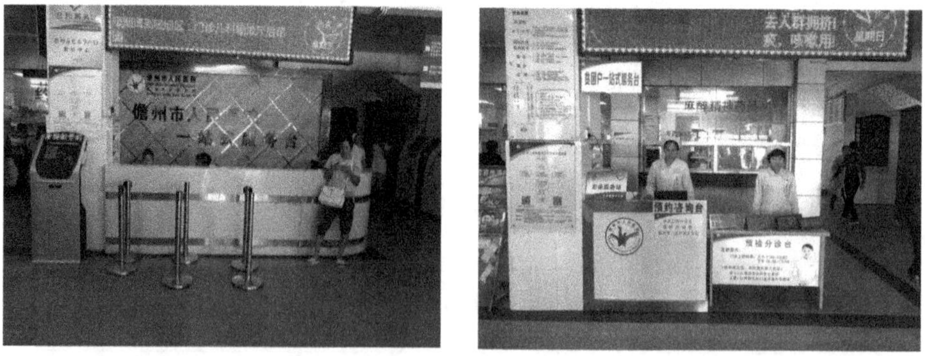

A：改善前一站式服务台　B：移除一站式服务台的门诊大厅

图 3-3-95　门诊大厅情况

11. 将隔离杆更换为隔离带和地标（图 3-3-96）。

12. 以疾病为纽带，科学设置诊室布局，将同在二楼且患者数最多的内科与妇产科诊室分开，把内科诊室调至 3 楼西副楼（图 3-3-97）。

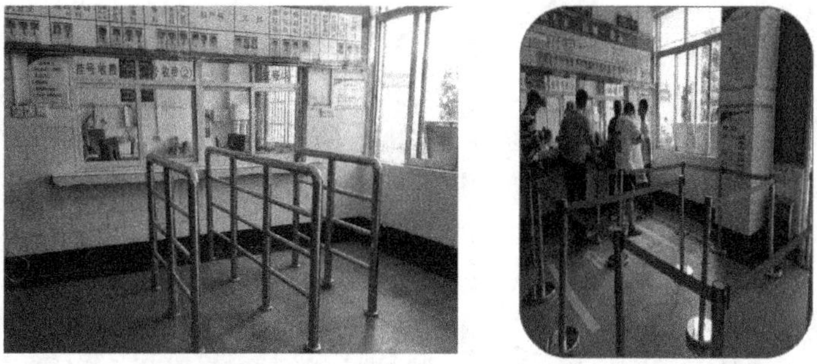

A：改善前的隔离杆图　　B：改善后的隔离带和地标

图 3-3-96　隔离方式改变

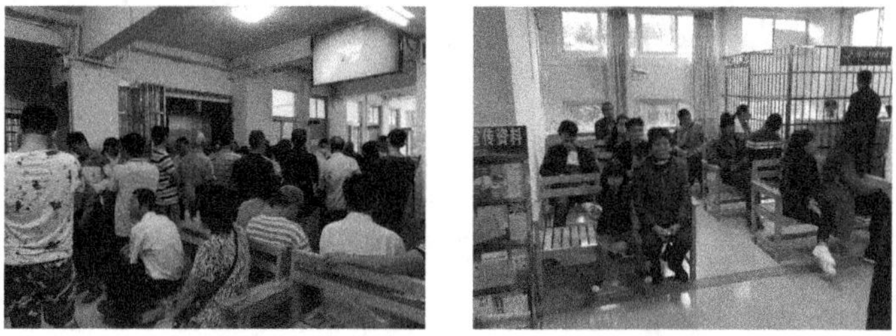

A：改善前内科候诊区　　B：改善后内科候诊区

图 3-3-97　候诊区改善前后

九、检查阶段

门诊流程经改善后，我院“办卡 – 挂号”时间由 12.3 分钟降至 9.2 分钟；患者满意度由 88.64% 上升至 91.47%（图 3-3-98，图 3-3-99）。门诊大厅挂号排队窗口、门诊大厅、候诊区改善后效果明显（图 3-3-100）。

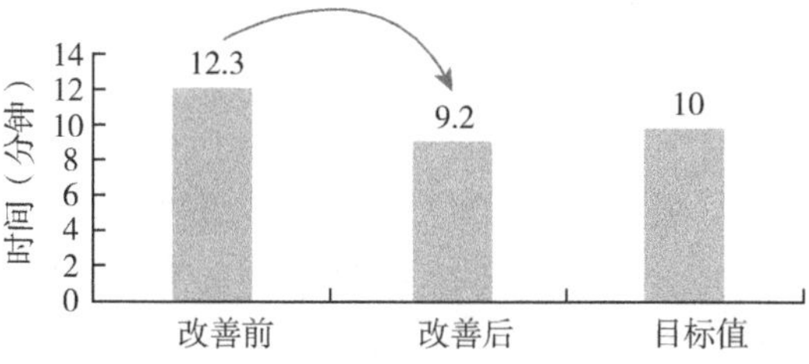

图 3-3-98　改善后平均“办卡 – 挂号”时间

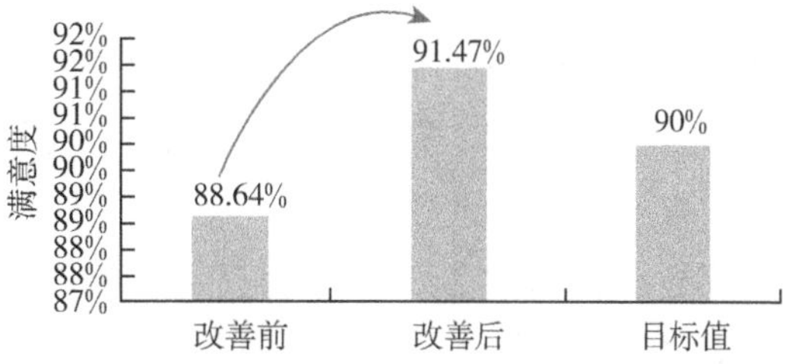

图 3-3-99　改善后门诊患者满意度

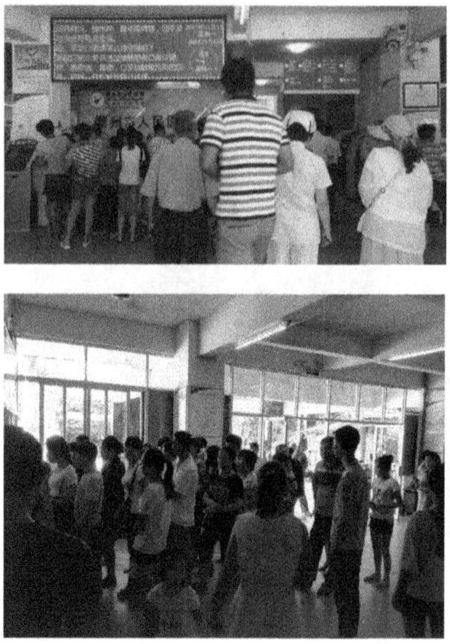

A：改善前办卡、挂号无序排队

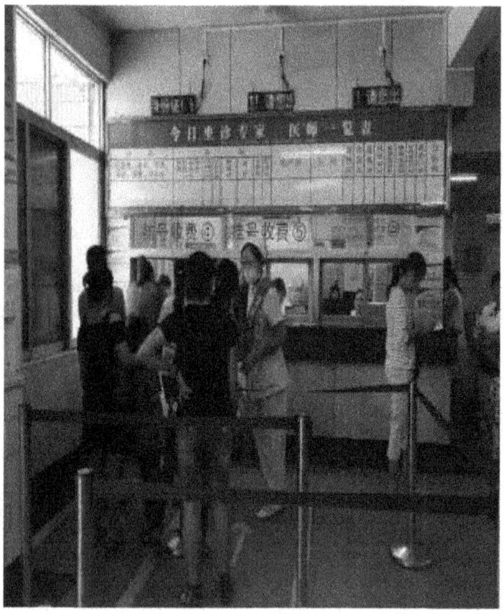

B：改善后办卡、挂号有序排队

图 3-3-100 办卡、挂号情况

十、标准化

1. 制定了门诊挂号、收费员工工作纪律及奖惩规定。
2. 医院每月定期对窗口人员进行考勤、劳动纪律等考核，结果纳入个人绩效。
3. 优化了门诊患者就诊流程。
4. 制作了门诊就诊指引单。

十一、总结阶段

在项目改善期间，院领导针对改善门诊服务流程问题，召开了 3 次专题会议。2017 年 6 月 26 日，羊轶驹院长亲自带领相关职能部门负责人到门诊大厅，现场指导门诊就诊流程改造（图 3-3-101，图 3-3-102）。

CQI 小组成员在项目实施的每个阶段认真分析、总结，了解进度，主动提出问题，保证该项目的顺利进行。改进过程中不断调查分析，找出要因，从而制定相应的对策，掌握实施的重点，按照实施方法去做，保证改善效果。

在项目实施过程中梳理、修订了门诊患者就诊流程，制定了门诊挂号、收费员工工作纪律及奖惩规定，以及定期对窗口人员进行考勤、劳动纪律等考核，结果纳入个人绩效，并且在工作中得到了落实；通过近半年的持续改进，门诊患者挂号时间均在 10 分钟以下，满意度均在 90% 以上，达到目标。

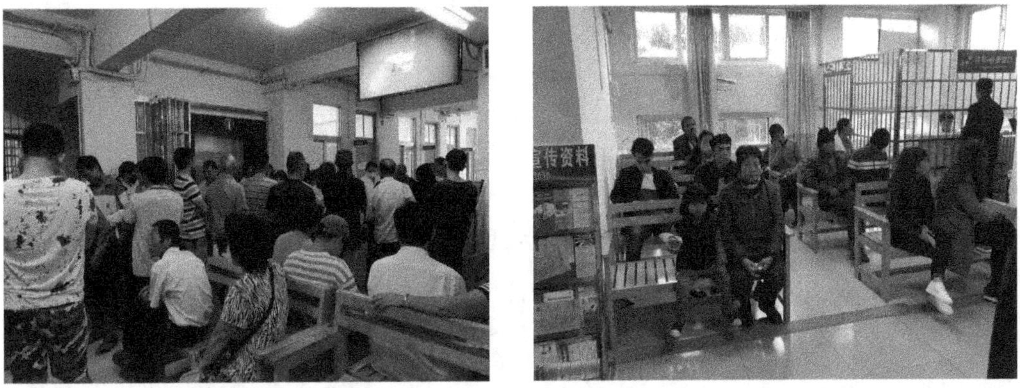

图 3-3-101　院领导召开专题讨论会

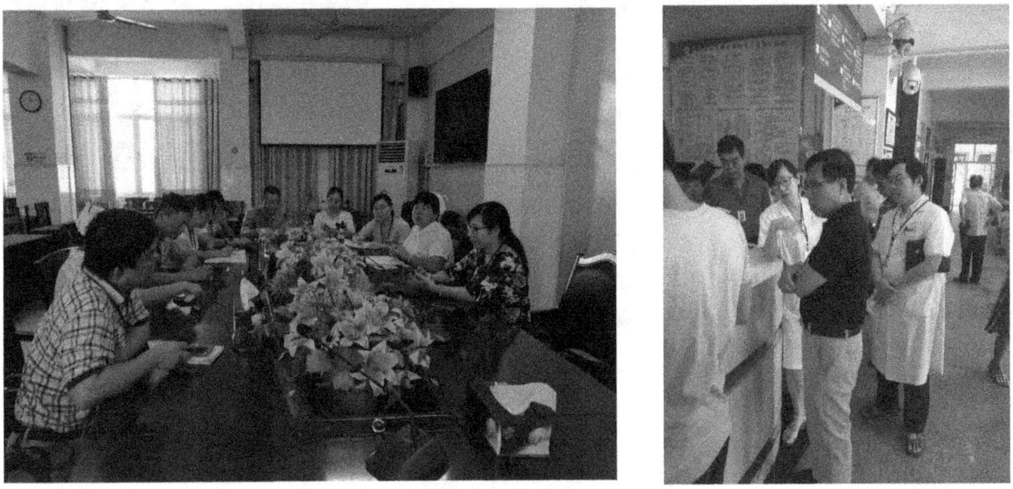

图 3-3-102　院领导亲临现场指导

本项持续改进工作虽然取得了显著成效，但是患者就诊排队时间长成为了门诊患者不满意的新因素，我们拟定下一轮 PDCA 循环改进目标：缩短门诊患者就诊等候时间。

（儋州市人民医院护理部　吴　媛）

案例 5　运用 PDCA 循环提高患者康复治疗有效率

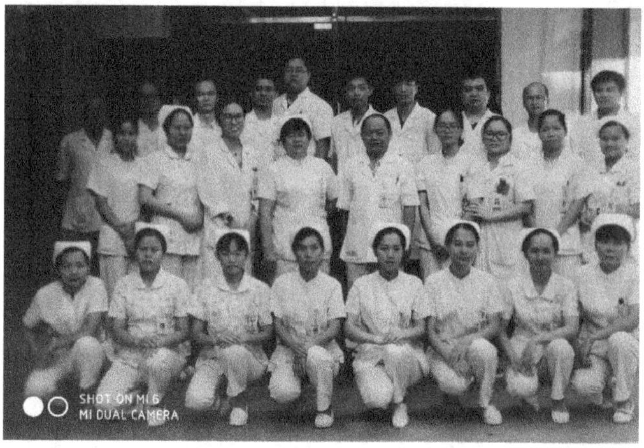

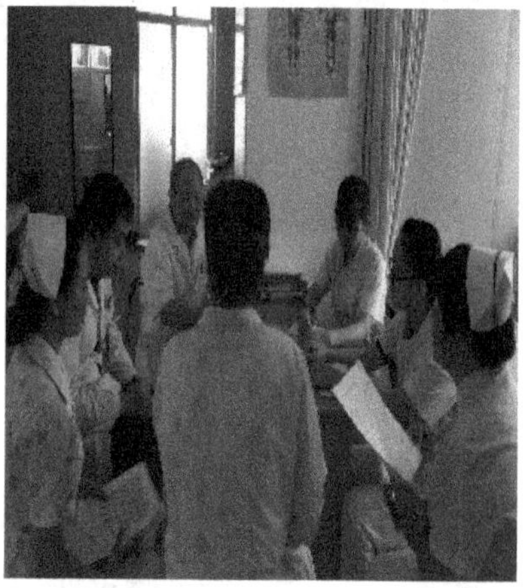

陈伟荣：学习 PDCA 理念及方法，严格按照《三级综合医院评审标准实施细则（2011 年版）》相关条款，有计划、有步骤、科学地提高康复治疗有效率，给患者带来福音。

林明霞：三分治疗，七分护理，康复护理更重要。

党　辉：PDCA 使我们持续改进，精准康复，合理康复，使患者尽快回归社会，为健康中国做出我们的贡献。

一、选题背景

1. 在 2017 年第 1 季度调查中发现，3 个月中患者康复治疗有效率均较低。

2. 调查原因后，发现存在以下问题：①科室未注重监测康复治疗有效率，未规范康复定期评定。②科室专科培训学习不到位。③医师多非康复医学专业，相关人员分工不明确。

3.《三级综合医院评审标准实施细则（2011 年版）》中 4.12.3.1 及 4.12.4.2 相关条款明确提出康复治疗有效率相关要求。

为了提高患者康复治疗有效率，达到三级甲等医院要求，我们选择了这个改进项目。

二、现况调查

2017 年 1 ～ 3 月，经过调查发现康复治疗有效率最高为 85%，平均为 74.8%（图 3-3-103）。

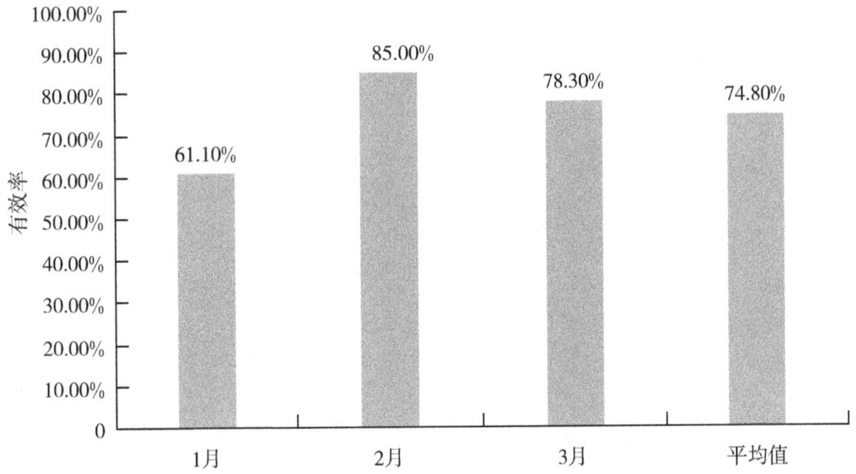

图 3-3-103　2017 年康复医学科 1 ~ 3 月康复治疗有效率

三、成立 CQI 小组

为提高患者康复治疗有效率，加强医师、护士、治疗师、患者一体化管理，我科成立 CQI 小组，由康复医师、康复护士、针灸师、康复治疗师共同组成。各成员分工明确（表 3-3-18）。

表 3-3-18　CQI 小组成员

序号	姓名	职务	担任角色	职责分工
1	陈伟荣	科主任	组长	组织召开协调会、分配任务
2	林明霞	护士长	副组长	组织召开协调会、分配任务
3	党辉	技师长	秘书	查阅文献资料、分析原因、幻灯制作
4	黎建明	质控医师	组员	分析原因、幻灯制作
5	洪起连	护士	组员	数据收集、统计
6	吴晶梅	治疗师	组员	整理资料，对策实施
7	杨菲菲	治疗师	组员	整理资料，对策实施

四、设定目标值

根据《三级综合医院评审标准实施细则（2011 年版）》中 4.12.4.2 条款规定，因此，对于提高康复治疗有效率目标值设为 90%（图 3-3-104）。

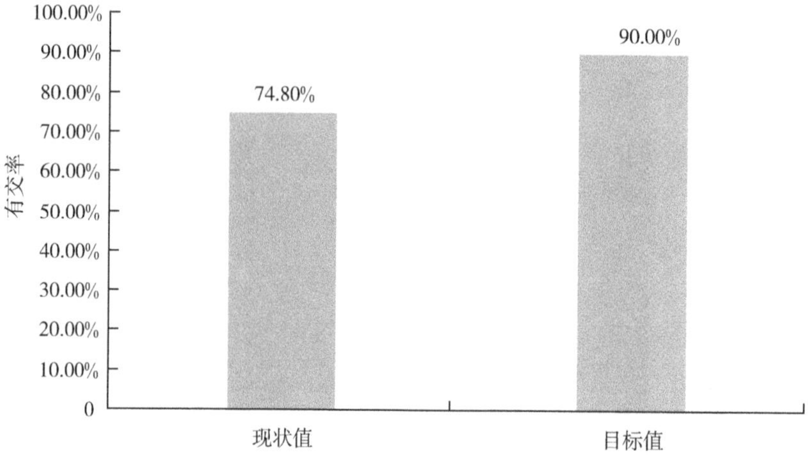

注：现状值为 1 ～ 3 月康复治疗有效率平均值

图 3-3-104　康复治疗有效率目标值设定

五、拟定计划

计划用 15 周的时间来完成预期工作，其中 P 阶段 5 周，D 阶段 7 周，C 阶段 2 周，A 阶段 1 周，最后计算出每个阶段的用时率（图 3-3-105）。

阶段	日期 / 活动项目	2017 年 3 月		2017 年 4 月				2017 年 5 月					2017 年 6 月				负责人
		4	5	1	2	3	4	1	2	3	4	5	1	2	3	4	
P=30%	主题选定																陈伟荣
	活动计划拟定																林明霞
	现状把握																杨菲菲、吴晶梅
	目标设定																党辉、黎建明
	要因分析																党辉、黎建明
	拟定对策																林明霞、党辉
D=40%	实施对策																党辉、黎建明、洪起连
C=20%	效果确认																党辉、林明霞
A=10%	标准化																陈伟荣、林明霞
	检讨与改进																杨菲菲、吴晶梅

注：------计划线　　———实施线

图 3-3-105　提高康复治疗有效率活动计划——甘特图

六、原因分析

我们小组在一起研究康复治疗有效率低的主要原因是什么，小组成员开展头脑风暴，建言献策，将大家的智慧绘制成鱼骨图（图 3-3-106），经过头脑风暴分析，认为问题主要原因集中于 8 个方面：①医师多为非康复医学专业；②治疗师没有做到专业化分工；③科室未注重康复治疗效果监测与定期评定；④患者病房延伸康复锻炼不足；⑤科室无业务学习制度；⑥患者的依从性不够，对医务人员的宣传不够重视；⑦治疗师未对患者进行康复训练指导；⑧护士未掌握康复护理知识，未指导患者锻炼。调查人员通过发放问卷进行现场调查，按调查结果计算出每个主要原因所占累计百分比（表 3-3-19），绘制了柏拉图（图 3-3-107）。按照二八法则，将医师多为非康复医学专业治疗师没有做到专业化分工、专项治疗技术不够精准，科室未注重监测康复治疗有效率，患者回到病房几乎没有进行康复锻炼 4 项确定为要整改的真因。

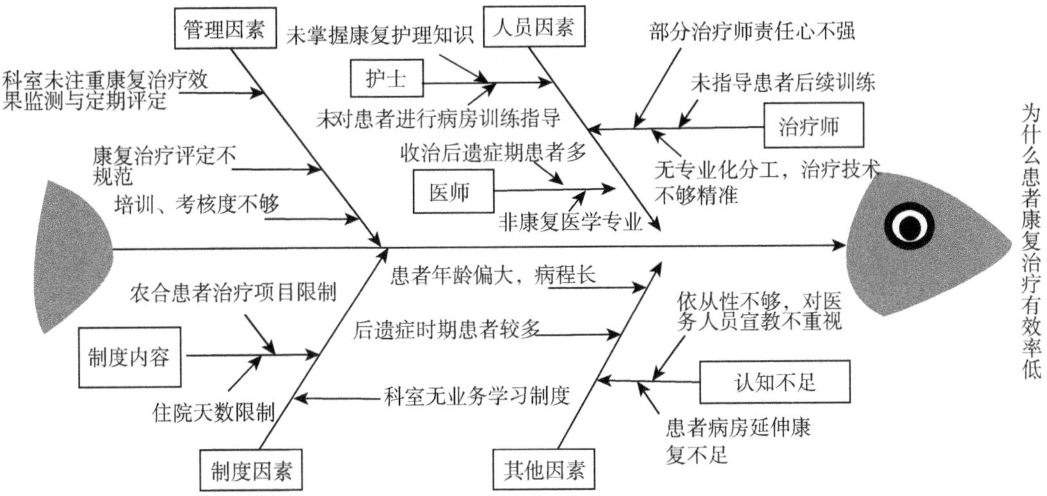

图 3-3-106 康复治疗有效率低原因分析——鱼骨图

表 3-3-19 康复治疗有效率低原因统计表

影响康复治疗有效率因素	频数	累计百分比
医师多为非康复医学专业	40	23.39%
治疗师没有做到专业化分工，专项治疗技术不够精准	35	43.86%
科室未注重康复治疗效果监测及定期评定	32	62.57%
患者病房延伸康复锻炼不足	30	80.12%

续表

影响康复治疗有效率因素	频数	累计百分比
科室无业务学习制度	10	85.96%
患者的依从性不够，对医务人员的宣教不够重视	9	91.23%
治疗师未对患者进行康复训练指导	8	95.91%
护士未掌握康复护理知识，未指导患者锻炼	7	100%

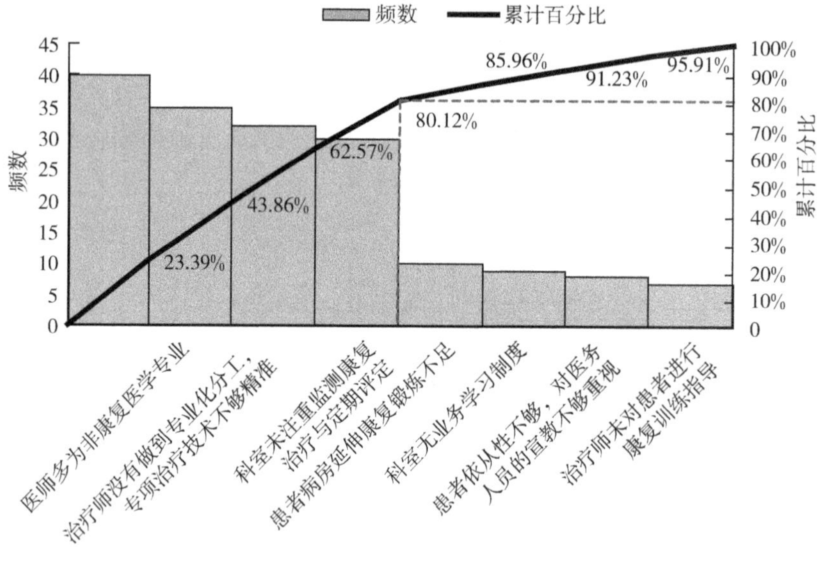

图 3-3-107 康复治疗有效率低真因验证柏拉图

七、制定对策

运用 5W1H 法制定了持续改进对策（表 3-3-20）。

1. 针对医师多为非康复专业，我们采取以下措施：对医师进行科室前五位病种培训，提高业务能力。

2. 针对治疗师没有做到专业化分工，专项治疗技术不够精准，我们采取：①对治疗师进行专业化分工；②安排治疗师外出培训学习，提高专业技能。

3. 科室未注重康复治疗效果监测及定期评定，科室安排专人负责落实每位患者初中末三次评定，根据评定结果及时修改治疗方案。

4. 针对患者病房延伸康复锻炼不足，通过以下方面改进：①治疗师对负责患者进行治疗后训练指导；②对护士进行科室前五位病种康复护理知识培训及考核；③护士对患者进行病房的训练督导。

表 3-3-20　提高康复治疗有效率对策制定——5W1H

Why	What	How	When	Who	Where
医师多为非康复专业	科室成立时间短，由从各个科室抽调的医师组成	对医师进行科室前五位病种培训，提高业务能力	2017.4.24—2017.4.28	陈伟荣 党辉	康复科
治疗师没有做到专业化分工，专项治疗技术不够精准	科室成立时间短，治疗师偏年轻，经验不足	1. 对治疗师进行专业化分工 2. 安排治疗师外出培训学习，提高专业技能	2017.4.24—2017.6.2	陈伟荣 党辉	康复科及上级医院
科室未注重康复效果监测及治疗定期评定	重视不够	科室安排专人负责落实每位患者初中末三次评定，根据评定结果及时修改治疗方案	2017.4.24—2017.6.2	党辉	康复科
患者病房延伸康复锻炼不足	1. 治疗师、护士宣教督导不到位 2. 护士未掌握康复护理相关知识	1. 治疗师对负责患者进行治疗后训练指导 2. 对护士进行科室前五位病种康复护理知识培训及考核 3. 护士对患者进行病房内的训练督导	2017.5.15—2017.5.28	林明霞 党辉	康复科

八、执行阶段

1. 对医师进行科室前 5 位病种的培训，提高业务能力（图 3-3-108 ～图 3-3-110）。

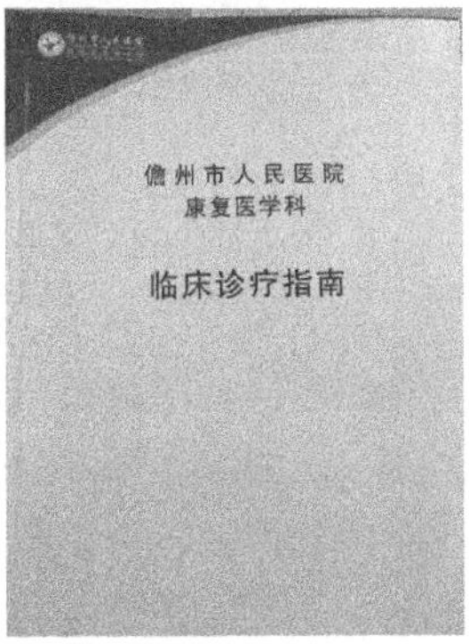

图 3-3-108　康复科临床诊疗指南正面

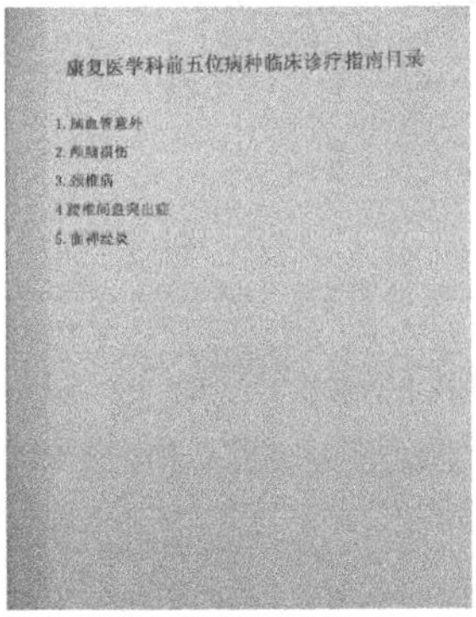

图 3-3-109　前 5 位病种

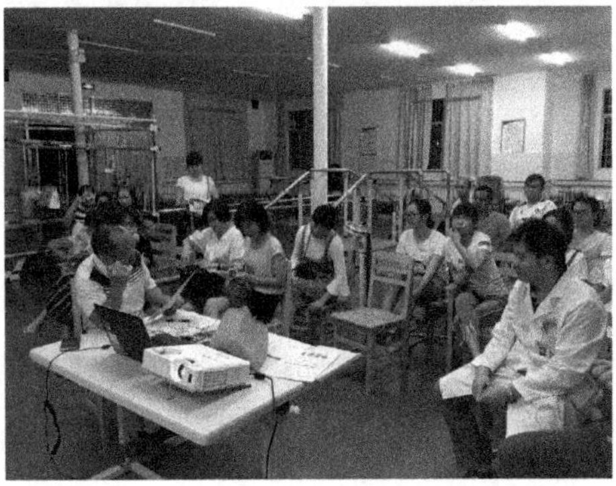

图 3-3-110　学习现场

2. 对治疗师进行专业化分工（表 3-3-21），安排治疗师外出培训学习，提高专业技能（图 3-3-111，图 3-3-112）。

表 3-3-21 康复专业技术人员一览表

序号	姓名	学历	技术职称	工作年限	专业
1	党辉	本科	主治医师 主管治疗师	8	PT 神经康复 骨科康复
2	陈才恒	本科	治疗师	4	PT 骨科康复
3	杨菲菲	本科	治疗师	3	PF 神经康复
4	吴月秋	本科	治疗师	3	ST（言语吞咽康复）
5	陈国奇	本科	治疗师	2	PT 神经康复
6	吴晶梅	本科	治疗师	2	OT
7	谢肇雄	本科	治疗师	2	PT 骨科康复
8	袁泽龙	本科	治疗士	1	物理因子治疗

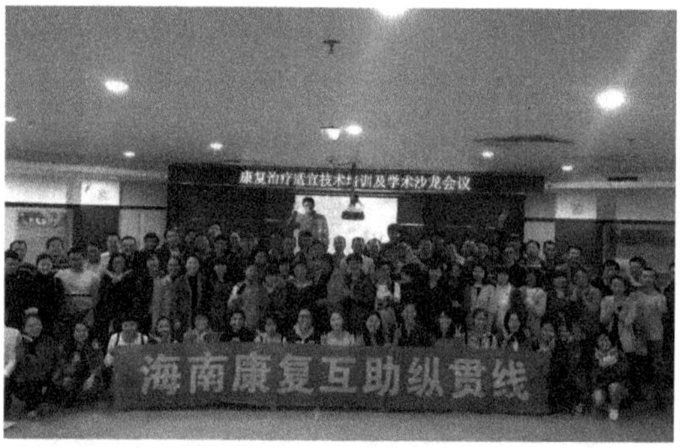

图 3-3-111 治疗师外出学习

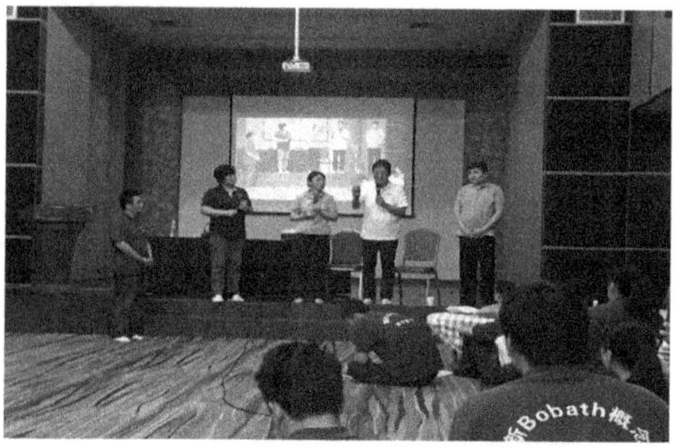

图 3-3-112 治疗师外出参加培训

3. 科室安排专人负责落实每例患者初中末 3 次评定，根据评定结果及时修改治疗方案（图 3-3-113）。

4. 治疗师对负责患者进行治疗后病房训练指导（图 3-3-114），对护士进行科室前 5 位病种康复护理知识培训及考核（图 3-3-115，图 3-3-116），护士对患者进行病房的训练督导（图 3-3-117）。

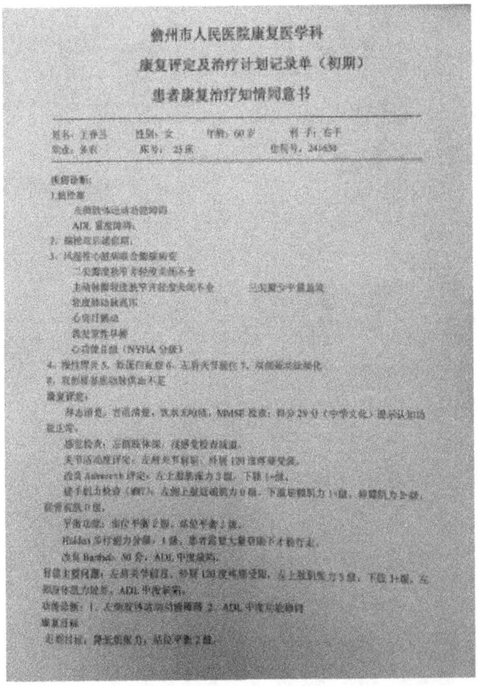

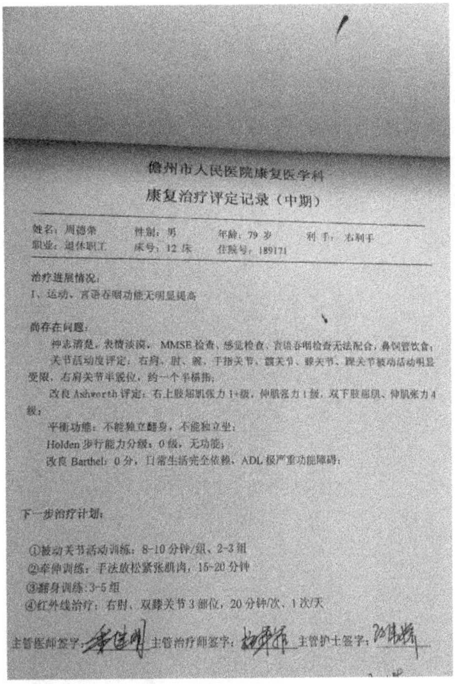

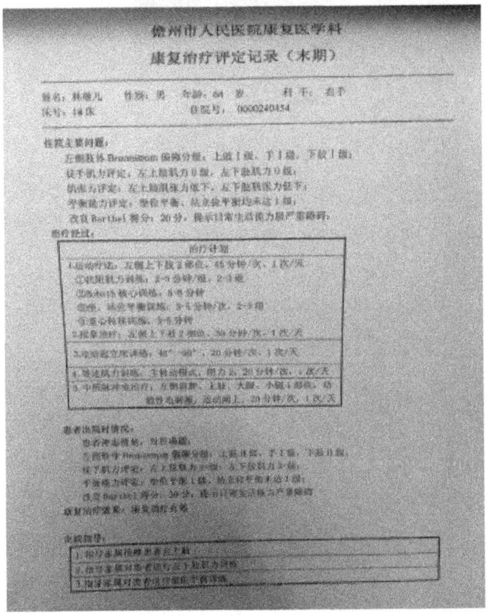

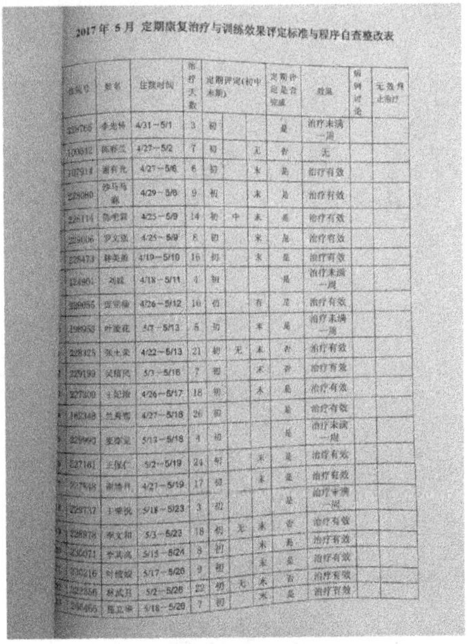

图 3-3-113 三期评定表及自查表

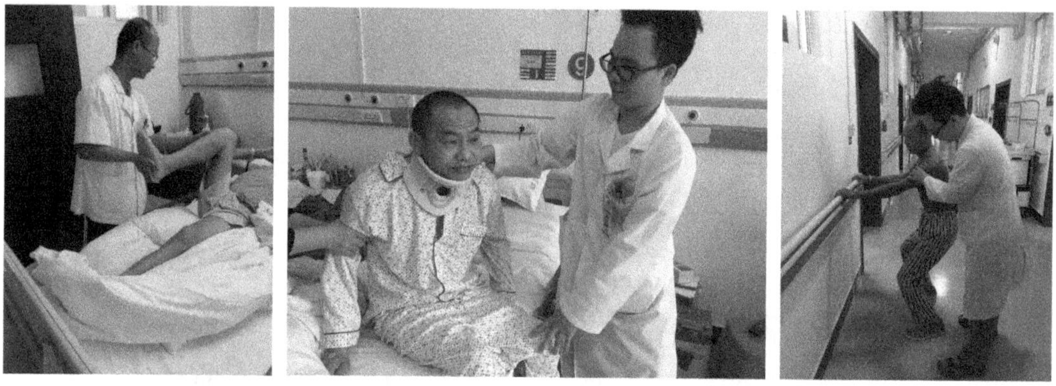

图 3-3-114 治疗师对负责患者进行治疗后病房训练指导

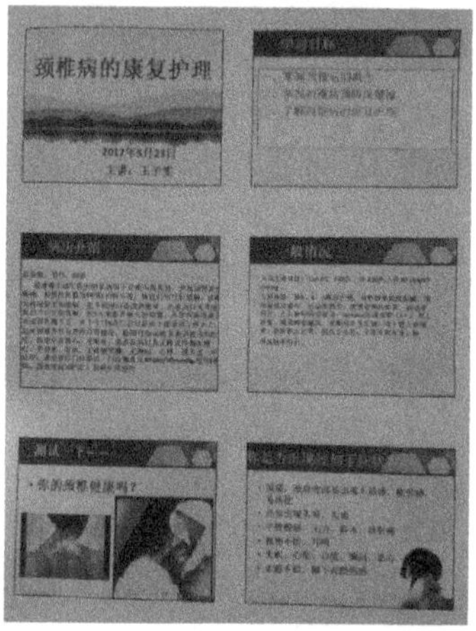

图 3-3-115 康复护理培训课件

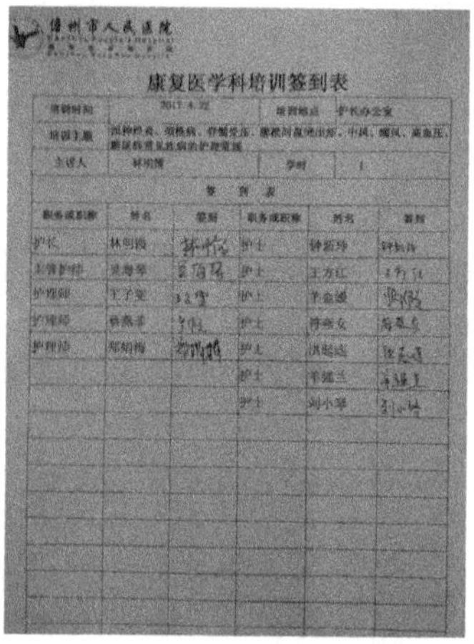

图 3-3-116 培训签到

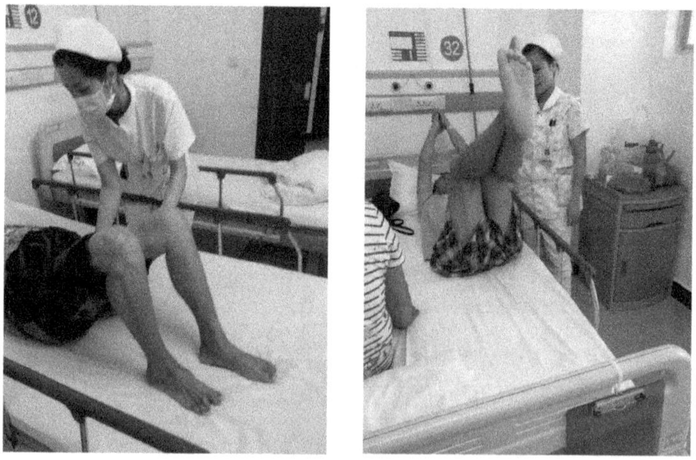

图 3-3-117 护士对患者进行病房的训练督导

九、检查阶段

1. 所有措施实施后，2017 年 5 月再次对康复治疗有效率进行统计。通过数据统计，发现康复治疗有效率有较大幅度的提升，但还未达到我们的设定的目标值（图 3-3-118），我们还将持续改进。

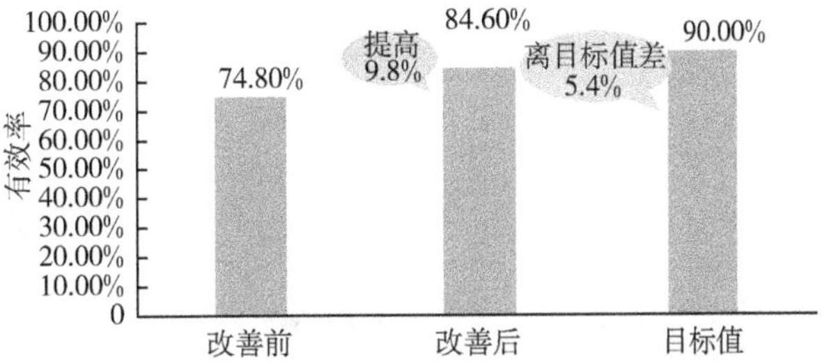

图 3-3-118　康复治疗有效率改善前后对比图

2. 形成科室标准化模式。①制定康复医学科业务学习制度，医师、护士、治疗师定期学习康复专业知识，外出进修培训。②科室严格执行康复情况定期评定制度。③患者病房延伸康复训练由主管治疗师、责任护士负责，落实到位。

十、总结阶段

通过 15 周的持续改进，让全科医务人员认识到了业务学习的重要性，也让科室的管理工作更加规范，科室相关制度执行力度明显增强，康复治疗有效率提升。在 2017 年 6 ～ 12 月的持续追踪中，我科的康复治疗有效率持续提高，在 7 ～ 12 月均达到 90% 以上（图 3-3-119）。但是在项目过程中我们发现标准化措施的执行力度仍有不足，我们决定在下一个 PDCA 循环中改进。

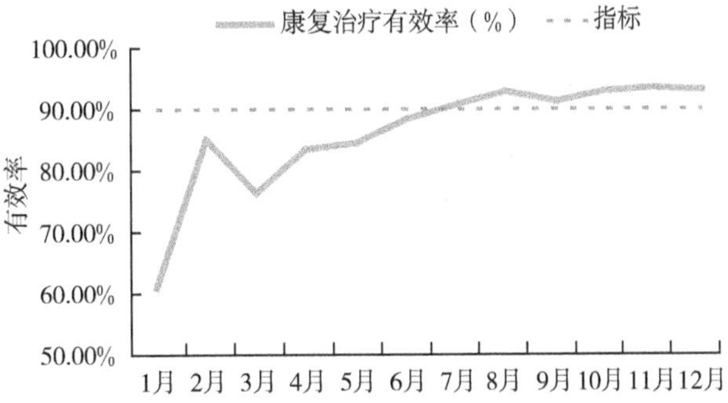

图 3-3-119　康复医学科 1 ～ 12 月康复治疗有效率

参考文献

[1]　王吉善,陈晓红.从经验管理走向科学管理——医院管理工具应用案例集.北京:科学技术文献出版社，2014.

（儋州市人民医院康复医学科　陈伟荣）

案例 6 运用 PDCA 循环提高住院病历出院归档的及时率

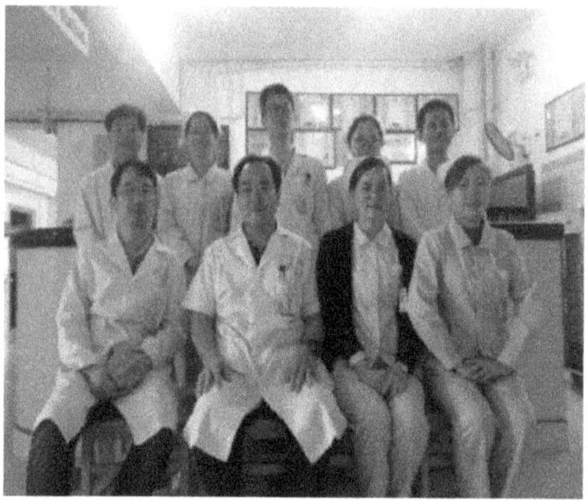
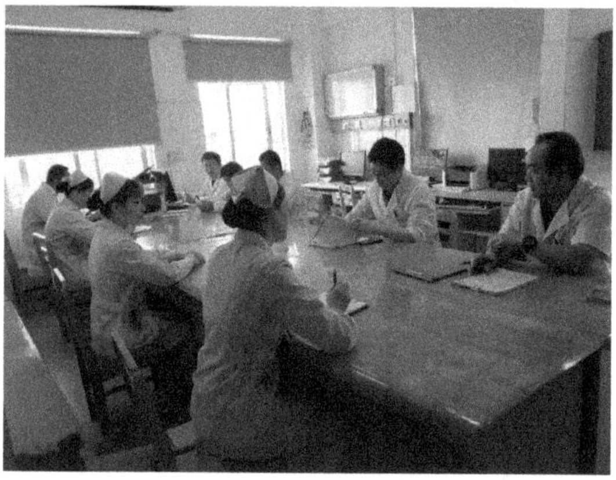

史 南：运用 PDCA 的方法，提高我科出院病历归档及时率收到成效，成为我科病案质量管理的一大进步。
刘 睿：运用 PDCA 管理工具，促进我科医师归档出院病历的及时性，提高自律性，十分见成效。
沈仕兴：运用 PDCA 的方法凝聚科室医务人员，使大家自觉及时归档出院病历，同时体现了医务人员工作的基本素质。
文小苗：及时归档出院病历是医务人员的基本工作，可以帮助患者及家属获得完整的病历。
林妹丽：病历的完整、及时归档可以体现医院、科室规范管理的工作内涵。

一、选题背景

2017 年 6 月医院质控专刊登出我科住院患者出院病历 3 日归档及时率仅为 25.6%。根据《三级综合医院评审标准实施细则（2011 版）》4.27.2.6 条款 B 级要求：患者出院后，住院病历在 3 个工作之内回归病案科达≥ 90%，我科出院病历 3 日归档率距离三甲标准还有很大差距（图 3-3-120，图 3-3-121）。

二、现状调查

根据质量控制科统计，我科 2017 年 6 月住院患者病历总数 121 份，出院 3 日归档 31 份，上交及时率为 25.6%，不达标。

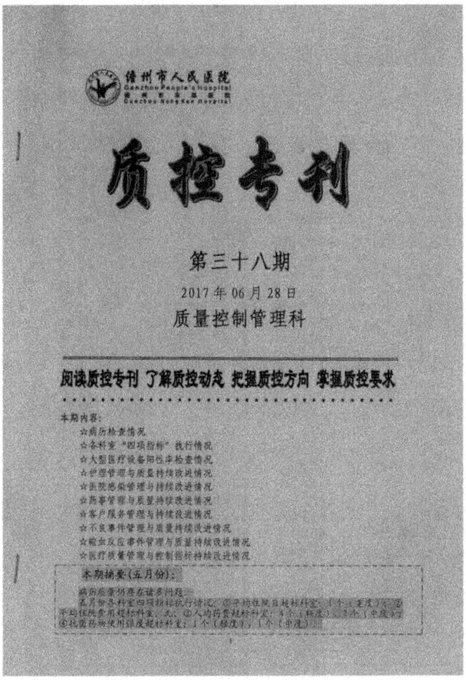
儋州市人民医院

质控专刊

第三十八期

2017年06月28日

质量控制管理科

阅读质控专刊 了解质控动态 把握质控方向 掌握质控要求

本期内容：

☆病历检查情况
☆各科室"四项指标"执行情况
☆大型医疗设备阳性率检查情况
☆护理管理与质量持续改进情况
☆医院感染管理与持续改进情况
☆药事管理与质量持续改进情况
☆客户服务管理与持续改进情况
☆不良事件管理与质量持续改进情况
☆输血反应事件管理与质量持续改进情况
☆医疗质量管理与控制指标持续改进情况

本期摘要(五月份)：

图 3-3-120　2017 年 6 月质控专刊

病区	总份数	回收率	已交过期	按时上交	按时回收率	备注
急诊科	1	100%	1	0	0%	
泌尿外科	121	100%	90	31	26%	
妇产科	297	100%	123	174	59%	
耳鼻喉科	30	100%	10	20	67%	
乳甲外科	127	100%	33	94	74%	
呼吸内科	150	100%	24	126	84%	
骨科	144	100%	23	121	84%	
肾内科	106	100%	14	92	87%	
神经内科	205	100%	25	180	88%	
感染科	173	100%	21	152	88%	
肿瘤内科	160	100%	17	143	89%	
眼科	97	100%	10	87	90%	
心血管内科	151	100%	13	138	91%	
儿科	254	100%	21	233	92%	
神经外科	66	100%	5	61	92%	
内分泌科	94	100%	6	88	94%	
ICU	26	100%	1	25	96%	
精神科	119	100%	3	116	97%	
康复医学科	42	100%	1	41	98%	
胸、心、肿瘤外科	131	100%	1	130	99%	
消化内科	124	100%	0	124	100%	
中医科	58	100%	0	58	100%	
病案室回收总数	2676	100%	442	2234	83%	

图 3-3-121　2017 年 6 月医院出院病历 3 日归档率

三、成立 CQI 小组

为解决我科出院病历不及时归档的问题，成立了由科主任担任组长，代理护士长担任副组长，质控医师、质控护士、骨干医师、骨干护士组成的 CQI 小组，各成员都有明确的分工（表 3-3-22）。

表 3-3-22　CQI 小组成员

序号	姓名	职务	职称	学历	责任分工
1	史南（组长）	科主任	主任医师	本科	组织召开协调会、分配任务
2	文小苗（副组长）	代理护士长	护理师	本科	数据收集、统计，幻灯制作
3	刘睿	质控医师	副主任医师	本科	分析原因，对策拟定、实施
4	林妹丽	质控护士	主管护师	专科	分析原因，对策拟定、实施
5	沈仕兴	医师	副主任医师	本科	对策拟定、实施
6	陈春胜	医师	主治医师	本科	整理资料、对策实施
7	符秀林	医师	住院医师	本科	整理资料、对策实施
8	温高敏	护士	护士	专科	对策实施、采集相片
9	穆鑫	护士	护士	专科	效果确认、持续改进

四、设定目标值

根据《三级综合医院评审标准实施细则（2011 年版）》中 4.27.2.6 条款 B 级要求：患者出院后，住院病历在 3 个工作之内回归病案科率≥ 90%。因此将提高出院病历归档及时率目标设定为≥ 90%

五、拟定计划

计划用 10 周的时间来完成预期的工作，其中 P 阶段计划用 3 周、D 阶段用时 4 周、C 阶段和 A 阶段共用 3 周，最后计算出每个阶段用时率（图 3-3-122）（阶段用时率 = 每个阶段用时 / 总计划时间）。

管理项目	实施项目	责任人	计划日程							
			2017 年 7 月				2017 年 8 月			
			一周	二周	三周	四周	一周	二周	三周	四周
P（30%）	主题选定	史南、刘睿								
	成立小组	史南、文小苗								
	制定计划	文小苗、沈仕兴								
	现状调查	刘睿、林妹丽								
	目标设定	史南、刘睿								
	原因分析	全员								
	对策拟定	全员								
D（40%）	对策实施	全员								
C（20%）	对策效果确认	文小苗、刘睿								
	成果比较	穆鑫								
A（10%）	标准化	温高敏、陈春胜								
	持续改进	全员								

注：----- 计划线　　——— 实施线

图 3-3-122　运用 PDCA 循环提高住院病历出院归档的及时率——甘特图

六、分析原因

我科 CQI 小组召开会议，开展头脑风暴，分析我科出院病历归档不及时的原因，并绘制成鱼骨图。

1. 造成住院病历出院归档不及时原因较多，包括环节因素、制度因素、工作人员因素及物品因素等，这些因素是可以通过干预得到改进的，利用鱼骨图的方法进行根本原因分析（图 3-3-123）。

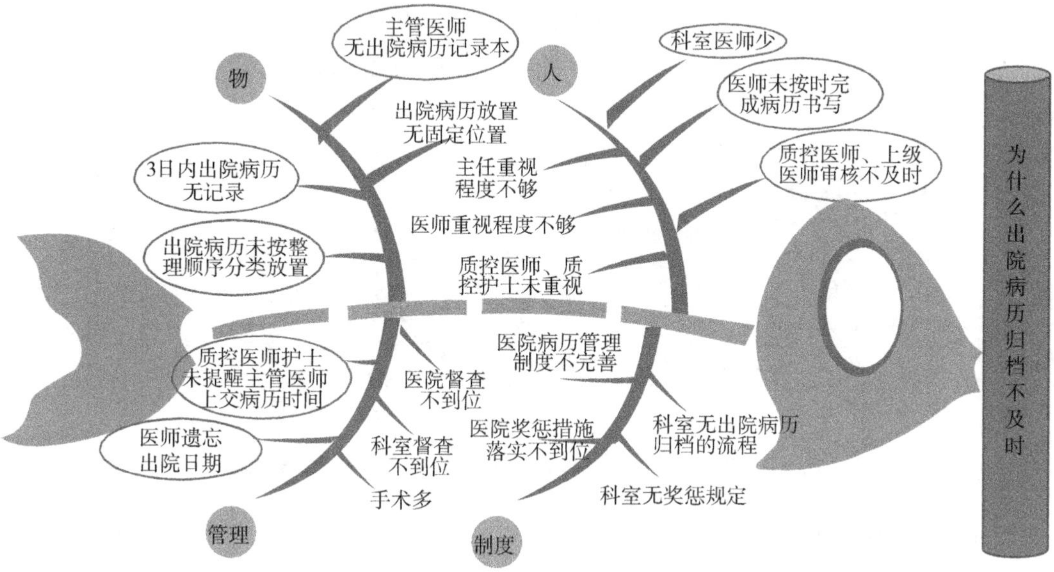

图 3-3-123　出院病历归档不及时原因分析——鱼骨图

2. 组织医师、护士对出院病历归档不及时因素进行分析，确定要因（表 3-3-23，图 3-3-124）。

表 3-3-23　出院病历归档不及时原因分析统计表

原因	发生次数	累计百分比
医师未及时完成出院病历的书写	40	44.4%
医师遗忘出院日期	19	65.5%
质控医师、上级医师审核不及时	14	81.1%
3 日内出院病历无记录	6	87.7%
质控医师、护士未提醒主管医师上交病历时间	4	92.2%
主管医师无出院病历登记本	3	95.5%
出院病历未归类放置	2	96.6%
出院病历无固定位置放置	2	100%
合计	90	100%

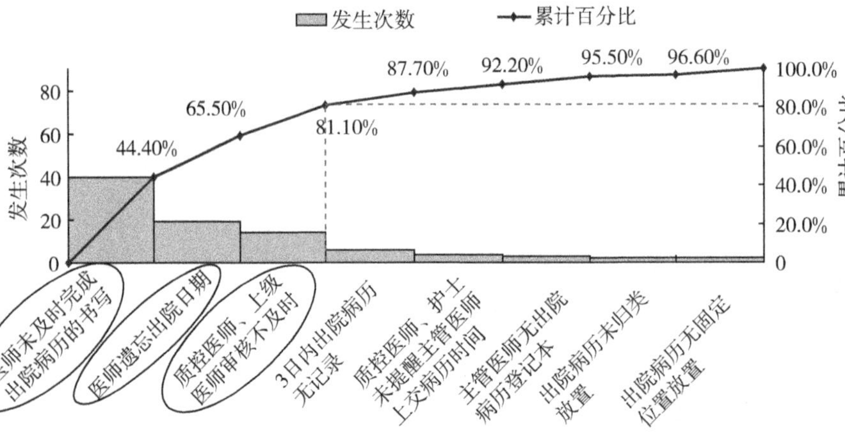

图 3-3-124　住院病历出院归档不及时要因分析——柏拉图

七、制定对策

针对我们分析找到的占有 80% 的少数关键问题是：医师未及时完成出院病历的书写，医师遗忘出院日期，质控医师、上级医师审核不及时。针对这 3 个问题，我们运用 5W1H 的方法，制定改进的对策（表 3-3-24）。

表 3-3-24　提高住院病历出院归档及时率的整改措施——5W1H

What 问题	Why 主要原因	How 措施	When 日期	Who 负责人	Where 地点
医师未按时完成出院病历的书写	1. 科主任、质控医师、质控护士、主管医师重视程度不够	1. 科主任组织召开科室质量控制会议，就出院病历归档的及时率进行重点改进，分析原因，提出整改措施 2. 科主任利用早会时间，反复强调按时上交病历的重要性，及时上交病历是每位医师的职责所在，迟交病历严重影响医院病案质量的管理及三甲评审 3. 科主任约谈每位医师，了解迟交病历的原因，并提出要求	7 月 20 ～ 25 日	史南	泌尿外科
	2. 科室无奖惩规定	针对迟交病历制订科室奖惩规定	7 月 25 ～ 28 日	史南 文小苗	泌尿外科
	3. 主管医师工作量大、手术多	科主任根据当日病历归档情况，合理安排当日工作	7 月 25 ～ 28 日	史南	泌尿外科

续表

What 问题	Why 主要原因	How 措施	When 日期	Who 负责人	Where 地点
医师遗忘出院日期	1. 主管医师无出院病历记录本	主管医师设立患者出院病历记录本	7 月 25 ～ 30 日	刘睿 沈仕兴	泌尿外科
	2. 出院病历放置位置不固定	固定出院病历放置位置	7 月 20 ～ 22 日	刘睿 温高敏	泌尿外科
	3. 质控医师 / 护士未提醒主管医师上交病历时间	质控医师 / 护士上交病历前一天，通过微信、电话或口头提醒主管医师	7 月 20 日～ 8 月 10 日	林妹丽	泌尿外科
质控医师 / 上级医师审核不及时	1. 科室无出院病历归档的流程	制定科室出院病历归档流程	7 月 20 日～ 8 月 10 日	史南 刘睿 文小苗	泌尿外科
	2. 科室未规定主管医师上交病历时间、质控医师 / 上级医师审核时间	规定出院后 2 个工作日内主管医师将病历上交质控医师处，第 3 个工作日完成审核归档	7 月 20 日～ 8 月 10 日	史南 刘睿	泌尿外科

八、执行阶段

1. 科主任组织召开科室质量控制会议，就出院病历归档的及时率进行重点改进，分析原因，提出整改措施。

2. 科主任利用早会时间，反复强调按时上交病历的重要性。及时归档出院病历是每位医师的职责所在，迟交病历严重影响医院病案质量的管理及三甲评审。

3. 科主任约谈每位医师，了解迟交病历的原因，并提出要求。

4. 科主任根据当日病历归档情况，合理安排当日工作。

5. 针对迟交病历情况修订科室奖惩规定（图 3-3-125）。

6. 主管医师设立患者出院病历记录本。

7. 固定出院病历放置位置。

8. 质控医师 / 护士上交病历前一天，通过微信、电话或口头提醒主管医师按时完成病历。

9. 规定出院后 2 个工作日内将病历交质控医师检查，3 个工作日内完成检查、返回修改及签字、归档。

10. 制定科室出院病历归档流程（图 3-3-126）。

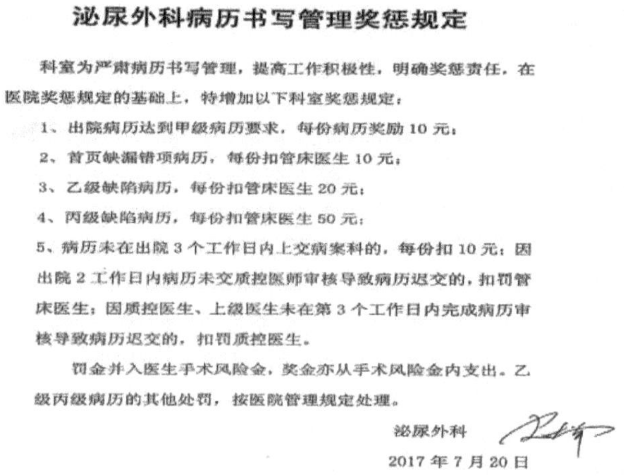

泌尿外科病历书写管理奖惩规定

科室为严肃病历书写管理，提高工作积极性，明确奖惩责任，在医院奖惩规定的基础上，特增加以下科室奖惩规定：

1、出院病历达到甲级病历要求，每份病历奖励 10 元；

2、首页缺漏错项病历，每份扣管床医生 10 元；

3、乙级缺陷病历，每份扣管床医生 20 元；

4、丙级缺陷病历，每份扣管床医生 50 元；

5、病历未在出院 3 个工作日内上交病案科的，每份扣 10 元；因出院 2 工作日内病历未交质控医师审核导致病历迟交的，扣罚管床医生；因质控医生、上级医生未在第 3 个工作日内完成病历审核导致病历迟交的，扣罚质控医生。

罚金并入医生手术风险金，奖金亦从手术风险金内支出。乙级丙级病历的其他处罚，按医院管理规定处理。

泌尿外科

2017 年 7 月 20 日

图 3-3-125 病历书写管理奖惩规定

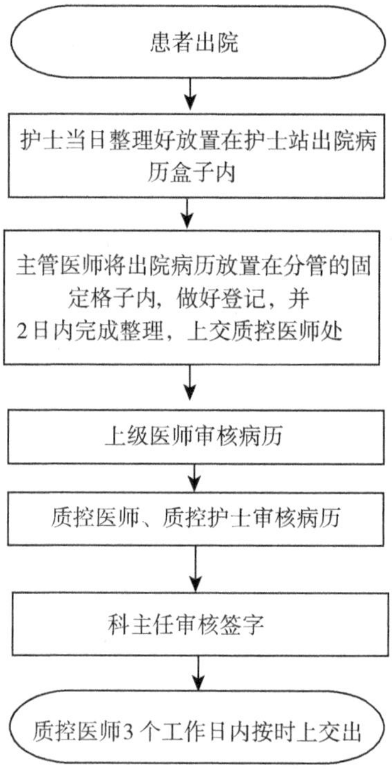

图 3-3-126 出院病历归档流程图

九、检查阶段

根据质控科 7 月份出院病历 3 日归档的统计，泌尿外科 7 月份出院病历 147 份，及时归档 144 份，超时归档 3 份，归档及时率 98%，8 月份出院病历归档及时率 100%（图 3-3-127）。

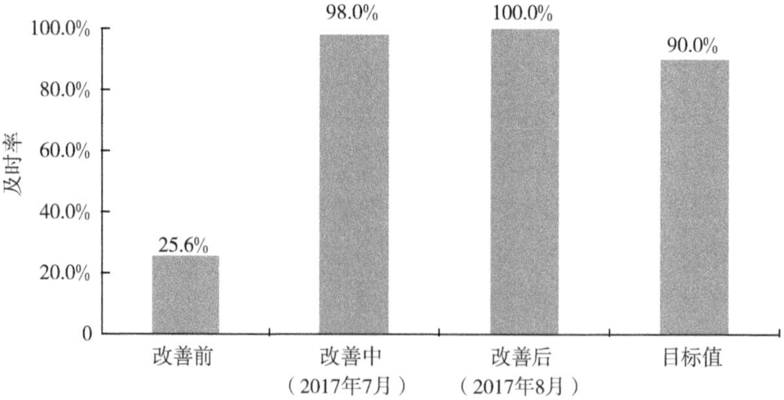

图 3-3-127 改善前后出院病历归档及时率对比图

十、总结阶段

CQI 小组成员在项目实施的每个阶段认真分析、总结，了解进度，主动提出问题，保证该项目的顺利进行。通过各种整改对策的实施，目前出院病历 3 日归档及时率明显提高，达到预期目标值，实现了出院病历科室管理的规范化、标准化，并收获了以下管理成果：

一是建立了科室科主任出院病历归档讲评制度，定期组织召开科室质量控制会议，对出院病历及时性进行讲评，分析原因，提出整改措施；科主任利用早会时间，定期讲评出院病历及时归档中存在的问题，让大家及时改进。二是建立科主任约谈迟交病历医师的规定，了解原因，并提出要求。三是修订科室奖惩规定，对不及时归档病历提出明确奖惩规定（图 6）。四是设立主管医师患者出院病历记录本。五是规定了科内出院病历放置的固定位置。六是建立了科内按时完成病历的提醒制度。七是制定科室出院病历归档流程（图 7），使我科出院病历管理更加规范有序。

但是在实施过程中，仍存在一些问题，如病案首页填写不完整、病种编码录入错误等，仍需不断改进，也将进入下一个 PDCA 循环继续改进。

（儋州市人民医院泌尿外科　史　南）

案例 7 运用 PDCA 循环降低透析器反应率

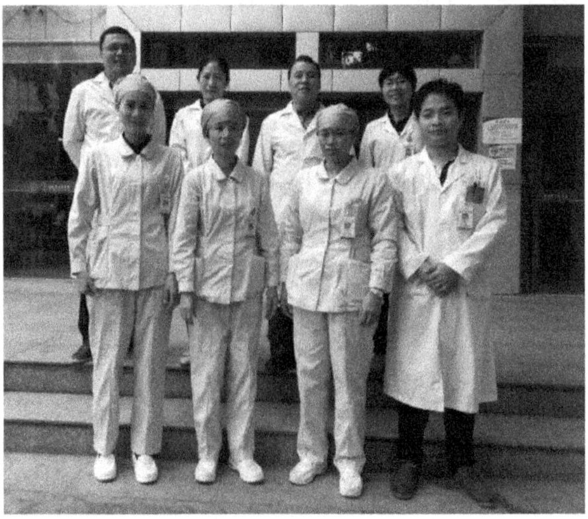

陈朝荣：我们学会了 PDCA 管理工具的使用，在运用于降低透析器反应率的项目过程中收到很好成效。
王 聪：透析器膜的理化特性决定透析效果，对溶质有高清除率，提高了血液透析患者的生活质量，减少了并发症，降低了死亡率，我们运用 PDCA 的方法观察到了这一点，坚定了我们的信心。
陈珊珊：我们以热情的服务及严谨的工作态度为患者提供优质的器材，把好质量关。
谢良菊：我们运用 PDCA 管理工具，持续改进护理管理和服务质量水平，凝聚护理团队。
符 梅：减少患者痛苦，提高舒适度。

一、选题背景

1.《三级综合医院评审标准实施细则（2011 年版）》4.22.24 条款明确要求：三级综合医院“有紧急意外情况与并发症的紧急处理预案，有培训有演练，有相关记录。”

【A】对措施落实情况进行追踪与成效评价，有持续改进。

【B】有完整的意外情况及并发症登记，定期总结分析，有改进措施。

【C】有常见并发症（透析中低血压、肌肉痉挛、恶心和呕吐、头痛、胸痛和背痛、皮肤瘙痒、失衡综合征、透析器反应、心律失常、溶血、空气栓塞、发热、透析器破膜、体外循环凝血）的紧急处理流程。

2. 2016 年 12 月 20 ～ 22 日 3 天内有 14 例透析患者出现透析并发症，多数在上机后 1 小时内出现，确定为透析器反应。透析器反应又称“首次使用综合征”，指使用新透析器时患者出现一系列的临床症状，如恶心、呕吐、低血压、皮肤瘙痒，甚至呼吸困难、血管神经性水肿等。分为 A 型透析器反应和 B 型透析器反应。

A 型透析器反应：多在透析开始 20 ～ 30 分钟内出现，最常见于 5 分钟内。表现为呼吸困难、烧灼感、瘙痒发热感、血管神经性水肿、荨麻疹、流涕、流泪、腹痛等。原因：多与消毒剂残留有关。

B 型透析器反应：多发生在透析 1 小时内，表现为胸痛和背痛，恶心、呕吐。原因不清：可能与补体激活有关。

虽然确定为透析器反应，但对患者造成一定影响，也说明我们在预防措施的落实方面有积极改进的必要性。

为抓好落实，减少透析器反应的发生，确保患者的安全，我们选择了这个持续改进的项目。

二、现况调查

2017 年 12 月 20 日～ 27 日对所有使用不同型号透析器的透析患者，在密切观察处理情况下进行现场数据收集（表 3-3-25）。

表 3-3-25　透析器反应情况检查表

透析器型号	例数	透析总人次	发生率
F15	21	127	17%
HF15	3	20	15%
LO15	5	40	12%
Hi15	2	12	16%
合计	31	199	15.57%

三、成立 CQI 小组

为降低透析器反应率，我院成立跨部门 CQI 小组，由血液净化室主任、护士长、医师、护士，药学部主任共同组成。各成员分工明确（表 3-3-26）。

表 3-3-26 CQI 小组成员

序号	姓名	岗位职务	科室	组内分工
1	陈朝荣	主任	血液净化室	组长
2	王聪	副主任	血液净化室	副组长
3	陈珊珊	主任	药学部	组员
4	江强	主治医师	血液净化室	组员
5	陈岳尧	主治医师	血液净化室	组员
6	王赛惠	主管护师	血液净化室	组员
7	符梅	主管护师	血液净化室	组员
8	谢良菊	护理师	血液净化室	组员

四、设定目标值

现在我们观察到的透析反应率为 15.57%。根据我科近 3 年透析器反应发生率来设定目标，经统计 2013—2015 年发生透析器反应 24 人次，透析总人数 53000 人次，不良反应率 0.05%（图 3-3-128）。

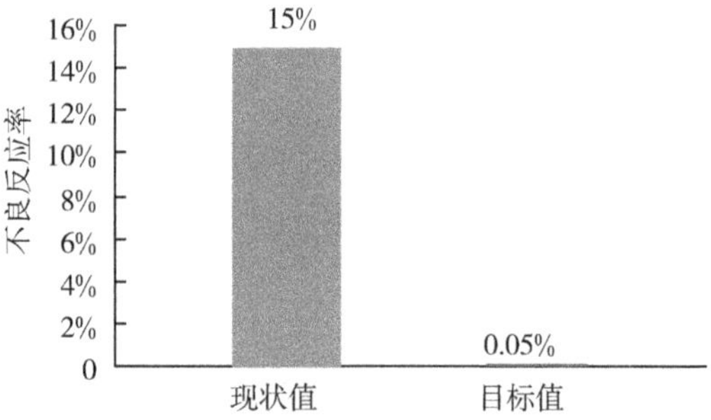

图 3-3-128 降低透析器反应率目标值设定

五、拟定计划

因透析器反应要及时查找原因并有成效地落实改进，计划用较短时间来完成预期的工作（图 3-3-129）。

六、原因分析

我们小组在一起研究了短时间内透析患者透析反应例数增多的主要原因是什么，小组成员开展头脑风暴，建言献策，将大家的智慧绘制成鱼骨图（图 3-3-130），从人员、物、环境、制度四个方面进行头脑风暴分析，认为问题主要原因集中于 8 个方面：一是护士预冲透析器不充分；二是护士透析器培训不到位；三是机器表面清洁不到位；四是患者对透析器不适应；五是监管不到位；六是患者对聚砜膜透析器过敏；七是打开包装暴露时间过长；八是更换手套时无手消毒。专职人员至床边对未落实原因进行现场调查，按调查结果计算出每个主要原因所占累计百分比（表 3-3-27），绘制了柏拉图（图 3-3-131）。

按照二八法则，将护士预冲透析器不充分、护士透析器培训不到位两项确定为要整改的真因。

阶段	项目 / 日期	12 月	1 月				2 月		负责人
		第 4 周	第 1 周	第 2 周	第 3 周	第 4 周	第 1 周	第 2 周	
P=30%	主题选定								王聪
	成立小组								江强
	制定计划								陈岳尧
	现状调查								谢良菊
	目标设定								王赛惠
	原因分析								所有组员
	对策拟定								所有组员
D=40%	对策实施								所有组员
C=20%	效果确认								符梅
A=10%	标准化								谢良菊
	检持续改进								所有组员

注：-------- 计划线　　———— 实施线

图 3-3-129　降低透析器反应活动计划——甘特图

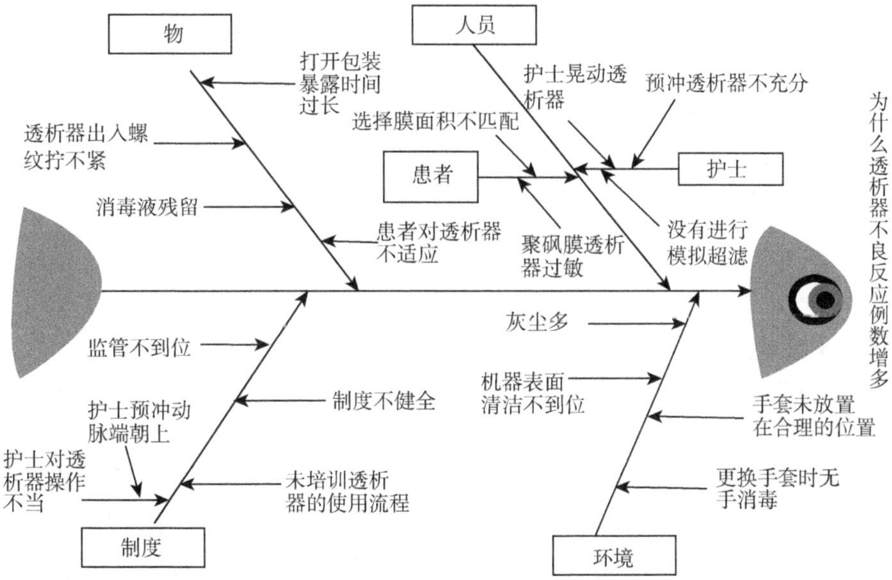

图 3-3-130　透析患者透析反应例数增多原因分析——鱼骨图

表 3-3-27 透析患者透析反应例数增多原因统计表

项目	次数	累计比例
护士预冲透析器不充分	223	55%
护士透析器培训不到位	108	82%
机器表面清洁不到位	35	91%
患者对透析器不适应	10	93%
监管不到位	8	95%
患者对聚砜膜透析器过敏	8	97%
打开包装暴露时间过长	6	99%
更换手套时无手消毒	5	100%

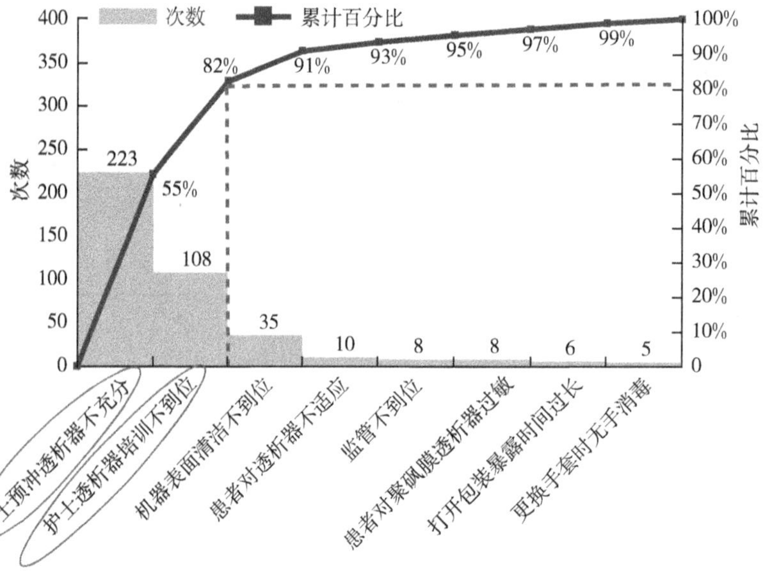

图 3-3-131 透析患者透析器反应——柏拉图

七、制定对策

运用 5W1H 法制定了持续改进对策（表 3-3-28）。

1. 针对透析器预冲不充分，我们采取以下措施：一是重新修订预冲流程（[参照血液净化标准操作规程（2010 版）]；二是护士上机前必须进行模拟超滤 10 分钟才能上机。

2. 针对培训不到位，采取以下措施：一是邀请厂家技术人员对全员进行培训；二是邀请专家到我院对血透室全员进行培训；三是每更换一批透析器前需经过培训方可使用。

表 3-3-28 降低透析器反应率活动对策制定——5W1H

What（主要问题）	Why（发生原因）	How（对策）	Who（责任人）	When（时间）	Where（地点）
透析器预冲不充分	没有进行模拟超滤	1. 重新修订预冲流程［参照血液净化标准操作规程（2010 版）］ 2. 护士上机前必须进行模拟超滤 10 分钟才上机	王聪	2017 年 1 月 7 ~ 14 日	血透室
培训不到位	滤器使用方法培训不足	1. 邀请厂家技术人员对全员进行培训 2. 邀请专家到我院对血透室全员进行培训 3. 每更换一批透析器前需经过培训方可使用	王聪	2017 年 1 月 15 ~ 21 日	血透室

八、执行阶段

（一）重新修订预冲流程［参照血液净化标准操作规程（2010 版）］

1. 小组成员开会讨论，参照血液净化标准操作规程（2010 版）重新修订透析器预冲操作流程（图 3-3-132，图 3-3-133）。

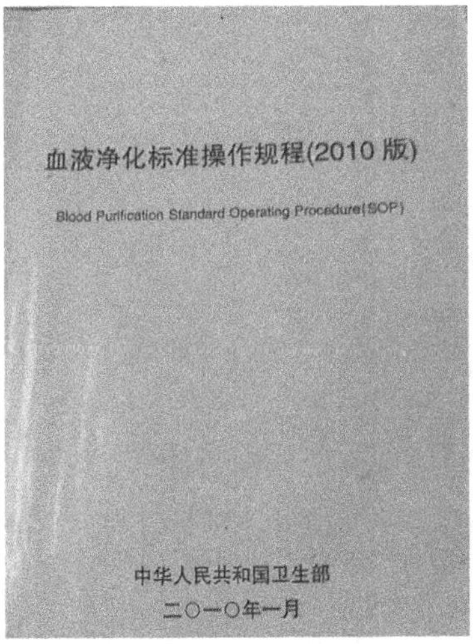

图 3-3-132 血液净化标准操作规程（2010 版）

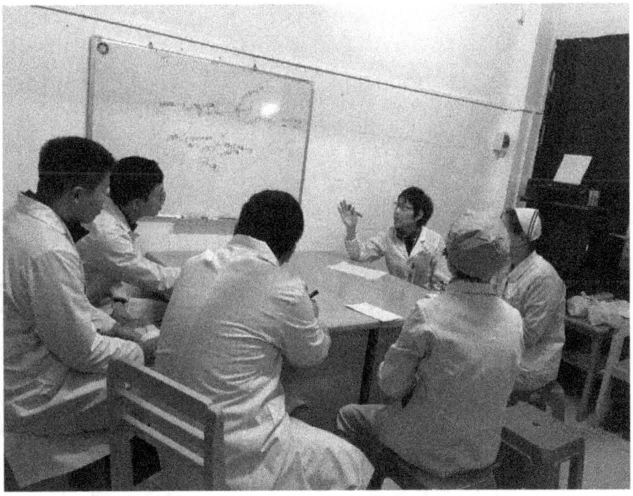

图 3-3-133 小组成员开会讨论

2. 护士上机前必须进行模拟超滤 10 分钟才能上机（图 3-3-134，图 3-3-135）。

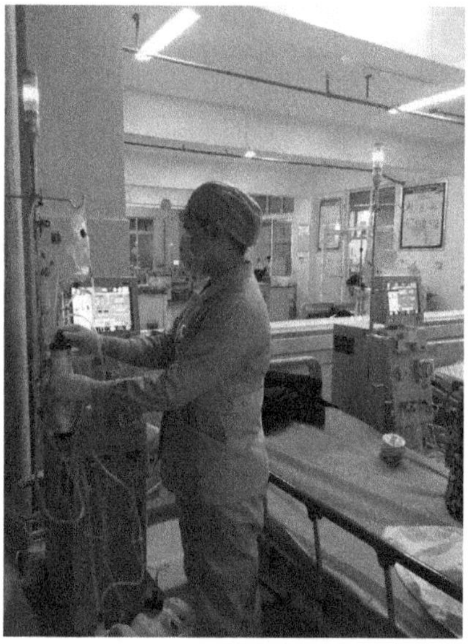

图 3-3-134　护士开机

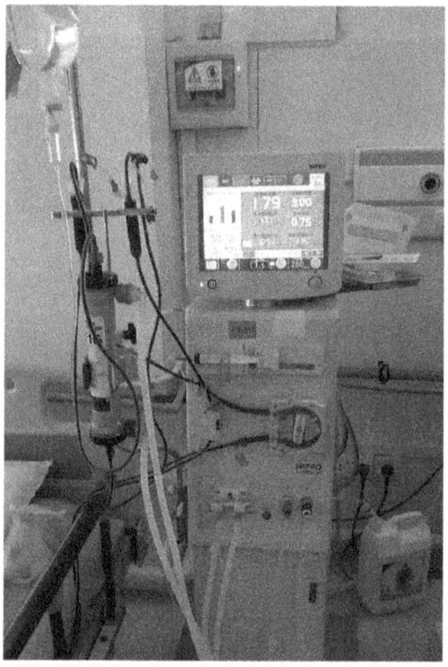

图 3-3-135　进行模拟超滤 10 分钟

（二）规范培训及规定操作规程

1.邀请厂家技术人员对全员进行培训：共培训3次，共68人次参加培训（图3-3-136）。

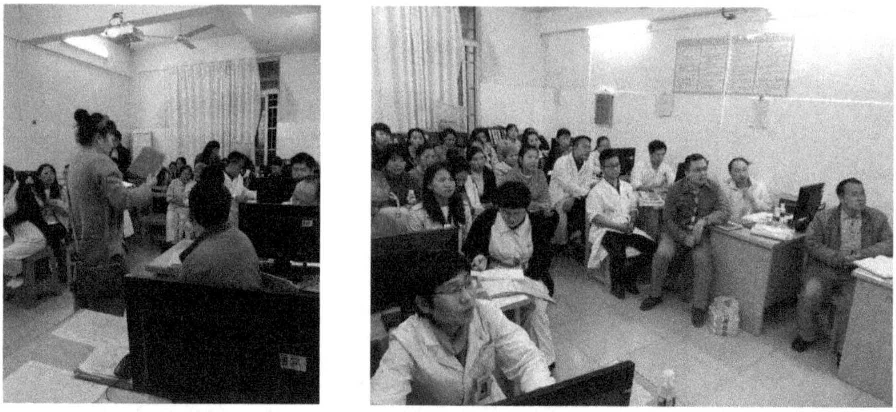

图 3-3-136　厂家技术人员对肾内科全员进行专题培训

2. 再次邀请上海血液透析专家进行专题培训（图 3-3-137）。

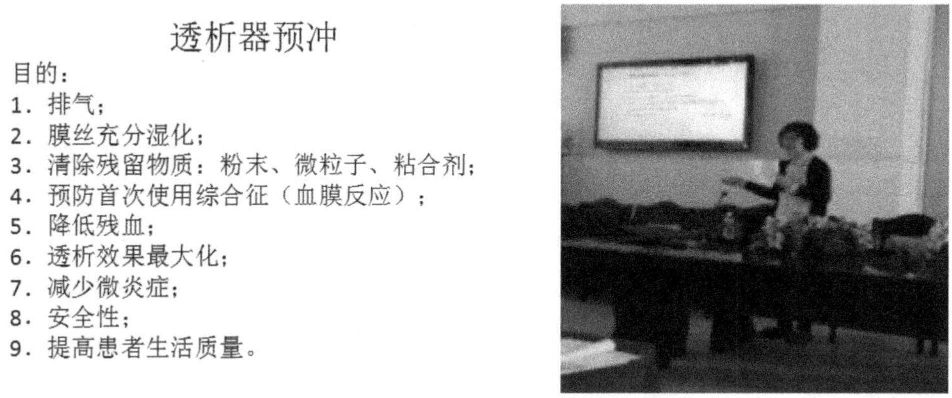

图 3-3-137　上海血液透析专家专题培训

3. 每更换一批透析器前需经过培训方可使用（图 3-3-138）。

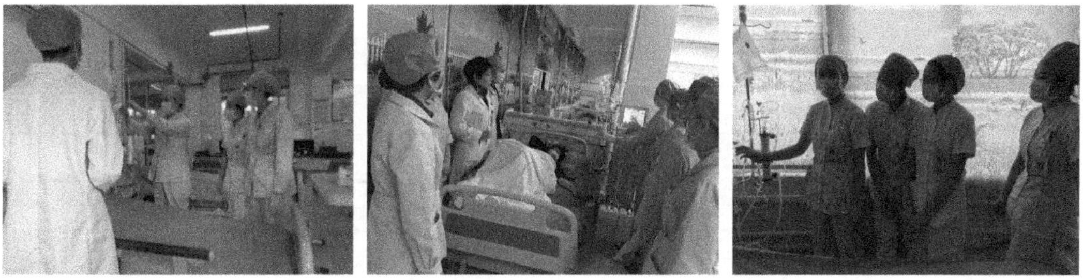

图 3-3-138　按新修订预冲操作规程进行上机培训

九、检查阶段

1. 经过培训后的护士上机前都进行模拟超滤，使用前严格按预冲规程执行。所有措施实施后，发生透析器反应 2 人次，透析总数 450 人次，发生率为 0.4%。未达到我们设定的目标值（图 3-3-139），我们还将持续改进。

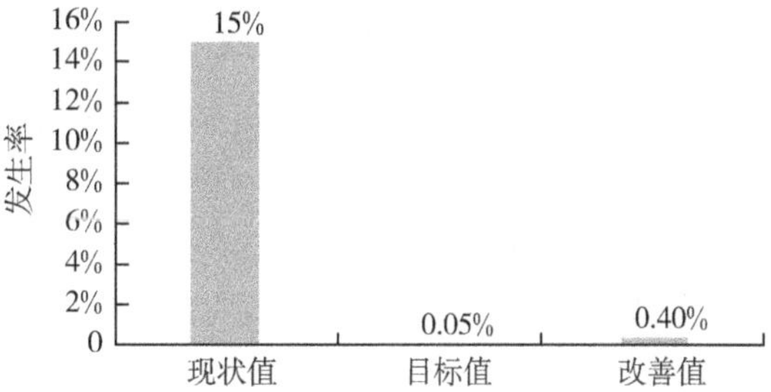

图 3-3-139　降低透析器反应发生率改善前后对比图

2. 持续改进成效：2017 年 2 月 1 ～ 7 日进行现场调查，按预冲流程操作后还有 2 例患者出现 B 型透析器反应，随即更换透析器（表 3-3-29），总体透析器反应仍在 0.95%。

表 3-3-29 透析器反应情况检查表

透析器型号	例数	透析总人次	发生率
F15	2	132	1.5%
HF15	0	20	0
LO15	0	43	0
Hi15	0	15	0
合计	2	210	0.95%

3. 继续改进，效果显著。无透析器反应发生（表 3-3-30）。

表 3-3-30 透析器反应再次检查情况汇总表

透析器型号	例数	透析总人次	发生率
F15	0	58	0
HF15	0	6	0
LO15	0	10	0
Hi15	0	3	0
合计	0	77	0

十、总结阶段

我们解决了工作中存在的问题，让问题改进有了成效。虽然是小小的成效，但是我们有了很大的收获。

一是我们修订我科的《血液净化预冲操作流程》；二是科内明确了每更换一批透析器前必须培训，否则不可使用；三是我们学会如何将 PDCA 循环持续改进的理念及方法运用到日常工作中；四是凝聚了科室团队，共同努力，收到成效，有了成就感。

通过近几个月的观察，我们又发现：无肝素透析发生体外循环凝血的现象有增加的趋势我们拟定下一个 PDCA：应用 PDCA 循环降低无肝素透析体外循环凝血的发生率。

参考文献

[1] 王吉善，陈晓红．从经验管理走向科学管理——医院管理工具应用案例集．北京：科学技术文献出版社，2014.

（儋州市人民医院肾内科 王 聪）

案例 8　运用 PDCA 循环提高跌倒高风险患者外出检查防跌标识的佩戴率

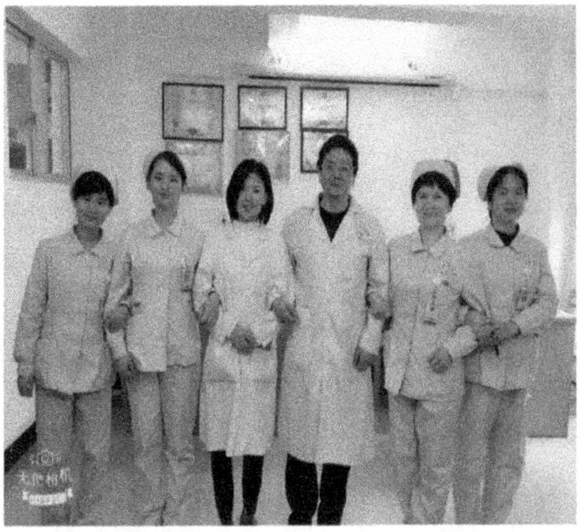
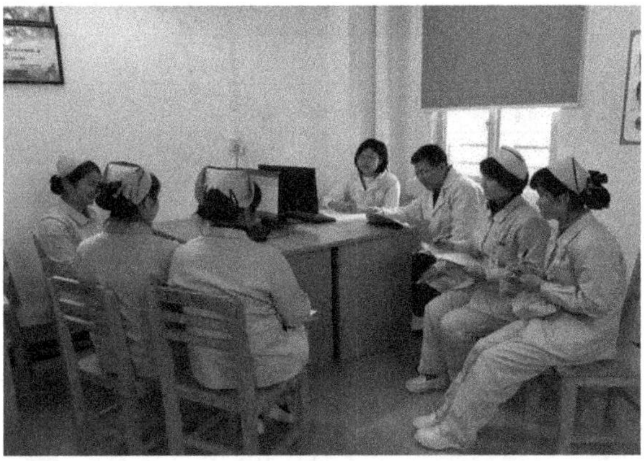

陈启雷： 围绕《十大安全目标》运用 PDCA 的方法，有计划、有步骤地采取预防措施；医护共同合作，确保患者安全。
陈晓红： 预防跌倒在我们的唇齿之间，眉目之间，举手投足之间，伸出你我的手，为患者保驾护航。
吴　密： 呵护患者，运用 PDCA 的方法预防跌倒，从细节做起。
林莉祝： 运用 PDCA 的方法，使我们形成团队，共同防止眼疾病患者跌倒，从你我做起，从我们每一位医护人员做起。
刘星灵： 运用 PDCA 的方法，将预防跌倒的措施落实，让每一位患者都远离伤害。
黄　霞： 防止患者跌倒，免受伤害，刻不容缓。
李晨晓： 运用 PDCA 的方法告诉我们，持续改进医疗护理质量可以确保患者安全。

一、选题背景

1. 在检查中发现我科高危患者外出检查存在以下问题：住院患者年老、视力低下、行动不便的患者较多，外出检查时未佩戴警示标识，护送组送患者检查时，未与护士交接，私自带走患者。无具体交接流程。高风险患者外出检查防跌无相互监督机制，增加了跌倒的风险。

2.《三级综合医院评审标准实施细则（2011 年版）》3.7.1. 条款明确指出：“防范与减少患者跌倒、坠床等事件发生。主动告知患者跌倒防范措施并记录，对特殊患者，如儿童、老年人、行动不便和残疾等患者，要有警示标识。”

3. 根据我院护理部发布的患者跌倒 / 坠床管理制度的第 2 条，如为跌倒高风险人群，及时给予预防跌倒健康宣教，并在患者右前胸贴上高危跌倒标识。

二、现况调查

2017 年 3 月 10 ～ 20 日，通过现场调查的方式，对 100 例高风险外出检查患者进行抽查，佩戴标识人数：20 人，合格率 20%（表 3–3–31）。

表 3–3–31 跌倒高风险患者外出检查防跌标识佩戴数据汇总

日期	科室患者外出检查总人数		高危跌倒标识	
	高危风险患者人数	佩戴防跌标识人数	未佩戴防跌标识人数	未佩戴防跌标识人数占比
3.10	20	4	16	80%
3.12	20	4	16	80%
3.15	10	2	8	80%
3.16	10	2	8	80%
3.17	10	2	8	80%
3.18	10	2	8	80%
3.19	10	2	8	80%
3.20	10	2	8	80%
合计	100	20	80	80%

三、成立 CQI 小组

为提高跌倒高风险患者外出检查防跌标识的佩戴率，有效的防止患者外出检查发生跌倒，我科成立 CQI 小组，由眼科主任、护士长、护士、医师和客服部主任共同组成。各成员分工明确（表 3–3–32）。

表 3–3–32 CQI 小组

序号	姓名	职称	担任角色	职责分工
1	陈启雷	眼科副主任医师	辅导员	项目总负责
2	陈晓红	眼科副主任护师	组长	召开分析会、分配任务、设定目标
3	吴密	眼科护理师	副组长	数据收集统计、制作幻灯
4	林莉祝	眼科住院医师	组员	查阅资料、分析原因
5	黄霞	眼科主管护师	组员	对策实施
6	李晨晓	眼科护理师	组员	对策实施
7	刘星灵	眼科护士	组员	对策实施
8	符智蓉	客服部副主任护师	组员	协调沟通

四、设定目标值

根据患者跌倒/坠床管理制度要求，跌倒高风险患者外出检查时应佩戴高危跌倒警示标识。目标值设定为100%（图3-3-140）。

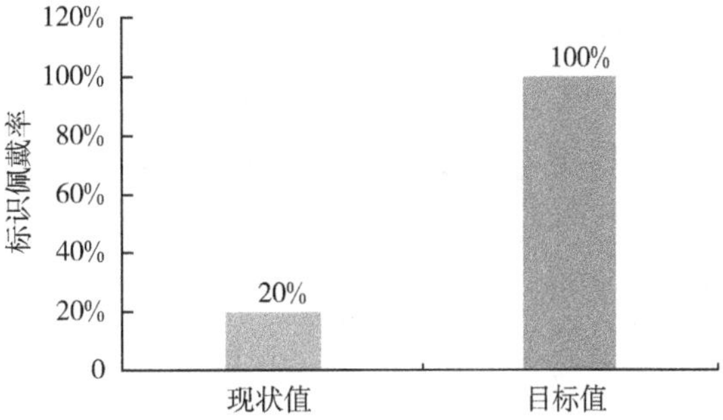

图3-3-140　提高跌倒高风险患者外出检查防跌标识佩戴率目标值设定

五、拟定计划

计划2017年用10周的时间来完成预期的工作，其中P阶段3周，D阶段4周，C阶段2周，A阶段1周，最后计算出每个阶段的用时率（阶段用时率=每个阶段用时/总计划时间）（图3-3-141）。

阶段	日期/项目	3月				4月				5月		负责人
		1周	2周	3周	4周	1周	2周	3周	4周	1周	2周	
P=30%	主题选定											陈晓红
	成立小组											陈启雷
	制定计划											陈晓红、吴密
	现状调查											陈晓红、黄霞
	目标设定											陈晓红
	原因分析											吴密
	对策拟定											陈晓红、吴密
D=40%	对策实施											李晨晓、刘星灵
C=20%	效果确定											陈启雷
A=10%	标准化											陈晓红
	持续改进											所有组员

注：-----计划线　　———实施线

图3-3-141　提高跌倒高风险患者外出检查防跌标识佩戴率活动计划——甘特图

六、原因分析

我们CQI小组在一起研究影响高危跌倒患者外出检查防跌标识佩戴率低的主要原因

是什么，小组成员展开头脑风暴，护士长与客服部多次沟通，向护送组成员发放调查问卷，将大家的智慧绘制成鱼骨图（图 3-3-142），从人员、材料、物、管理 4 个方面进行根本原因分析，认为问题主要集中于 7 个方面：一是具体送检交接流程问题；二是高危患者交接落实不到位；三是防跌标识不易获取；四是护送组不知晓高危患者标识佩戴交接；五是护士不知晓高危患者标识佩戴交接；六是防跌标识粘贴不牢固；七是防跌标识粘贴不醒目。专项负责人员对未落实原因进行现场调查，按调查结果计算出每个主要原因所占累计百分比（表 3-3-33），绘制了柏拉图（图 3-3-143）。按照二八法则，将无具体送检交接流程、高危患者交接落实不到位、防跌标识不易获取三项确定为要整改的主要原因。

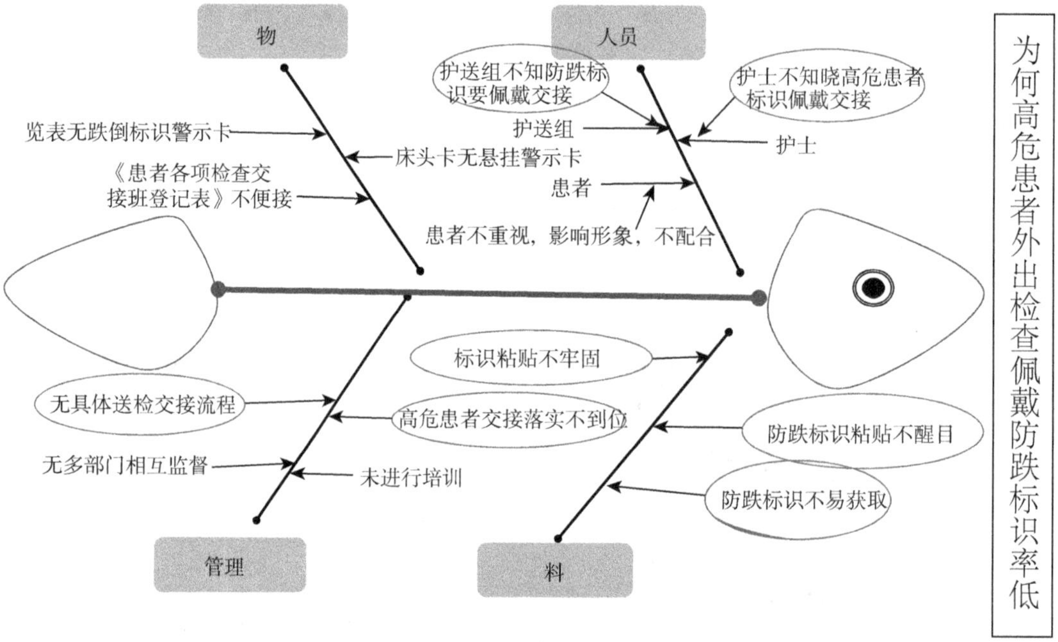

图 3-3-142 跌倒高风险患者外出检查防跌标识佩戴率低的原因分析——鱼骨图

表 3-3-33 跌倒高风险患者外出检查防跌标识佩戴率低原因统计表

项目	发生次数	百分比	累计百分比
无具体送检交接流程	55	32.2%	32%
高危患者交接落实不到位	45	26.3%	58%
防跌标识不易获取	36	21.1%	80%

续表

项目	发生次数	百分比	累计百分比
护送组不知晓高危患者标识佩戴	14	8.2%	88%
护士不知晓高危患者标识佩戴	10	5.8%	94%
防跌标识粘贴不牢固	6	3.5%	96%
防跌标识粘贴不醒目	5	2.9%	100%
合计	171	100%	

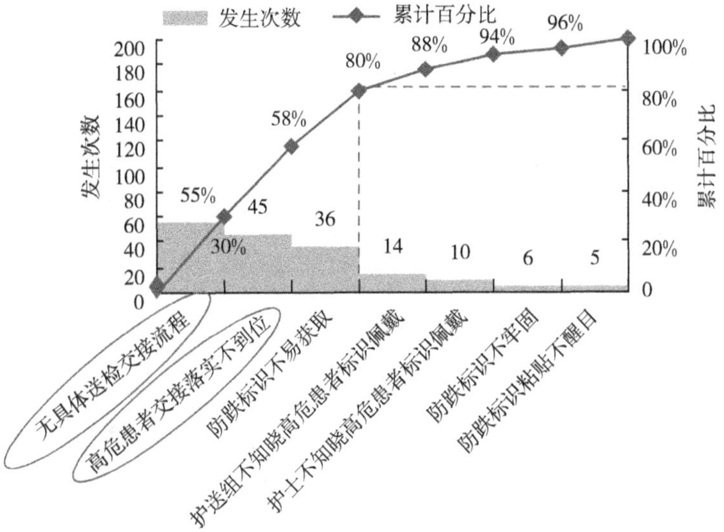

图 3-3-143　跌倒高风险患者外出检查防跌标识佩戴率低真因验证——柏拉图

七、制定对策

根据需改进的占有 80% 的少数主要原因，运用 5W1H 法制定了持续改进对策（表 3-3-34）。

（一）无具体交接流程：护士长与客服部主任、护送组进行讨论，制定交接流程。

（二）高危患者交接落实不到位：一是防跌标识统一粘贴于患者右侧胸前。二是一览表新增警示标识，便于护士能清晰了解高危患者。三是重新修订《患者各项检查交接登记表》。四是与客服部主任沟通，取得多部门协作。

（三）防跌标识不易获取：将防跌标识与《患者各项检查登记交接表》、检查单统一定点放置，方便护士核对、使用。

表 3-3-34 提高跌倒高风险患者外出检查防跌标识佩戴率对策制定——5W1H

What	Why	How	Who	When	Where
主要问题	主要原因	措施	负责人	日期	地点
无具体交接流程	未制定交接流程	与客服、护送组进行讨论，制定交接流程	陈晓红	4 月 19 ～ 20 日	眼科
高危患者交接落实不到位	1. 高危患者警示标识不明显	1. 防跌标识统一粘贴于患者右侧胸前	陈晓红	4 月 20 ～ 25 日	眼科
	2. 护士对高危患者情况不知晓	2. 一览表新增警示标识，便于护士能清晰了解高危患者	吴密		
	3.《患者各项检查交接登记表》中内容未体现高危患者和是否佩戴警示标识	3. 重新修订《患者各项检查交接登记表》			
	4. 缺少多部门监督	4. 与客服部主任沟通，取得多部门协作			
防跌标识不易获取	标识放置分散不集中	将防跌标识与《患者各项检查登记交接表》、检查单统一定点放置，方便护士核对、使用	所有成员	4 月 19 ～ 22 日	眼科

八、执行阶段

（一）制订患者外出检查交接流程

1. 病房护士长与客服部主任和护送人员进行讨论，制订交接流程。

2. 制定外出检查交接流程图：对行走不便患者的交接，必须采取床头交接。对能行走患者的交接采取集中式交接，节省交接时间，便于护士愉快的交接（图 3-3-144）。

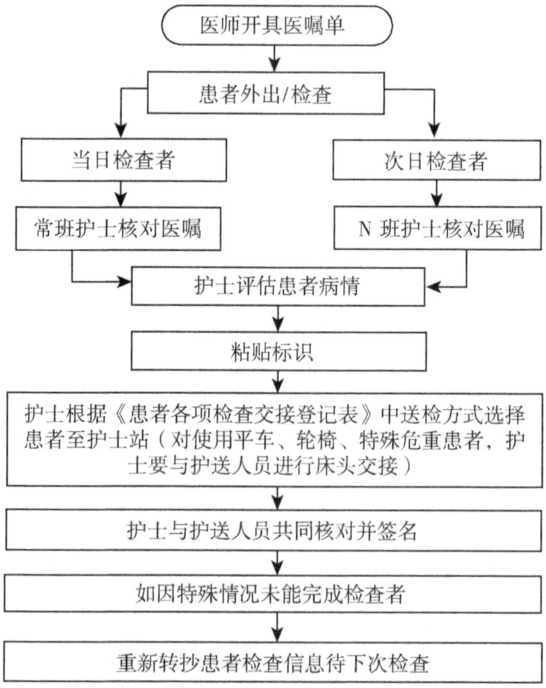

图 3-3-144 患者外出检查交接流程图

（二）重新修订《患者各项检查交接登记表》

在原来的交接表单中增加“高风险跌倒”和“高危跌倒标识”并进行交接签名（图 3-3-145）。

（三）防跌标识与检查单集中放置，统一粘贴标识位置

规范粘贴，防跌标识统一粘贴于患者右侧胸前（图 3-3-146），避免标识粘贴位置不醒目、容易脱落。规范一览表标识：一览表新增警示标识，便于护士能清晰了解高危患者（图 3-3-147）。

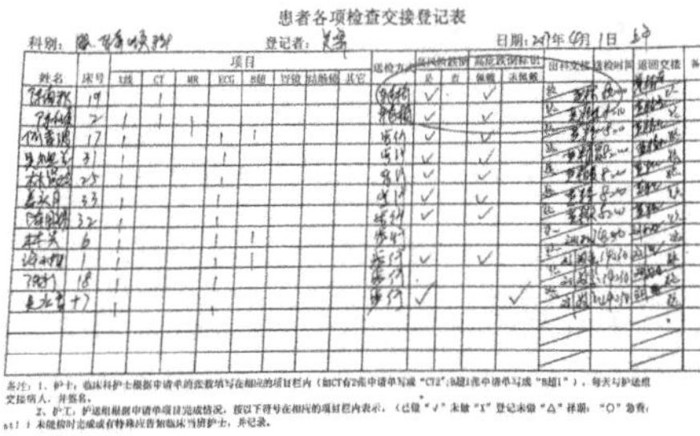
患者各项检查交接登记表
科别：　　登记者：　　日期：　年　月　日
项目：姓名、床号、X线、CT、MR、ECG、B超、胃镜、肠镜、其它、送检方式、是否防跌倒、高危跌倒标识（是、否、佩戴、未佩戴）、出科交接、送检时间、返回交接、备注
备注：1、护士：临床科护士根据申请单的张数填写在相应的项目栏内（如CT有2张申请单写成“CT2”；B超1张申请单写成“B超1”），每天与护送组交接病人，并签名。
2、护工：护送组根据申请单项目完成情况，按以下符号在相应的项目栏内表示。（已做“√”未做“X”登记未做“△”择期，“O”急查；未能按时完成或有特殊应告知临床当班护士，并记录。

图 3-3-145　患者各项检查交接登记表

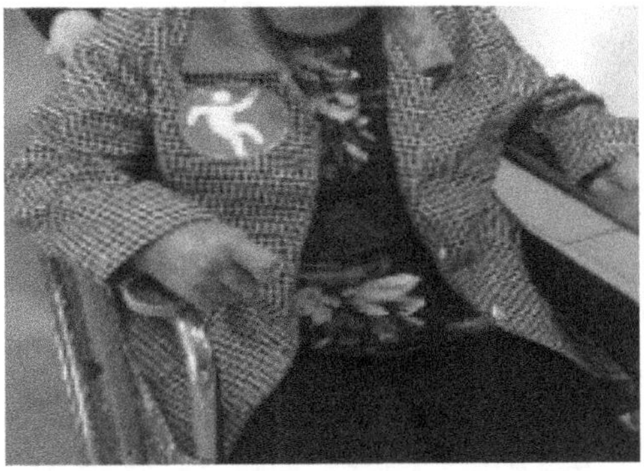

图 3-3-146　统一粘贴于患者右侧胸前

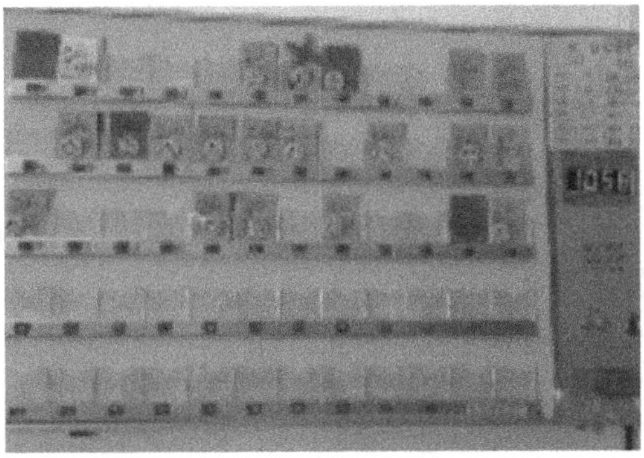

图 3-3-147　一览表增加防跌标识

（四）规范行走不便患者交接方式

责任护士查看一览表，查看床头防跌标识，结合查检表进行床头交接，并粘贴防跌标识，便于有关科室向高危跌倒患者伸出援助之手（图 3-3-148，7-3-149）。

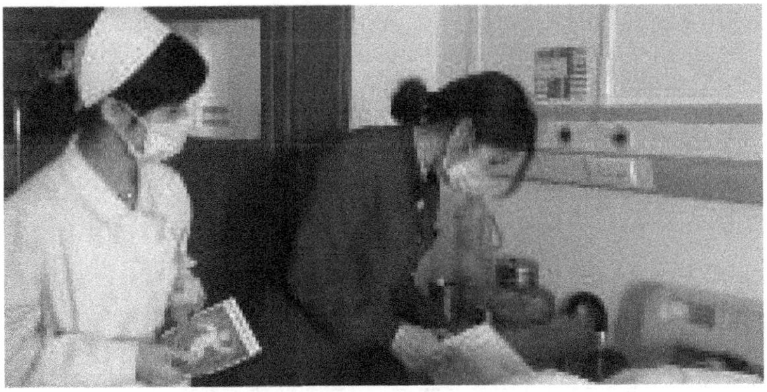

图 3-3-148　床头交接

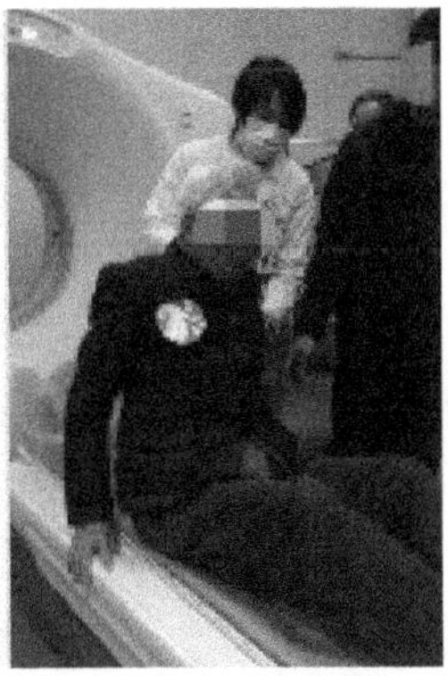

图 3-3-149　职能部门协助高危跌倒患者

九、检查阶段

改进措施实施后，2017 年 4 ～ 5 月，采用随机抽查的方式，再次对高危跌倒风险外出检查患者是否佩戴防跌标识的情况进行查检。通过收集数据统计，发现防跌标识佩戴率提升了 69%，达到 89%，但仍未达到设定的目标值（图 3-3-150），持续改进永远路。

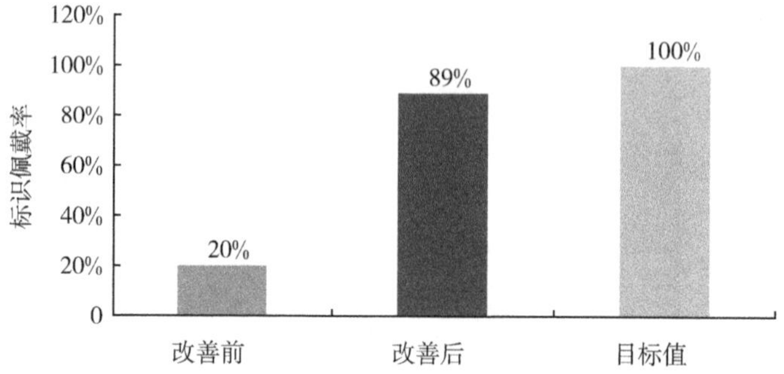

图 3-3-150　跌倒高风险患者外出检查防跌标识佩戴率改善前后对比图

十、总结阶段

在项目实施的每个阶段，小组成员积极查找原因，了解进度，不断改进，并得到了护理部、客服部的支持，使该项目顺利进行，将《患者外出检查交接流程》编入患者转入、外出检查管理制度当中，护士与护送组人员有清晰的交接流程，并能依据跌倒评估选择适宜的交接方式，缩短交接时间。《患者各项检查交接登记表》在全院推广使用。通过 7 个月的持续改进并追踪，佩戴标识率呈现上升趋势，送检过程中，未发现高危跌倒患者外出检查时发生跌事（图 3-3-151，图 3-3-152）。

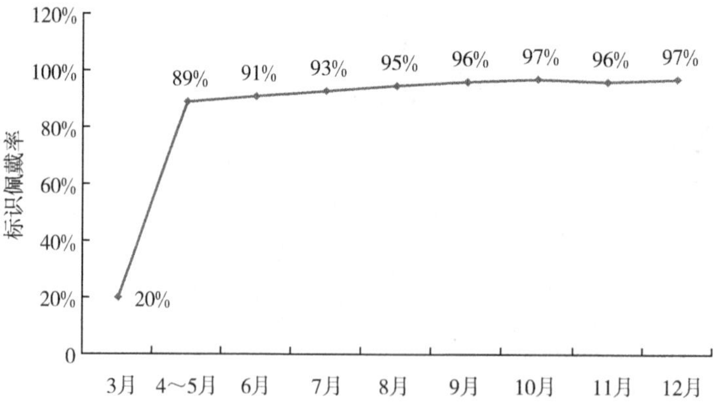

图 3-3-151　跌倒高风险患者防跌标识佩戴持续改进图

儋州市人民医院患者各项检查交接登记表

科别：　　　登记者：　　　日期：　　年　　月　　日

姓名	床号	项目								送检方式	高风险跌倒		高危跌倒标识		出科交接	送检时间	返回交接	备注
		X线	CT	MR	ECG	B超	胃镜	结肠镜	其他		是	否	佩戴	未佩戴				

备注：1. 护士：临床科护士根据申请单的张数填写在相应的项目栏内（如CT有2张申请单写成“CT2”；B超1张申请单写成“B超1”），每天与护送组交接患者，并签名。

2. 护工：护送组根据申请单项目完成情况，按以下符号在相应的项目栏内表示。（已做“√”、未做“X”、登记未做“△”、择期“○”、急查“st！”）未能按时完成或有特殊应告知临床当班护士，并记录。

3. 护工：护送组护送高危跌倒患者外出检查与病房护士严格做好交接班，并签名。

图 3-3-152　患者各项检查交接登记表

（海南省儋州市人民医院眼科护理病区　陈启雷）

案例 9　运用 PDCA 循环改进清洁手术围手术期抗菌药物预防用药项目

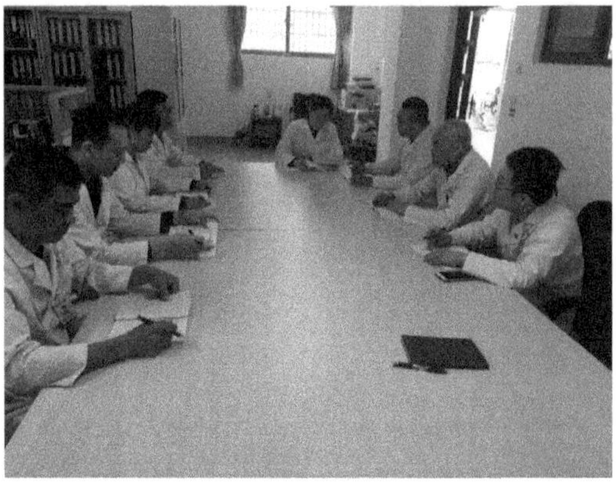
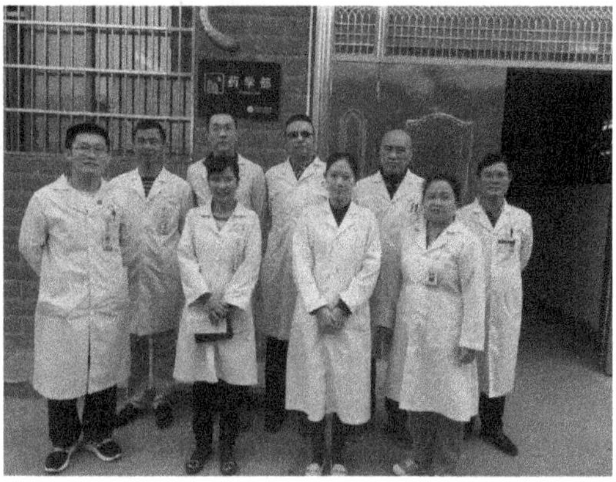

李军华：运用 PDCA 的方法，加强抗菌药物临床应用管理，提高抗菌药物临床应用水平，有效遏制细菌耐药，具有重要意义。

郑德权：PDCA 方法的应用，使我们增强了凝聚力，加强了对抗菌药物使用的监管，促进抗菌药物合理使用。

陈珊珊：针对围术期抗菌药物使用存在问题，运用 PDCA 管理方法持续改进，提高围术期抗菌药物的合理应用。

林　艺：学习运用 PDCA 的方法，我们不但可以管好药，还可以用好药。

宋　歌：运用 PDCA 的方法，调动科室的积极性，人人参与抗菌药物合理使用的管理，成效显著。

一、选题背景

1.《三级综合医院评审标准实施细则（2011 年版）》中明确指出：手术室管理规范，认真落实《外科手术部位感染预防和控制技术指南（试行）》，做好感染预防控制工作。有围术期预防性应用抗菌药物管理相关规定，对各类手术围术期预防性应用抗菌药物进行规范管理。

2.《抗菌药物临床应用指导原则（2015 年版）》明确规定了围术期抗菌药物预防用药目的、用药原则、抗菌药物品种的选择，以及给药方案。

3. 处方点评小组对清洁手术抗菌药物使用情况进行点评，发现抗菌药物使用不合理，存在问题为：清洁手术抗菌药物使用率、用药时机、用药疗程、品种选择不合理，未达到抗菌药物临床应用指导原则要求。由此说明我院在清洁手术围术期抗菌药物使用方面与抗菌药物管理相关规定存在一定差异，为抓好落实，减少抗菌药物不合理的应用，降低细菌耐药发生，有积极改进的必要性，因此，我们选择了这个项目进行持续改进。

二、现状调查

2017 年 6 月处方点评小组运用《清洁手术抗菌药使用查检表》（表 3-3-35）对手术科室泌尿外科、普通外科、眼科、耳鼻喉科、胸心外科、神经外科、骨科进行调查，发现清洁手术围手术期抗菌药物使用指标监测结果不理想，达不到指导原则 100% 的要求，其中外科手术预防使用抗菌药物切皮前给药时机符合率 59%、清洁手术抗菌药物使用品种选择符合率 48%、科室抗菌药物使用比率符合率 67%、清洁手术抗菌药物使用疗程 59 小时。

表 3-3-35　清洁手术抗菌药使用查检表

序号	病案号	姓名	科室	诊断	出院日期	住院医师	手术名称	切口等级	是否预防用药	品种数	药品名称	用药疗程（h）	是否 0.5 ～ 1 小时	备注

三、成立 CQI 小组

为改进清洁手术围手术期抗菌药物预防用药，我们成立了由药学部总负责，医务科、质控科、手术室及各外科主任担任成员的 CQI 小组，各成员都有明确的分工（表 3-3-36）。

表 3-3-36　CQI 小组人员及分工

序号	科室	姓名	职称	职务	小组分工
1	药学部	陈珊珊	副主任药师	副主任	全面负责小组各项工作
2	医务科	郑德权	主任医师	科主任	负责总协调
3	质控科	林艺	主任医师	副主任	负责资料收集、对策实施
4	心外科	李军华	主任医师	科主任	负责对策实施
5	手术室	宋歌	主任医师	科主任	负责资料收集、对策实施
6	泌尿外科	史南	主任医师	科主任	负责对策实施

续表

序号	科室	姓名	职称	职务	小组分工
7	神经外科	麦兴进	主任医师	科主任	负责对策实施
8	骨科	李宝林	主任医师	科主任	负责对策实施
9	普通外科	陈升	主任医师	科主任	负责对策实施
10	眼科	陈启磊	副主任医师	科主任	负责对策实施
11	药学部	蔡水苗	主管药师	临床药学室组长	负责资料收集、统计、分析

四、设定目标值

根据《抗菌药物临床应用指导原则（2015 年版）》，外科围手术期抗菌药物预防用药指标符合率 100%。因此，将清洁手术围手术期抗菌药物使用指标预期目标值设为 100%（图 3-3-153 ～图 3-3-156）。

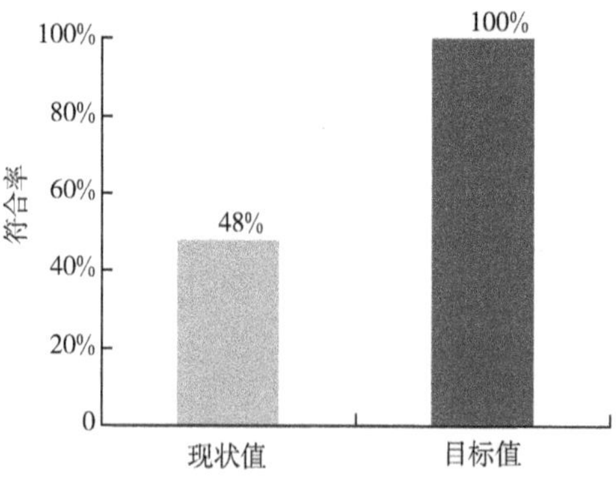

图 3-3-153　抗菌药物品种选择符合率

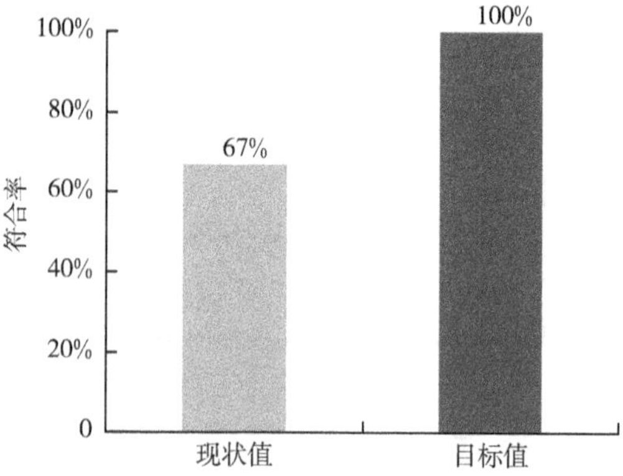

图 3-3-154　抗菌药物使用符合率

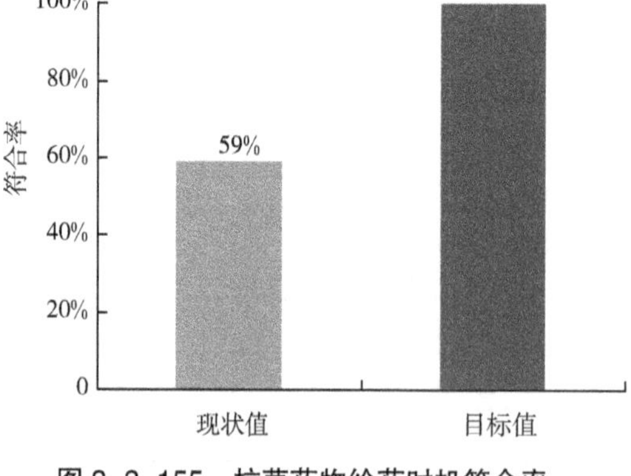

图 3-3-155　抗菌药物给药时机符合率

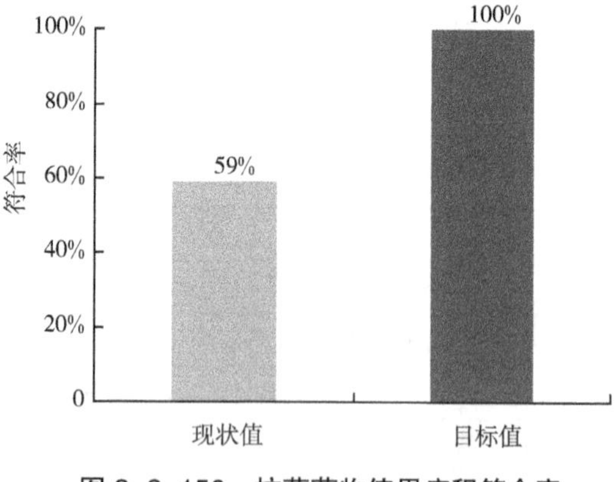

图 3-3-156　抗菌药物使用疗程符合率

五、拟定计划

计划用 3 个月的时间来完成预期的工作，其中 P 阶段约 4 周，D 阶段约 5 周，C 阶段约 3 周，A 阶段 2 周，最后计算出每个阶段的用时率（图 3-3-157）。

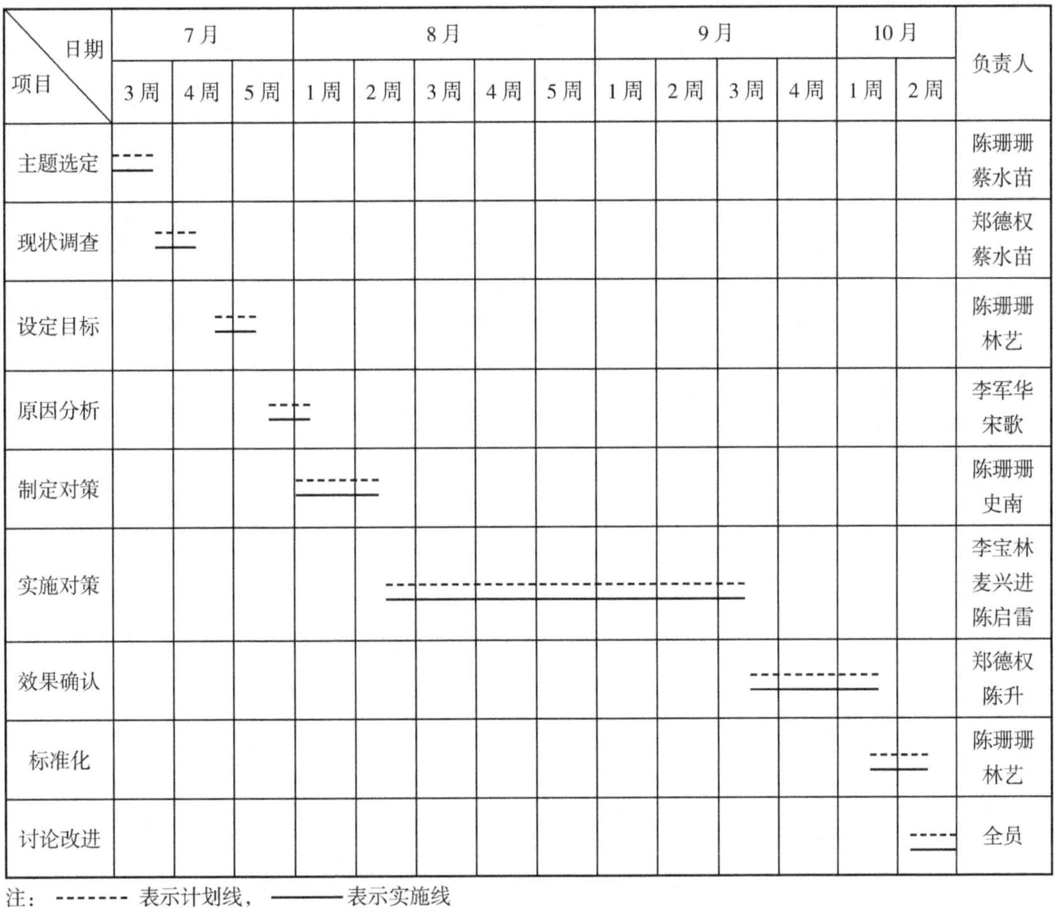

图 3-3-157　清洁手术围手术期抗菌药物预防用药管理活动计划——甘特图

六、原因分析

小组成员多次召开讨论会，一起研究 I 类清洁手术预防用抗菌药物监测指标不达标的主要原因是什么，小组成员展开头脑风暴，建言献策，将大家的智慧绘制成鱼骨图（图 3-3-158），从人、物、法、环 4 个方面进行头脑风暴分析，找出 22 个原因，设计清洁手术抗菌药物使用指标不达标原因调查表（表 3-3-37），由专职人员到外科科室进行现场调查落实原因，共发放问卷 100 份，回收 100 份，回收率 100%，按调查结果计算出每个主要原因所占累计百分比（表 3-3-38），绘制了柏拉图（图 3-3-159）。根据照二八法则，制度不完善、抗菌药物知识欠缺、职能部门监管不到位 3 个原因占 79%，确定为要整改的问题。

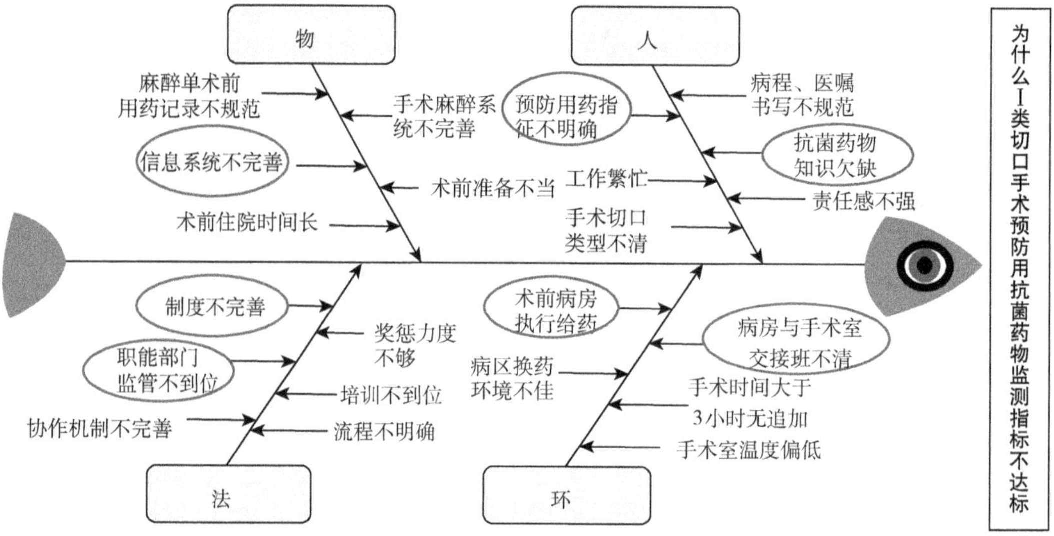

图 3-3-158 清洁手术预防用抗菌药物监测指标不达标的原因分析——鱼骨图

表 3-3-37 清洁手术抗菌药使用不规范原因调查表

科室：__________ 日期：__________

序号	围手术期抗菌药物预防用药指标不达标原因	成员1	成员2	成员3	成员4	成员5	成员6	成员7	成员8	成员9	成员10
1	病程、医嘱书写不规范										
2	抗菌药物知识欠缺										
3	责任感不强										
4	预防用药指征不明确										
5	工作繁忙										
6	手术切口类型不清										
7	麻醉单术前用药记录不规范										
8	信息系统不完善										
9	术前住院时间长										

续表

序号	围手术期抗菌药物预防用药指标不达标原因	成员1	成员2	成员3	成员4	成员5	成员6	成员7	成员8	成员9	成员10
10	手术麻醉系统不完善										
11	术前准备不当										
12	制度不完善										
13	职能部门监管不到位										
14	协作机制不完善										
15	流程不明确										
16	培训不到位										
17	奖惩力度不够										
18	术前病房执行给药										
19	病区换药环境不佳										
20	病房与手术室交接班不清										
21	手术时间＞3h 无追加										
22	手术室温度偏低										
填表说明：以科室为单位，每位成员在“不达标原因”栏选出5项，对应打“√”。											

表 3-3-38　清洁手术围手术期抗菌药物预防用药指标不达标原因调查汇总表

序号	项目	例数	累计百分比
1	制度不完善	31	31.00%
2	抗菌药物知识欠缺	28	59.00%
3	职能部门监管不到位	20	79.00%
4	信息系统不完善	9	88.00%
5	术前科室执行给药	5	93.00%
6	病房与手术室交接班不清	4	97.00%
7	预防用药指征不明确	3	100.00%

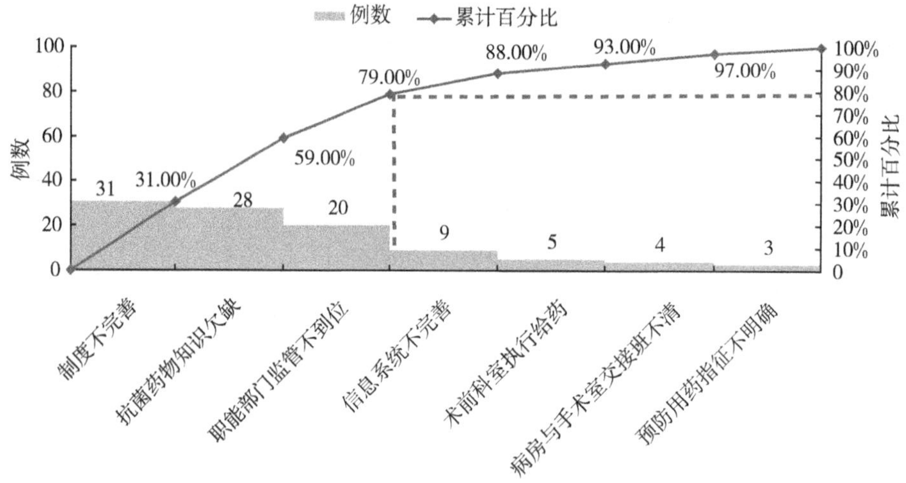

图 3-3-159 改进清洁手术围手术期抗菌药物预防用药管理——柏拉图

七、制定对策

小组根据占有 80% 的少数关键问题制定针对性措施，运用 5W1H 法制定了持续改进对策（表 3-3-39）。

1. 针对制度不完善，由药学部统一制作修订，完善抗菌药物应用相关管理制度和规定；汇编制度发到临床科室。

2. 针对抗菌药物知识欠缺，我们采取以下措施：加强培训，发挥临床药师作用，通过院级、科级培训，医务科根据培训考核成绩授予抗菌药物处方权；统一购买《抗菌药物临床应用指导原则（2015 年版）》发放科室学习等。

3. 针对职能部门监管不到位，主要通过建立院、科两级抗菌药物监管体系，加强外科抗菌药物专项点评力度，严格落实奖惩制度；规范抗菌药物术前给药记录等措施。

表 3-3-39 改进清洁手术围手术期抗菌药物预防用药管理对策制定——5W1H

What	Why	How	When	Who	Where
制度不完善	抗菌药物临床应用和管理制度未及时更新	1. 修订、完善抗菌药物应用相关管理制度和规定 2. 汇编制度发到临床科室	8 月 7 ～ 10 日	陈珊珊	药学部

续表

What	Why	How	When	Who	Where
抗菌药物知识欠缺	1. 培训力度不够、考核机制不完善 2. 未发挥临床药师作用 3. 没有统一的抗菌药物书籍	1. 增加院内培训次数 2. 医务科根据培训考核成绩授予抗菌药物处方权 3. 加强科内自主学习培训 4. 发挥临床药师作用，到临床科室进行培训 5. 统一购买《抗菌药物临床应用指导原则（2015 年版）》发放科室学习	8 月 14 ~ 31 日	陈珊珊 郑德权 李军华	药学部 医务科 外科科室
职能部门监管不到位	未细化围手术期抗菌药物预防应用监管范围	1. 建立院、科两级抗菌药物监管体系 2. 加强外科抗菌药物专项点评力度，严格落实奖惩制度 3. 规范抗菌药物术前给药记录	9 月 1 ~ 20 日	郑德权 林艺 宋歌	医务科 质控科 外科科室

八、执行阶段

（一）完善抗菌药物应用相关管理制度

1. 修订围手术期预防性抗菌药物使用管理规定（图 3-3-160，图 3-3-161），明确给药时间、给药地点和使用品种。

儋州市人民医院
Danzhou People's Hospital
儋州市农垦医院
Danzhou Nong Ken Hospital

文件名称：抗菌药物临床应用和管理实施细则			页数：1/1
生效日期：2013/10/14	修订日期：2017/04/05	修订次数：2	文件号：15-A-020
审核人：陈朝荣	批准人：羊轶驹	发布部门：药学部	版本号：2.1

①清洁切口。手术未进入感染炎症区，未进入呼吸道、消化道、泌尿生殖道及口咽部位。

手术野无污染，通常不需预防用抗菌药物，主要应加强消毒灭菌和无菌操作。腹股沟疝修补术（包括补片修补术）、甲状腺疾病手术、乳腺疾病手术、关节镜检查手术、颈动脉内膜剥脱手术、颅骨肿物切除手术和经血管途径介入诊断手术患者原则上不预防使用抗菌药物。如需使用，可术前 0.5 ~ 1.0 小时内或麻醉开始时使用一个剂量。

……

（3）基本原则

①剂量：应给足剂量，静脉快速滴入，药物溶媒量 100 ~ 150ml（成人）为宜，不宜用大量液体长时间慢速滴入，万古霉素根据说明书使用。

②给药时间：应在切皮前 0.5 ~ 1.0 小时（参考抗菌药物的达峰时间和半衰期）给药，剖宫产术应在结扎脐带后给药。

③给药地点：手术室。

……

图 3-3-160　围手术期预防用抗菌药物使用管理规定

附件七：抗菌药物在围手术期预防应用的品种选择[1、2]

手术名称	切口类别	可能的污染菌	抗菌药物选择
脑外科手术（清洁，无植入物）	Ⅰ	金黄色葡萄球菌，凝固酶阴性葡萄球菌	第一代、第二代头孢菌素[3]，MRSA 感染高发医疗机构的高危患者可用（去甲）万古霉素
脑外科手术（经鼻窦、鼻腔、口咽部手术）	Ⅱ	金黄色葡萄球菌，链球菌属，口咽部厌氧菌（如消化链球菌）	第一代、第二代头孢菌素[3]±[5]甲硝唑，或克林霉素 + 庆大霉素
脑脊液分流术	Ⅰ	金黄色葡萄球菌，凝固酶阴性葡萄球菌	第一代、第二代头孢菌素[3]，MRSA 感染高发医疗机构的高危患者可用（去甲）万古霉素
脊髓手术	Ⅰ	金黄色葡萄球菌，凝固酶阴性葡萄球菌	第一代、第二代头孢菌素[3]
眼科手术（如白内障、青光眼或角膜移植、泪囊手术、眼穿通伤）	Ⅰ、Ⅱ	金黄色葡萄球菌，凝固酶阴性葡萄球菌	局部应用妥布霉素或左氧氟沙星等
头颈部手术（恶性肿瘤，不经口咽部黏膜）	Ⅰ	金黄色葡萄球菌，凝固酶阴性葡萄球菌	第一代、第二代头孢菌素[3]
头颈部手术（经口咽部黏膜）	Ⅱ	金黄色葡萄球菌，链球菌属，口咽部厌氧菌（如消化链球菌）	第一代、第二代头孢菌素[3]±[5]甲硝唑，或克林霉素 + 庆大霉素
颌面外科（下颌骨折切开复位或内固定、面部整形术有移植物手术、正颌手术）	Ⅰ	金黄色葡萄球菌，凝固酶阴性葡萄球菌	第一代、第二代头孢菌素[3]

注：[1] 所有清洁手术通常不需要预防用药，仅在有前述特定指征时使用。

[2] 胃十二指肠手术、肝胆系统手术、结肠和直肠手术、阑尾手术、Ⅱ或Ⅲ类切口的妇产科手术，如果患者对β-内酰胺类抗菌药物过敏，可用克林素霉 + 氨基糖苷类，或氨基糖苷类 + 甲硝唑。

[3] 有循证医学证据的第一代头孢菌素主要为头孢唑啉，第二代头孢菌素主要为头孢呋辛。

[4] 我国大肠埃希菌对氟喹诺酮类耐药率高，预防应用需严加限制。

[5] 表中“±”是指两种及两种以上药物可联合应用，或可不联合应用。

图 3-3-161 抗菌药物围手术期预防应用品种选择

2. 修订外科围手术期抗菌药物预防应用规范，制度汇编下发到科室（图 3-3-162）。

（二）抗菌药物知识欠缺

1. 加强培训。药学部进行 3 次抗菌药物专业知识的院级培训（图 3-3-163）、考核，参加培训人数 255 人，最高分 100 分，最低分 56 分，平均分 96 分，合格率：99%。医务科根据考核结果给予授权（图 3-3-164）。各临床科室进行科内培训，同时发挥临床药师作用对各科室进行培训（图 3-3-165）。

2. 由药学部统一购买《抗菌药物临床应用指导原则（2015 年版）》书籍，下发给临床科室，便于学习（图 3-3-166）。

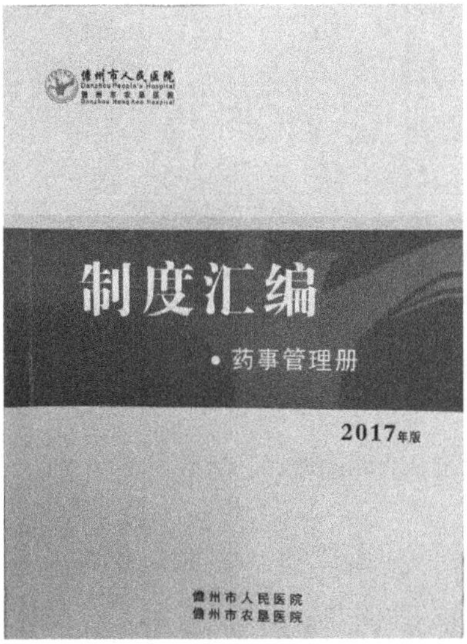

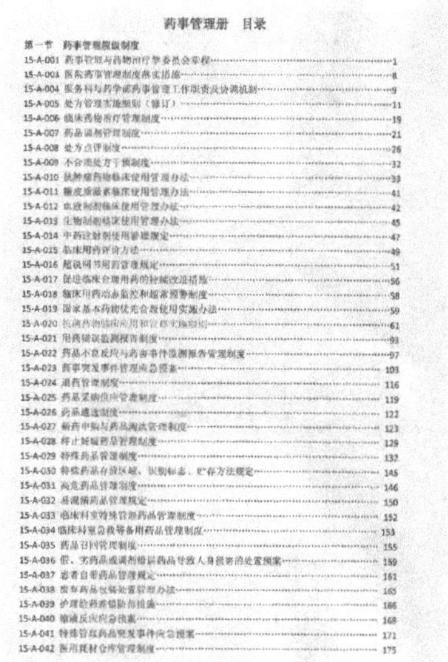

药事管理册　目录

图 3-3-162　抗菌药物临床应用管理实施细则汇编

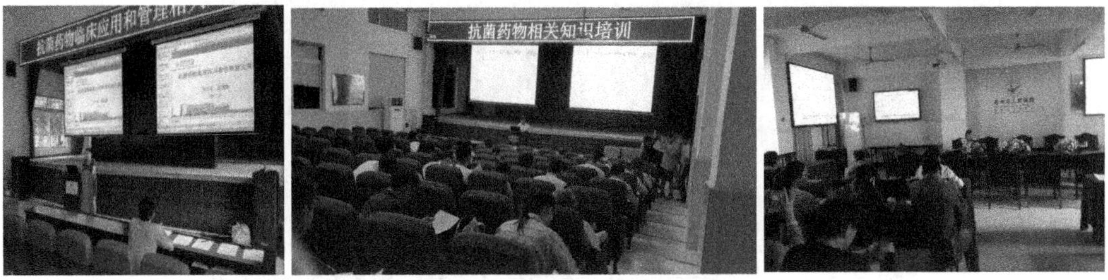

图 3-3-163　抗菌药物专业知识院级培训

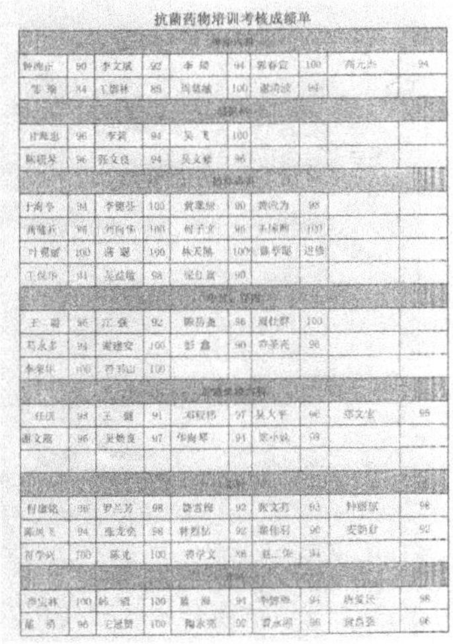

抗菌药物培训考核成绩单

[illegible]									
钟[illegible]	90	李文斌	92	李[illegible]	94	郭春[illegible]	100	[illegible]	94
[illegible]	84	丁[illegible]	88	[illegible]	100	[illegible]	94		
[illegible]									
[illegible]	96	李[illegible]	94	吴飞	100				
[illegible]	96	张文[illegible]	94	吴文[illegible]	96				
[illegible]									
[illegible]	94	李[illegible]	100	黄[illegible]	90	黄[illegible]	98		
[illegible]	98	[illegible]	100	[illegible]	96	王[illegible]	100		
叶[illegible]	100	[illegible]	100	林[illegible]	100	[illegible]	进修		
[illegible]	94	[illegible]	98	[illegible]	90				
[illegible]									
王[illegible]	96	[illegible]	92	[illegible]	96	[illegible]	100		
[illegible]	94	[illegible]	100	彭鑫	90	[illegible]	98		
[illegible]	100	[illegible]	100						
[illegible]									
[illegible]	98	王[illegible]	91	[illegible]	97	吴[illegible]	96	[illegible]	95
[illegible]	96	[illegible]	97	[illegible]	91	[illegible]	99		
[illegible]									
[illegible]	96	罗兰芳	98	[illegible]	92	[illegible]	93	[illegible]	98
[illegible]	94	[illegible]	98	[illegible]	92	[illegible]	96	[illegible]	92
[illegible]	100	[illegible]	100	[illegible]	98	[illegible]	94		
[illegible]									
[illegible]	100	[illegible]	100	[illegible]	94	[illegible]	94	[illegible]	98
[illegible]	96	[illegible]	100	陶[illegible]	92	[illegible]	96	[illegible]	96

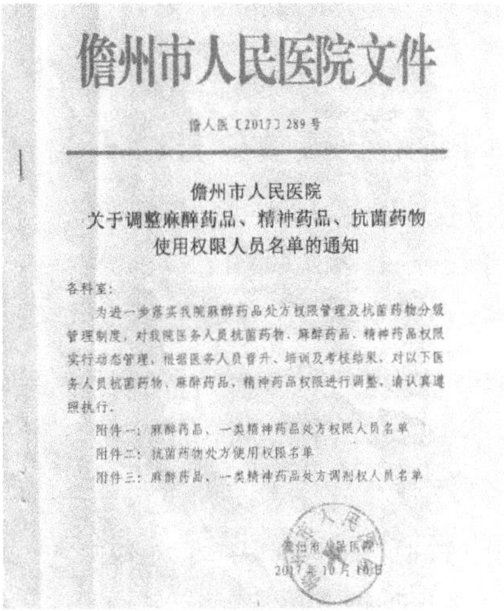

儋州市人民医院文件

儋人医〔2017〕289 号

儋州市人民医院
关于调整麻醉药品、精神药品、抗菌药物
使用权限人员名单的通知

各科室：

为进一步落实我院麻醉药品处方权限管理及抗菌药物分级管理制度，对我院医务人员抗菌药物、麻醉药品、精神药品权限实行动态管理，根据医务人员晋升、培训及考核结果，对以下医务人员抗菌药物、麻醉药品、精神药品权限进行调整，请认真遵照执行。

附件一：麻醉药品、一类精神药品处方权限人员名单

附件二：抗菌药物处方使用权限名单

附件三：麻醉药品、一类精神药品处方调剂权人员名单

儋州市人民医院

2017 年 10 月 [illegible]日

图 3-3-164　抗菌药物考核成绩及医务科授权文件

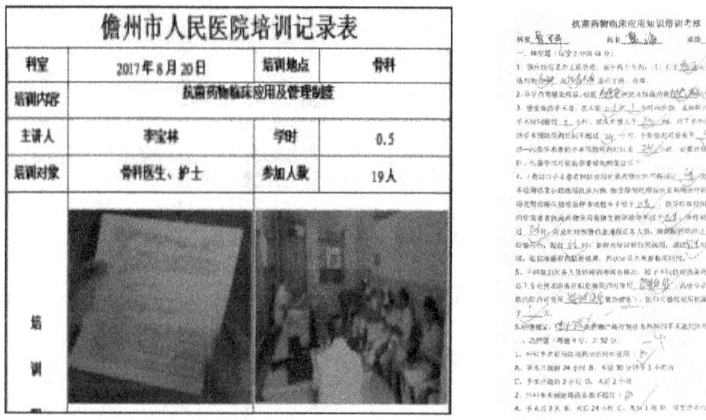

图 3-3-165 临床科室对抗菌药物的培训、考核

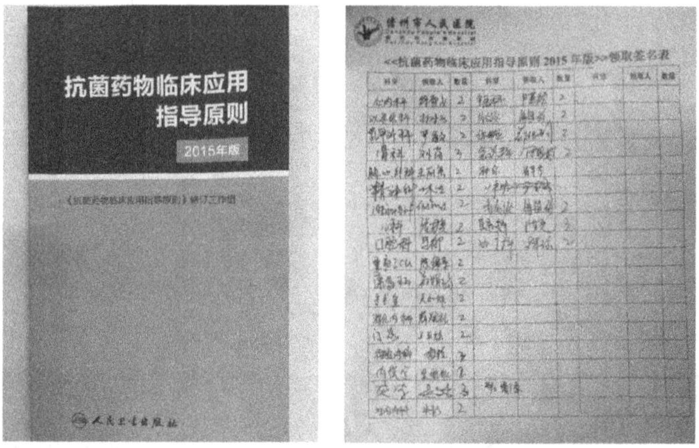

图 3-3-166 《抗菌药物临床应用指导原则》书籍及领取签名表

（三）加强职能部门的监管

1. 建立院科两级抗菌药物监管体系。

（1）我院药事管理委员会下设抗菌药物临床应用管理领导小组、工作小组，院长与临床科主任签署《抗菌药物合理使用责任状》（图 3-3-167）。每季度召开 1 次例会，汇报我院抗菌药物使用情况（图 3-3-168）。抗菌药物临床应用工作小组每月对外科围手术期抗菌药物使用情况进行监测汇总，并通过 OA 发布，便于科室及时查看（图 3-3-169）。

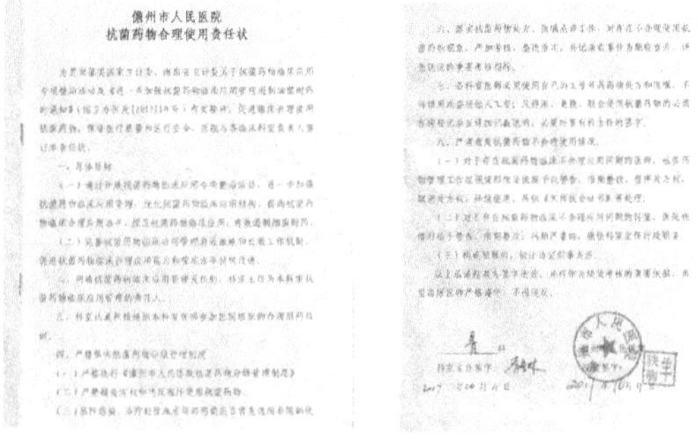

图 3-3-167 抗菌药物合理使用责任状

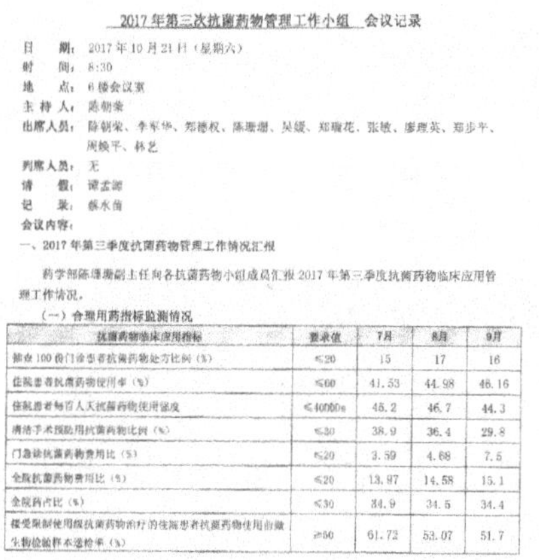

2017 年第三次抗菌药物管理工作小组 会议记录

日　　期：2017 年 10 月 21 日（星期六）
时　　间：8:30
地　　点：6 楼会议室
主 持 人：陈朝荣
出席人员：陈朝荣、李军华、郑德权、陈珊珊、吴媛、郑瑞花、张敏、廖理英、郑步平、周焕平、林艺
列席人员：无
请　　假：谭孟源
记　　录：蔡水宙
会议内容：
一、2017 年第三季度抗菌药物管理工作情况汇报

药学部陈珊珊副主任向各抗菌药物小组成员汇报 2017 年第三季度抗菌药物临床应用管理工作情况。

（一）合理用药指标监测情况

抗菌药物临床应用指标	要求值	7月	8月	9月
抽查 100 份门诊患者抗菌药物处方比例（%）	≤20	15	17	16
住院患者抗菌药物使用率（%）	≤60	41.53	44.98	46.16
住院患者每百人天抗菌药物使用强度	≤40DDDs	45.2	46.7	44.3
清洁手术预防用抗菌药物比例（%）	≤30	38.9	36.4	29.8
门急诊抗菌药物费用比（%）	≤20	3.59	4.68	7.5
全院抗菌药物费用比（%）	≤20	13.97	14.58	15.1
全院药占比（%）	≤30	34.9	34.5	34.4
接受限制使用级抗菌药物治疗的住院患者抗菌药物使用前微生物检验样本送检率（%）	≥50	61.72	53.07	51.7

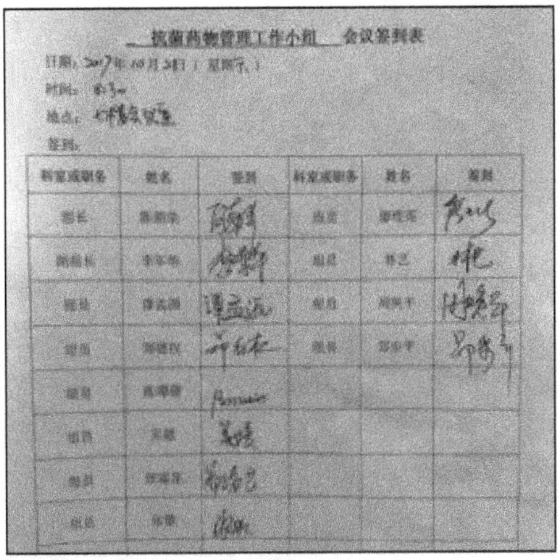

抗菌药物管理工作小组 会议签到表

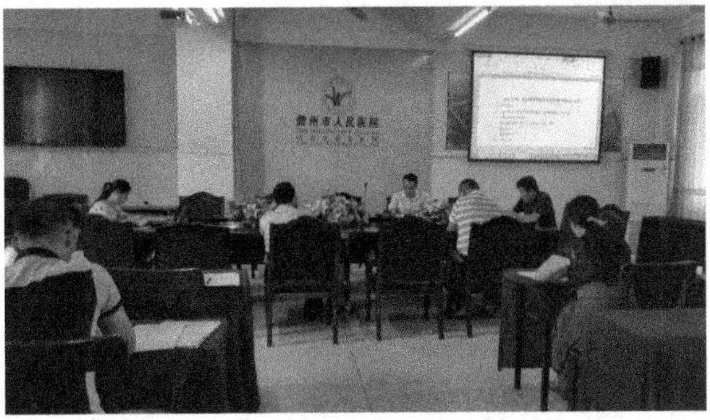

图 3-3-168　抗菌药物使用情况汇报例会

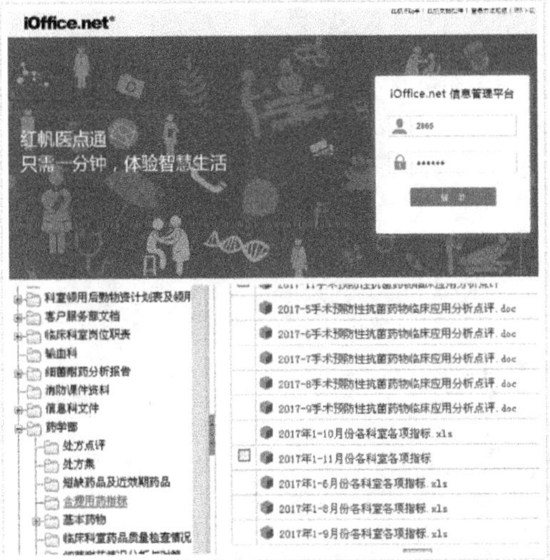

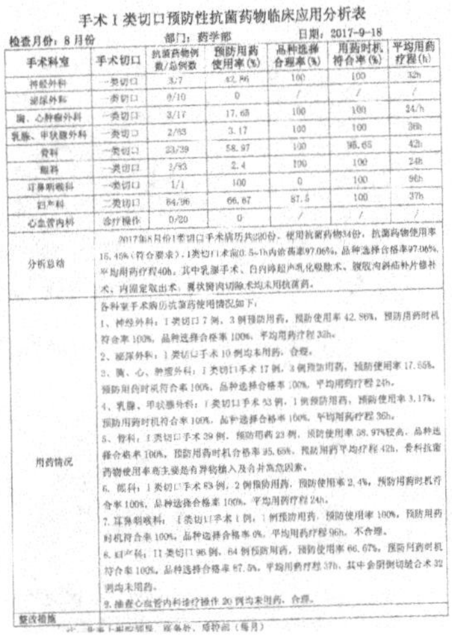

手术Ⅰ类切口预防性抗菌药物临床应用分析表

图 3-3-169　通过 OA 发布围手术期抗菌药物使用情况进行监测汇总

（2）科室成立抗菌药物管理小组，质量与安全管理小组设有药事管理员，明确相关人员职责（图 3–3–170），设有“药品合理应用与管理”台账，专人管理。科室抗菌药物管理小组每月对本科室抗菌药物进行自查，药事管理员对抗菌药物使用数据进行汇总分析，存在的问题在质控会议上讨论，查找原因，制定整改措施（图 3–3–171）。

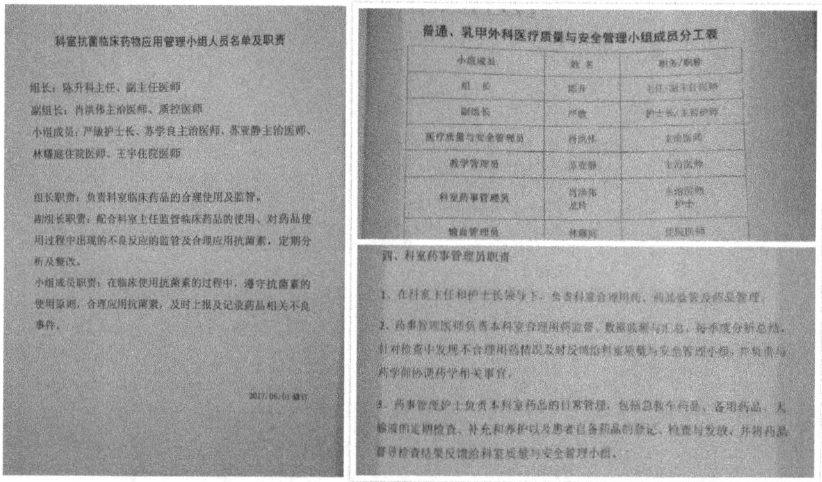

图 3–3–170　临床科室抗菌药物管理小组及职责分工

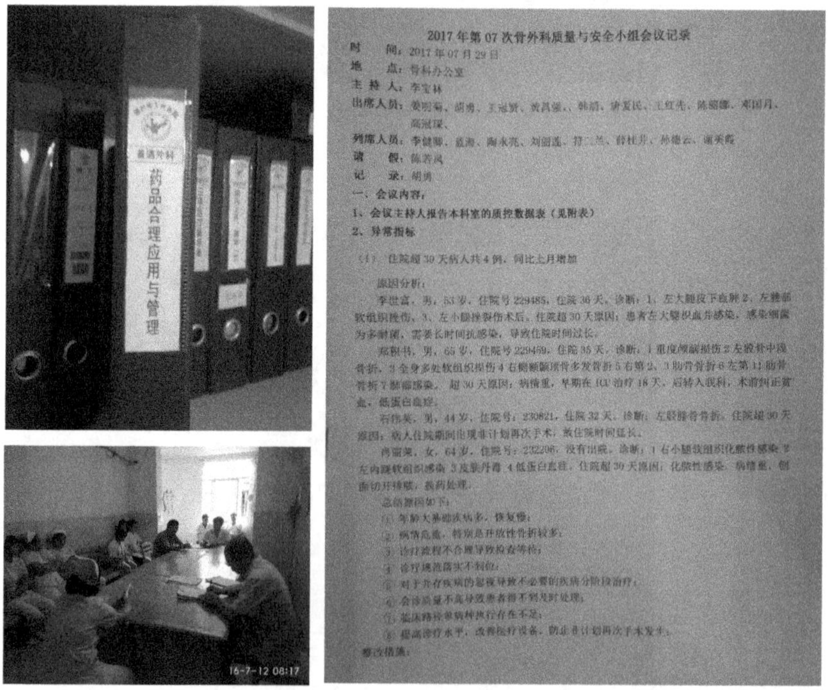

图 3–3–171　临床科室质控会议与管理台账

（3）建立抗菌药物合理应用多部门联合监管机制，医务科组织药学部、院感办、检验科联合查房（图 3-3-172）。

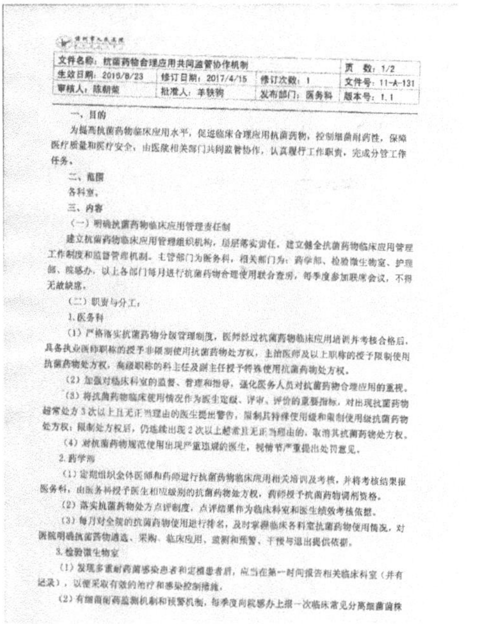

文件名称：抗菌药物合理应用共同监管协作机制			页　数：1/2
生效日期：2016/8/23	修订日期：2017/4/15	修订次数：1	文件号：11-A-131
审核人：陈朝葉	批准人：羊轶驹	发布部门：医务科	版本号：1.1

一、目的

为提高抗菌药物临床应用水平，促进临床合理应用抗菌药物，控制细菌耐药性，保障医疗质量和医疗安全，由医院相关部门共同监管协作，认真履行工作职责，完成分管工作任务。

二、范围

各科室。

三、内容

（一）明确抗菌药物临床应用管理责任制

建立抗菌药物临床应用管理组织机构，层层落实责任，建立健全抗菌药物临床应用管理工作制度和监督管理机制。主管部门为医务科，相关部门为：药学部、检验微生物室、护理部、院感办，以上各部门每月进行抗菌药物合理使用联合查房，每季度参加联席会议，不得无故缺席。

（二）职责与分工：

1. 医务科

（1）严格落实抗菌药物分级管理制度，医师经过抗菌药物临床应用培训并考核合格后，具备执业医师职称的授予非限制使用抗菌药物处方权，主治医师及以上职称的授予限制使用抗菌药物处方权，高级职称的科主任及副主任授予特殊使用抗菌药物处方权。

（2）加强对临床科室的监督、管理和指导，强化医务人员对抗菌药物合理应用的重视。

（3）将抗菌药物临床使用情况作为医生定级、评审、评价的重要指标，对出现抗菌药物超常处方 3 次以上且无正当理由的医生提出警告，限制其特殊使用级和限制使用级抗菌药物处方权；限制处方权后，仍连续出现 2 次以上超常且无正当理由的，取消其抗菌药物处方权。

（4）对抗菌药物规范使用出现严重违规的医生，视情节严重提出处罚意见。

2. 药学部

（1）定期组织全体医师和药师进行抗菌药物临床应用相关培训及考核，并将考核结果报医务科，由医务科授予医生相应级别的抗菌药物处方权，药师授予抗菌药物调剂资格。

（2）落实抗菌药物处方点评制度，点评结果作为临床科室和医生绩效考核依据。

（3）每月对全院的抗菌药物使用进行排名，及时掌握临床各科室抗菌药物使用情况，对医院明确抗菌药物遴选、采购、临床应用、监测和预警、干预与退出提供依据。

3. 检验微生物室

（1）发现多重耐药菌感染患者和定植患者后，应当在第一时间报告相关临床科室（并有记录），以便采取有效的治疗和感染控制措施。

（2）有细菌耐药监测机制和预警机制，每季度向院感办上报一次临床常见分离细菌菌株

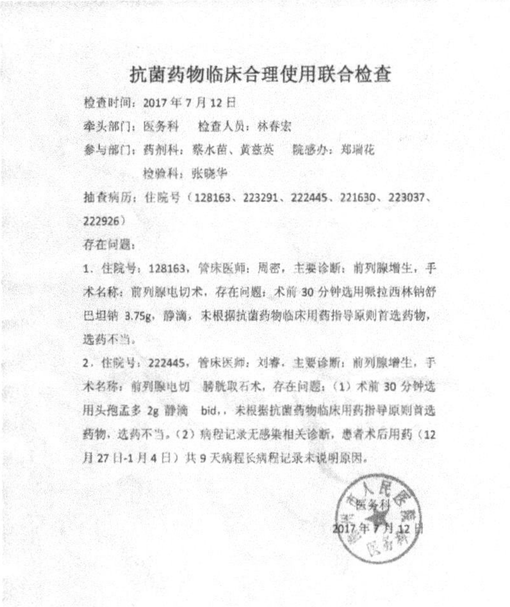

抗菌药物临床合理使用联合检查

检查时间：2017 年 7 月 12 日

牵头部门：医务科　　检查人员：林春宏

参与部门：药剂科：蔡水苗、黄慈英　　院感办：郑瑞花

检验科：张晓华

抽查病历：住院号（128163、223291、222445、221630、223037、222926）

存在问题：

1．住院号：128163，管床医师：周密，主要诊断：前列腺增生，手术名称：前列腺电切术，存在问题：术前 30 分钟选用哌拉西林钠舒巴坦钠 3.75g，静滴，未根据抗菌药物临床用药指导原则首选药物，选药不当。

2．住院号：222445，管床医师：刘睿，主要诊断：前列腺增生，手术名称：前列腺电切　膀胱取石术，存在问题：（1）术前 30 分钟选用头孢孟多 2g 静滴　bid，，未根据抗菌药物临床用药指导原则首选药物，选药不当。（2）病程记录无感染相关诊断，患者术后用药（12 月 27 日-1 月 4 日）共 9 天病程长病程记录未说明原因。

医务科

2017 年 7 月 12 日

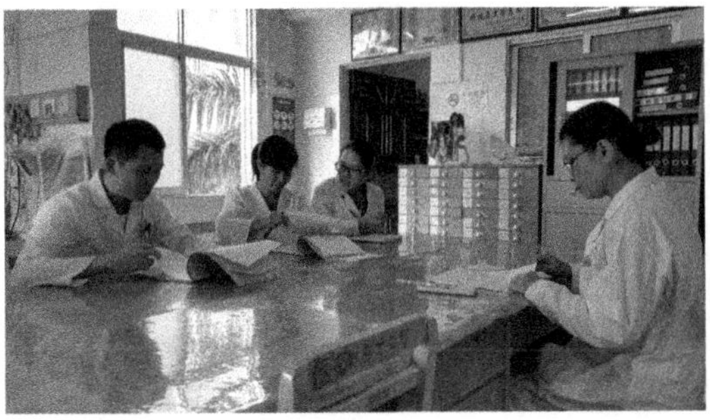

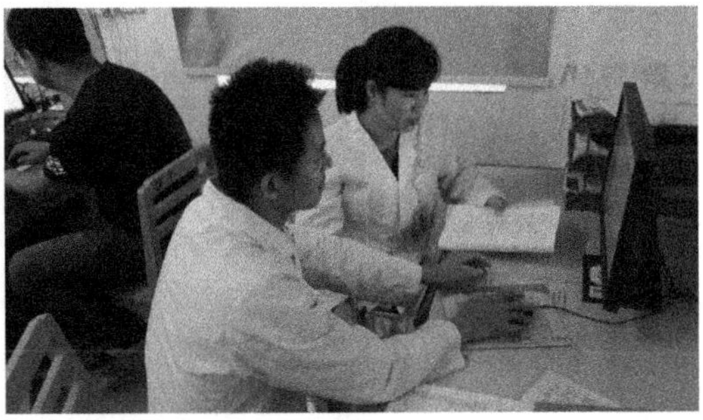

图 3-3-172　抗菌药物合理应用多部门联合监管

2. 加强外科抗菌药物专项点评力度，严格落实奖惩制度（图 3-3-173）。

3. 规范抗菌药物术前给药记录：下发《规范外科围手术期抗菌药物预防用药管理》通知（图 3-3-174），手术预防用药在手术室执行，并在麻醉记录单备注栏详细记录给药时间，抗菌药物在麻醉单上的记录从无到有（图 3-3-175）。

儋州市人民医院

文件名称：抗菌药物临床应用和管理实施细则			页　数：21/21
生效日期：2013/10/14	修订日期：2017/04/05	修订次数：2	文件号：15-A-020
审核人：陈朝荣	批准人：羊轶钧	发布部门：药学部	版本号：2.1

②全年达标的科室奖励 2000 元。

③科室抗菌药物使用率、使用强度超标只扣罚医师，不扣罚护士和其他人员。

④每月点评根据医院《处方点评评分标准》，总得分<6-3 的不合理处方，扣罚处方医师当月绩效工资 200 元；总得分<3-0 的不合理处方，扣罚处方医师当月绩效工资 500 元，并全院通报批评。

⑤使用抗菌药物处方或病历，存在以下现象：①指征不严；②预防用药选择不合理；③预防用药时机不合理；④药物剂量、疗程、给药途径不合理；⑤联合用药不合理；⑥不良反应上报不及时或处理不当；每 1 处扣罚责任医师 50 元，扣科室 50 元。

另外，a. 门急诊儿科处方不准两联使用抗菌药物，病情重患儿收治入院，如使用，处方或医嘱扣 6 分视为不合理处方，扣罚处方医生 200 元；

b. 医生必须在病程中详细记录抗菌药物使用的原因，使用 3-5 天后必须进行疗效评估，若无扣 6 分，视为不合理处方，扣罚处方医生 200 元；

c. 治疗性使用抗菌药物前必须送检，若无扣 6 分，视为不合理处方，扣罚处方医生 200 元；

d. 使用特殊级抗菌药物必须有高级专业技术职务任职资格的医师开具处方或医嘱，并于 24 小时内填写《海南省农垦那大医院特殊使用类抗菌药物审批表》，并请感染性疾病诊治指导院级专家组专家会诊同意方可继续使用。表格随运行病历归档备查，并做好相关病程记录。若无扣 6 分视为不合理处方，扣罚处方医生 200 元；

e. 超权限超级别使用抗菌药物的医生，扣 6 分视为不合理处方，扣罚处方医生 200 元；

⑥对连续三个月点评合理使用抗菌药物的医师进行奖励，每人奖励 500 元，并全院通报表扬。

⑦对一个月内有出现三起或三起以上抗菌药物临床不合理应用问题的科室，处罚科主任 500 元。

⑧药师未按照规定审核抗菌药物处方与用药医嘱，造成严重后果的，或者发现处方、医嘱不适宜、超常处方等情况未进行干预且无正当理由的，每人罚 200 元并取消其药物调剂资格，在 6 个月内不得恢复。

五、流程图：

（一）特殊抗菌药物使用审批程序（见附件一）

（二）抗菌药物临时采购程序（见附件二）

六、相关附件与表单：

（一）儋州市人民医院特殊使用类抗菌药物审批表（见附件三）

2017 年 9 月全院目标管理绩效考核结果奖金发放办法

一、临床医技、机关职能科室按“2017 年 9 月临床医技科室目标管理绩效考核结果”（见附件）及“2017 年 9 月机关职能科室目标绩效考核结果”（见附件）进行发放。

二、护理病历质量奖罚按“2017 年 9 月全院病历质量奖罚汇总表”（见附件）执行。

三、手术科室病历存在问题按“2017 年 9 月份手术病历存在问题”（见附件）执行。

四、机关职能科室考勤按“2017 年 9 月迟到、早退、未签到扣罚表”（见附件）执行。

五、病历质量奖罚按“2017 年 8 月全院病历质量奖罚汇总表”执行。

六、抗菌药物专项点评结果扣罚：

呼吸科（病例号：235868）扣 50 元。

七、2017 年第三季度护士长绩效奖罚，按“2017 年第三季度护士长绩效考核结果”执行。

儋州市人民医院院长办公室

2017 年 10 月 22 日

图 3-3-173　抗菌药物应用不合理处罚情况

儋州市人民医院
关于《规范外科围术期抗菌药物预防用药管理》的通知

各科室：

为贯彻落实《抗菌药物临床应用指导原则》、《外科手术部位感染预防与控制技术指南（试行）》（卫办医政发【2010】187 号）、《医院感染管理办法》（卫生部令第 48 号），规范我院围术期抗菌药物预防用药管理，保障患者围术期使用抗菌药物有效性，减少细菌耐药，提高围术期手术预防用抗菌药物合理使用率，现作如下规定，请各手术科室遵照执行。

1．给药方法：给药途径大部分为静脉输注，仅有少数为口服给药。

2．给药时间：围术期抗菌药物给药时间：应在切皮前 0.5-1 小时（参考抗菌药物的达峰时间和半衰期）给药，剖宫产术应在结扎脐带后给药。如手术时间超过 3h 或超过所用药物半衰期的 2 倍以上，或成人出血量超过 1500ml，术中应追加一次（术中未按指导原则追加亦为不合理）

3．给药地点：外科围术期抗菌药物术前给药在手术室，不允许术前病房给药。抗菌药物在手术室使用应在麻醉单备注栏上有详细记录，记录内容包括抗菌药物使用时间、手术开始时间。

4．给药疗程：清洁手术的预防用药时间不超过 24 小时，

心脏手术可视情况延续至 48 小时。清洁-污染手术和污染手术的预防亦为 24h 小时，污染手术必要时延长 48 小说。

5．品种选择：应尽量选择单一抗菌药物预防用药，避免不必要的联合使用。品种选择遵循《抗菌药物临床应用指导原则》推荐药物，有循证医学证据的第一代头孢菌素为头孢唑啉，第二代头孢菌素主要为头孢呋辛。

儋州市人民医院

2017 年 8 月 2 日

图 3-3-174　《规范外科围手术期抗菌药物预防用药管理文件

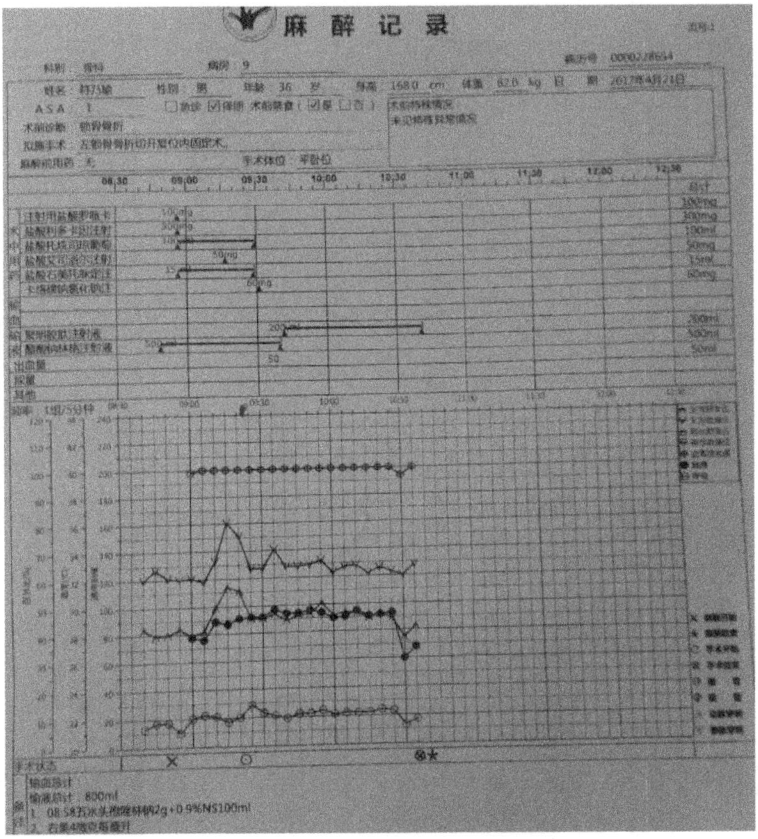

图 3-3-175 手术预防用药时间在麻醉单记录

九、检查阶段

所有措施实施后，2017 年 9 月再次对清洁手术围手术期预防用抗菌药物情况进行查检。通过检测数据统计，发现抗菌药物使用指标有明显提升，但个别指标还未达到我们设定的目标值（图 3-3-176 ～图 3-3-179），我们还将持续改进。

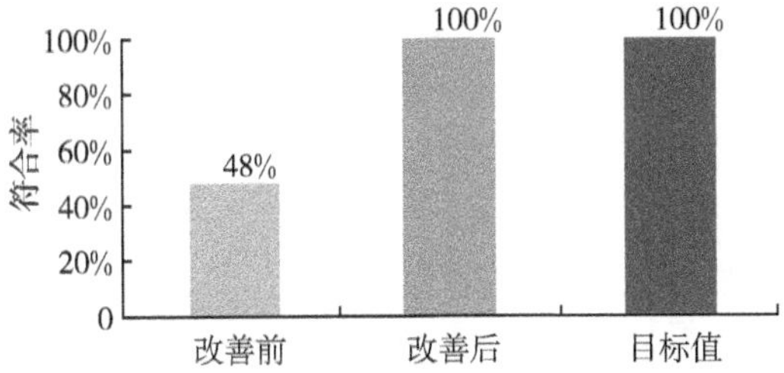

图 3-3-176 抗菌药物品种选择符合率

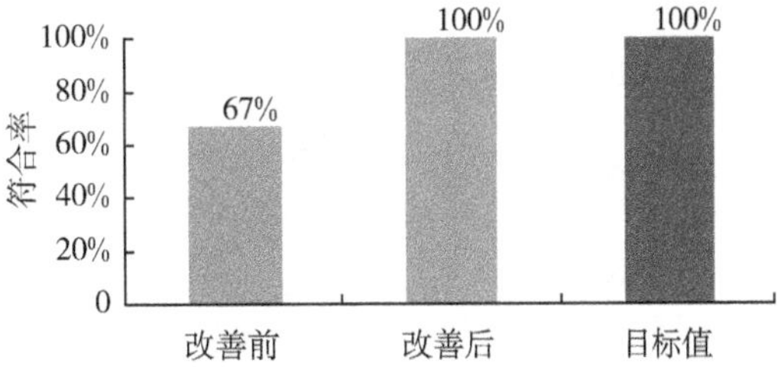

图 3-3-177 抗菌药物使用符合率

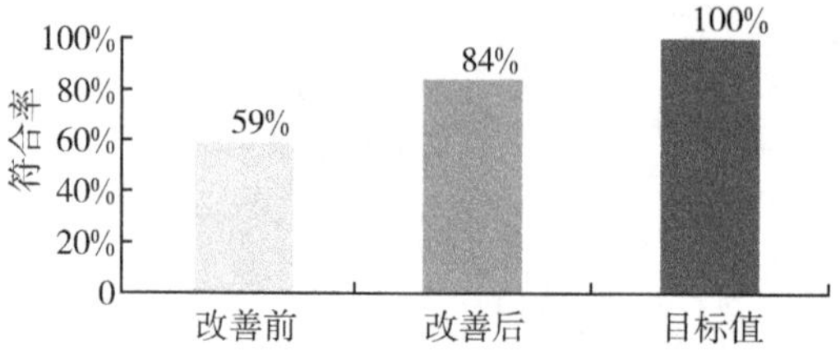

图 3-3-178 抗菌药物给药时机符合率

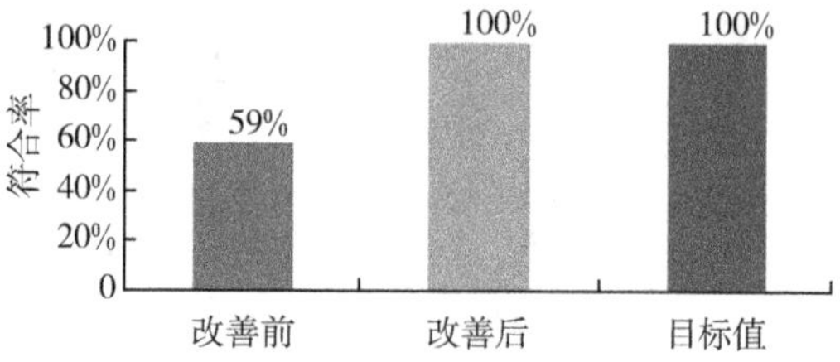

图 3-3-179 抗菌药物使用疗程符合率

十、总结阶段

1. 规范围手术期抗菌药物预防用药相关制度。制定外科围手术期抗菌药物预防应用规范，明确给药时间、给药地点、给药疗程及品种选择；抗菌药物临床应用的监督与处罚，规范管理培训及考核制度。持续监测 10 ～ 12 月共 3 个月清洁手术围手术期预防用抗菌药物指标，表明整改有效（图 3-3-180 ～图 3-3-183）。

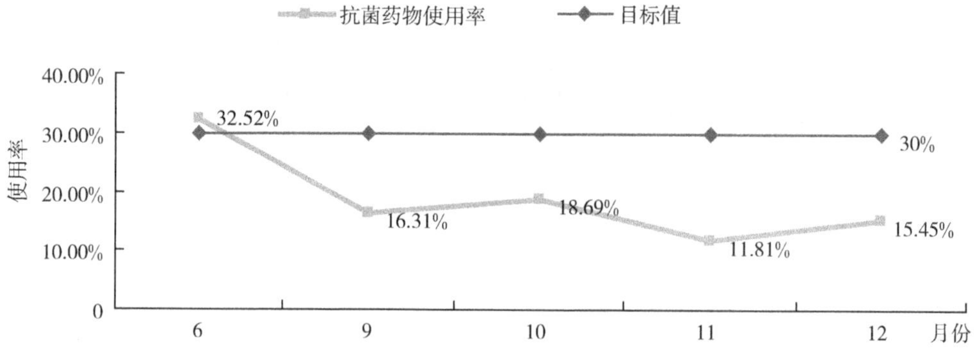

图 3-3-180 持续追踪预防用抗菌药物使用率（彩图见彩插 10）

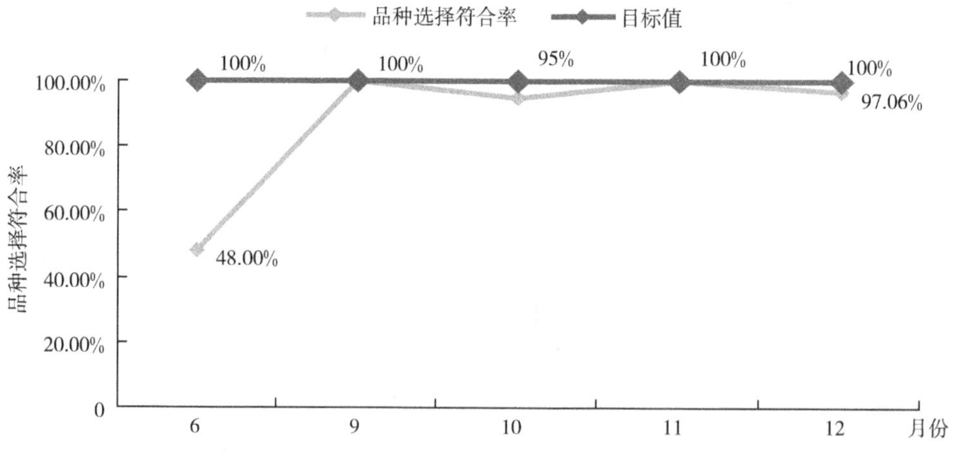

图 3-3-181 持续追踪抗菌药物品种选择符合率（彩图见彩插 11）

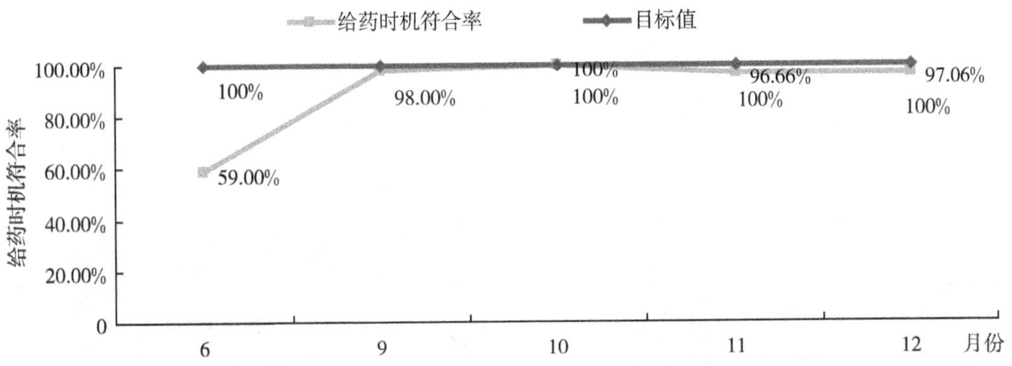

图 3-3-182　持续追踪抗菌药物给药时机符合率（彩图见彩插 12）

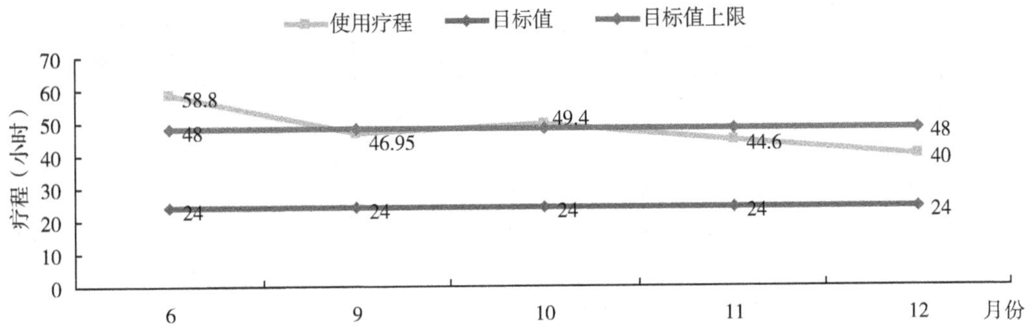

图 3-3-183　持续追踪抗菌药物使用疗程符合率（彩图见彩插 13）

2. 回顾整个改进方案，发现全院清洁手术围手术期预防用抗菌药物指标基本达标，但个别科室抗菌药物使用率尚未达标，特别是科室给药时机符合率还未达标，因此，将其纳入下一个 PDCA 循环，持续改进，并有效保持已改进的成果。

参考文献

[1]　中国医院协会 . 三级综合医院评审标准实施细则（2011 版）. 北京：人民卫生出版社，2011.

[2]《抗菌药物临床应用指导原则》修订工作组 . 抗菌药物临床应用指导原则（2015 版）. 北京：人民卫生出版社，2015.

（儋州市人民医院药学部　陈珊珊）

案例 10　运用 PDCA 循环提高手术安全核查率

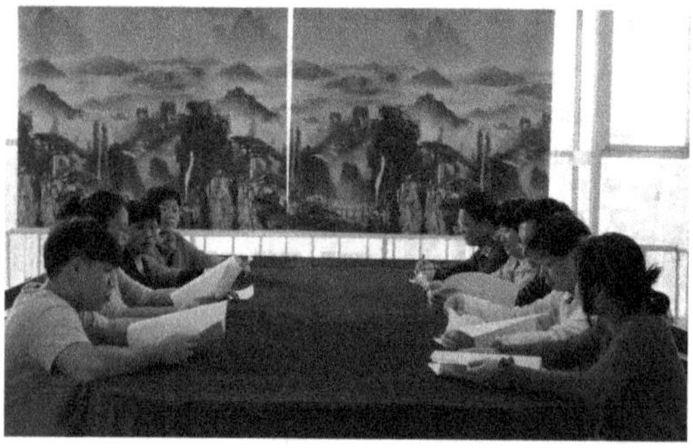
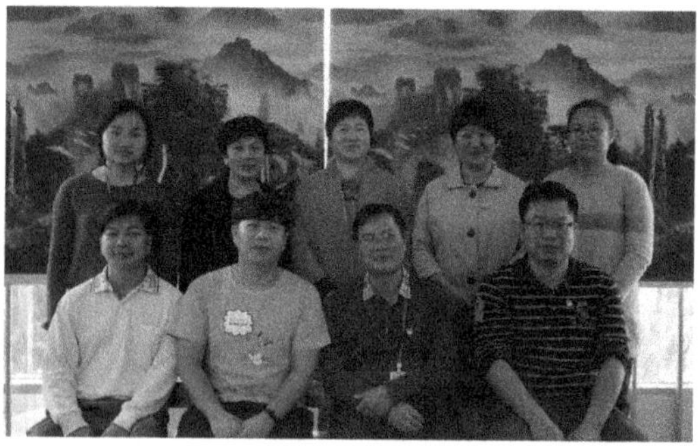

郑德权：运用 PDCA 的方法加强手术风险管理，严格执行手术安全核查，减少错误，保障手术安全。
符　冰：严格落实《手术安全核查制度》，PDCA 使我们持续改进，保障患者安全。
林振海：安全手术，拯救生命，运用 PDCA 科学的管理手段，持续改进手术安全性。
陈和月：运用 PDCA 的理念与方法管理护理质量，保障护理安全。手术室护理质量与患者的手术安全密切相关，任何环节疏忽都有可能诱发严重的后果，因此正确的患者、正确的手术部位、正确的手术程序是保证手术安全性的最佳方式。
鲁晓梅：手术室是一个高风险的医疗场所，用 PDCA 的方法持续改进不安全因素，严格执行三方核查制度，杜绝错误手术的发生。

一、选题背景

医务科通过督查发现手术安全核查存在以下问题：①手术安全核查单填写不完整；②手术安全核查单填写不正确；③手术安全核查时机不正确；④手术医师未掌握核查方法。

二、选题依据

1.《三级综合医院评审标准实施细则（2011 年版）》核心条款 3.3.3.1 明确要求“手术安全核查实施‘三步安全核查’，并正确记录；手术安全核查率 100%。”

2. 国家卫计委发布的《医疗质量管理办法》于 2016 年 11 月 1 日正式实施，办法中将手术安全核查制度纳入医疗质量安全核心制度。

三、成立 CQI 小组

为提高手术安全核查执行率，成立了由医务科主任、护理部外科片区护士长、手术室护士长、麻醉科医师、部分外科医师组成的 CQI 小组，各成员都有明确的分工（表 3-3-40）。

表 3-3-40　CQI 小组成员及分工

组职务	姓名	科室及职务或职称	组内分工
组长	郑德权	医务科主任	活动的组织、协调、决策
副组长	符冰	手术室护士长	活动指导、监督、统计数据、PPT 的制作
秘书	陈菲菲	医务科科员	拍照、会议记录、对策实施、数据收集
组员	陈和月	护理部、外科片区护士长	对策实施、数据收集
组员	林振海	胸心肿瘤外科副主任医师	对策实施、数据收集
组员	鲁晓梅	麻醉科副主任医师	对策实施、数据收集
组员	李伟英	妇产科主治医师	对策实施、数据收集
组员	蓝海	骨科主治医师	对策实施、数据收集
组员	陈春胜	泌尿外科主治医师	对策实施、数据收集

四、拟定计划

计划用两个半月的时间来完成预期的工作，计算出每个阶段的用时率（图 3-3-184）。

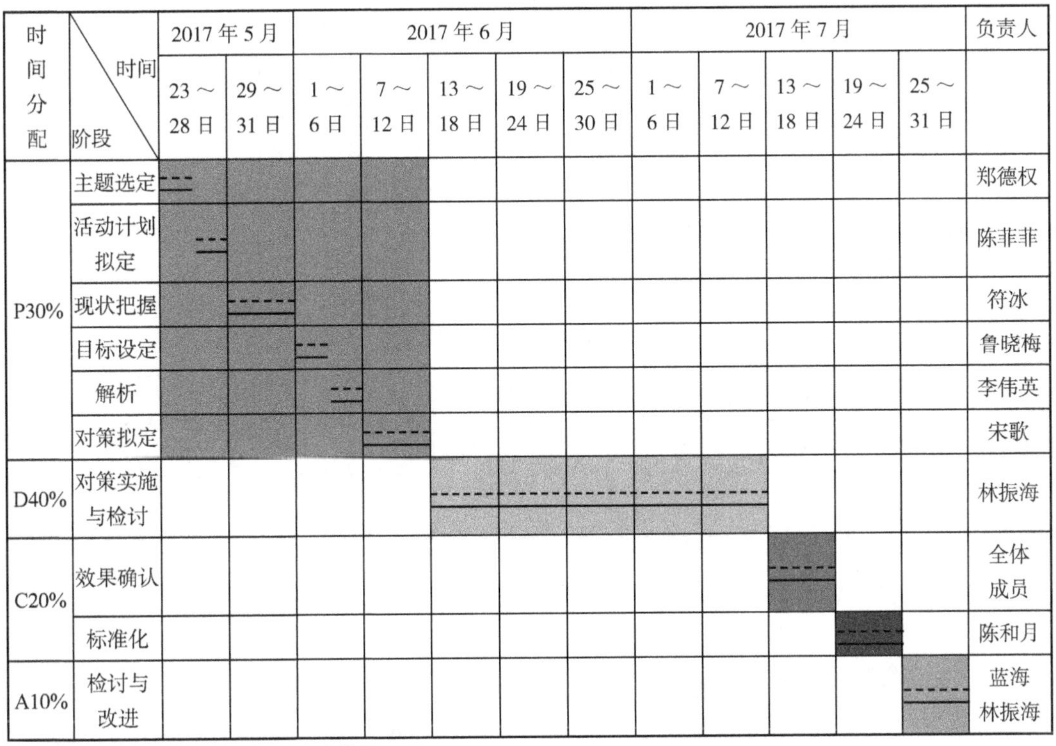

注：------计划线　　———实施线

图 3-3-184　提高手术安全核查执行率活动——甘特图

五、现状调查

2017 年 5 月 29 日至 2017 年 5 月 31 日，利用查检表共调查 105 例手术安全核查执行情况，其中正确执行的手术例数 90 例，正确执行率为 86%（表 3-3-41）。

表 3-3-41 手术安全核查执行情况现状调查表（整改前）

序号	日期	参加核查人员	患者	麻醉实施前			手术开始前			患者离开手术前		
				是否核查	核查内容是否及时填写完整	核查者是否签名	是否核查	核查内容是否及时填写完整	核查者是否签名	是否核查	核查内容是否及时填写完整	核查者是否签名
1	29/5	符秀林 蔡迪盛 黄小曼	邓 ××	√	√	√	√	√	√	√	√	√
2	29/5	陈玉榕 周志鹏 郑晓丽	李 ××	√	√	√	√	√	√	√	√	√
3	29/5	余鹏飞 任建光 刘玉梅	覃 ××	√	√	√	×	√	√	×	√	√
4	29/5	林耀庭 王文军 李海兰	符 ××	√	√	√	×	×	×	×	×	×
5	29/5	李宝林 吴雅娟 吴晓妹	唐 ××	√	√	√	√	√	√	√	√	√
6	29/5	陈玉榕 鲁晓梅 刘玉梅	孙 ××	√	√	√	√	√	√	√	√	√
7	29/5	刘睿 周志鹏 何海蕊	林 ××	√	√	√	√	√	√	√	√	√
8	29/5	陈吉柏 王峰 许海燕	符 ××	×	√	√	×	√	√	×	√	√
9	29/5	符树强 蔡迪盛 李海兰	李 ××	√	√	√	√	√	√	√	√	√
10	29/5	欧海蔚 王航 黄小曼	李 ××	√	√	√	×	√	√	×	√	√
11	29/5	蓝海 吴雅娟 谭德桂	王 ××	√	√	√	√	√	√	√	√	√
12	29/5	陈月芳 邱俊彰 李美兰	陈 ××	×	√	√	×	√	√	×	√	√
13	29/5	张晓蕾 鲁晓梅 何海蕊	梁 ××	√	√	√	√	√	√	√	√	√

六、目标设定

《三级综合医院评审标准实施细则（2011 年版）》评审条款 3.3.3.1 要求手术安核查执行率达 100%，我们的目标值设定为 100%（图 3-3-185）。

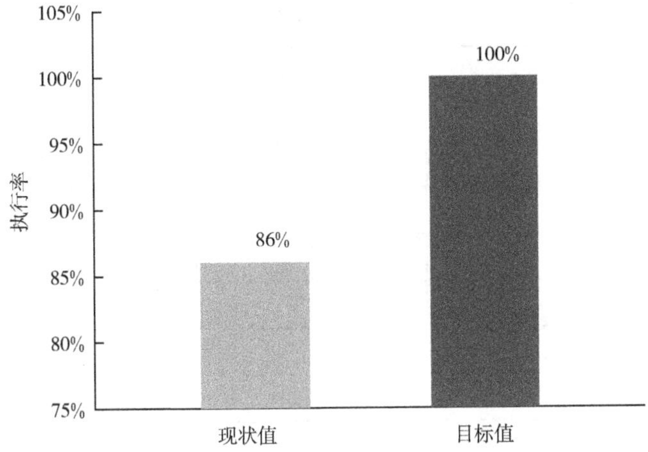

图 3-3-185　手术安全核查执行率目标设定

七、原因分析

小组成员利用鱼骨图（图 3-3-186）从人员、材料、方法、制度四个方面进行头脑风暴分析：认为问题主要原因集中于 6 个方面：①核查人员不知晓核查方法；②未进行核查；③核查单版本多样；④表格填写错误；⑤表格填写不完整；⑥医护相互监督不到位。小组成员再次对手术安全核查执行不到位的原因进行查检，按照频次计算出每个主要原因所占累计百分比（表 3-3-42），绘制了柏拉图（图 3-3-187）。按照二八法则，将核查人员不知晓核查方法、表格填写不完整、未进行核查确定为要整改的要因。

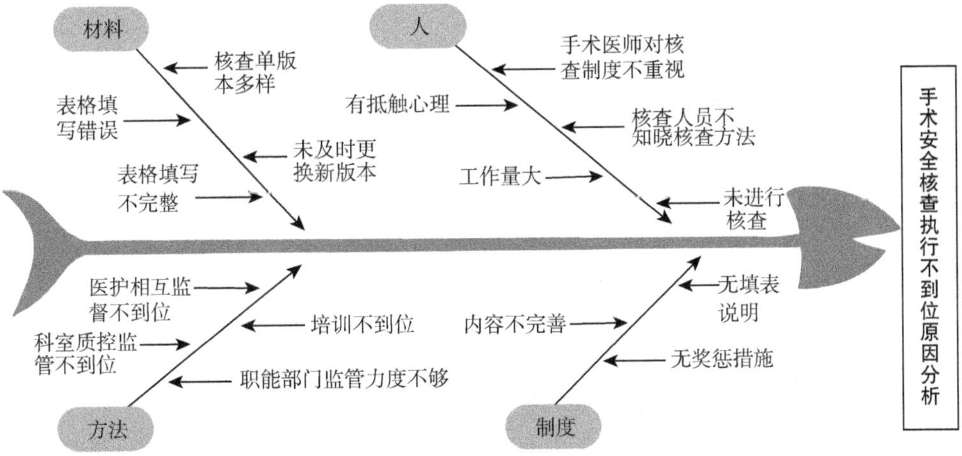

图 3-3-186　手术安全核查执行不到位原因分析——鱼骨图

表 3-3-42 手术安全核查执行不到位原因统计表

存在问题	发生次数	百分比	累计百分比
核查人员不知晓核查方法	34	25%	25%
表格填写不完整	34	25%	50%
未进行核查	31	23%	73%
表格填写错误	21	16%	89%
核查单版本多样	10	7%	96%
医护相互监督不到位	5	4%	100%
合计	135		

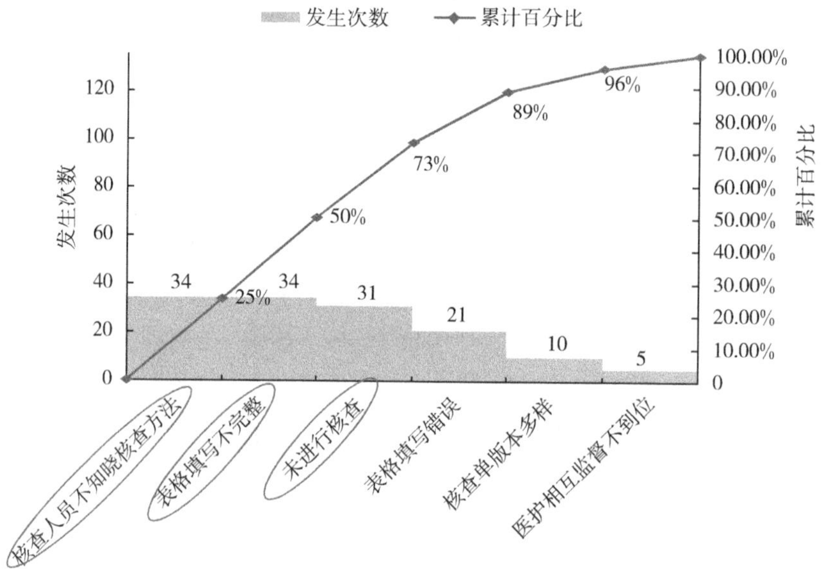

图 3-3-187 手术安全核查执行率低真因验证——柏拉图

八、对策拟定

运用 5W1H 法制定了持续改进对策（表 3-3-43）。

（一）核查人员不知晓核查方法

1. 加强人员的培训。①建立外科系统微信群，在微信群中分享手术安全核查示教视频，对外科医师进行宣教。②科级培训，由外科各科室主任负责对本科医师进行《手术安全核查制度》的培训。③重新修订手术安全核查表，增加填写手术安全核查说明。

2. 医务科及护理部每月考察手术人员手术安全核查制度掌握情况。

（二）表格填写不完整

1. 手术室安排专人监管及医务科每月抽检手术安全核查执行过程，并及时下督导单限时整改。

2. 院科两级检查病历。①科室质控医师每月抽查科室病历。②医务科每月组织专家对手术病历进行抽查，包括查看表格的填写完整性。

（三）未进行核查

1. 将手术安全核查执行情况纳入手术科室月绩效考核，与科室奖金挂钩，每月由医务科进行考核。

2. 将手术安全核查执行情况纳入季度医疗质量检查，并将结果在科主任例会通报。

3. 将核心制度执行情况纳入科主任年终考核。

表 3-3-43　提高手术安全核查执行率对策拟定——5W1H

What	Why	How	When	Who	Where
主题	主要原因	措施	日期	负责人	地点
培训不到位	核查人员不知晓核查方法	1. 加强人员的培训：①建立外科系统微信群，在微信群中分享手术安全核查示教视频，对外科医师进行宣教。②科级培训，由外科各科室主任负责对本科医师进行《手术安全核查制度》的培训。③重新修订手术安全核查表，增加填写手术安全核查说明。 2. 医务科及护理部每月考察手术人员手术安全核查制度掌握情况。	2017 年 6 月 13 ～ 18 日	林振海 陈春胜	外科病区、麻醉科、手术室
无专人进行监控	表格填写不完整	1. 手术室安排专人监管及医务科每月抽检手术安全核查执行过程，并及时下督导单限时整改。 2. 院科两级检查病历：①科室质控医师每月抽查科室病历。②医务科每月组织专家对手术病历进行抽查，包括查看表格的填写完整性。	2017 年 6 月 19 ～ 30 日	蓝海 符冰	手术室、外科病区
职能部门未做好监管	未进行核查	1. 将手术安全核查执行情况纳入手术科室月绩效考核，与科室奖金挂钩，每月由医务科进行考核。 2. 将手术安全核查执行情况纳入季度医疗质量与安全检查，并将结果在科主任例会通报。 3. 将核心制度执行情况纳入科主任年终考核。	2017 年 7 月 1 ～ 12 日	郑德权 陈和月	手术室

九、执行阶段

（一）核查人员不知晓核查方法

1. 加强人员的培训。①建立外科系统微信群，在微信群中分享手术安全核查示教视频，对外科医师进行宣教（图 3-3-188）。②科级培训，由外科各科室主任负责对本科医师进行《手术安全核查制度》的培训（图 3-3-189）。③重新修订手术安全核查表（表 3-3-44，表 3-3-45），增加填写手术安全核查说明。

2. 手术安全核查相关知识知晓情况现状调查。培训前，医务科抽考手术科室、手术室医护人员手术安全核查相关知识，共抽考 83 人，知晓 49 人，知晓率为 59%。培训后，医务科及护理部每月考察手术人员手术安全核查制度掌握情况。6 月 13 ～ 18 日，共随机抽考手术人员 52 人，知晓率 100%（图 3-3-190）。

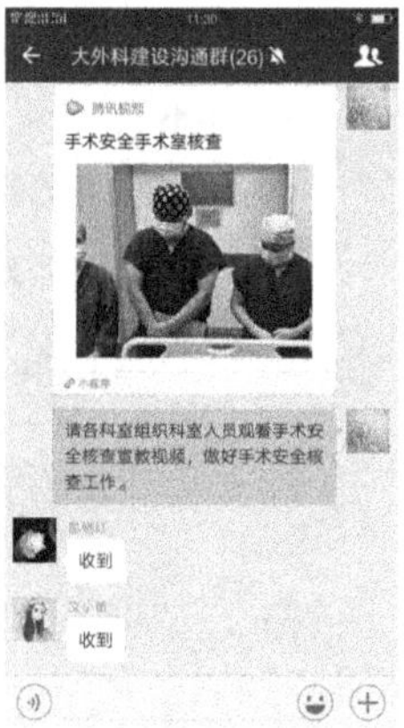

图 3-3-188　创建外科微信群进行宣教

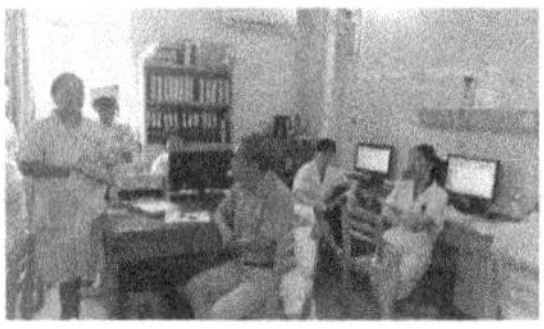
妇产科培训

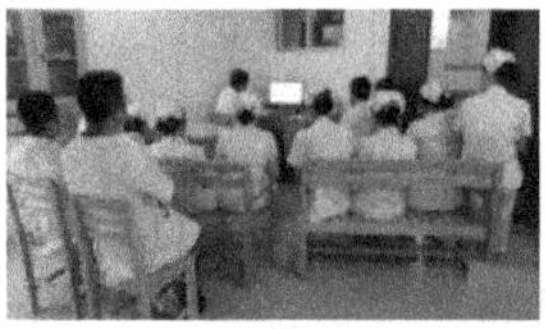
普外科培训

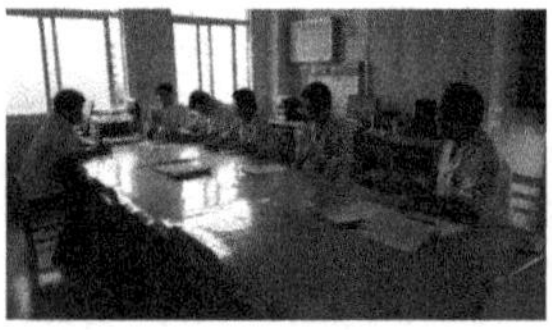
胸心肿瘤外科培训

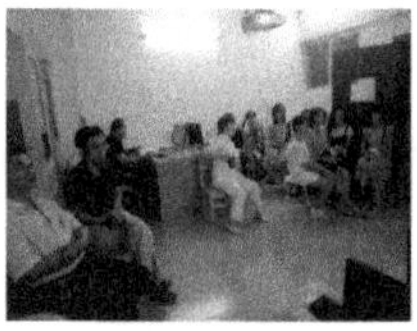
麻醉科培训

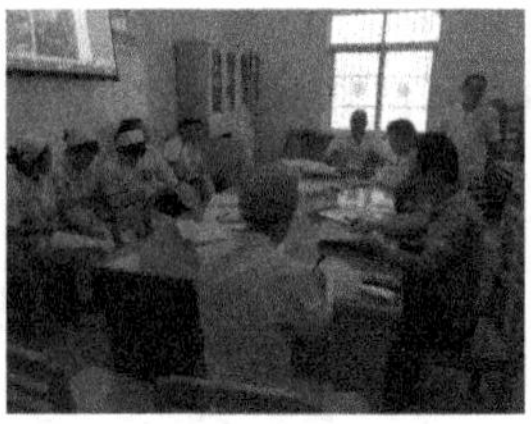
泌尿外科培训

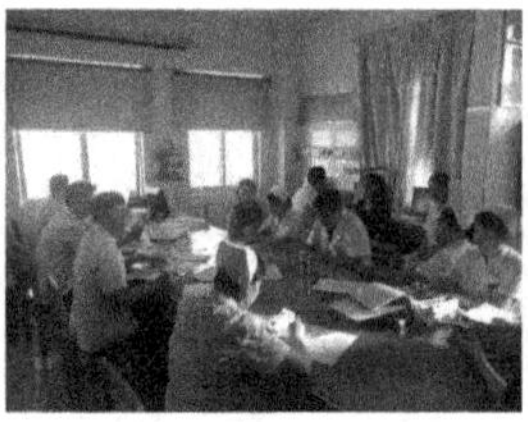
眼耳鼻喉科培训

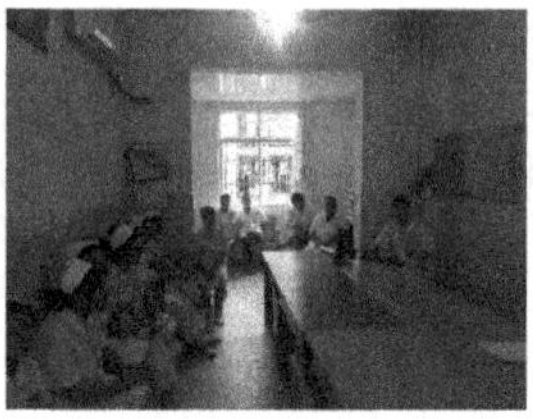
骨科培训

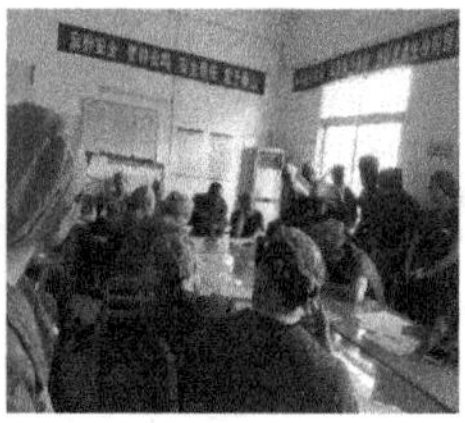
神经外科培训

图 3-3-189　外科系统各科室科级培训

（二）表格填写不完整

1. 手术室安排专人监管及医务科每月抽检手术安全核查执行过程，并及时下督导单限时整改（图 3-3-191，图 3-3-192，表 3-3-46）。

表 3-3-44　手术安全核查表（正面）

科别：		患者姓名：		性别：		年龄：	
住院号：		麻醉方式：		手术方式：			
术者：				手术日期：			

患者姓名、性别、年龄正确： 是□　否□ 手术方式确认：　是□　否□ 手术部位与标识正确： 是□　否□ 手术知情同意：　是□　否□ 麻醉知情同意：　是□　否□ 麻醉方式确认：　是□　否□ 麻醉设备安全检查完成： 是□　否□ 皮肤是否完整：　是□　否□ 术野皮肤准备正确：　是□　否□ 静脉通道建立完成：　是□　否□ 患者是否有过敏史：　是□　否□ 抗菌药物皮试结果：　有□　无□ 术前备血：　有□　无□ 假体□ / 体内植入物□ / 影像学资料 □	患者姓名、性别、年龄正确： 是□　否□ 手术方式确认：　是□　否□ 手术部位与标识确认： 是□　否□ 手术、麻醉风险预警： 是□　否□ 手术医师陈述： 预计手术时间 □ 预计失血量 □ 手术关注点 □ 其他 □ 麻醉医师陈述： 麻醉关注点 □ 其他 □ 手术护士陈述： 物品灭菌合格 □ 仪器设备 □ 术前术中特殊用药情况 □ 其他 □	患者姓名、性别、年龄正确： 是□　否□ 实际手术方式确认： 是□　否□ 手术用药、输血的核查： 是□　否□ 液体出入量的核查： 是□　否□ 手术用物清点正确： 是□　否□ 手术标本确认：是□　否□ 皮肤是否完整：是□　否□ 各种管路： 外周静脉通路 □ 中心静脉通路 □ 动脉通路 □ 气管插管 □ 伤口引流 □ 胃管 □ 尿管 □ 其他 □
其他：	是否需要相关影像资料： 是□　否□ 其他：	患者去向： 恢复室 □ 病房 □ ICU 病房 □ 急诊科□ 离院 □ 其他：
麻醉医师签名： 手术医师签名： 巡回护士签名：	麻醉医师签名： 手术医师签名： 巡回护士签名：	手术医师签名： 麻醉医师签名： 巡回护士签名：

表 3-3-45　手术安全核查表（背面）

填写手术安全核查表说明
1. 麻醉实施前：麻醉医师主持按《手术安全核查表》中内容依次核对患者身份（姓名、性别、年龄、病案号），手术方式，知情同意情况，手术部位与标识，麻醉知情同意情况，麻醉方式确认，麻醉设备安全检查完成，皮肤是否完整，术野皮肤准备，静脉通道建立情况，患者过敏史，抗菌药物皮试结果，术前备血情况，假体，体内植入物，影像学资料等内容后由麻醉医师填写核查内容，接着三方签名确认并注明时间。 2. 手术开始前（指的是消毒铺巾后破皮前）：麻醉医师主持，三方共同核查患者身份（姓名、性别、年龄），手术方式，手术部位与标识，手术物品准备情况，并确认风险预警等内容后，由麻醉医师填写核查内容，接着三方共同签名确认并注明时间（由于手术医师已进行消毒无法签字，可以手术后补签）。 3. 患者离开手术室前：手术医师主持，三方共同核查患者身份（姓名、性别、年龄），实际手术方式，手术用药、输血，输液量、出血量、尿量等液体出入量，清点手术用物，确认手术标本，检查皮肤完整性，各种管道，确认患者去向等内容后，由手术医师填写核查内容，三方签名确认并注明时间。 4. 手术安全核查要按以上步骤填写，不得提前填写表格。

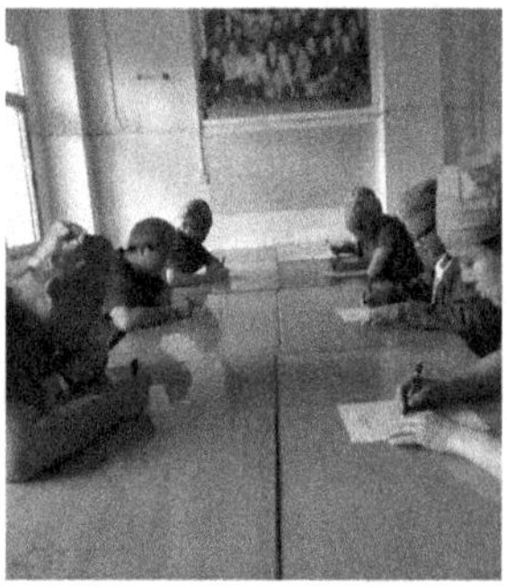

图 3-3-190　抽考现场

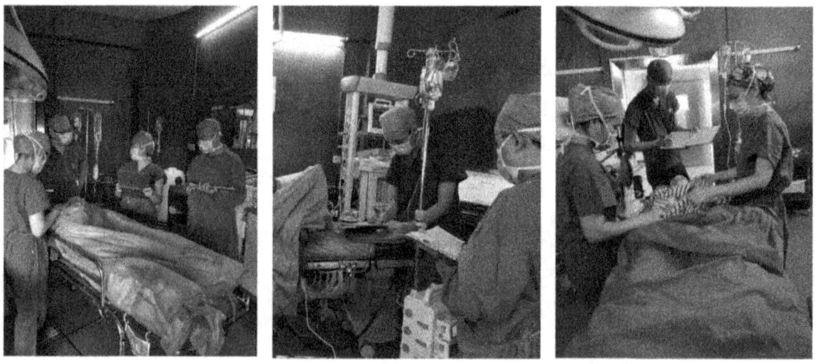

麻醉前核对　　手术前核对　　患者离开手术室前核对

图 3-3-191　职能部门现场检查手术安全核查的执行情况

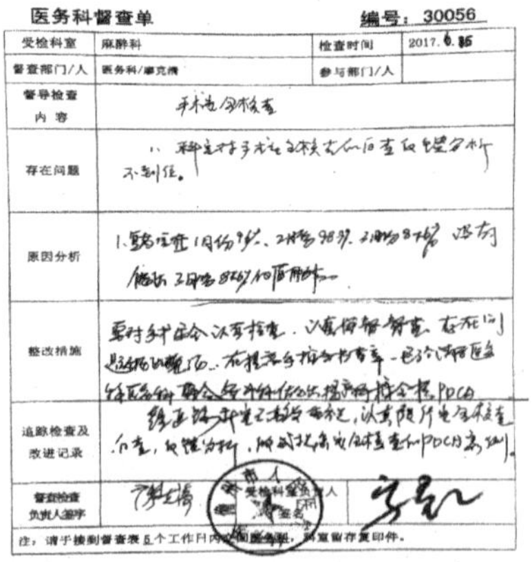

医务科督查单　　编号：30056

受检科室	麻醉科	检查时间	2017.6.15
督查部门/人	医务科/[illegible]	参与部门/人	
督导检查内容	手术安全核查		
存在问题	[illegible]		
原因分析	[illegible]		
整改措施	[illegible]		
追踪检查及改进记录	[illegible]		
督查检查负责人签字	[illegible]	受检科室负责人签名	[illegible]

注：请于接到督查表5个工作日内[illegible]，科室留存复印件。

图 3-3-192　职能科室下发的督导单

表 3-3-46　手术安全核查督导记录表

检查人员：廖克清　　检查时间：2017 年 6 月 27 日

科室	住院号	手术名称	主管医师	主刀医师	助手	手术风险评估			手术部位标示		手术安全核查			手术医师资格分级授权		麻醉医师
						是否术前24小时内完成	内容填写是否完整规范	手术风险评估分级是否≥2分，是否请会诊，报告医务科	是否标示	是否规范	麻醉开始前	手术开始前	患者离开手术室前	是否授权	是否越级手术	
耳鼻咽喉科	228937	右耳前瘘切除术	李君	戴立夫	李君	是	规范	否	是	规范	核查	核查	核查	授权	否	王峰
普通乳甲外科	228990	甲状腺大部切除术	林耀庭	陈升	林耀庭	是	规范	否	是	规范	核查	核查	核查	授权	否	王航
胸心肿瘤外科	228989	腹壁疝修补术	陈吉柏	张志东	彭文、陈吉柏	是	规范	否	是	规范	核查	核查	核查	授权	否	宋歌
骨科	228995	左腓骨骨折切开复位钢钛板内固定术	王冠贤	唐爱民	王冠贤	是	规范	否	是	规范	核查	核查	核查	授权	否	邱俊章
泌尿外科	228510	胰十二指肠切除术	符秀林	贾长库	史南、刘睿、符秀林	是	规范	否	是	规范	核查	核查	核查	外请专家（有资质）	否	宋歌
泌尿外科	228934	甲状腺部分切除术（双侧）	周密	沈仕兴	陈春、周密	是	规范	否	是	规范	核查	核查	核查	授权	否	鲁晓梅
妇产科	229002	宫腔镜检查术	瓯海蔚	尤共平	瓯海蔚	是	规范	否	是	规范	核查	核查	核查	授权	否	周志鹏

2. 院科两级检查病历。①科室质控医师每月抽查科室病历（图 3-3-193，图 3-3-194）。②医务科每月组织专家对手术病历进行抽查，包括查看表格的填写完整性（图 3-3-195）。

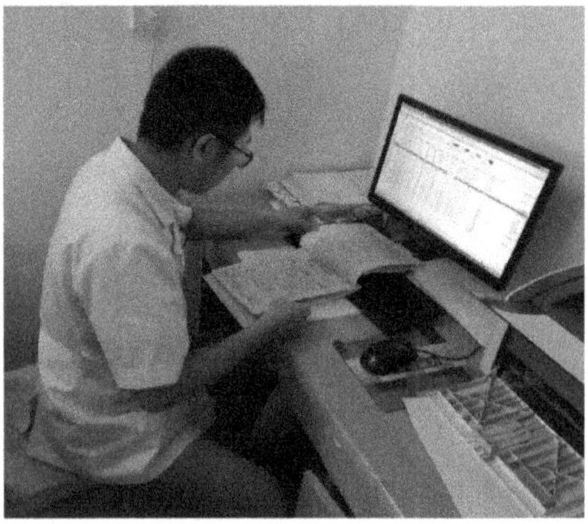

图 3-3-193　科室质控医师检查病历中的手术安全核查单

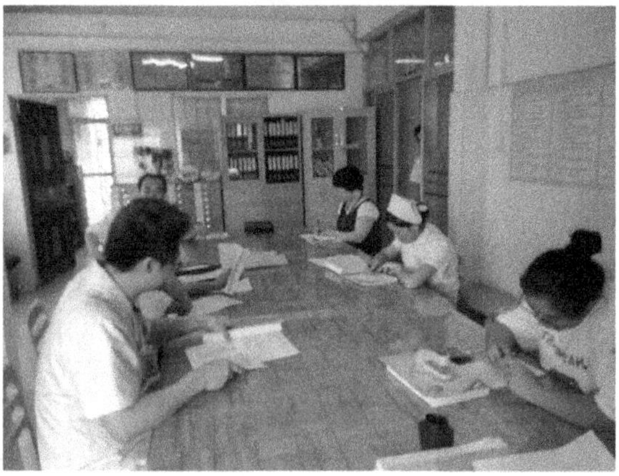

图 3-3-194　科室召开质控会议讨论手术安全核查的落实情况

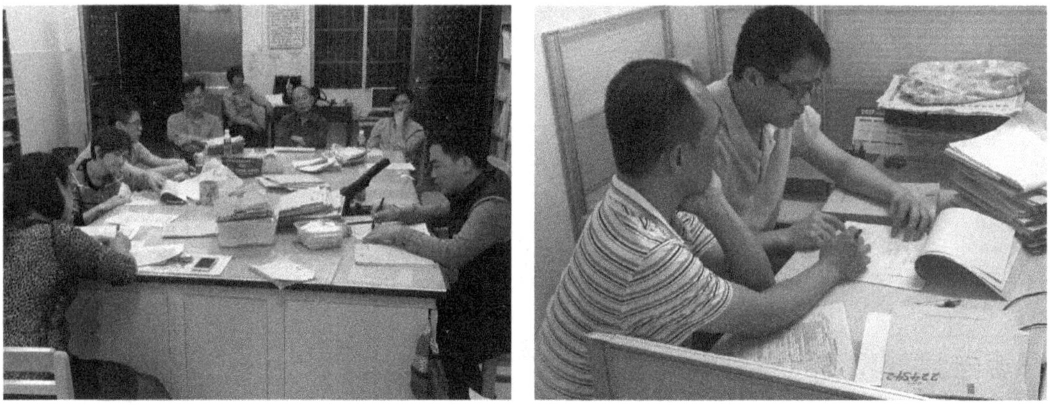

图 3-3-195　组织院内专家检查运行病历

（三）未进行核查

1. 将手术安全核查执行情况纳入手术科室月绩效考核，与科室奖金挂钩，每月由医务科进行考核（表 3-3-47）。

表 3–3–47　外科系统绩效考核细则

考核项目及分值			考核目标及内容	考核方法及扣分标准
医疗文书（4分）	病历质量	2分	运行病历质量：按《儋州市人民医院病案质量管理方案》及《病历质量的检查方法》考核	
	重点医疗记录	2分	科室每月应规范完善以下重点医疗记录：死亡病例讨论记录、疑难危重病例讨论记录、业务学习及考核记录、医师交接班记录、出院患者随访登记（随访率≥80%）	每月医疗记录未完成或完成有缺陷不规范每项扣0.5分
核心制度及医疗规范（10分）	主要医疗核心制度	4分	认真落实首诊负责制，三级医师查房制度（无三级医师的按二级医师查房执行），危重患者抢救制度，会诊制度，查对制度，患者知情同意告知制度，转科、转院制度，手术（有创操作）分级管理制度等	未落实，发现一次扣0.5分。其中未按规定执行三级医师查房制度，每次扣0.5分；执行有缺陷，每次扣0.2分；未执行抢救制度，每例扣0.5分；抢救程序、记录不完善，每例扣0.2分；未及时医患沟通及记录或签署知情同意告知书，每例扣1分；沟通内容简单或有缺陷扣0.5分
	诊疗常规及操作规范	2分	科室有相关专业的“临床诊疗指南”及“医疗操作规程”，并严格按照指南及规程进行医疗活动	科室缺“临床诊疗指南”及“医疗操作规程”扣1分，未按指南或规程进行诊疗活动每例次扣1分
	合理检查	2分	合理进行各项辅助检查，特殊检查须征得患者家属同意	各种辅助检查无指征，或未征得家属同意并签字，每例扣1分
	合理用血	2分	严格执行《临床输血技术规范》等法规，遵守输血管理制度	违反规章制度，未完善输血同意书、输血前检查、输血记录，无输血指征等，每例扣1分
临床路径及单病种（2分）		2分	按照医院临床路径管理规定和单病种规定做好临床路径与单病种工作	不按临床路径要求实施或未达到单病种控制指标，则按《儋州人民医院临床路径与单病种质量管理考核标准》考核
医疗安全（11分）	纠纷	2分	减少医疗纠纷发生数（有效投诉后产生医患纠纷并导致医院赔偿，属医疗纠纷）	凡发生医疗纠纷，每例扣1分；投诉到政府或上级主管部门、新闻媒体每例扣2分，同时按有关规定处理
	医疗技术管理	2分	开展新技术新项目要向医院报告、审批，科室应做好评估、登记	未经医院批准擅自开展新技术新业务的，发现一例扣1分

续表

考核项目及分值			考核目标及内容	考核方法及扣分标准
医疗安全（11分）	危急值管理	2分	严格执行危急值管理制度：科室建立危急值登记本，登记应规范齐全，处理及时合理，病历记录完善	科室无危急值登记本扣1分，危急值登记不及时、不规范、不齐全，每发现1次扣0.5分；未对阳性报告结果及时采取措施而造成不良后果，发现一次扣2分
	手术安全核查	2分	严格落实手术安全核查及手术风险评估制度	未落实相关制度每例扣1分
	特殊患者管理	1分	重点疑难急危重患者管理：应及时报告、病情评估、执行多学科联合诊疗	未报告评估每例扣0.5分，应进行多学科联合诊疗而未进行每例扣0.5分
		1分	住院超过30天的患者，作为大查房重点，有评价分析记录并及时上报医务科	未报告每例扣0.5分，未进行重点查房及评价分析每例扣0.5分
		1分	围手术期患者管理： 1. 规范手术患者术前、术中、术后的监测诊疗，严格落实手术审查与审批制度 2. 重大、疑难、致残及新开展手术要求进行术前讨论，同时向院部报告，获得审批后方能开展 3. “非计划再次手术”患者及“术后并发症”管理：及时上报医务科并建立“非计划再次手术”与“手术并发症”的监测、原因分析、反馈、整改和控制体系	1. 未执行手术审查与审批制度每例扣0.5分 2. 重大、疑难、致残及新开展手术未经相关职能部门或院部审核批准每例扣0.5分 3. 发现一例“非计划再次手术”患者扣0.5分，对“非计划再次手术”患者及“术后并发症”未进行监测、原因分析、反馈、整改和控制扣0.5分
加分项（2分）	新技术新项目	2分	积极开展新技术、新项目	每开展1项新技术或1个新项目加0.5分，加分总分不超过2分

2. 将手术安全核查执行情况纳入季度医疗质量与安全检查，并将结果在科主任例会通报（表3-3-48）。

表3-3-48　医疗质量与安全检查内容

检查项目	检查要点和分值	检查方法
核心制度知晓情况	科室负责人、主治医师和住院医师对医疗核心制度的掌握情况，每人至少考核2项（5分）	核心制度1项不了解或基本不掌握，每人每项扣3分，掌握不全或有明显缺陷，每人每项扣1分

续表

检查项目	检查要点和分值	检查方法
首诊负责制	医师对转科、转院流程的掌握情况，检查转科、转院过程中的审核程序（3分）	对转科、转院流程未掌握的或转科、转院无上级医师意见记录的，每人（次）扣1.5分
三级查房制度	每个病房抽查2份运行病历（外科抽查术后病历），检查查房制度落实情况（5分）	入院48小时内无主治医师查房记录，每份扣1分；主任医师查房记录、主治医师查房记录与住院医师病程记录内容相同或基本相同，每发现1次扣1分；主治医师每周查房少于2次、主任医师每周查房少于1次的，发现1次扣1分
疑难病例讨论制度	疑难病例讨论本，检查每月疑难病例讨论制度执行情况（5分）	无疑难病例讨论本，每病房扣2.5分；参加疑难病例讨论的人员应有三级医师，每缺一级医师参加，每例扣1分；根据疑难病例情况，缺少相关科室人员参加的，每例扣1分；讨论记录不规范（未记录发言人具体意见、讨论无总结意见、字迹潦草不易辨认、无记录医师签名等），每例扣0.5分
住院超过30天管理	抽查科室住院超过30天登记表，分析改进记录，2份住院超30天运行病历（7分）	无登记表，扣2分；无季度分析改进记录，扣3分；一份病历病程无大查房记录，无对患者长时间住院原因分析，扣2分
非计划再次手术管理	抽查非计划再次手术登记表，分析改进记录，抽查手术病历有无漏报（7分）	无登记表，扣2分；无分析整改记录，扣3分；漏报1例，扣7分
交接班制度	1. 参加早交班（2分） 2. 交接班记录本和病历（3分）	1. 早交班无科主任（病房主任）参加的，扣2分；内容简单、重点不突出的，每例扣1分；医护交班内容不符的，每例扣1分 2. 无交接班本的，每例扣3分；夜班有处置，但病历中未体现的，每例扣2分；交接班记录不规范的（患者病情描述不清、处置记录不全或过于简单、字迹潦草不易辨认、无记录医师签名等），每例扣0.5分
术前讨论制度	病房三级以上手术的术后运行病历各2份（5分）	无术前讨论的、术者未参加讨论的，每例扣2分；术前讨论记录不规范（无手术适应证或手术适应证描述笼统，无针对性；无手术风险评估或对风险估计不足；无手术意外或并发症、合并症处理预案；无医师签名等），每项扣0.5分
严格落实《手术安全核对制度》	1. 建立围手术期患者安全管理的相关规范和制度（2分） 2. 实施手术安全核查与手术风险评估（1分） 3. 认真填写《手术安全核查表》（2分）	1. 未建立的扣2分；抽查医师和护士各2名，每1人不知晓上述规范和制度扣1分 2. 抽查2例手术的手术医师、麻醉医师、护士，检查手术安全核查和手术风险评估执行情况，1例不合格扣1分 3. 5份术后运行病历，1例不合格扣1分

续表

检查项目	检查要点和分值	检查方法
建立危急值报告制度	1. 必须执行危急值报告制度（1 分） 2. 科室对危急值报告应有登记（2 分） 3. 临床对危急值报告结果不确定时，应立即重复检查（2 分）	1. 科室为建立报告制度不得分 2. 无危急值报告登记不得分 3. 未对阳性报告结果及时采取措施而造成不良后果不得分
死亡病例讨论制度	1. 每月死亡病例（2 分） 2. 死亡病例讨论本（3 分）	1. 未在患者死亡后一周内讨论的，每例扣 2 分 2. 病房无死亡病例讨论记录本的，每例扣 2.5 分；讨论无记录不规范（未记录发言人具体意见、对死亡原因分析不足、无上级医院参加、讨论无总结意见、字迹潦草不易辨认、无记录医师签名等），每项扣 0.5 分
建立院科两级质量管理组织	1. 科室建立质量管理小组，科主任为科室医疗质量管理第一责任人（3 分） 2. 质量管理小组负责本部门质量监测指标资料收集分析、科室质量检查及质量改进工作，发现问题及时讨论并有记录（2 分）	1. 查文件、科室记录 2. 查科室登记及整改措施，有实际改进
质量管理制度、操作规范、诊疗指南管理组织	1. 制定质量管理相关规章制度、临床技术操作规范、临床诊疗指南及常规等规范性文件，并及时完善（2 分） 2. 临床科主任、护士长定期与不定期督查核心制度执行情况，及时发现医疗质量缺陷和安全隐患，能即时用于对管理工作的改进，有记录（3 分）	1. 查相关制度、操作规范及修订情况 2. 查检查记录、针对性的整改措施，现场检查
医疗风险防范与医疗安全（不良）事件报告	1. 按规定报告医疗安全（不良）事件与隐患缺陷，不隐瞒和漏报（2 分） 2. 特殊检查、特殊治疗患者告知率 100%（3 分）	1. 未主动上报安全（不良）事件造成不良后果视其情节轻重酌情扣分 2. 现场询问 3 例患者，查相关资料
加强急危重症患者管理	急会诊迅速到位（5 分）	抽查医师是否了解急会诊到位时间；抽查急诊科请其他科室会诊到位时间

续表

检查项目	检查要点和分值	检查方法
加强医患沟通，维护患者权益	1. 应由主治医师及以上职称医师根据病情轻重缓急及时告知患者诊疗方案及临床路径，并有记录（2分） 2. 特殊检查或特殊器械、治疗及用药患者及其家属应有知情权，并签定知情同意书（3分） 3.（麻醉科）麻醉医师应在麻醉前访视患者，详细交代麻醉风险及处理对策，并按规定签署麻醉同意书（8分）	1. 无相关记录不得分 2. 无相应知情同意书不得分，无患者或其法定代理人签字的不得分
科室小讲课	科室小讲课的计划（每月至少1次）、记录（5分）	无讲课计划扣3分，当月无进行小讲课扣5分，无讲课课件（如PPT）或讲课记录扣2分
拒收红包	填写拒收红包协议书（2分）	无协议书一份扣1分
就诊环境管理	1. 科室应尽力向患者提供清洁、舒适、安全的就医环境（1分） 2. 保护患者的隐私（1分）	1. 环境脏乱，遭到患者投诉不得分 2. 泄露患者隐私视其情节轻重酌情扣分

3. 将核心制度执行情况纳入科主任年终考核（表3-3-49）。

表3-3-49　科主任年终考核细则

序号	考核内容		考核标准	考核部门
一	综合素质（20分）	医德医风（5分）	按监察科考核实际得分转换	监察科
		科主任民主测评（5分）	优秀率100%得5分，优秀率每降10%扣1分	人事科
		1. 科室满意度调查（5分） 2. 临床科对医技科满意度（5分）	根据满意度调查结果，以最高满意度科室为基准，满意度每下降1%扣1分	客服部
二	工作效率（25分）	工作量（总产值）（5分）	根据年初所定指标，达标5分，未达标但较去年有较大增长4分，较少增长3分，与去年持平2分，低于去年1分	财务科
		人均纯利润（5分）	比去年增长满分，比去年每减少10%扣一分	财务科

续表

序号	考核内容		考核标准	考核部门
二	工作效率（25 分）	病床使用率（5 分）	病床使用率≥ 100% 得 5 分，≥ 90% 得 4 分，以此类推	医务科
		平均住院费（5 分）	根据四项指标控制标准，每超出 10% 扣 1 分	质控科
		平均住院天数（5 分）	根据四项指标控制标准，每超出 0.5 天扣 1 分	
三	医疗质量（30 分）	药品比例（5 分），抗生素使用强度（5 分）	根据四项指标控制标准，每超出 1% 天扣 0.5 分。抗生素使用强度每超出 1% 扣 1 分	质控科 药剂科
		季度医疗质量检查（5 分）	根据医务科季度检查实际得分转换	医务科
		院内感染（5 分）	根据院感办实际考核分值转换	院感办
		传染病报告（5 分）	传染病漏报或迟报 1 例扣 0.5 分	疾控科
		病案质量（5 分）	出现 1 份丙级病历扣 0.5 分	医务科
四	医疗安全（20 分）	核心制度执行情况（5 分）	根据专家运行病历检查，1 份未落实扣 0.5 分	
		医患沟通制度落实（5 分）	根据专家运行病历检查，1 份未落实扣 0.5 分	
		医疗纠纷情况（10 分）	每发生 1 例纠纷并且有赔款，有责任的赔款额在 0 ～ 1 万元扣 1 分，1 ～ 5 万元扣 2 分，5 ～ 10 万元扣 3 分，10 ～ 20 万元扣 5 分，20 万元以上扣 10 分	
五	业务与教学（10 分）	三基考试（5 分）	本科室人员每人次不合格或缺考扣 0.5 分	
		新技术、新项目开展（5 分）	开展 5 项及以上得 5 分，4 项得 4 分，3 项得 3 分，2 项得 2 分，1 项得 1 分，未开展不得分	
六	（加分项）	科研立项 / 结题 、继续教育项目	科主任本人有科研立项或结题者，每项加 2 分 所管理的科室有科研立项或结题者，每项加 0.5 分 国家级继续教育项目加 2 分，省级继续教育项目加 1 分	科教科
		论文（第一作者），SCI	科主任本人在核心期刊上发表论文，每发表 1 篇加 1 分，在统计源期刊上每发表 1 篇加 0.5 分 所管理的科室在核心期刊上发表论文，每发表 1 篇加 0.5 分，在统计源期刊上每发表 1 篇加 0.2 分。SCI 个人发表加 2 分，团队发表加 1 分	
		工作量（总产值）	工作量每增加 20% 加 1 分	财务科

十、检查阶段

1. 所有措施实施后，2017 年 7 月中旬再次对手术安全核查执行情况进行查检，共查检 100 例手术，执行率达 100%（图 3-3-196）；并随机抽考手术医护人员手术安全核查知晓情况，共抽考 52 人，知晓率 100%（图 3-3-197）。

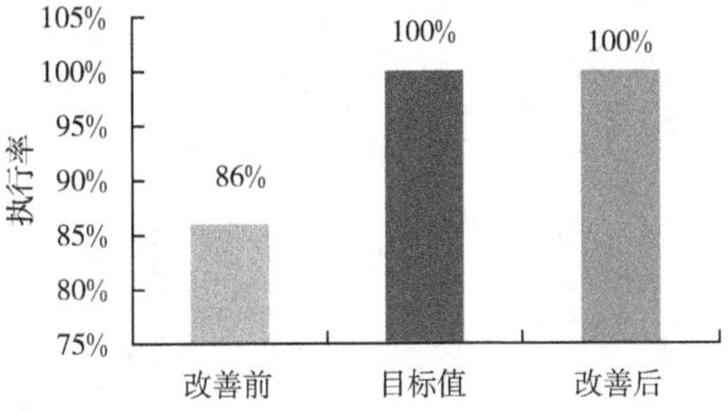

图 3-3-196　手术安全核查执行率改善前后

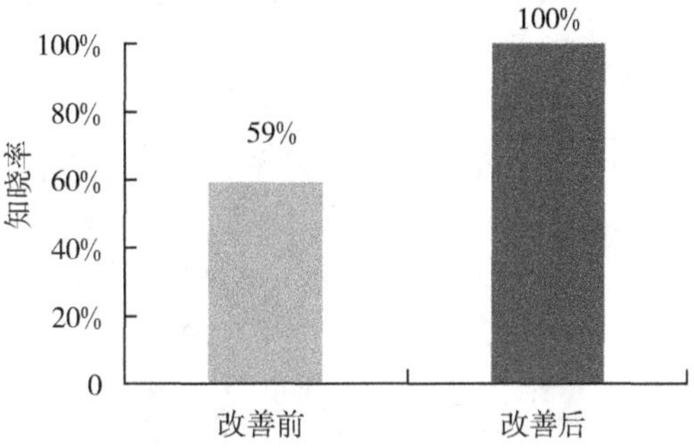

图 3-3-197　手术安全核查知晓率改善前后

2. 为了保证手术安全核查持续执行到位，手术室安排专职人员对每例手术进行督查，每月督查结果如下，做到持续改进（图 3-3-198）。

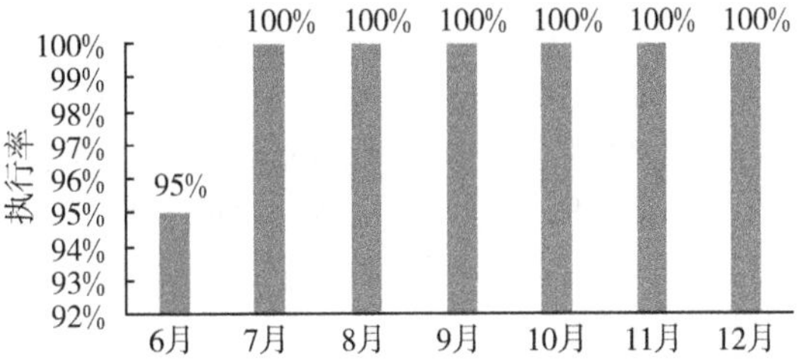

图 3-3-198　手术安全核查执行情况持续改进图

十一、总结阶段

通过本次 PDCA 活动，完善了手术安全核查表，提高了手术医护人员手术安全核查制度的知晓率，完善了监管考核内容，加强了手术医护人员的责任心。取得了良好的效果，达到目标值。

本次活动虽然取得了显著成效，但是在手术过程中也发现了新的问题：手术风险评估不及时，手术医师未按《手术风险评估制度》在术前 24 小时对患者进行评估。为了更好地提高手术安全，我们将继续努力，拟定下一轮 PDCA 循环改进手术风险评估正确执行率，持续改进，保证手术安全，提高医疗技术，减少医疗纠纷。

参考文献

[1]　中国医院协会 . 三级综合医院评审标准实施细则（2011 版）. 北京：人民卫生出版社，2011.

（儋州市人民医院医务科　郑德权）

案例 11　运用 PDCA 循环提高检验危急值报告率

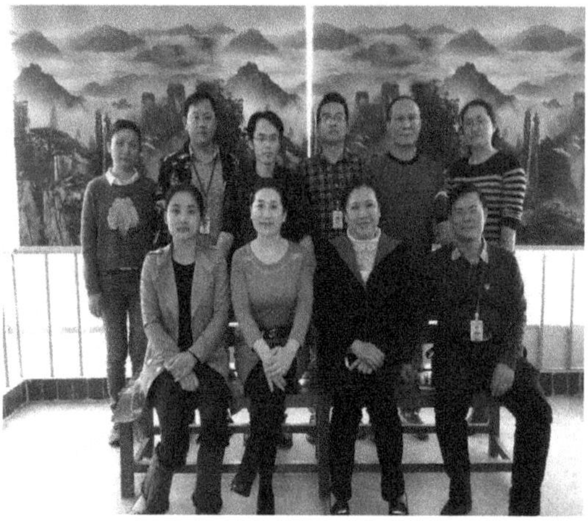
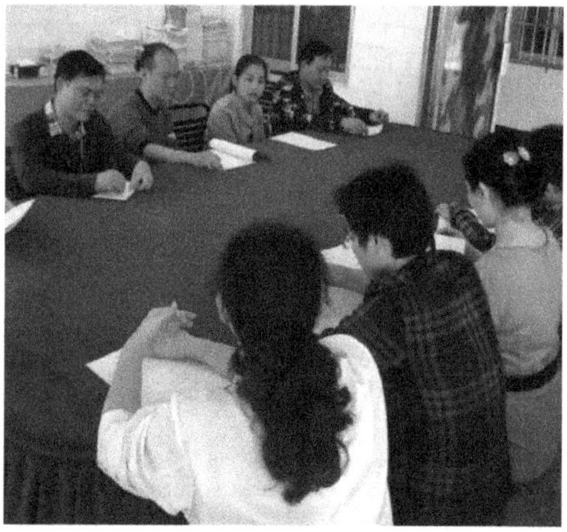

郑德权：巧用 PDCA 循环，一环接一环，环环相扣，持续提升医疗质量，保障患者安全。

于　莉：检验危急值报告是否准确、及时，关乎患者的生命安全，运用 PDCA 循环提高检验危急值报告率，能有效地减少甚至杜绝隐患的发生。

张　敏：运用 PDCA 的方法，善于发现问题，集力解决问题，集体脑力震荡，没有解决不了的问题。

廖克清：有制度、有执行、有落实，工作落实于每一个细节。

陈朝琴：科学管理，持续改进，保质减负。

吴春香：我们学会了运用 PDCA 的方法解决日常工作中的问题，在工作中提升自我，在提升自我中寻找快乐。

一、选题背景

通过日常督导检查，发现检验危急值管理存在以下问题：①检验危急值报告不及时，存在漏报或报告后漏登记现象。②检验危急值信息上报系统不完善。③医务人员对检验危急值制度知晓度不高（图 3-3-199）。

精神病科督查细则

精神病科　检查时间：　　检查人员：　　追踪落实时间：　　追踪落实人员：

检查内容	检查方法	存在问题	原因分析及整改措施	整改时限	追踪落实情况
1. 熟悉危急值报告制度、处理	询问医务人员对危急值报告制度及相关流程、报告项目的知晓情况。	1、抽问2名医生对新制度报告流程，项目不知晓。 2、抽查精神病科一区、二区登记本部分检验项目单位填写不完整。	原因分析：各位医生护士没有认真填写完整报告的项目，大部分缺漏填写单位。 整改措施：1、加强新的危急值制度报告流程的培训。2、对危急值登记本认真检查，完善各缺漏项，并培训填写方法。		
2. 危急值报告记录登记	检查危急值登记本是否规范、完整、整洁。				
3. 危急值处理情况	抽查病历，查看“危急值”报告与处置情况，医师有追踪、处置的病程记录。				

图 3-3-199　检验危急值报告制度督导检查表

二、检验危急值报告率现状调查

通过系统统计并对照人工登记，对 2016 年 12 月 2092 项检验危急值报告情况进行查检，其中报告 1510 项，报告率为 72.18%（图 3-2-200，图 3-3-201）。

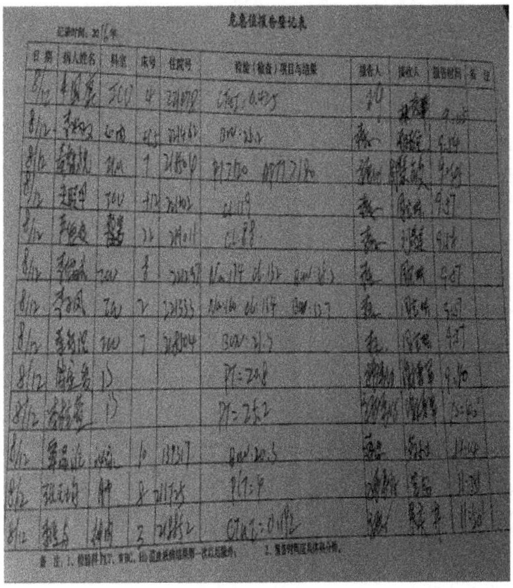

图 3-3-200　检验危急值报告人工登记

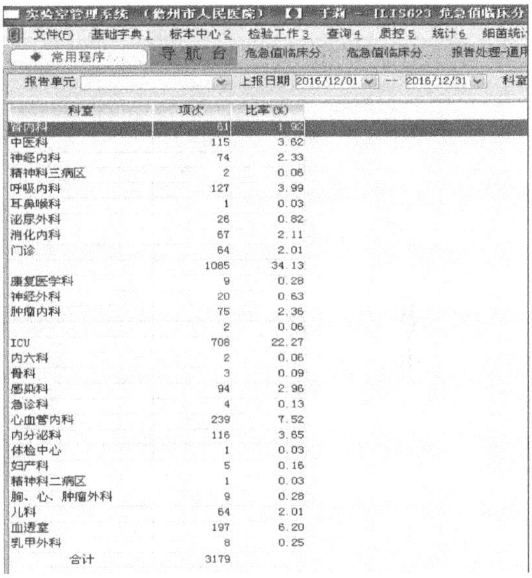

图 3-3-201　检验危急值报告系统统计数据

三、成立 CQI 小组

为提高检验危急值报告率，专门成立了 CQI 小组，由医务科主任组织，检验科主任、技师，普通外科、感染科医师，呼吸内科、康复科护士，信息科工作人员共同组成。各成员分工明确（表 3-3-50）。

表 3-3-50　CQI 小组成员

序号	姓名	科室	文化程度	职称	组内职务	分工
1	郑德权	医务科	本科	副主任医师	组长	组织召开会议、负责分配任务
2	于莉	检验科	本科	副主任技师	副组长	参会讨论，查检收集数据、统计，执行实施，成果发布
3	张敏	检验科	本科	主管技师	组员	参会讨论，查检收集数据、统计，执行实施
4	廖克清	医务科	本科	科员	组员	参会讨论、方案拟定、会议记录、PPT 制作
5	肖洪伟	普通外科	本科	主治医师	组员	参会讨论、方案拟定

续表

序号	姓名	科室	文化程度	职称	组内职务	分工
6	陈朝琴	感染科	本科	主治医师	组员	参会讨论、方案拟定
7	郑金普	检验科	本科	主管技师	组员	参会讨论、方案拟定
8	陈伟娇	呼吸内科	本科	护师	组员	参会讨论、方案拟定
9	吴春香	康复科	本科	护师	组员	参会讨论、方案拟定
10	曾兆伟	信息科	本科	科员	组员	参会讨论，方案拟定，协助收集、统计数据，执行实施

四、设定目标值

希望尽我们的能力做到检验危急值准确、快速、规范、100% 报告，将检验危急值报告率预期目标值设为 100%（图 3-3-202）。

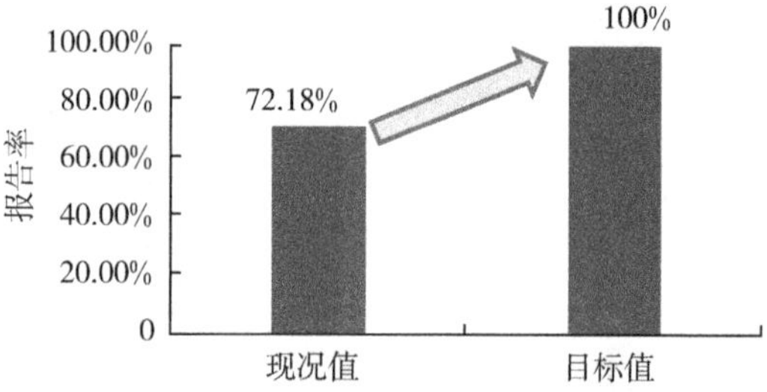

图 3-3-202　检验危急值报告率目标值设定

五、拟定计划

计划用 3 个月的时间来完成预期的工作，计算出每个阶段的用时率（图 3-3-203）。

阶段	时间（周）/项目	2017 年 1 月				2017 年 2 月				2017 年 3 月					负责人
		第1周	第2周	第3周	第4周	第1周	第2周	第3周	第4周	第1周	第2周	第3周	第4周	第5周	
P=30%	主题选定	----- ———													郑德权
	活动计划拟定	----- ———													廖克清
	现状把握		----- ———												张敏
	目标设定			----- ———											张敏
	解析			----- ———	----- ———										于莉
	对策拟定				----- ———										陈朝琴
D=40%	对策实施与检讨					----- ———	----- ———	----- ———	----- ———	----- ———					肖洪伟　陈伟娇
C=20%	效果确认										----- ———				吴春香
	标准化											----- ———			于莉　曾兆伟
A=10%	检讨与改进												----- ———	----- ———	廖克清

注：-----计划线　　———实施线

图 3-3-203　提高检验危急值报告率活动计划——甘特图

六、原因分析

小组成员在一起研究影响检验危急值报告率的主要因素，小组成员开展头脑风暴，建言献策，将大家的智慧绘制成鱼骨图（图 3-3-204），从人员、管理、制度、信息 4 个方面进行头脑风暴分析，认为问题主要因素集中于 7 个方面：一是报告系统不完善；二是医务人员不熟悉项目报告处理流程；三是监管不到位；四是确认不及时；五是报告项目过多；六是未对医务人员进行考核；七是门诊检验危急值管理缺陷。专职人员对检验危急值报告制度未落实的原因进行现场调查，按调查结果计算出每个主要原因所占累计百分比（表 3-3-51），绘制了柏拉图（图 3-3-205）。按照二八法则，报告系统不完善、不熟悉项目报告流程、监管不到位为要整改的真因。

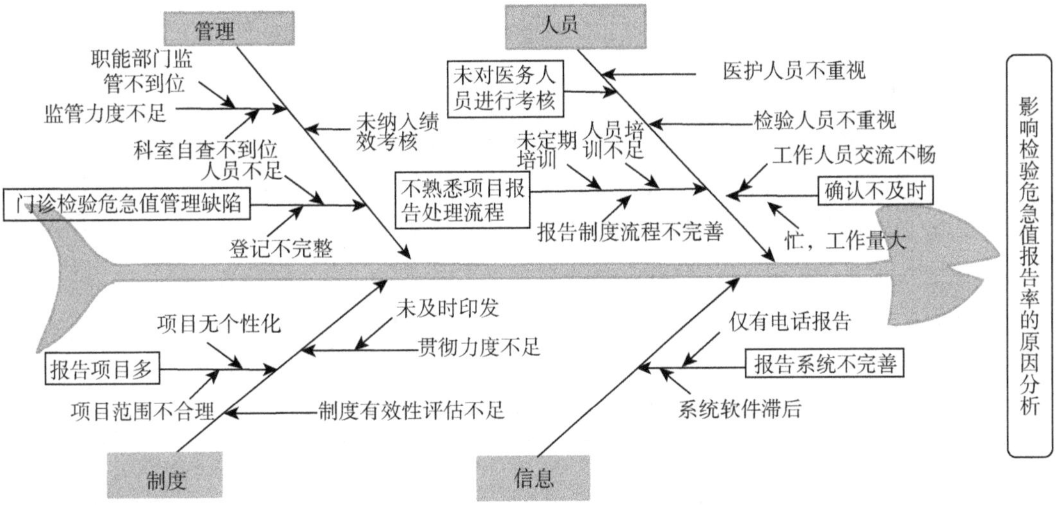

注：方框内项目为要因。

图 3-3-204　影响检验危急值报告率的原因分析——鱼骨图

表 3-3-51　影响检验危急值报告率的原因统计表

原因	次数	累计百分比
报告系统不完善	48	32.65%
医务人员不熟悉项目报告处理流程	39	59.18%
监管不到位	33	81.63%
确认不及时	12	89.79%
报告项目过多	8	95.24%
未对医务人员进行考核	5	98.64%
门诊检验危急值管理缺陷	2	100.00%

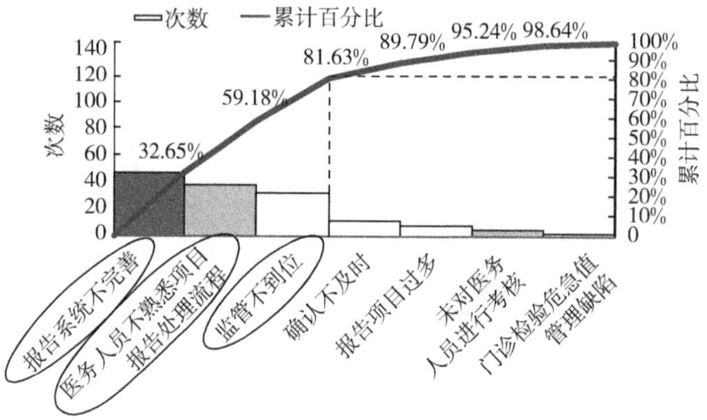

图 3-3-205 影响检验危急值报告率的真因验证——柏拉图

七、制定对策

运用 5W1H 法制定了持续改进对策（表 3-3-52）。

1. 检验危急值报告系统不完善。安装检验危急值上报系统。

2. 不熟悉项目报告流程。①修订检验危急值报告制度，对制度进行有效性评估。②确定检验危急值报告项目及范围。③设置科室个性化检验危急值报告项目。④对检验科、临床医务人员进行培训。

3. 监管不到位。医务科施行周、月、季度定期督导检查。

表 3-3-52 提高检验危急值报告率对策制定——5W1H

What	Why	How	When	Where	Who
检验危急值报告系统不完善	未健全网络直报，仅是电话口头报告	安装检验危急值上报系统	2017 年 2 月 1 ～ 16 日	检验科	张敏、曾兆伟
不熟悉项目报告流程	1. 制度流程不清，未进行制度有效性评估	1. 修订检验危急值报告制度，对制度进行有效性评估	2017 年 2 月 5 日～ 3 月 15 日	医务科、检验科	廖克清、肖洪伟
	2. 未制定个性化专科检验危急值项目及范围	2. 确定检验危急值报告项目及范围 3. 设置科室个性化检验危急值报告项目	2017 年 2 月 5 日～ 3 月 15 日	检验科、临床科室	郑德权、陈朝琴
	3. 未对医务人员进行培训、考核	4. 对检验科、临床医务人员进行培训	2017 年 2 月 15 ～ 28 日	临床科室、检验科	张敏、陈伟娇
监管不到位	职能部门未定期进行监管	医务科施行周、月、季度定期督导检查	2017 年 2 月 16 日～ 3 月 27 日	检验科、临床科室	廖克清、肖洪伟

八、执行阶段

1. 检验危急值报告系统不完善。安装检验危急值上报系统（图 3–3–206）。与天网软件公司的合同要求，由信息科与其对接，于 2017 年 2 月 1 日，更新升级 LIS 系统，增加了检验危急值上报模块并投入使用（图 3–3–207）。

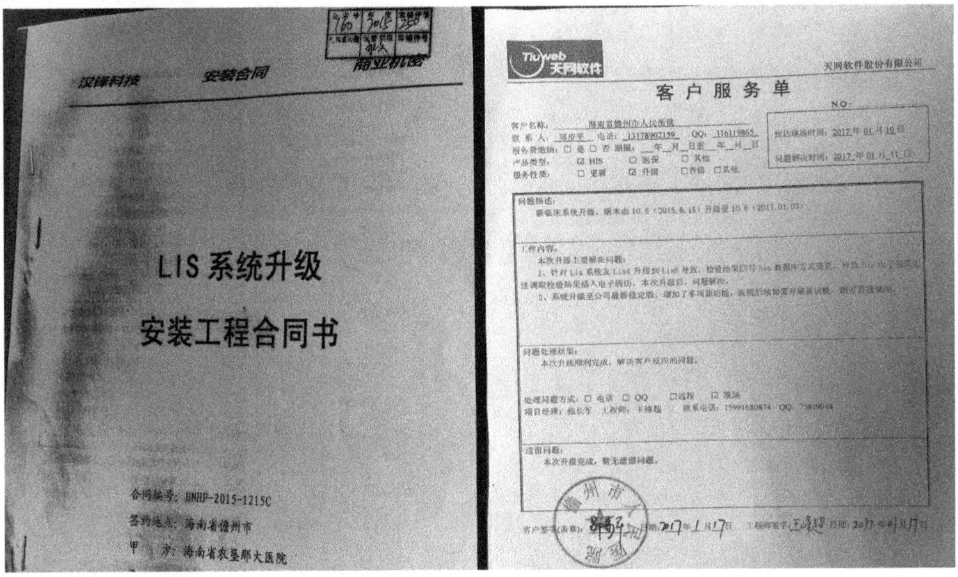

图 3–3–206　LIS 系统升级协议书

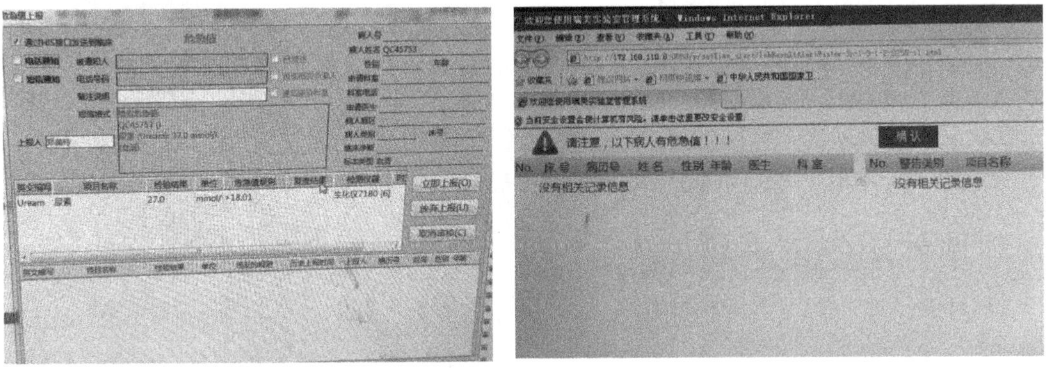

A：安装系统后检验危急值报送界面　　　　B：医师工作站检验危急值弹跳界面

图 3–3–207　更新升级 LIS 系统

2. 修订检验危急值报告制度，对制度进行有效性评估（图 3–3–208）。

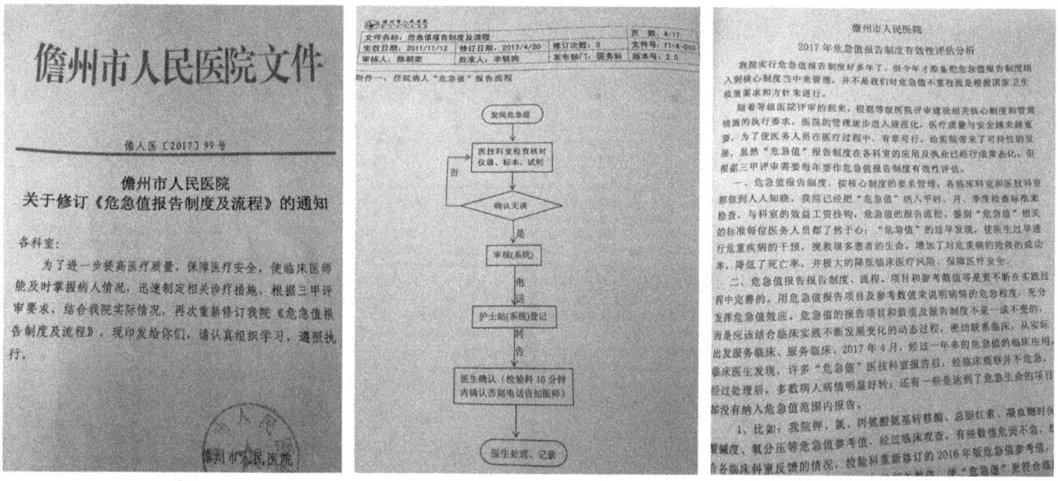

儋州市人民医院文件

儋人医〔2017〕99 号

儋州市人民医院
关于修订《危急值报告制度及流程》的通知

各科室：

为了进一步提高医疗质量，保障医疗安全，使临床医师能及时掌握病人情况，迅速制定相关诊疗措施，根据三甲评审要求，结合我院实际情况，再次重新修订我院《危急值报告制度及流程》，现印发给你们，请认真组织学习，遵照执行。

儋州市人民医院

文件名称：危急值报告制度及流程			页　数：4/17
生效日期：2011/11/12	修订日期：2017/4/20	修订次数：3	文件号：11-A-010
审核人：陈朝荣	批准人：羊轶林	发布部门：医务科	版本号：2.0

附件一：住院病人“危急值”报告流程

儋州市人民医院

2017 年危急值报告制度有效性评估分析

我院实行危急值报告制度好多年了，但今年才准备把危急值报告制度纳入到核心制度当中来管理，并不是我们对危急值不重视而是根据国家卫生政策需求和方针来进行。

随着等级医院评审的到来，根据等级医院评审建设相关核心制度和管理措施的执行要求，医院的管理逐步进入规范化，医疗质量与安全越来越重要，为了使医务人员在医疗过程中，有章可行，给医院带来了可持性的发展，虽然“危急值”报告制度在各科室的应用及执业已经行成常态化，但根据三甲评审需要每年要作危急值报告制度有效性评估。

一、危急值报告制度，按核心制度的要求管理，各临床科室和医技科室都做到人人知晓，我院已经把“危急值”纳入平时、月、季度检查标准来检查，与科室的效益工资挂钩，危急值的报告流程、鉴别“危急值”相关的标准每位医务人员都了然于心；“危急值”的过早发现，使医生过早进行危重疾病的干预，挽救很多患者的生命，增加了对危重病的抢救的成功率，降低了死亡率，并极大的降低临床医疗风险，保障医疗安全。

二、危急值报告报告制度、流程、项目和参考数值等是要不断在实践过程中完善的，用危急值报告项目及参考数值来说明病情的危急程度，充分发挥危急值效应，危急值的报告项目和数值及报告制度不是一成不变的，而是应该结合临床实践不断发展变化的动态过程，密切联系临床，从实际出发服务临床、服务临床，2017 年 4 月，经过一年多的危急值的临床应用，临床医生发现，许多“危急值”医技科室报告后，经临床观察并不危急，经过处理后，多数病人病情明显好转；还有一些是达到了危急生命的项目却没有纳入危急值范围内报告。

1、比如：我院钾、氯、丙氨酸氨基转移酶、总胆红素、凝血酶时间……酸碱度、氧分压等危急值参考值，经过临床观查，有些数值危而不急，……合各临床科室反馈的情况，检验科重新修订的 2016 年版危急值参考值，……使“危急值”更符合临……

图 3-3-208　修订后的危急值报告制度及制度有效性评估

3. 确定检验危急值报告项目及范围。根据我院实际情况，再次征求各科室意见后，报医院医疗质量管理委员会研究审定，报院办公会，确定了我院检验危急值的报告项目（图 2-3-209，图 3-3-210）。

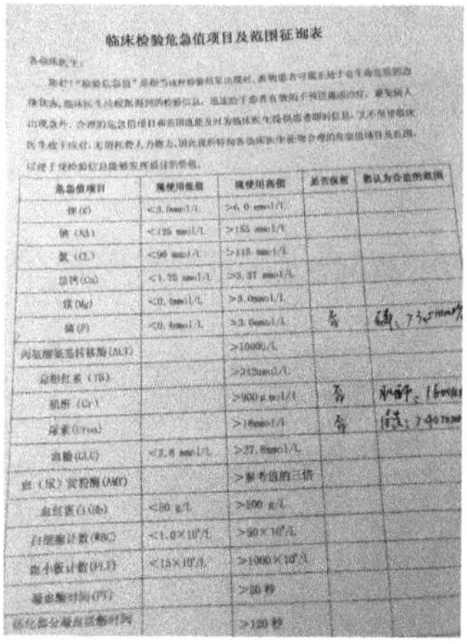

临床检验危急值项目及范围征询表

危急值项目	现使用低值	现使用高值	是否保留	您认为合适的范围
钾(K)	<3.0mmol/L	>6.0 mmol/L		
钠(Na)	<125 mmol/L	>155 mmol/L		
氯(CL)	<90 mmol/L	>115 mmol/L		
总钙(Ca)	<1.75 mmol/L	>3.37 mmol/L		
镁(Mg)	<0.4mmol/L	>3.0mmol/L		
磷(P)	<0.4mmol/L	>3.0mmol/L	否	[illegible]
丙氨酸氨基转移酶(ALT)		>1000U/L		
总胆红素(TB)		>342μmol/L		
肌酐(Cr)		>900 μmol/L	否	肌酐：1600[illegible]
尿素(Urea)		>18mmol/L	否	尿素：>40 mmol[illegible]
血糖(GLU)	<2.8 mmol/L	>27.8mmol/L		
血（尿）淀粉酶(AMY)		>参考值的三倍		
血红蛋白(Hb)	<50 g/L	>200 g/L		
白细胞计数(WBC)	<1.0×10⁹/L	>50×10⁹/L		
血小板计数(PLT)	<15×10⁹/L	>1000×10⁹/L		
凝血酶时间(PT)		>30 秒		
活化部分凝血活酶时间		>120 秒		

图 3-3-209　检验危急值报告项目征求表

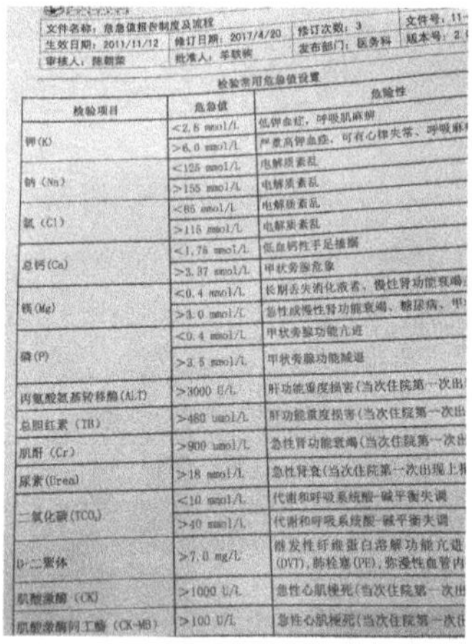

文件名称：危急值报告制度及流程			文件号：11-[illegible]
生效日期：2011/11/12	修订日期：2017/4/20	修订次数：3	版本号：2.[illegible]
审核人：陈朝荣	批准人：羊轶林	发布部门：医务科	

检验常用危急值设置

检验项目	危急值	危险性
钾(K)	<2.8 mmol/L	低钾血症，呼吸肌麻痹
	>6.0 mmol/L	严重高钾血症，可有心律失常、呼吸麻[illegible]
钠(Na)	<125 mmol/L	电解质紊乱
	>155 mmol/L	电解质紊乱
氯(Cl)	<85 mmol/L	电解质紊乱
	>115 mmol/L	电解质紊乱
总钙(Ca)	<1.75 mmol/L	低血钙性手足搐搦
	>3.37 mmol/L	甲状旁腺危象
镁(Mg)	<0.4 mmol/L	长期丢失消化液者、慢性肾功能衰竭[illegible]
	>3.0 mmol/L	急性或慢性肾功能衰竭、糖尿病、甲[illegible]
磷(P)	<0.4 mmol/L	甲状旁腺功能亢进
	>3.5 mmol/L	甲状旁腺功能减退
丙氨酸氨基转移酶(ALT)	>3000 U/L	肝功能重度损害(当次住院第一次出[illegible]
总胆红素(TB)	>480 umol/L	肝功能重度损害(当次住院第一次出[illegible]
肌酐(Cr)	>900 umol/L	急性肾功能衰竭(当次住院第一次出[illegible]
尿素(Urea)	>18 mmol/L	急性肾衰(当次住院第一次出现上[illegible]
二氧化碳(TCO_2)	<10 mmol/L	代谢和呼吸系统酸-碱平衡失调
	>40 mmol/L	代谢和呼吸系统酸-碱平衡失调
D-二聚体	>7.0 mg/L	继发性纤维蛋白溶解功能亢进[illegible] (DVT)，肺栓塞(PE)，弥漫性血管内[illegible]
肌酸激酶（CK）	>1000 U/L	急性心肌梗死(当次住院第一次出[illegible]
肌酸激酶同工酶（CK-MB）	>100 U/L	急性心肌梗死(当次住院第一次[illegible]

图 3-3-210　确定的检验危急值项目

4. 设置科室个性化检验危急值报告项目。通过医疗质量管理委员会讨论决定，我院检验危急值项目从 23 项调整为 31 项，同时修订了肾内科、儿科个性化检验危急值，如儿科的血糖要小于 2.0mmol/L、大于 16.6mmol/L，总胆红素要大于 342μmol/L；肾内科肌酐要大于 1600μmol/L，尿素要大于 40mmol/L 才报告。减少了这些急而不危项目的报告量及医护人员的工作量（图 3-3-211）。

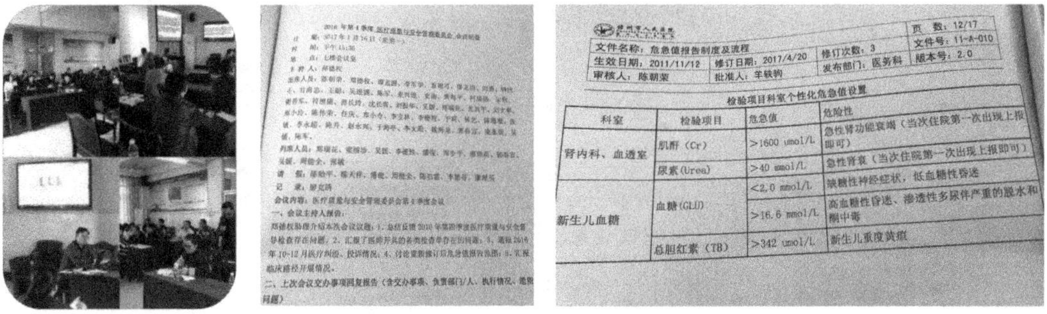

A：医疗质量委员会会议　　B：会议记录　　C：确定的个性化检验危急值

图 3-3-211　设置科室个性化检验危急值报告项目

5. 对检验科、临床医务人员进行培训：①分别于 2017 年 2 月 16～17 日集中全院培训，参训人员 237 名，培训后进行现场笔试考核，均考核合格（图 3-3-212）；② 2017 年 2 月 27 日检验科对检验危急值报告制度进行培训，参训人员 31 人（图 3-3-213）。

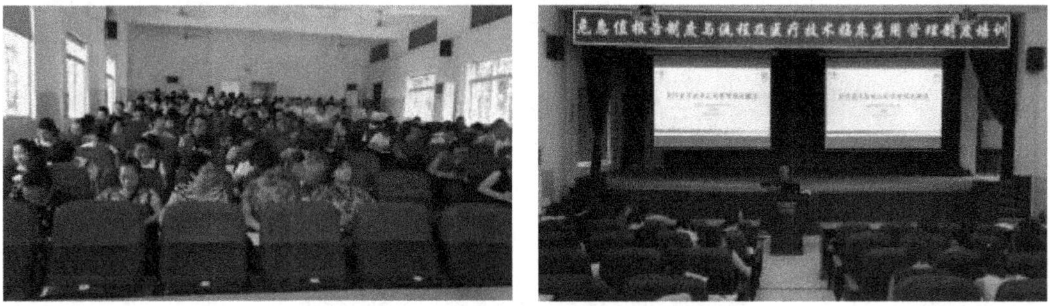

图 3-3-212　检验危急值报告制度院级培训

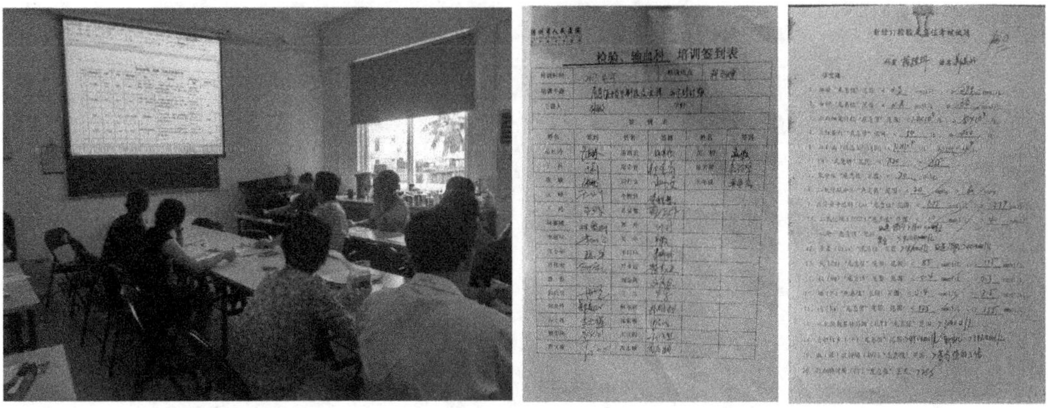

A：检验科集体培训　　B：培训签到表　　C：培训后考核

图 3-3-213　检验科对检验危急值报告制度进行培训

6. 医务科施行周、月、季度定期督导检查（图 3–3–214）。

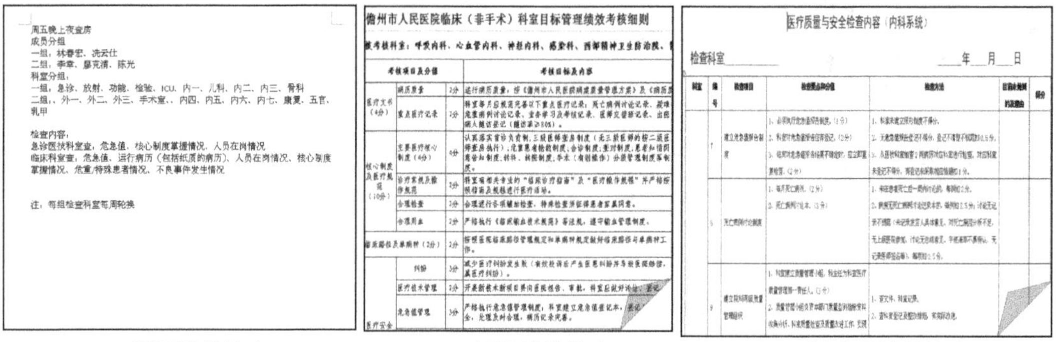
周五晚上夜查房
成员分组
一组：林春宏、冼云仕
二组：李章、廖克清、陈光
科室分组：
一组：急诊、放射、功能、检验、ICU、内一、儿科、内二、内三、骨科
二组：、外一、外二、外三、手术室、、内四、内五、内六、内七、康复、五官、乳甲
检查内容：
急诊医技科室查：危急值、核心制度掌握情况、人员在岗情况
临床科室查：危急值、运行病历（包括纸质的病历）、人员在岗情况、核心制度掌握情况、危重/特殊患者情况、不良事件发生情况
注：每组检查科室每周轮换
儋州市人民医院临床（非手术）科室目标管理绩效考核细则
医疗质量与安全检查内容（内科系统）
检查科室
年　月　日

A：每周绩效检查　　B：每月绩效检查　　C：每季度绩效检查

图 3–3–214　医务科定期督导检查

九、检查阶段

1. 所有措施实施后，2017 年 2 ～ 3 月再次对检验危急值报告情况进行查检。通过检测数据统计，检验危急值报告率达到预期目标（图 3–3–215）。

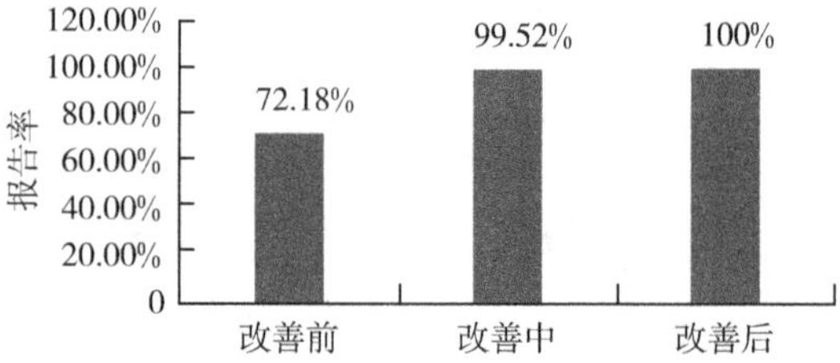

图 3–3–215　检验危急值报告率改善前后柱状图

2. 检验危急值报告 – 接收方式由原来的人工改为系统报告（图 3–3–216）。

3. 检验危急值报告流程增加了信息系统报送环节，确保检验危急值 100% 报告（图 3–3–217）。

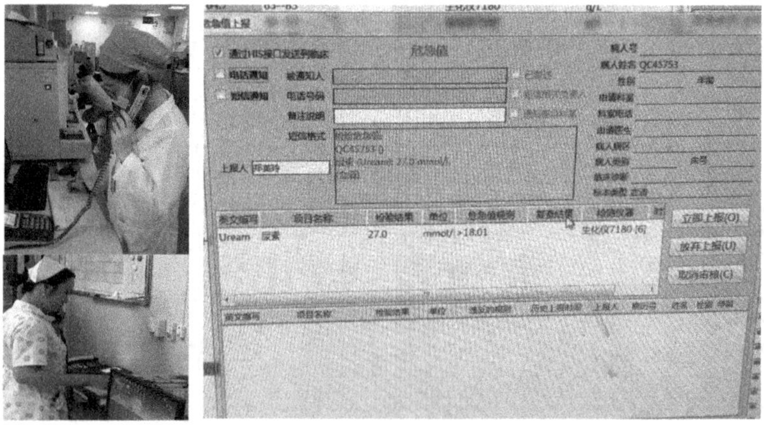

A：改善前　　B：改善后

图 3–3–216　检验危急值报告 – 接收方式

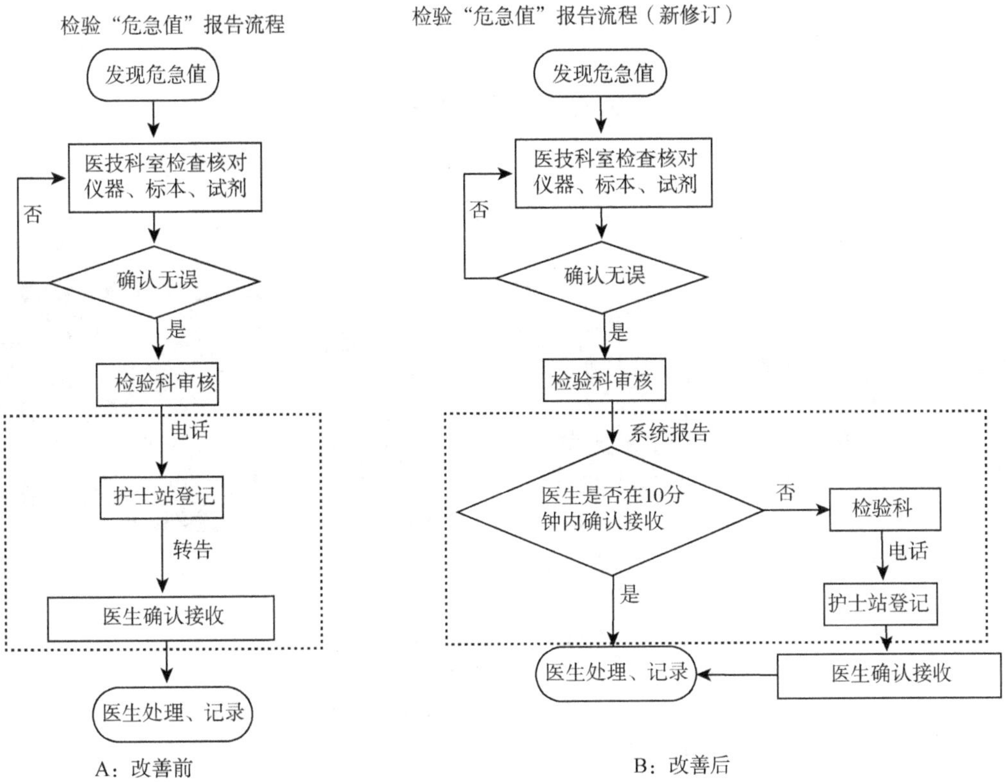

图 3-3-217　检验危急值报告流程

十、总结阶段

通过 3 个月的 PDCA 循环改进，安装了检验危急值报告信息系统，确保了检验危急值及时报告；修订并完善了检验危急值报告制度及流程；调整了 8 项检验危急值，明确了儿科、肾内科等 4 项个性化检验危急值范围；对检验危急值报告制度进行了院科两级培训，使医务人员熟练掌握检验危急值报告 - 接收流程；职能部门加强督导检查，确保制度落到实处，保障医疗质量与安全。

虽然本次活动取得了明显的成效，但仍存在一些不足之处，如科室医师在转科后检验危急值接收权限未及时更改，未能接收到转科后科室的检验危急值系统报警；医师系统上确认检验危急值不及时。以上不足之处将纳入下一个 PDCA 循环进行持续改进。

（儋州市人民医院检验科　于莉）

案例 12 运用 PDCA 循环改进医院制度建设

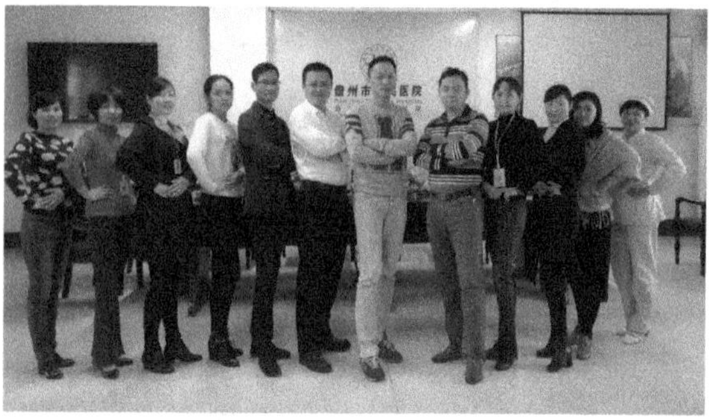

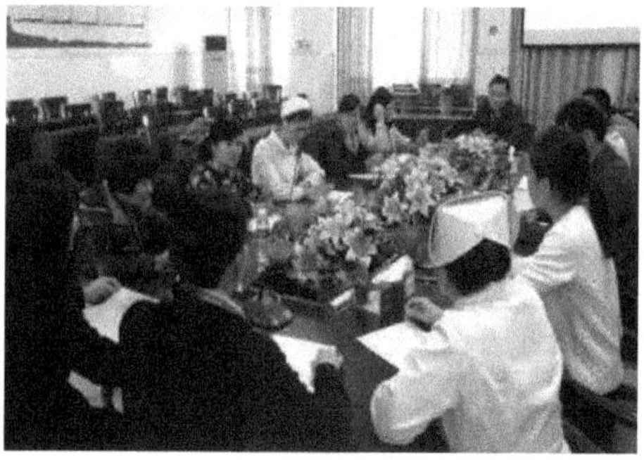

周焕平：通过 PDCA 项目改进，做到制度有标准、标准有控制、控制有程序、程序有反馈、反馈有落实、落实有结果。

廖理英：制度建设为医院管理保驾护航，事有大小，终归于细节。

熊华超：制定周密的医院制度体系，持续改进流程与质量，保障患者安全！

李果春：将 PDCA 项目循环转换成自律循环，用 PDCA 这把标尺确保制度建设目标高效实现。

符照鑫：巩固成绩，确保制度科学、先进、实用。

一、选题背景

医院制度建设是维护医院正常工作秩序，保证医院各项工作正常开展的重要环节。它是推动医院转型创新发展的关键，是医院管理战略有效落地的保证。医院制度建设对提高医院管理水平具有积极的意义，在现代医院管理中的作用越来越凸显。

我院制度汇编为 2005 年版本，新修订的制度都零散放置，大部分未及时修订更新。在三甲现场评审期间，国家卫生健康委医院管理研究所专家来院辅导，结合《三级综合医院评审标准实施细则（2011 年版）》要求指出我院规章制度存在诸多问题。为此，针对我院制度制定、修订不规范、缺失，无统一的流程，未进行规范审核、校对，有错字、漏字，多个版本同时存在等诸多现象，运用 PDCA 方法，就医院制度建设进行分析、评价和整改，进行了持续改进。

二、现状调查

医院相关管理制度制定、修订不规范，制定的制度未进行规范审核、校对，如《农垦那大医院危急值报告制度及流程》，2011 年 11 月 12 日生效，2016 年 5 月 6 日修订的版本与 2011 年版本内容无区别；如某病房上墙的《查对制度》，有毒、麻、限制药品等内容错误；中药煎药室没有建立相关的制度，多个科室提供的管理文件、演练记录有多处错别字；医院高危药品目录有多个版本同时存在；医院、科室提供的工作制度、规范、流程等资料和实际工作脱节。针对问题设计出检查表，对医院制度开展查检（表 3-3-53）。

表 3-3-53　医院现行制度检查表

检查表		
规章制度题目：		
检查要素	合格	不合格
1. 形式要件（标题、文字、内容规范）		
2. 调研或多部门会商		
3. 按流程交院领导审批		
4. 及时更新修订		
5. 及时发布公开		
说明：有一项不符合即视为不合格。　本规章制度是否合格（　　）		

三、成立 CQI 小组

为改进医院制度建设，提高制度建设合格率，加强医院科学化管理，成立跨部门 CQI 小组，由院办主任、监察科主任、院办秘书（党办副主任），以及医务科、护理部、人事科、工会、总务科、财务科、药学部、泌尿外科人员 13 人共同组成。各成员分工明确（表 3-3-54）。

表 3-3-54　CQI 小组成员

序号	角色	姓名	科室及职务	职责分工
1	组长	××	院办主任	统筹协调，环节把关
2	副组长	××	监察科主任	效果的确认与监管
3	组员	××	党办副主任	分析和整理数据，总结整改效果
4	组员	××	院办科员	分析和整理数据，总结整改效果
5	组员	××	医务科科员	分析原因，拟定对策，落实整改

续表

序号	角色	姓名	科室及职务	职责分工
6	组员	××	护理部护士长	分析原因，拟定对策，落实整改
7	组员	××	人事科副主任	分析原因，拟定对策，落实整改
8	组员	××	工会科员	分析原因，拟定对策，落实整改
9	组员	××	总务科科员	分析原因，拟定对策，落实整改
10	组员	××	院办科员	分析原因，拟定对策，落实整改
11	组员	××	财务科科员	分析原因，拟定对策，落实整改
12	组员	××	药学部科员	分析原因，拟定对策，落实整改
13	组员	××	泌尿外科护士长	分析原因，拟定对策，落实整改

四、设定目标值

无规矩不成方圆；国有国法，家有家规；一个国家、一个组织或单位都应有自己完善的标准及制度体系，同时根据《三级综合医院评审标准实施细则（2011 年版）》对医院制度的相关要求，我们将制度合格率目标设定为 100%（图 3-3-218）。

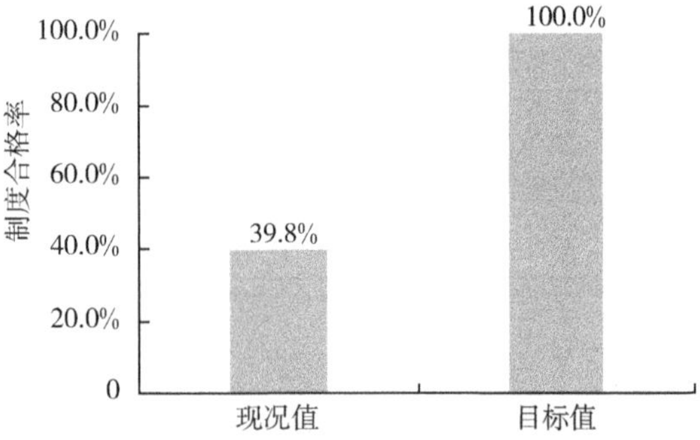

图 3-3-218　项目小组目标设定

五、拟定计划

计划用 5 个月的时间来完成预期的工作，其中 P 阶段 1.5 个月，D 阶段 2 个月，C 阶段 1 个月，A 阶段 0.5 个月，最后计算出每个阶段的用时率（图 3-3-219）。

六、原因分析

CQI 小组多次在一起研究讨论，为什么我院的制度建设不规范？小组成员从人、机、料、法、环等 5 个方面展开头脑风暴分析，梳理出 7 个要因：一是制度在制定之前缺乏充分可靠的调研；二是缺少一个责任心强，能纵览全局、保障制度科学合理编制出台的领导小组；三是信息发布渠道单一；四是医院、部门、临床科室制定的规章制度一经出台不是束之高阁，就是悬挂于科室墙外，缺少强有力的检查、监督等落实环节；五是缺乏全院规章制度管理办法；六是缺少制度从调研、收集意见、制定、征求意见到出台的全过程管理；七是未建立各项制度明确、系统的台账列管（图 3-3-220）。针对以上要因，开展问卷调查，调查统计范围为：CQI 小组成员、机关职能科室负责人和临床医技科室主任（样本为 80 人），按调查结果计算出每个主要原因所占累计百分比（表 3-3-55）。依据二八法则，制度建设不规范真因在于：原因一：无制度编写领导小组；原因二：缺少医院制度制定管理办法；原因三：缺少检查落实环节，绘制了柏拉图（图 3-3-221）。

阶段 \ 时间		2017年3月	2017年4月	2017年5月	2017年6月	2017年7月	负责人
P=30%	主题选定						周焕平、廖理英
	现状调查	P					熊华超、符照鑫
	目标设定						陈和月、李果春
	原因分析						全体人员
	拟定对策						吴慧娟、余国红
D=40%	对策实施			D			周焕平、熊华超
C=20%	效果检查				C		戴　文、何良臣 蔡水苗、文小苗
A=10%	标准化					A	熊华超、罗雅琴
	持续改进						周焕平、熊华超

注：------ 计划线　　—— 实施线

图 3-3-219　改进医院制度活动——甘特图

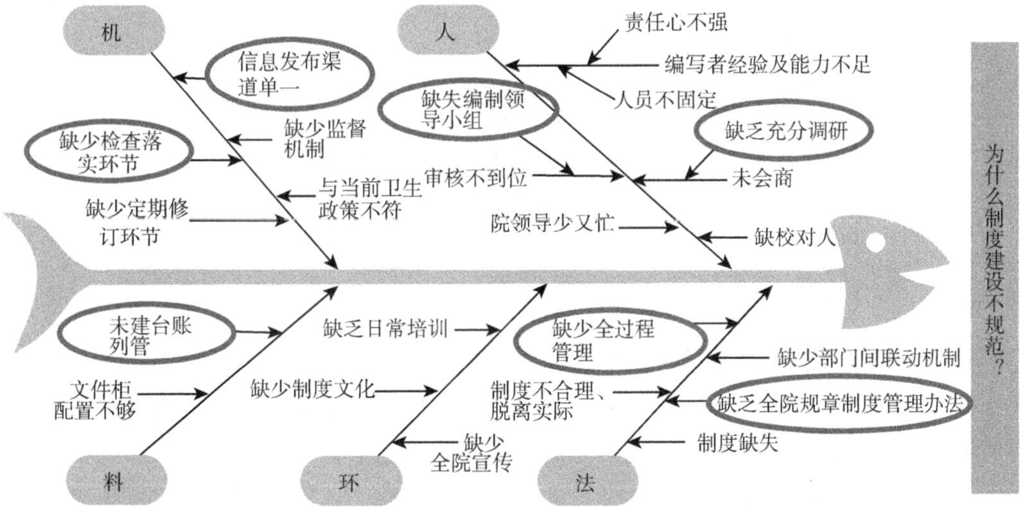

图 3-3-220　制度建设不规范要因分析——鱼骨图

表 3-3-55 制度建设不规范原因调查结果

原因	投票得数	百分比	累计百分比
原因一：无制度编写领导小组	37	42.50%	42.50%
原因二：缺少医院制度制定管理办法	20	25.00%	67.50%
原因三：缺乏检查落实环节	12	15.00%	82.50%
原因四：缺少全过程管理	6	7.50%	90.00%
原因五：缺少调研、会商及部门联动	4	5.00%	95.00%
原因六：未建台账列管	2	2.50%	97.50%
原因七：信息发布渠道单一	2	2.50%	100%

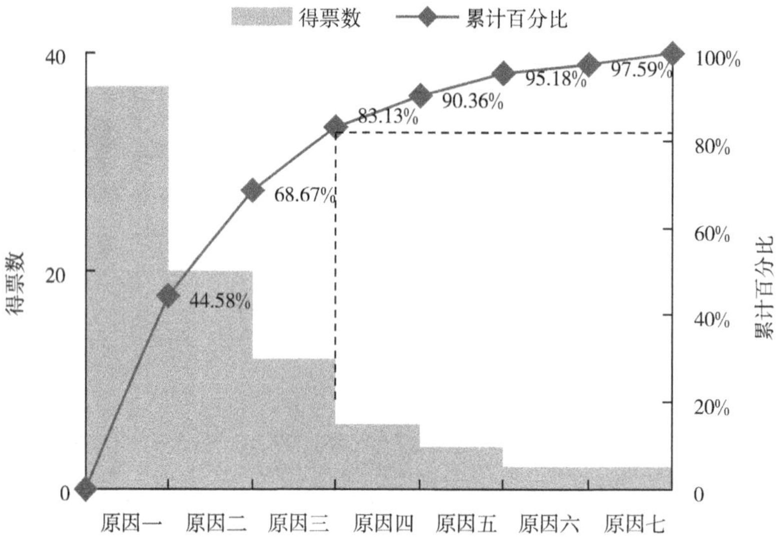

图 3-3-221 制度建设不规范——柏拉图

七、制定对策

运用 5W1H 法对 3 个真因拟定改善对策（表 3-3-56）。

1. 针对无制度编撰领导小组，我们采取以下措施：一是健全领导机构，成立制度编制领导小组；二是明确各部门职权；三是设立各科室制度撰写联络员。

2. 针对无医院制度制定管理办法，我们采取以下措施：一是制定《医院文件制定管理办法》，明确院、科级规章制度分类标准，对制度的编码、版面及格式设置、撰写内容进行规范，规范制度审核、批准、制定、发布、修订、废止等流程；二是分批开展3次培训。

3. 针对缺乏检查落实环节的问题，我们采取以下措施：一是对照三甲条款标准，按《医院文件制定管理办法》要求，全面完善、修订制度，对制度查缺补漏；二是主管部门组织各项检查活动，推进规章制度的落实；三是将所有制度汇编成册。

表3-3-56 对3个真因拟定改善对策——5W1H

What	Why	How	When	Who	Where
主题	主要原因	措施	日期	负责人	地点
人员方面	无制度编写领导小组	1. 健全领导机构，成立编制领导小组；2. 明确各部门职责；3. 设立各科室制度撰写联络员	2017年4月15～22日（1周）	××× ××× ×××	办公室
制度方面	缺少医院制度制定管理办法	1. 制定《医院文件制定管理办法》，明确院、科级规章制度分类标准对制度的编码、版面及格式设置，撰写内容进行规范，规范制度审核、批准、制定、发布、修订、废止等流程；2. 开展培训	2017年4月22～31日	××× ××× ××× ×××	办公室 会议室
环境方面	缺乏检查落实环节	1. 对照三甲条款标准，按《医院文件制定管理办法》要求，全面完善、修订制度，对制度查缺补漏；2. 主管部门组织各项检查活动，推进规章制度的落实；3. 将所有制度汇编成册	2017年5月～6月15日	小组成员	各科室

八、执行阶段

（一）健全领导机构，成立制度编制领导小组

1. 为适应医疗卫生行业发展的新形势，进一步规范医院管理，促进医院管理系统化、制度化、规范化，专门成立医院制度编写领导小组，定期多次召开会议指导工作（图3-3-222，图3-3-223）。

2. 在制度编制领导小组的领导下，各部门各司其职，明确责任。全院无论是职能部门，还是临床医技科室都细化责任，落实到人，设立各科室制度撰写联络员（表3-3-57，图3-3-224）。

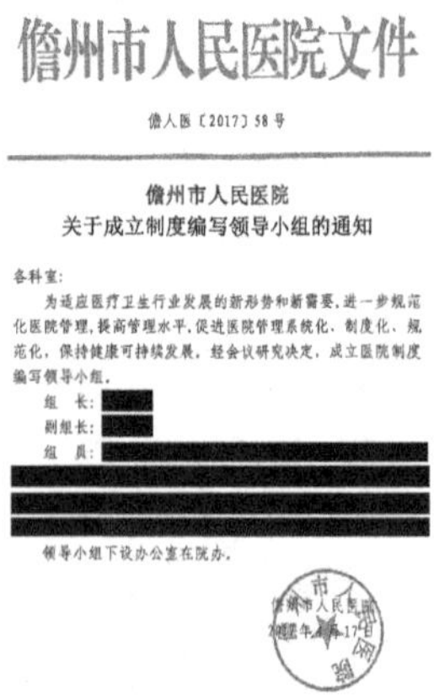

儋州市人民医院文件

儋人医〔2017〕58 号

儋州市人民医院
关于成立制度编写领导小组的通知

各科室：

为适应医疗卫生行业发展的新形势和新需要，进一步规范化医院管理，提高管理水平，促进医院管理系统化、制度化、规范化，保持健康可持续发展，经会议研究决定，成立医院制度编写领导小组。

组 长：[redacted]

副组长：[redacted]

组 员：[redacted]

领导小组下设办公室在院办。

图 3-3-222 成立制度编写领导小组

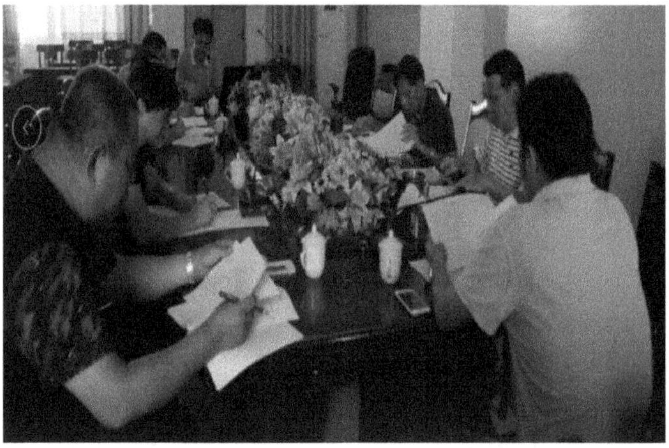

图 3-3-223 召开制度编制领导小组会议

表 3-3-57 各科室制度撰写联络员名单

科室	姓名	电话	科室	姓名	电话

四、职责

（一）文件制定部门：提出文件制定、修订、废止申请；文件的送审、送批、保管、执行。需印发红头的文件送院办核稿。

（二）院办：

1. 院办负责人：负责对需印发红头的文件进行核稿。

2. 院办保密室：负责文件的盖章，依照本规范执行文件登记列管或销毁，文件原件及相关记录的保存。

3. 院办打字室：接收各科室审批后的需印发红头的文件电子版文档，把关文档格式，校对文字，打印出一份文件交制定部门校对，校对部门在“文件呈批单”上签字后，根据发文范围打印相应分数文件。

4. 院办收发室：将已盖好医院印章的文件按发文范围下发。

（三）相关部门：参与文件制定、修订、废止和会签工作，提出意见。签收、保管、执行文件。

图 3-3-224 各部门职责

（二）制定《医院制度、规程制定管理办法》

1. 制定制度。为确保医院制度建设能为医疗质量、组织职能发挥及各项组织程序和规范得到切实落实保驾护航，第三次对《医院制度、规程制定管理办法》进行修订（图 3-3-225，图 3-3-226）。

儋州市人民医院文件

儋人医〔2017〕1号

儋州市人民医院关于修订《医院制度、规程制定管理规范》的通知

各科室：

医院制度是构建我院质量方针、质量目标、组织职责和各种程序及规范的"支柱"。为确保这些制度和表格的制定、审核、批准、发布、执行等能遵循规范程序，前期已制定和修订了《医院制度、规程制定管理规范》，针对前期两个版本运行中的不足，现修订第三个版本，请认真贯彻实施。修订情况如下：

一、调整编写文件的系统架构，调整为一、；（一）；1.；（1）等。

二、在文件左上角加入医院logo，文件名称中不再用医院名称。

三、明确制度撰写九段式内容，其中必写项目为四段，确定每段应写内容。

四、规范各科室代码中科室名称，增加新建科室代码。

五、文件修订时，增加修订履历表。

图3-3-225 《医院制度、规章制定管理规范》修订通知

文件名称：制度、规程等制定管理规范			页　数：1/10
生效日期：2015/10/08	修订日期：2017/4/15	修订次数：3	文件号：01-A-001
审核人：[redacted]	批准人：[redacted]	发布部门：院办	版本号：3.1

一、目的

医院制度、规程是构建我院质量方针、质量目标、组织职责和各种程序及规范的"支柱"。为确保这些制度和规程的制定、审核、批准、发布、执行等能遵循规范程序，为医院经营管理奠定坚实的基础，特制定本规范。

二、适用范围

我院内部经营管理过程中形成的管理制度等文件。

三、定义

（一）院级文件（A）：

1.全院性文件：作为医院指导纲领文件。

2.跨部门文件：所规定的内容需两个或两个以上部门协作，或牵涉多部门人员的文件。

（二）科级文件（B）：为单部门文件，规范部门内部工作和人员行为。分职能部门的科级文件和临床医技科室的科级文件。

四、职责

（一）文件制定部门：提出文件制定、修订、废止申请；文件的送审、送批、保管、执行。需印发红头的文件送院办核稿。

（二）院办：

1.院办负责人：负责对需印发红头的文件进行核稿。

2.院办保密室：负责文件的盖章，依照本规范执行文件登记列管或销毁，文件原件及相关记录的保存。

3.院办打字室：接收各科室审批后的需印发红头的文件电子版文档，把关文档格式，校对文字，打印出一份文件交制定部门校对，校对部门在"文件呈批单"上签字后，根据发文范围打印相应分数文件。

4.院办收发室：将已盖好医院印章的文件按发文范围下发。

（三）相关部门：参与文件制定、修订、废止和会签工作，提出意见。签收、保管、执行文件。

五、内容

（一）文件的类别、适用范围、审核、批准规定

1.院级文件：文件类别用A表示，适用范围为全院或跨部门，审核人为分管副院长，批准人为主管院领导（院长/书记）。

2.科级文件：文件类别用B表示，适用范围为单个部门或科室内部。职能部门科级文件审核人为职能科室负责人，批准人为分管副院长；临床、医技科室科级文件审核人为临床、医技科室负责人或片区护士长（护理类），批准人为主管职能科室负责人。

图3-3-226 制度、规章范本

2. 给每个科室赋予相应科室代码，便于管理、归档（表 3-3-58）。

表 3-3-58　医院各科室代码一览表

科室名称	编码	科室名称	编码	科室名称	编码
院办公室	1	呼吸内科	21	门诊部	41
党委办公室	2	心血管内科	22	急诊科	42
纪检监察审计科	3	神经内科	23	体检部	43
团委	4	感染科	24	病理科	44
工会	5	西部精神卫生防治院	25	检验科	45
人力资源科	6	肾内科	26	放射科	46
财务科	7	肿瘤内科 / 血液内科	27	功能科	47
总务科	8	儿科	28	输血科	48
医学装备科	9	康复医学科	29	导管介入室	49
质控科	10	重症医学科	30	内镜室	50
医务科	11	神经外科	31	高压氧室	51
科教科	12	泌尿外科	32	临床营养科	52
信息科	13	胸、心、肿瘤外科	33	病案科	53
疾控科	14	眼科 / 耳鼻咽喉科	34	中医科	54
药学部	15	骨科	35	血液净化室	55
护理部	16	妇产科	36	放疗科	56
院感办	17	普通外科	37	安全生产办	57
医保办	18	麻醉科（手术室）	38	消化内科	58
保卫科	19	口腔科	39	内分泌科	59
客户服务部	20	疼痛科	40	消毒供应室	60
				核医学科	61

3. 明确制度的“十段”式内容。内容应包含十项，其中目的、范围、内容必须包含，职责建议包含，没有的项目可以不写。①目的：为何要规定（必须包含）。②范围：规定哪类人、事、物、工作环节（必须包含）。③定义：指专业名词解释。④依据：政府要求或行业规范。⑤职责：何人去执行，主责部门、协助部门或主管与成员（建议包含）。⑥内容：主体，具体说明如何做（必须包含）。⑦流程图：操作流程等（以附件形式体现）。⑧相关文件：本制度中提及的其他相关文件。⑨相关附件与表单：查检表 / 记录

表 / 修订履历表等（以附件形式体现）。⑩附则：本制度实施日期、解释权的内容。

4. 制定规范制度的审核、批准流程（表 3–3–59）。

表 3–3–59　规范制度的审核、批准流程

文件类别		审核人	相关委员会审议	批准人
院级文件		分管副院长	主任委员	院长 / 书记
科级文件	职能部门	职能科室负责人	主任委员	分管副院长
	临床医技科室	临床医技科室负责人	主任委员	主管职能科室负责人

5. 规范审批单（表 3–3–60，表 3–3–61）。

表 3–3–60　儋州市人民医院发文审批单

<table>
<tr><td>拟定科室</td><td></td><td>拟定人</td><td></td></tr>
<tr><td>拟定时间</td><td colspan="3"></td></tr>
<tr><td>文件标题</td><td colspan="3"></td></tr>
<tr><td>文件号</td><td colspan="3"></td></tr>
<tr><td>会签</td><td colspan="3"></td></tr>
<tr><td>申请类别</td><td colspan="3">□制定□修订□废止</td></tr>
<tr><td rowspan="2">文件类别</td><td rowspan="2">□院级</td><td colspan="2">□科级</td></tr>
<tr><td>□职能科室</td><td>□临床、医技科室</td></tr>
<tr><td rowspan="2">审核人
签字</td><td>分管副院长：
年　月　日</td><td>职能科室负责人：
年　月　日</td><td>临床、医技科室负责人：
年　月　日</td></tr>
<tr><td>主任委员：
年　月　日</td><td>主任委员：
年　月　日</td><td>主任委员：
年　月　日</td></tr>
<tr><td>批准人
签字</td><td>主管院领导：
年　月　日</td><td>分管副院长：
年　月　日</td><td>主管职能科室：
年　月　日</td></tr>
<tr><td>备注</td><td colspan="3"></td></tr>
</table>

表 3-3-61 儋州市人民医院发文呈批单

拟稿科室		拟稿时间	月 日	承办单位与会签科室领导签署
拟稿人		秘密等级		
发行范围及印发份数				
核稿科室		核稿人		主要领导签发
文件编号	儋人医〔201 〕号	收文时间	月 日	
核稿意见				
校对				

6. 规范制度的制定、修订、发布、废止等流程（图 3-3-227）。

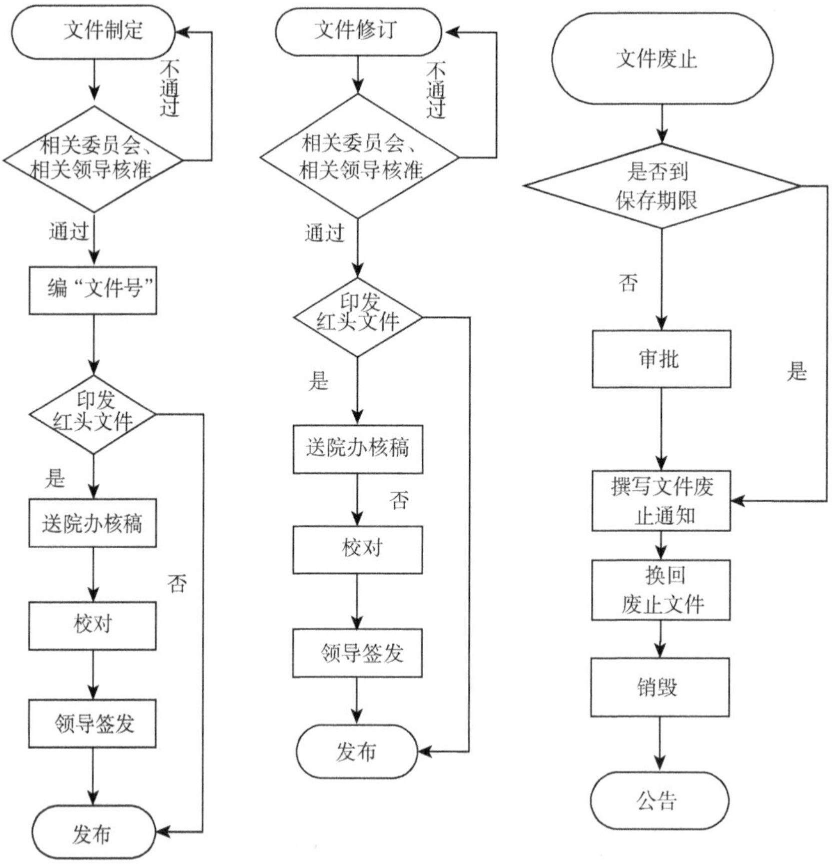

图 3-3-227 制度制定、修订、发布、废止流程图

7. 加强对制度的管理：制度修订履历表，体现修订痕迹；制定列管总表，建立台账管理（表 3-3-62，表 3-3-63）。

表 3-3-62　儋州市人民医院制度修订履历表举例

<table>
<tr><td>文件名称</td><td colspan="3">制度、规程等制定管理规范</td></tr>
<tr><td>文件号</td><td>01-A-001</td><td>生效日期</td><td></td></tr>
<tr><td colspan="4">修订履历</td></tr>
<tr><td>修订次数</td><td>修订日期</td><td>版本号</td><td>修订说明</td></tr>
<tr><td>1</td><td>2016/5/10</td><td>2.0</td><td>1. 在文件名称里加入医院名称，体现医院属性。
2. 将表头中“发布日期”改为“生效日期”。
3. 规范各科室代码中科室名称。
4. 增加新建或拟建科室代码。</td></tr>
<tr><td>2</td><td>2017/1/4</td><td>3.0</td><td>1. 调整编写文件的系统架构，调整为“一、”“（一）”“1、”“（1）”等。
2. 更改本规范的目的，确定所涉及的科室及人员职责。
3. 明确制度撰写十段式内容，其中必写项目为四项，确定每项应写内容。
4. 规范各科室代码中科室名称，增加新建科室代码。
5. 在文件左上角加入医院 logo，文件名称中不再用医院名称。
6. 文件修订，增加修订履历表。</td></tr>
<tr><td>3</td><td>2017/4/15</td><td>3.1</td><td>1. 因院领导调整，调整审核人和批准人。
2. 履历表格式删去需要，只用修订次数，更符合实际。</td></tr>
</table>

表 3-3-63　儋州市人民医院制度列管总表

序号	文件名称	文件号	版本号	生效日期	修订日期	修订次数	发布部门	备注
1								
2								
3								
4								
5								
6								
7								
8								

（三）对各科室制度撰写联络员开展培训

为有效推进制度建设的科学化、规范化，分批对院职能科室、临床科室和医技科室制度撰写联络员进行 3 次培训（图 3-3-228 ～图 3-3-230）。

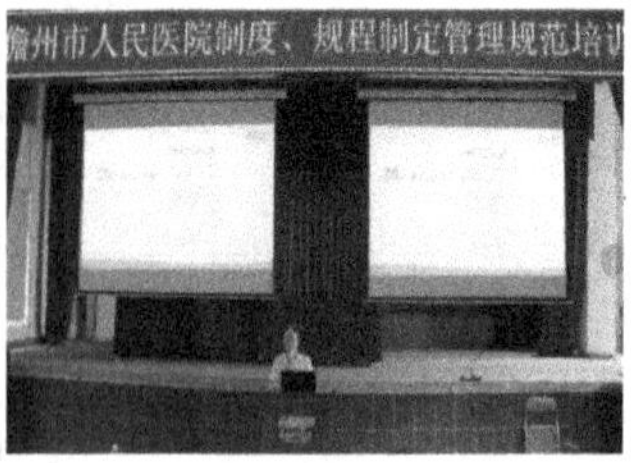

图 3-3-228　临床科室撰写联络员培训

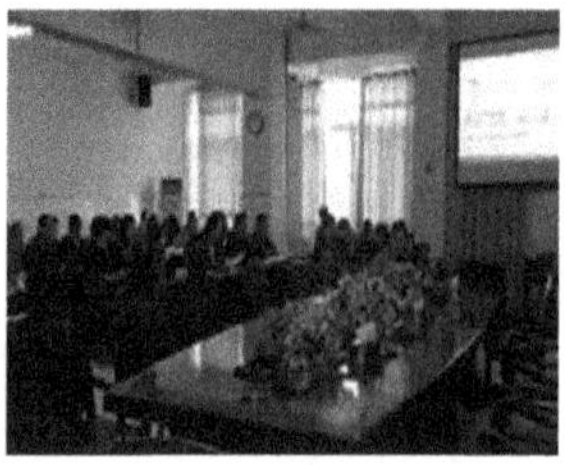

图 3-3-229　职能科室撰写联络员培训

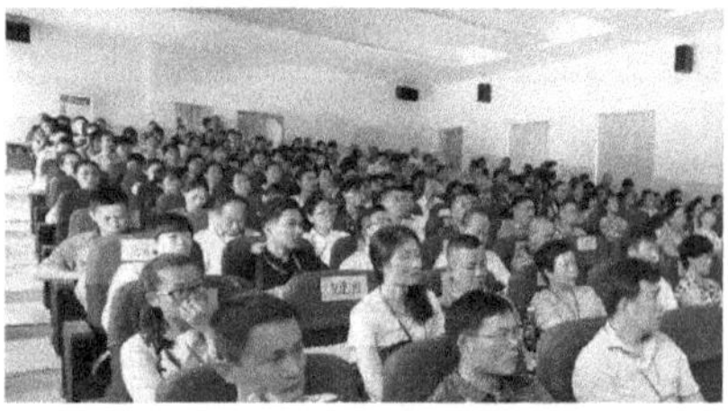

图 3-3-230　医技科室撰写联络员培训

（四）全面完善、修订制度，对制度查缺补漏

1. 对照三甲条款标准，CQI 小组成员将各科室所需制度的制定列出清单，发给各部门。

2. 各科室、各部门按《医院制度、规程制定管理办法》全面完善、修订制度，对制度查缺补漏。制度上交后，还开展了一次全院征求制度反馈意见活动，将征求到的有用意见，逐一改进（表 3-3-64）。

表 3-3-64　科室制度修正反馈意见表

序号	文件号	文件名	存在问题	建议或其他
1				
2				
3				
4				
5				
6				
7				
8				
9				
10				

3. 各科室在规定时间内，上交 691 个制度（图 3-3-231，图 3-3-232）。

儋州市人民医院制度目录
（科教部分）

为规范医院制度建设，提高制度合格率，现阶段需各科室梳理出本科室的相关制度，请根据实际情况（写你所做，做你所写），结合等级医院评审要求，按我院《医院制度、规程等制定管理办法》梳理出你科最新版的制度，以下是三甲办梳理出的你部门至少涵盖的制度目录，于1周内将制度按统一格式梳理好交三甲办。

若你科有以下目录外的其他制度，需编入医院制度汇编的，也请一并按统一格式梳理好交三甲办。

1. 科研工作管理制度（1.6.1.1）
2. 鼓励医务人员参与科研工作制度（1.6.1.1）
3. 住院/全科医师规范化培训管理办法（6.4.3.2）
4. 研究成果转化实践应用激励制度
5. 指导培训下级医院卫生技术人员提高诊疗水平实施方案
6. 临床科研项目中使用医疗技术的管理制度与审批程序
7. 医学图书馆工作制度（6.5.6.1）
8. 医学图书馆信息服务制度（6.5.6.1）
9. 继续医学教育管理办法
10. “三基三严”培训考核实施方案
11. 支持教学规划，资金投入和保障制度
12. 科学新技术及论文发表奖励的规定（医院现有）
13. 关于继续医学教育与职称晋升、岗位聘任的有关规定（医院现有）
14. 学术委员会管理章程
15. 教学管理制度
16. 教学查房制度
17. 优秀带教老师评选方法
18. 实习生、进修生管理规定
19. 实习生、进修生请假管理规定
20. CPR（心肺复苏）培训制度

图 3-3-231　制度目录 Ⅰ

儋州市人民医院制度目录
（院感部分）

为规范医院制度建设，提高制度合格率，现阶段需各科室梳理出本科室的相关制度，请根据实际情况（写你所做，做你所写），结合等级医院评审要求，按我院《医院制度、规程等制定管理办法》梳理出你科最新版的制度，以下是三甲办梳理出的你部门至少涵盖的制度目录，于1周内将制度按统一格式梳理好交三甲办。

若你科有以下目录外的其他制度，需编入医院制度汇编的，也请一并按统一格式梳理好交三甲办。

1. 医院感染管理委员会章程
2. 医院感染管理工作制度
3. 医院感染知识教育培训制度
4. 手卫生制度
5. 消毒与灭菌管理制度
6. 呼吸机相关肺炎的预防和控制措施
7. 导尿管相关尿路感染的预防和控制措施
8. 导管相关血流感染的预防和控制措施
9. 手术部位感染的预防和控制措施
10. 皮肤软组织医院感染的预防与控制措施
11. 下呼吸道医院感染的预防与控制措施
12. 消化道医院感染的预防与控制措施
13. 医院感染暴发报告与处置方案（办法）
14. 多重耐药菌感染防控制度
15. 多重耐药菌管理协作制度（标准中要求：有临床科室、微生物实验室或检验部门、医院感染管理部门等）
16. 多种耐药菌管理联席会制度
17. 重症医学科医院感染管理及消毒隔离制度
18. 新生儿室医院感染管理及消毒隔离制度
19. 产房医院感染管理及消毒隔离制度
20. 手术室医院感染管理及消毒隔离制度
21. 介入导管室医院感染管理及消毒隔离制度
22. 内镜室医院感染管理及消毒隔离制度
23. 感染性疾病科医院感染管理及消毒隔离制度
24. 口腔科医院感染管理及消毒隔离制度
25. 消毒供应室医院感染管理及消毒隔离制度
26. 急诊科医院感染管理及消毒隔离制度
27. 血液透析室医院感染管理及消毒隔离制度
28. 普通门诊医院感染管理及消毒隔离制度
29. 普通病房医院感染管理及消毒隔离制度
30. 医院感染病例监测、报告制度
31. 隔离预防制度工作制度
32. 细菌耐药监测制度
33. 医院感染控制监测制度
34. 医院感染分级防护制度
35. 新生儿医院感染预防与控制制度

图 3-3-232　制度目录 Ⅱ

（五）职能部门组织检查，推进规章制度的落实

确保制度能确实发挥作用，各职能部门认真检查制度落实情况，对检查情况形成书面的分析报告，力求每一个问题都能做到督导整改（表 3-3-65，图 3-3-233）。

表 3-3-65 医院医疗组督查表

医疗组督查表编号

<table>
<tr><td>受检科室</td><td></td><td>检查时间</td><td></td></tr>
<tr><td>督查部门 / 人</td><td></td><td>参与部门 / 人</td><td></td></tr>
<tr><td>督导检查内容</td><td colspan="3"></td></tr>
<tr><td>存在问题</td><td colspan="3"></td></tr>
<tr><td>原因分析</td><td colspan="3"></td></tr>
<tr><td>整改措施</td><td colspan="3"></td></tr>
<tr><td>追踪检查及改进记录</td><td colspan="3"></td></tr>
<tr><td>督查检查负责人签字</td><td></td><td>承办人签名</td><td></td></tr>
<tr><td colspan="4">注：请于接到督查表 3 个工作日内交回医务科，科室留存复印件。</td></tr>
</table>

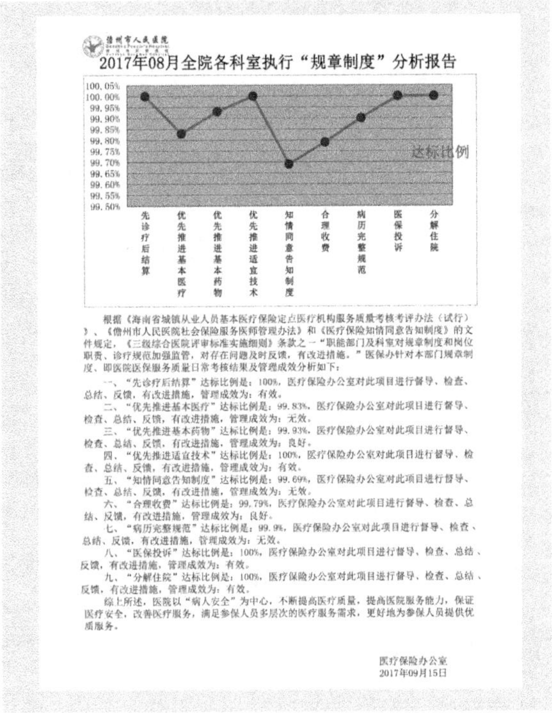

儋州市人民医院

2017年08月全院各科室执行“规章制度”分析报告

根据《海南省城镇从业人员基本医疗保险定点医疗机构服务质量考核考评办法（试行）》、《儋州市人民医院社会保险服务医师管理办法》和《医疗保险知情同意告知制度》的文件规定，《三级综合医院评审标准实施细则》条款之一“职能部门及科室对规章制度和岗位职责、诊疗规范加强监管，对存在问题及时反馈，有改进措施。”医保办针对本部门规章制度、即医院医保服务质量日常考核结果及管理成效分析如下：

一、“先诊疗后结算”达标比例是：100%，医疗保险办公室对此项目进行督导、检查、总结、反馈，有改进措施，管理成效为：有效。

二、“优先推进基本医疗”达标比例是：99.83%，医疗保险办公室对此项目进行督导、检查、总结、反馈，有改进措施，管理成效为：无效。

三、“优先推进基本药物”达标比例是：99.93%，医疗保险办公室对此项目进行督导、检查、总结、反馈，有改进措施，管理成效为：良好。

四、“优先推进适宜技术”达标比例是：100%，医疗保险办公室对此项目进行督导、检查、总结、反馈，有改进措施，管理成效为：有效。

五、“知情同意告知制度”达标比例是：99.69%，医疗保险办公室对此项目进行督导、检查、总结、反馈，有改进措施，管理成效为：无效。

六、“合理收费”达标比例是：99.79%，医疗保险办公室对此项目进行督导、检查、总结、反馈，有改进措施，管理成效为：良好。

七、“病历完整规范”达标比例是：99.9%，医疗保险办公室对此项目进行督导、检查、总结、反馈，有改进措施，管理成效为：无效。

八、“医保投诉”达标比例是：100%，医疗保险办公室对此项目进行督导、检查、总结、反馈，有改进措施，管理成效为：有效。

九、“分解住院”达标比例是：100%，医疗保险办公室对此项目进行督导、检查、总结、反馈，有改进措施，管理成效为：有效。

综上所述，医院以“病人安全”为中心，不断提高医疗质量，提高医院服务能力，保证医疗安全，改善医疗服务，满足参保人员多层次的医疗服务需求，更好地为参保人员提供优质服务。

医疗保险办公室
2017年09月15日

图 3-3-233　科室执行“规章制度”分析报告

（六）将制度整理成册

将全院所有制度整理成7册分别是：《党政管理册（上）》《党政管理册（下）》《医疗管理册（上）》《医疗管理册（下）》《护理院感册》《药学管理册》《财务后勤安保册》（图 3-3-234）。

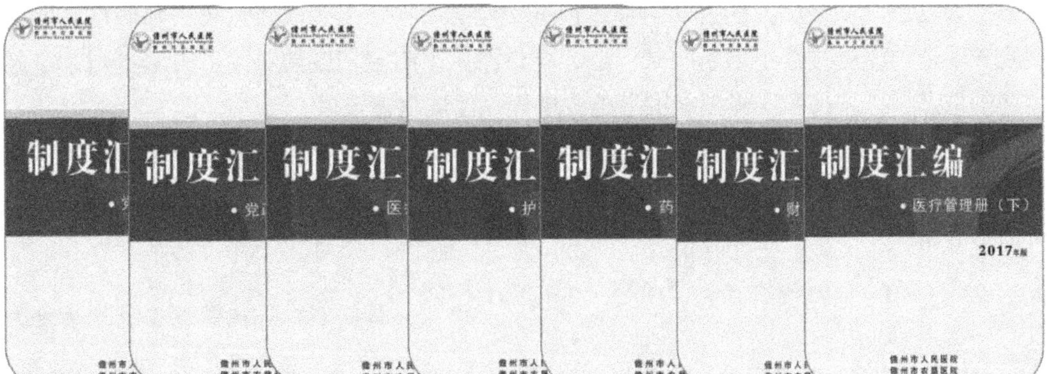

图 3-3-234　制度汇编 7 册

九、检查阶段

1. 所有措施落实后，制度合格率由 39.8% 提高到 98.2%，成效显著（图 3-3-235）。

2. 制度数量增加，由 264 个增加到 691 个，改善了制度缺失情况（图 3-3-236）。

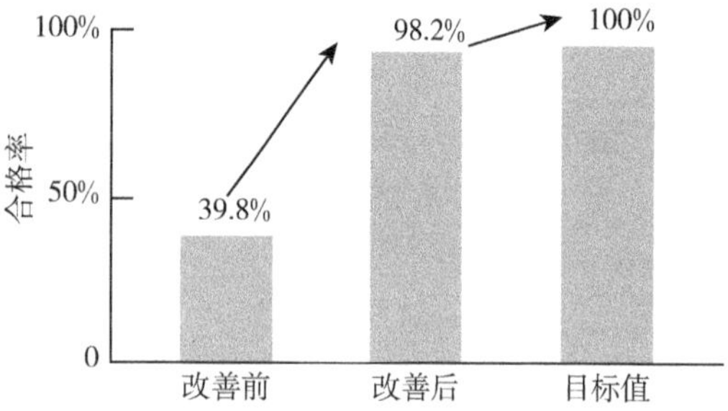

图 3-3-235 制度合格率对比

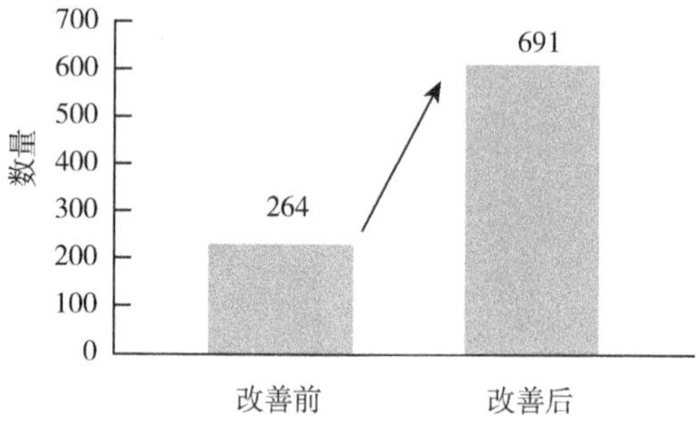

图 3-3-236 制度改善前后数量对比

3. 建立了统一的制定、修订、废止、发布流程，有规范的审核批准流程（表 3-3-59，图 3-3-227）。

4. 制度内容更加规范，统一编号，台账列管，改善了制度管理混乱情况。

十、总结阶段

通过 5 个月的持续改进，CQI 小组成员在项目实施的每个阶段认真分析、总结，了解进度，主动提出问题，保证该项目的顺利进行。形成了《医院制度、规程制定管理办法》，为后期医院的持续发展，适应医疗行业制度创新而进行的制度定期更新制定了标准化的管理流程。制度领导小组形成长效化机制，定期对科室制度撰写进行审核、把关，对科室制度撰写联络员开展定期培训，促进交流学习。在本次改善过程中共修订标准化制度 691 个，改进过程中不断收集问题，分析原因，制定相应的对策，方法得当，掌握实施的重点，严格按照实施方案推进整改进程，保证改善效果。

本项持续改进工作虽然取得了显著成效，但改善后制度合格率达 98.2%，未达到目标值 100%，需持续改进。且部分制度出台后，存在落实不力问题，计划纳入下一个 PDCA 循环。

（儋州市人民医院院办 熊华超）

案例 13 运用 PDCA 循环提高应急物资储备完好率

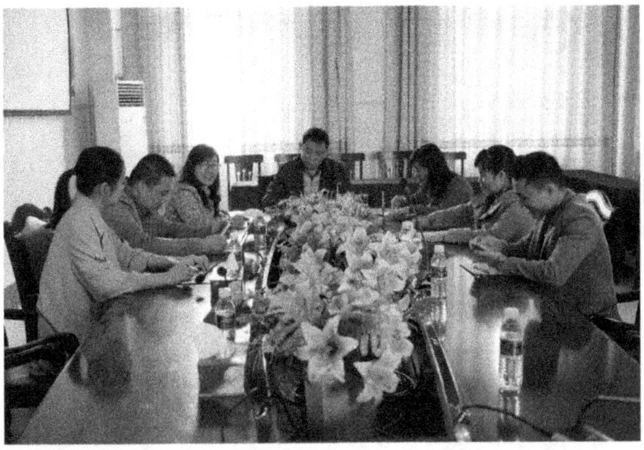

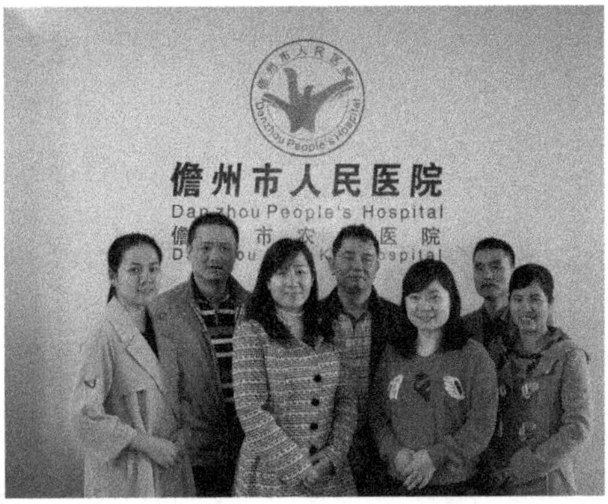

周焕平： 学习 PDCA 方法，持续改进管理中的不足，做到有备无患，保障各种应急物资满足需要。

廖理英： 运用 PDCA 管理工具，改进应急物资管理中的不足，做到应急物资完好无缺，托起生命的保障。

熊华超： 建立健全应急物资保障体系，提高突发事件应对处理能力。

何良臣： 我们学习 PDCA 的方法，使小组成员心往一处想，劲往一处使，做好应急物资管理，以备不时之需。

蔡水苗： 给应急药品多一点关注，对生命多一份负责。

罗雅琴： 规范应急物资管理，保障应急物资及时供应。

王成福： 把 PDCA 管理方法运用到医院应急物资的管理中，不断提高救援反应速度和协调水平，保障广大患者生命安全。

一、选题背景

1. 上级文件要求：海南省卫生和计划生育委员会《关于进一步加快推进卫生应急综合示范市（县）创建工作的通知》（琼卫应急〔2015〕24 号）评估标准 4.3 物力准备要求：4.3.2 各类卫生应急处置队伍有装备目录，且装备齐全；4.3.3 县（市、区）辖区二级以上医疗机构应急物资储备和应急情况下临时增加床位能力符合要求。

2.《三级综合医院评审标准实施细则（2011 版）》1.4.5 条款要求“合理进行应急物资和设备的储备”。

3. 在检查中发现我院在应急物资储备方面存在一些问题：设备调配中心未将急救类设备和日常租赁设备分开管理；总务科无应急物资储备和应急物资储备存放点，无专人管理；应急药品无标识、摆放随意；无相应的管理制度及监管部门。

二、项目定义

1. 应急物资是指在事故发生前用于控制事故发生，或事故发生后用于疏散、抢救、抢险等应急救援的工具、物品、食品、设备、药品、器材等相关物资。

2. 应急物资储备的完好是指应急物资储备管理符合有固定基数、账物相符、正常使用、定点存放、专人管理、标识清楚、定期巡检等。

3. 应急物资储备完好率 = $\frac{\text{应急物资储备合规数量}}{\text{全院应急物资储备数量}} \times 100\%$

三、现况调查

2016 年 5 月 10 日分别至设备调配中心、总务科、药学部对全院 32 种应急物资进行现状调查，根据应急物资完好的定义，此次检查中应急物资均符合有固定基数、账物相符、正常使用、定点存放、专人管理、标识清楚、定期巡检为"完好"，项目中的任意一项不符合则判定为"不完好"。此次检查中所有物资均不符合，所以此次检查中我院的应急储备完好率为：0（表 3-3-66）。

表 3-3-66 儋州市人民医院应急物资储备完好率调查表

科室	应急物资数量	账物相符	正常使用（无过期、无破损）	定点存放	专人管理	标识清楚	定期巡检	完好数量	完好率
药学部	23	23	23	0	0	0	0	0	0
总务科	0	0	0	0	0	0	0	0	0
设备科	9	4	4	0	0	0	0	0	0
合计	32	27	27	0	0	0	0	0	0
注：	根据应急物资完好的定义，此次检查中所有物资项目中任意一项不符合则判定为"不完好"。此次检查中所有物资均不符合，所以此次检查中我院的应急储备完好率为：0。								

四、成立 CQI 小组

为提高我院应急物资储备完好率，加强应急物资管理，我院成立由应急办、总务科、药学部、设备科等部门联手组成的 CQI 小组进行项目改进（表 3-3-67）。

表 3-3-67　CQI 小组成员

序号	姓名	科室	职务	担任角色	职责分工
1	周焕平	院办	主任	组长	组织召开协调会、分配任务
2	廖理英	院办	副主任	副组长	组织召开协调会、分配任务
3	熊华超	党办	副主任	组员	查阅文献资料、分析原因
4	罗雅琴	院办	科员	组员	数据收集、统计，幻灯制作
5	王成福	设备科	科员	组员	整理资料、对策实施
6	何良臣	总务科	科员	组员	整理资料、对策实施
7	蔡水苗	药学部	科员	组员	整理资料、对策实施

五、设定目标值

根据《三级综合医院评审标准实施细则（2011 版）》6.9.6.2 条款要求，急救类、生命支持类装备完好率 100%，应急物资储备完好率的目标值设定为 100%（图 3-3-237）。

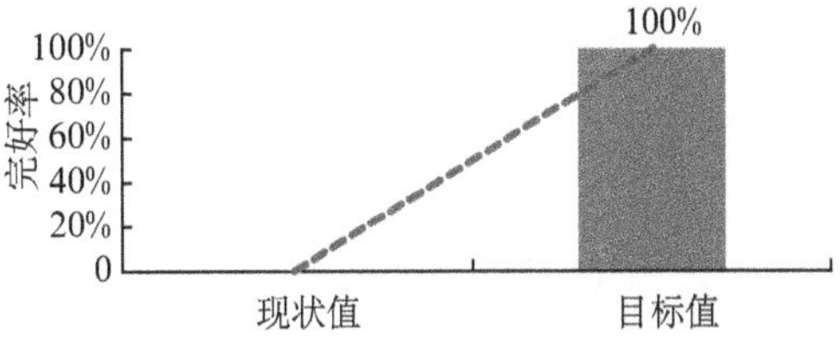

图 3-3-237　应急物资完好率目标设定

六、拟定计划

计划用 11 周的时间来完成预期的工作，其中 P 阶段 3 周，D 阶段 5 周，C 阶段 2 周，A 阶段 1 周，最后计算出每个阶段的用时率（图 3-3-238）。

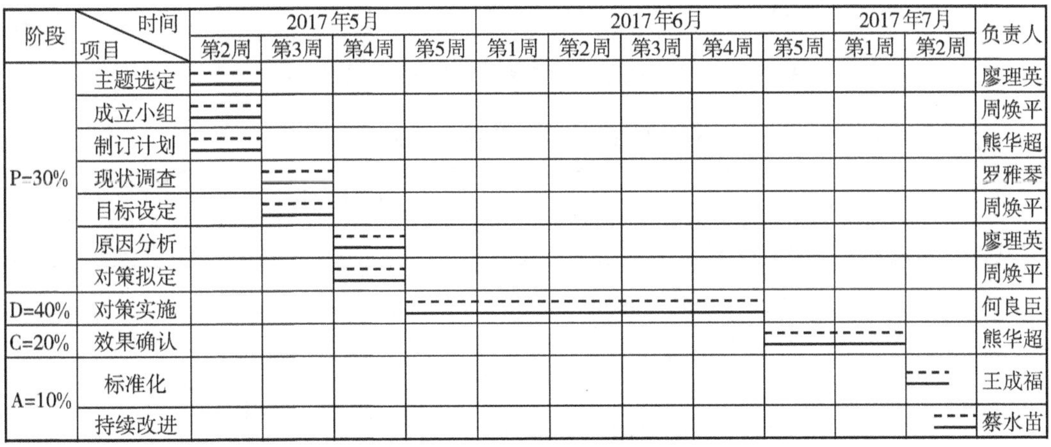

注：----- 计划执行　　—— 实际执行

图 3-3-238　提高应急物资储备完好率活动计划表——甘特图

七、原因分析

我们小组在一起研究影响我院应急物资储备完好率的主要原因是什么，小组成员开展头脑风暴，建言献策，将大家分析的原因结果绘制成鱼骨图（图 3-3-239），从人员、物、环境、制度 4 个方面进行头脑风暴分析，认为问题主要原因集中于 7 个方面：一是应急物资储备不规范；二是应急物资储存不合理；三是没有奖罚制度和措施；四是监管不到位；五是工作人员日常工作繁忙；六是没有统一归口管理部门；七是医院未发生大规模应急事件。CQI 小组成员至科室对选定的主要原因进行现场调查，按调查结果计算出每个主要原因所占累计百分比（表 3-3-68），绘制了柏拉图（图 3-3-240）。按照二八法则，将应急物资储备不规范、应急物资储存不合理、监管不到位 3 项确定为要整改的重点。

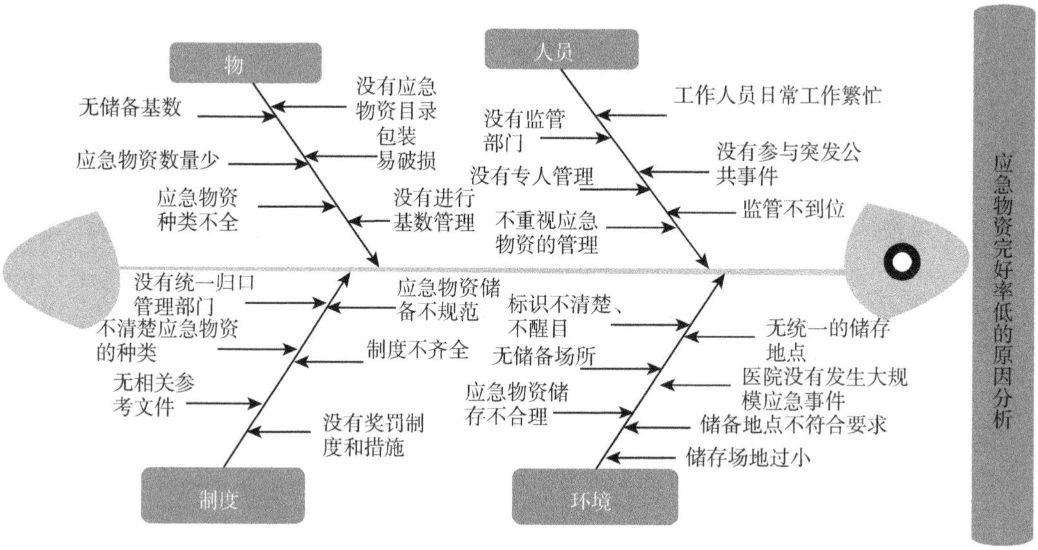

图 3-3-239 应急物资储备完好率低的主要原因分析——鱼骨图

表 3-3-68 应急物资储备完好率低的原因统计表

序号	项目	发生次数	累计百分比
1	应急物资储备不规范	40	34.78%
2	应急物资储存不合理	28	59.13%
3	没有奖罚制度和措施	25	80.87%
4	监管不到位	7	86.96%
5	工作人员日常工作繁忙	6	92.17%
6	没有统一归口管理部门	5	96.52%
7	医院未发生大规模应急事件	4	100%

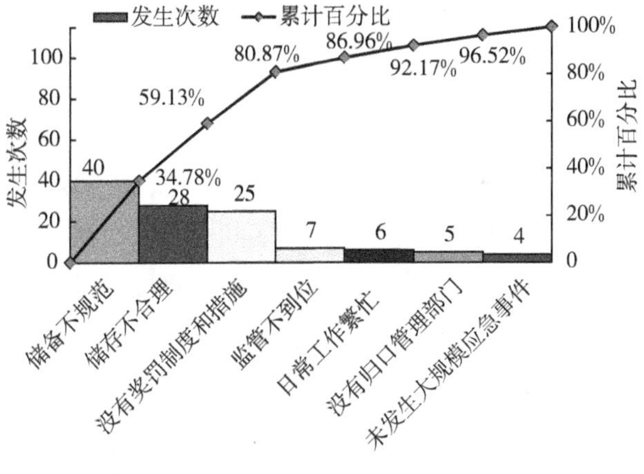

图 3-3-240　应急物资储备完好率低的真因验证——柏拉图

八、制定对策

运用 5W1H 法制定了持续改进对策（表 3-3-69）。

1. 应急物资储备不规范，我们采取以下措施：一是开会讨论制定制度、制作应急物资清单；二是组织院科两级应急知识培训和考试。

2. 应急物资储存不合理：进行 5S 管理，规范标识、应急物资外包装；按 5S 管理要求将应急物资类别设定固定储存点；指定专人管理，制定入库、日常检查等管理要求。

3. 针对监管不到位：我们制定查检表，科室管理人员每月查检，并做好记录；医院应急办每季度对应急物资进行巡查，对存在的问题下发督导单限期整改。

表 3-3-69　提高应急物资储备完好率对策制定——5W1H

主要问题	主要原因	措施	负责人	日期	地点
应急物资储备不规范	无制度、无清单	开会讨论制定制度、制作应急物资清单	周焕平	5 月 27 日—5 月 30 日	会议室
	未进行培训	组织院科两级应急知识培训和考试	廖理英	5 月 31 日—6 月 2 日	俱乐部 科室
应急物资储存不合理	无标识、外包装不规范	进行 5S 管理，规范标识、应急物资外包装	蔡水苗	6 月 5 日 —6 月 9 日	库房
	没有定点放置	进行 5S 管理，按应急物资类别设定固定储存点	何良臣	6 月 5 日 —6 月 9 日	库房
	无专人管理	指定专人管理、制定管理要求（入库、日常检查等）	罗雅琴	6 月 12 日—6 月 16 日	库房
监管不到位	科室无自查自检	制定查检表，科室管理人员每月查检，并做好记录	王成福	6 月 19 日—6 月 20 日	库房
	医院无巡查监管	医院应急办每季度对应急物资进行巡查，对存在的问题下发督导单限期整改	熊华超	6 月 21 日—6 月 23 日	库房

九、执行阶段

（一）应急物资储备不规范

1. 用制度规范应急物资储备。小组开会讨论制定制度，应急办起草（图 3-3-241，图 3-3-242），召集相关科室讨论制度的制定（图 3-3-243）、会签制度，按医院文件审批流程审批并下发（图 3-3-244 ～图 3-3-246）。经院办公人员讨论，确定应急办为监管部门，负责定期对各部门的物资储备进行检查督导。

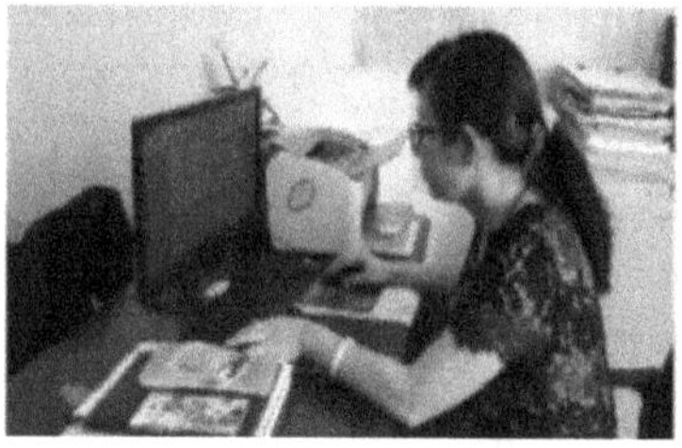

图 3-3-241　起草制度

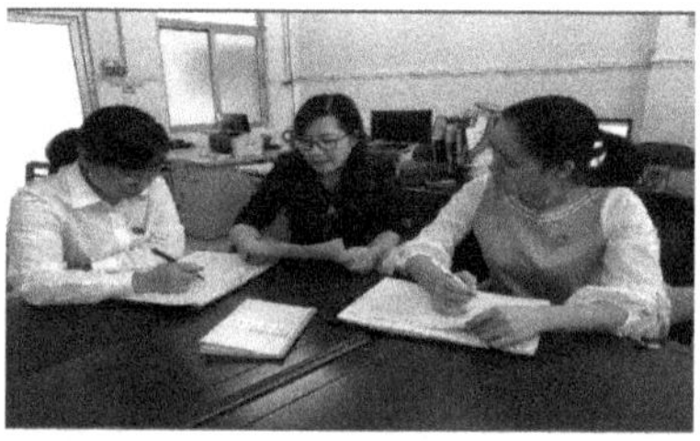

图 3-3-242　应急办人员讨论制度的制定

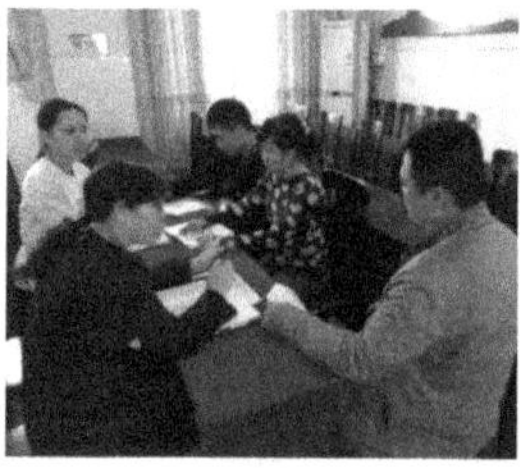

图 3-3-3-243　召集科室讨论制度的制定

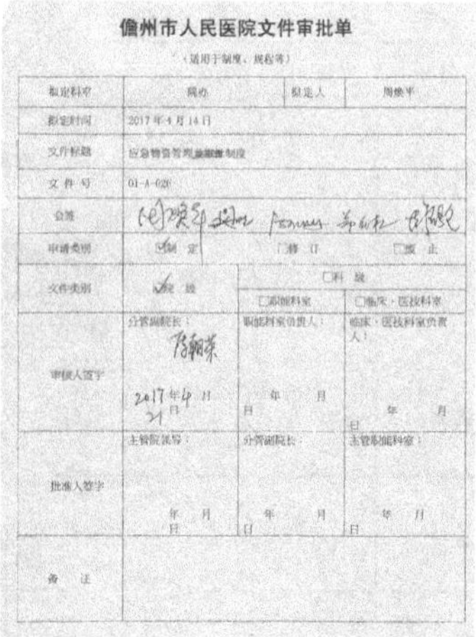

儋州市人民医院文件审批单

（适用于制度、规程等）

拟定科室		拟定人	周焕平
拟定时间	2017 年 4 月 14 日		
文件标题	应急物资管理制度		
文件号	01-A-020		
会签			
申请类别	☑制定	□修订	□废止
文件类别	☑院级	□科级 □职能科室	□临床、医技科室
审核人签字	分管副院长： 2017 年 4 月 21 日	职能科室负责人： 年 月 日	临床、医技科室负责人： 年 月 日
批准人签字	主管院领导： 年 月 日	分管副院长： 年 月 日	主管职能科室： 年 月 日
备注			

图 3-3-244　制度审批单

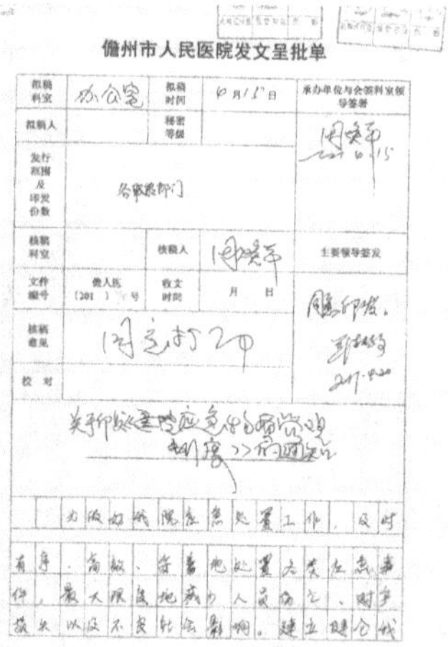

儋州市人民医院发文呈批单

拟稿科室	办公室	拟稿时间	4 月 15 日	承办单位与会签科室领导签署
拟稿人		秘密等级		
发行范围及印发份数	各职能部门			
核稿科室		核稿人		主要领导签发
文件编号	儋人医〔201 〕 号	收文时间	月 日	
核稿意见				
校对				

图 3-3-245　下发文件呈批单

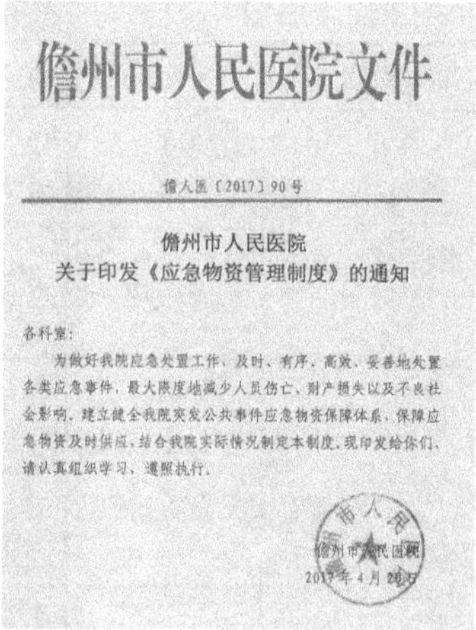

儋州市人民医院文件

儋人医〔2017〕90 号

儋州市人民医院
关于印发《应急物资管理制度》的通知

各科室：

为做好我院应急处置工作，及时、有序、高效、妥善地处置各类应急事件，最大限度地减少人员伤亡、财产损失以及不良社会影响，建立健全我院突发公共事件应急物资保障体系，保障应急物资及时供应，结合我院实际情况制定本制度，现印发给你们，请认真组织学习，遵照执行。

儋州市人民医院
2017 年 4 月 20 日

图 3-3-246　制度下发文件

2. 规范应急物资储备基数。应急办牵头，设备调配中心、药学部和总务科开会讨论确定全院应急物资储备计划。经应急领导小组会议讨论，确定了 6 大类、71 种、3121 件物品为我院的应急物资储备基数（图 3-3-247 ～图 3-3-249）。

序号	种类	物资名称	数量 / 单位	储备场所	备注
1		帐篷	2 顶	应急物资仓库	
2		雨衣	30 件	应急物资仓库	
3		被子	30 张	应急物资仓库	
4		毛巾被	30 张	应急物资仓库	
5		衬衫	60 件	应急物资仓库	
6		挎包	30 个	应急物资仓库	
7		解放鞋（高腰）	30 双	应急物资仓库	
8		强光手电筒	5 支	应急物资仓库	

图 3-3-247　儋州市人民医院后勤应急物资储备计划

序号	种类	物资名称	规格	数量（支）	备注
1		盐酸多巴胺注射液	20mg:2ml*10 支	100	
2		盐酸异丙肾上腺素注射液	1mg:2ml*2 支	20	
3		盐酸肾上腺素注射液	1mg:1ml*10 支	100	
4		重酒石酸去甲肾上腺素注射液	2mg:1ml*2 支	20	
5		重酒石酸间羟胺注射液	19mg:1ml*2 支	20	
6		去乙酰毛花苷注射液	0.4g:2ml*5 支	50	
7		盐酸维拉帕米注射液	2ml*5 支	50	
8		盐酸普罗帕酮注射液	35mg:10ml*5 支	50	
9		甲磺酸酚妥拉明注射液	10mg:1ml*5 支	50	

图 3-3-248　药学部重新拟定的应急药品储备计划

序号	种类	设备名称	数量	储备场所	备注
1	急救设备	监护仪	1	设备调配中心	
2		输液泵	1	设备调配中心	
3		微量泵	1	设备调配中心	
4		除颤仪	1	设备调配中心	
5		心电图机	1	设备调配中心	
6		电动吸引器	1	设备调配中心	
7		电动洗胃机	1	设备调配中心	
8	器械	听诊器	1	设备调配中心	
9		血压器	2	设备调配中心	

图 3-3-249　儋州市人民医院应急设备储备计划

3. 开展应急管理知识培训，由应急办组织全院人员进行应急管理知识培训和考试（图

3-3-250，图 3-3-251），参加培训考试的人数为 711 人，合格率为 98.5%，提高了全院人员的应急意识和认知水平。药学部、设备调配中心、总务科分别开展科级应急管理知识培训，提高本科人员对急救物资完好的重要性及相关管理要求的认识（图 3-3-252）。

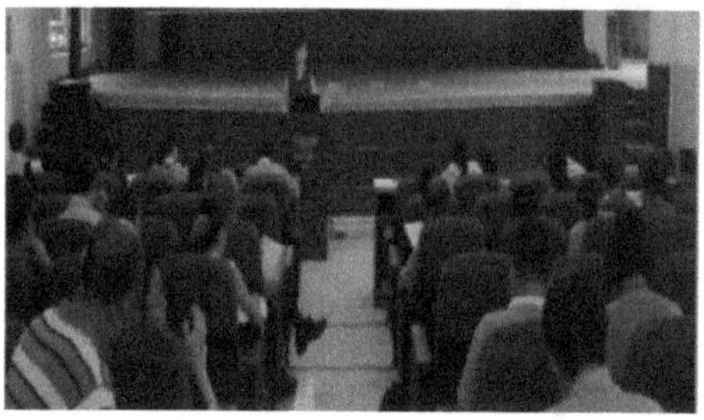

图 3-3-250 全院应急管理知识培训课

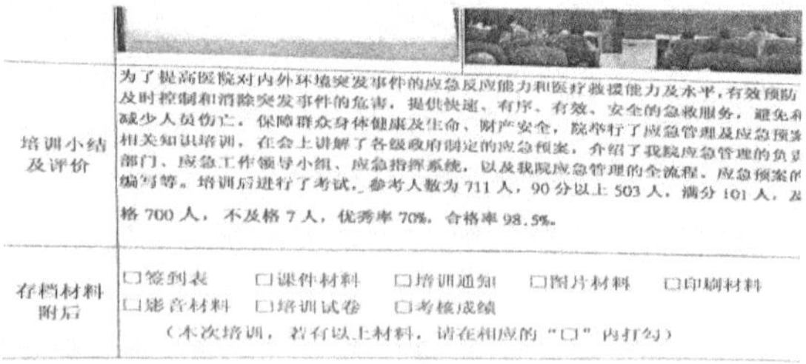

培训小结及评价	为了提高医院对内外环境突发事件的应急反应能力和医疗救援能力及水平，有效预防及时控制和消除突发事件的危害，提供快速、有序、有效、安全的急救服务，避免和减少人员伤亡，保障群众身体健康及生命、财产安全，院举行了应急管理及应急预案相关知识培训，在会上讲解了各级政府制定的应急预案，介绍了我院应急管理的负责部门、应急工作领导小组、应急指挥系统，以及我院应急管理的全流程，应急预案的编写等。培训后进行了考试，参考人数为 711 人，90 分以上 503 人，满分 101 人，及格 700 人，不及格 7 人，优秀率 70%，合格率 98.5%。
存档材料附后	□签到表 □课件材料 □培训通知 □图片材料 □印刷材料 □影音材料 □培训试卷 □考核成绩 （本次培训，若有以上材料，请在相应的"□"内打勾）

图 3-3-251 应急管理知识培训小结

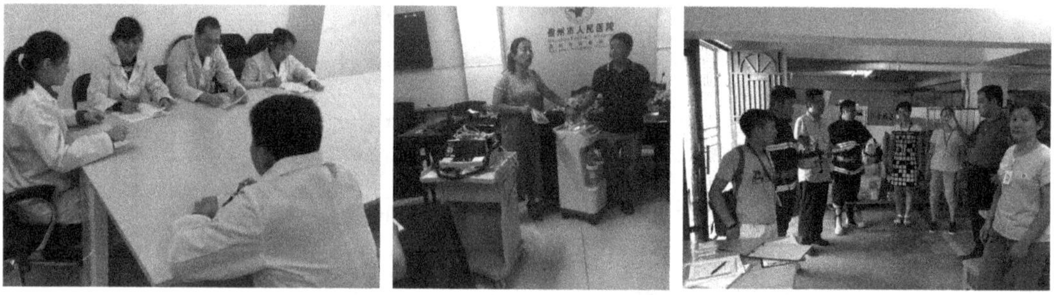

图 3-3-252 开展科级应急管理知识培训

（二）应急物资储存不合理

1. 进行 5S 管理，规范标识、应急物资外包装。对于所有的应急物资，我们均制定了统一标识和统一储存箱，标识贴于外包装处，使每位检查或调配使用应急物资者一目了然，有利于保证应急物的完整性。药学部共购置物资收纳盒（不同大小）40 个，全院共制作各类应急物资标识 10 种（图 3-3-253 ～图 3-3-259）。

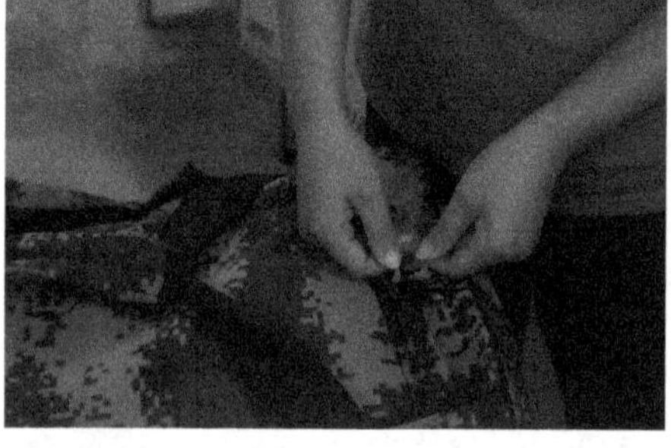

图 3-3-253 管理员给物资包装上一次性锁

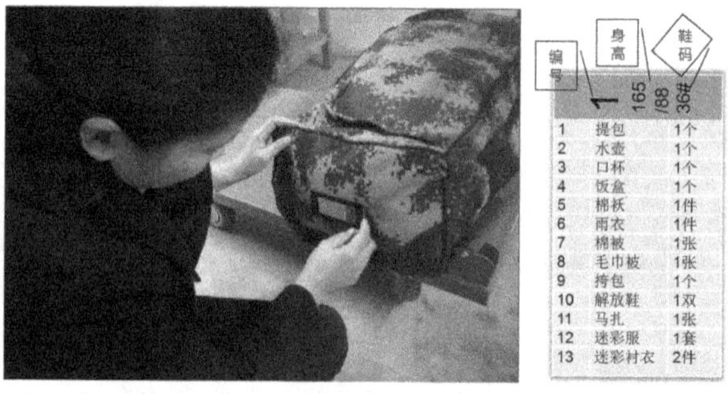

图 3-3-254 管理员给物资包贴标识

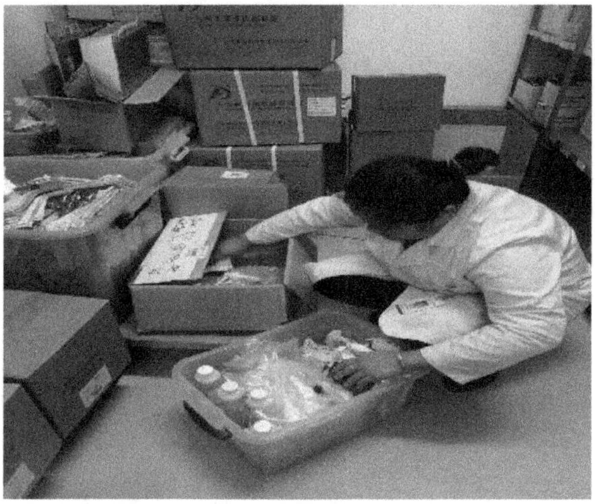

图 3-3-255　管理员将物资装入统一的收纳盒

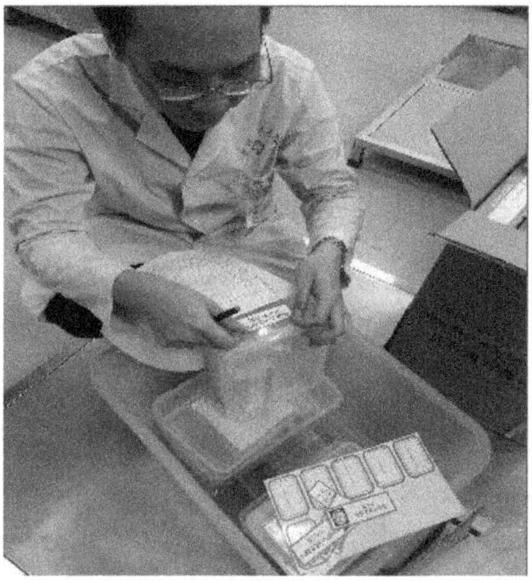

图 3-3-256　管理人员贴标识

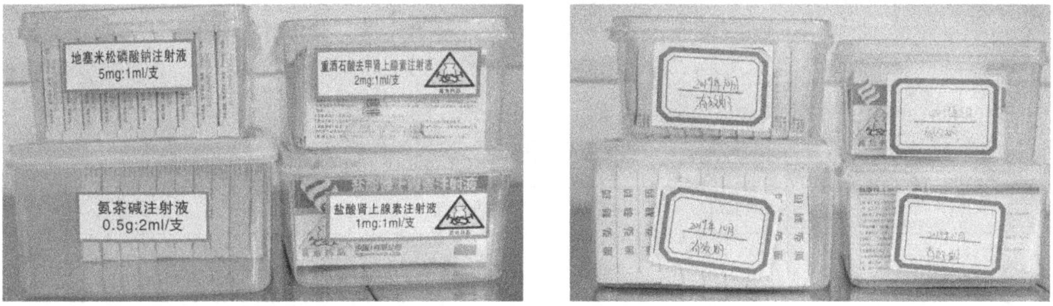

图 3-3-257　药学部共购置物资收纳盒（不同大小）40 个，制作标识 70 个

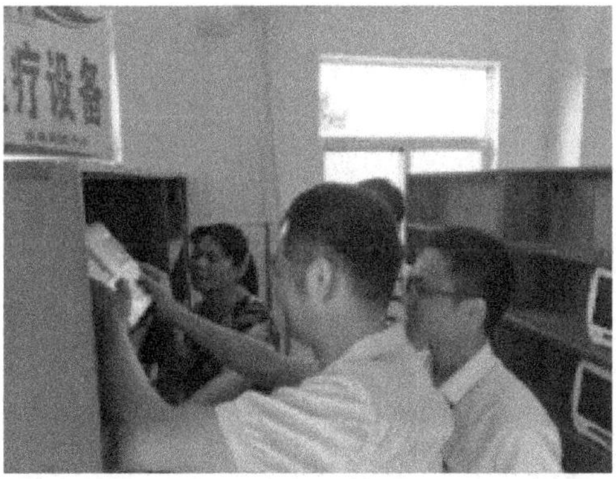

图 3-3-258　指导管理人员规范物资摆放，规范标识

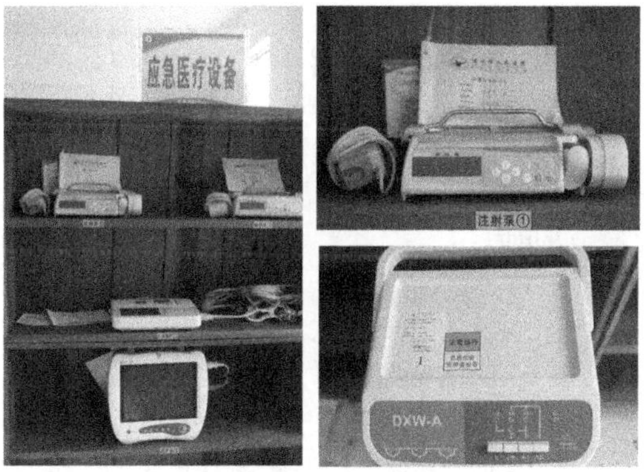

图 3-3-259　每台应急设备均有统一的标识、日常巡检记录本、维修保养说明

2. 按 5S 管理要求将应急物资类别设定固定储存点。总务科购买了 449 件应急物资，

其中生活保障类物资装包入库，共有物资包 30 个，每个物资包内装有 14 种生活用品，共计 420 件。所有的物资均有固定储存点并有明显标识，避免了管理人员随意放置（图 3-3-260）。

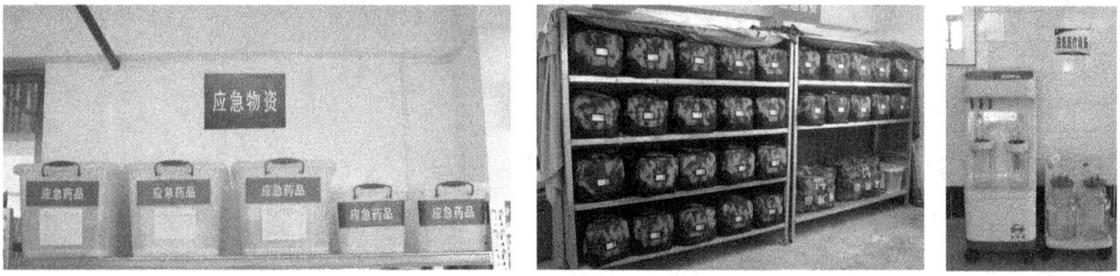

图 3-3-260　按 5S 管理要求定点分类放置

3. 指定专人管理，制定入库、日常检查等管理要求。所有的应急物资按类别指定了专人进行管理、明确了部门负责人及存放地点，分工明确，具体责任到人，保证应急物资管理的可追溯性（表 3-3-70）。

表 3-3-70　应急物资储备对口职能部门联系电话

应急物资类别	存放地点 / 电话	管理科室 / 电话	负责人 / 电话	管理员 / 电话
生活保障类	后勤物资仓库 /23332757	总务科 /23332049	吴明 /139***133	钟和香 /133***525
急救设备类	设备调配中心 /23332045	医学装备科 /23332142	周能全 /139***759	符莱珍 /183***484
急救药品类	药库 /23332769	药学部 /23380457	陈珊珊 /139***315	陈威威 /133***800
个人防护类	耗材库房 /23332728	药学部 /23380457	陈珊珊 /139***315	吴丹娜 /136***863
应急办电话		（0898）23332947		

（三）针对监管不到位

1. 由应急办指导科室规范日常检查台账、入库登记本、领用登记本、充电登记本等四种台账，科室管理人员每月查检，并做好记录（图 3-3-261）。

儋州市人民医院应急设备日常检查台账

物质库房名称：设备调配中心　　　　检查日期2017年6月5日

序号	物质名称	规格型号	数量	检查人	存在问题	解决办法
1	心电监护仪	PM-7000 Express	1台	符莱玲	完好	
2	输液泵	Infusomat Spacep	1台	符莱玲	完好	
3	微量泵（注射泵）	Perfusor Space	1台	符莱玲	完好	
4	电动洗胃机	DXW-A	1台	符莱玲	完好	
5	电动吸引机	YX932D	1台	符莱玲	完好	
6	心电图机	BeneHeart R3	1台	符莱玲	完好	
7	血压计	(0-40) kpa	2台	符莱玲	完好	
8	听诊器		1台	符莱玲	完好	

应急设备充电记录表

序号	日期	名称	编号	开始时间	结束时间	记录人
1	2017-7-3	心电监护仪	①	9:00	17:00	符莱玲
2	2017-7-3	输液泵	①	9:00	17:00	符莱玲
3	2017-7-3	微量泵	①	9:00	17:00	符莱玲
4	2017-7-3	心电图机	①	9:00	17:00	符莱玲
5	2017-7-10	心电监护仪	①	9:00	17:00	符莱玲
6	2017-7-10	输液泵	①	9:00	17:00	符莱玲
7	2017-7-10	微量泵	①	9:00	17:00	符莱玲
8	2017-7-10	心电图机	①	9:00	17:00	符莱玲
9	2017-7-17	心电监护仪	①	9:00	17:00	符莱玲
10	2017-7-17	输液泵	①	9:00	17:00	符莱玲
11	2017-7-17	微量泵	①	9:00	17:00	符莱玲
12	2017-7-17	心电图机	①	9:00	17:00	符莱玲
13	2017-7-24	心电监护仪	①	9:00	17:00	符莱玲
14	2017-7-24	输液泵	①	9:00	17:00	符莱玲
15	2017-7-24	微量泵	①	9:00	17:00	符莱玲
16	2017-7-24	心电图机	①	9:00	17:00	符莱玲
17	2017-7-31	心电监护仪	①	9:00	17:00	[illegible]
18	2017-7-31	输液泵	①	9:00	17:00	[illegible]
19	2017-7-31	微量泵	①	9:00	17:00	[illegible]
20	2017-7-31	心电图机	①	9:00	17:00	[illegible]

图 3-3-261　日常检查台账

2. 医院应急办每季度对应急物资进行巡查、对存在的问题下发督导单限期整改（图 3-3-262，图 3-3-263）。

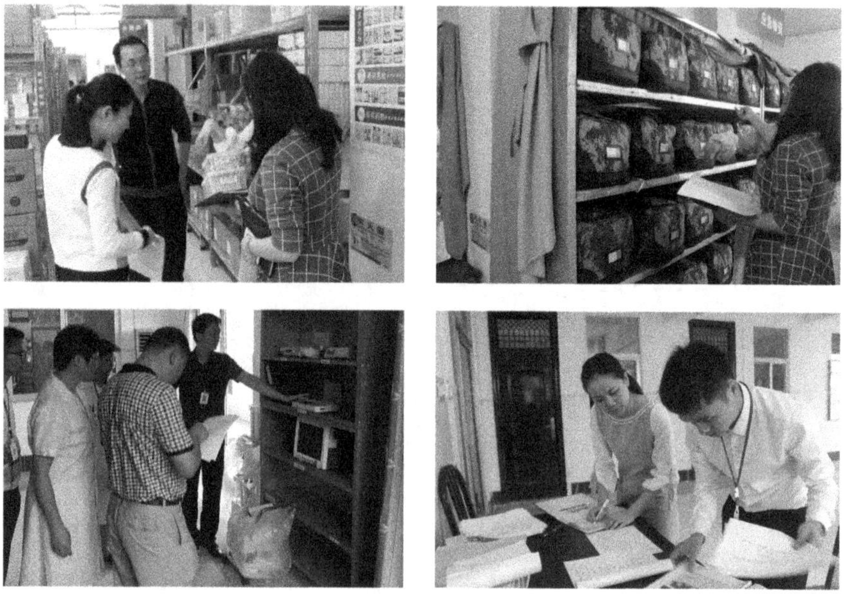

图 3-3-262　督导检查现场

儋州市人民医院应急物资储备督查表

受检科室	总务科	检查时间	2017年6月15日
督查部门/人	应急办/周焕平、应急办/罗雅琴	参与部门/人	
督查内容	1. 账物是否相符。 2. 物资是否能正常使用。 3. 存放位置是否合理。 4. 是否有进行日常检查，是否有记录。 5. 标示是否醒目规范。 6. 是否专人管理。 7. 需要充电的物品是否有充电记录。		
存在问题	物资标识不规范，摆放不整齐。		
整改措施及完成时间	对该物资部门提出存放问题，将通过[illegible]整改		
追踪检查及改进记录	已完成整改		
被检科室负责人签名	[illegible]	承办人签名	罗雅琴

图 3-3-263　下发的整改督导单

十、检查阶段

所有措施实施后，CQI 小组成员于 2017 年 6 月 26 日再次到设备调配中心、总务科和药学部对全院71个品种的应急物资完好情况进行查检（表3-3-71）。通过检测数据统计，发现我院应急物资完好率达100%，达到我们设定的目标值（图3-3-264）。全院应急物资种类由改善前和32种调整为71种（分为6大类、共有3121件），成效非常显著（图3-3-265）。

表3-3-71 改善后应急物资储备完好率调查表

科室	应急物资数量	账物相符	正常使用（无过期、无破损）	定点存放	专人管理	标识清楚	定期巡检	完好数量	完好率
药学部	40	40	40	40	40	40	40	40	100%
总务科	22	22	22	22	22	22	22	22	100%
设备科	9	9	9	9	9	9	9	9	100%
合计	71	71	71	71	71	71	71	71	100%
注：根据应急物资完好的定义，此次检查中应急物资均符合有固定基数、账物相符、正常使用、定点存放、专人管理、标识清楚、定期巡检为“完好”。此次检查中所有物资均符合，所以此次检查中我院的应急储备完好率为：100%。									

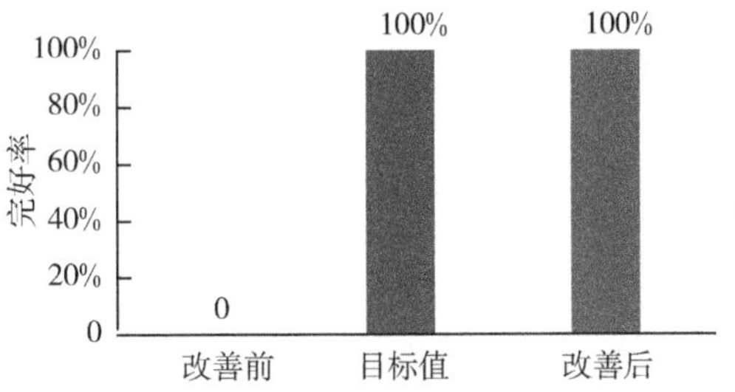

图3-3-264 应急物资储备完好率改善前后对比柱状图

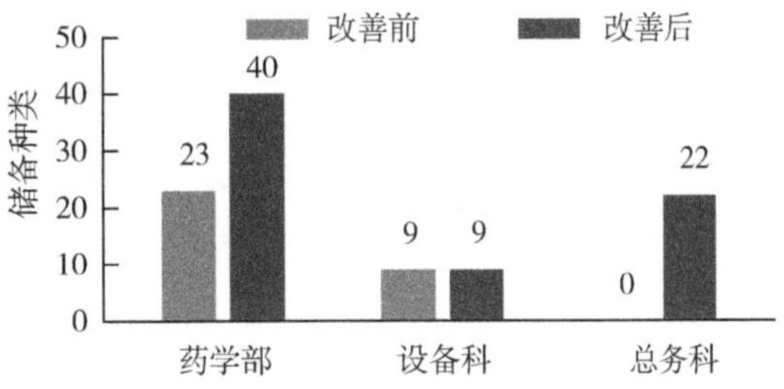

图3-3-265 应急物资储备种类改善前后对比图

十一、总结阶段

通过近3个月的持续改进，收到非常好的成效：

1. 明确了应急办负责全院应急物资的统筹管理，制定了应急物资管理制度，并纳入《应急预案汇编》。

2. 规范了日常管理，包括应急物资入库、领用和督查、审批等台账；制定了相应的采购流程和申领流程。全院应急物资种类由改善前的32种调整为71种（分为6大类，共有3121件），成效非常显著。

3. 加强了监管。建立了日常巡检制度，保证了应急物资管理的可追溯性。确保应急时可迅速拿出、用上、保障好。

4. 学会了运用 PDCA 管理工具改进日常工作，收获很大，使我们逐步从经验管理走向科学管理。

回顾整个改善案，我院现在的应急物资管理仍由 3 个部门分开管理，没有统一归口管理部门，还存在恒温、恒湿不完善等问题，下期的改进计划是运用 PDCA 循环提高应急物资储备管理的规范性。

（儋州市人民医院应急办　廖理英）

案例 14　运用 PDCA 循环改进医疗信息数据库管理

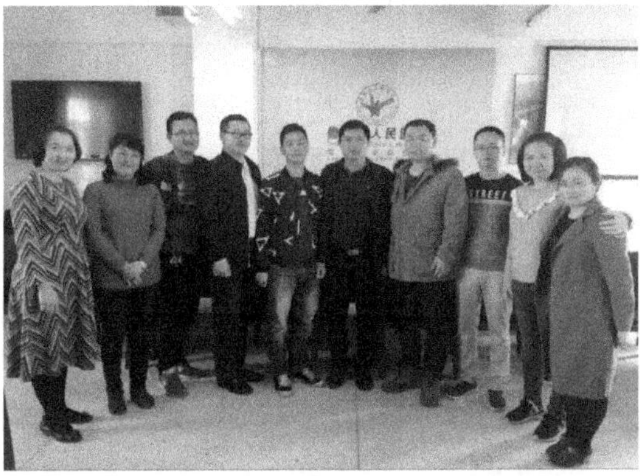

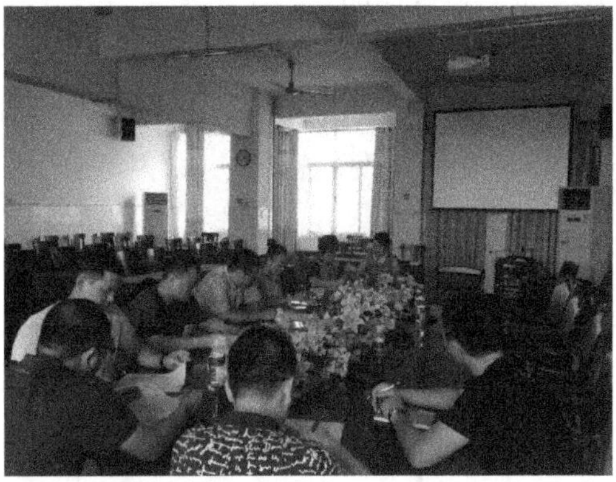

林　艺：学习 PDCA，运用 PDCA，职能部门，临床、医技科室能够运用数据库开展质量管理与持续改进活动，使医院的医疗质量管理更加规范化、科学化、精细化。

符照鑫：实践 PDCA 的全过程，通过数据查找问题，制定整改措施，持续改进并见到成效。

潘雪晖：学会运用 PDCA 管理工具，用数据说话，推动质量前行。

王力鹏：运用数据进行科室医疗质量分析，管理更规范、有序。

卓　梁：PDCA 的方法使我们提高工作效率，改进医疗质量。

郭多娜：运用 PDCA 循环改变我院医疗质量管理模式，提升医疗质量管理能力。

一、选题背景

（一）国家医管专家在辅导中发现，医院的医疗质量数据未能统一归口管理，医疗信息数据库不健全。

（二）日常工作检查中发现以下问题：

1. 医疗质量管理体系不健全：①三级质控体系不健全；②未指定部门统一管理医疗数据。

2. 统计室管理不规范：①统计员不足；②统计方法错误。

3. 病案首页填写不规范：①病案首页漏项造成数据不全；②诊断编码、手术及操作编码错误造成数据不准确。

4. 数据管理：①各职能部门的信息系统自行监管，数据未统一上报质控科；

②数据库不健全。

（三）《三级综合医院评审标准实施细则（2011 年版）》中明确指出：有指定的部门负责收集和处理相关信息，信息数据集中归口管理，方便管理人员调阅使用。数据库除一般常规数据外，至少应包括下列有关数据：合理使用抗生素和其他药品、合理使用血液和血液制品、围手术期管理与手术分级管理、各类手术与介入操作及并发症、麻醉操作、医院感染、病历质量、急危重症管理、医疗护理缺陷与纠纷、患者满意度等。职能部门能够运用数据库开展质量管理活动。《三级综合医院医疗质量管理与控制指标（2011 年版）》明确指出：医疗质量管理与控制指标有七大类（住院死亡类、重返类、医院感染类、手术并发症类、患者安全类、医疗机构合理用药类、医院运行管理类）。

目前，我院未指定部门管理信息数据，数据库管理项目不健全。为规范医疗质量信息数据的管理，我们选择了这个项目。

二、现状调查

2017 年 1 月质控科到各职能部门及科室进行调查，经过调查发现监测指标项目数仅占 19%（表 3-3-72）。

表 3-3-72　各职能部门及科室监测指标查检表

项目	监测指标项目数（现状）	监测指标项目数（目标）
医院质量监测系统（HQMS）	0	247
医院医疗质量与安全控制指标	0	64
等级医院评审第七章日常统计指标	0	458
职能部门质量监测指标	28	28
临床、医技科室质量与安全监测指标	0	17
四项指标（本院）	4	4
医疗护理缺陷与纠纷	1	1
六大重点专业指标	97	97
医疗质量报表（省卫计委）	31	31
病房动态报表（省卫计委）	25	25
合计	186	972

注：改善前指标监测项目有 186 项，占应监测指标项目数的 19%。

三、成立 CQI 小组

为规范医疗质量信息数据的管理，我院成立跨部门 CQI 小组，由质控科、院感办、医务科、病案科、信息科、药学部、护理部、急诊科、麻醉科、ICU 等部门及科室人员共同组成。各成员分工明确（表 3–3–73）。

表 3–3–73　CQI 小组成员

序号	姓名	职称	所在部门	担任角色
1	林艺	副主任医师	质控科	组长
2	潘聪	医师	院感办	收集数据
3	王力鹏	主治医师	急诊科	联络员
4	谭德敏	主治医师	重症医学科	实施
5	符照鑫	医师	医务科	实施
6	郭多娜	统计员	病案科	收集数据
7	黄卓梁	软件工程师	信息科	组员
8	黄兹英	药师	药学部	检查
9	潘雪晖	副主任护师	护理部	秘书
10	鲁晓梅	副主任医师	麻醉科	数据汇总

四、设定目标值

依据《三级综合医院评审标准实施细则（2011 年版）》要求医疗信息数据管理项目达到 100%（图 3–3–266）。

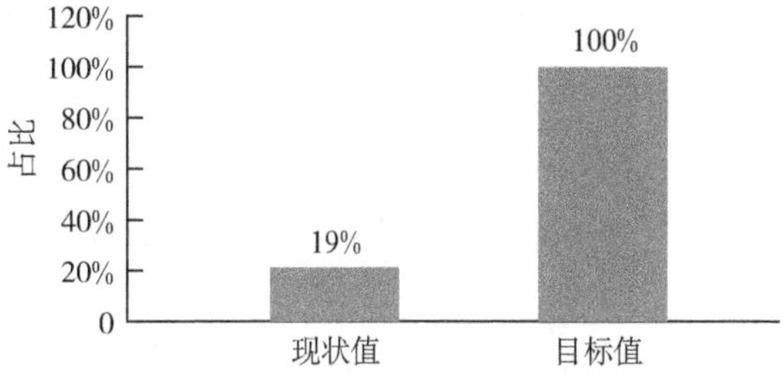

图 3–3–266　医疗质量信息数据管理目标值设定

五、拟定计划

计划用 26 周的时间来完成预期的工作，其中 P 阶段用时 8 周，D 阶段用时 10 周，C 阶段用时 5 周，A 阶段用时 3 周，最后计算出每个阶段的用时率（图 3–3–267）。

六、原因分析

我们小组在一起研究我院医疗信息数据管理不规范的主要原因是什么？小组成员开展头脑风暴，建言献策，将大家的智慧绘制成鱼骨图（图 3–3–268），从人员、环境、

阶段	时间 / 项目	1月				2月				3月				4月				5月				6月				责任人
		1周	2周	3周	4周	1周	2周	3周	4周	1周	2周	3周	4周	1周	2周	3周	4周	1周	2周	3周	4周	1周	2周	3周	4周	
P=3%	主题选定																									林艺
	现状调查																									郭多娜
	设定目标																									王力鹏
	原因分析																									潘聪
	制定对策																									黄卓梁
D=40%	组织实施																									谭德敏
C=20%	效果检查																									鲁晓梅
	巩固措施																									黄慈英
A=10%	检讨与改进																									陈晓红

注：-----表示计划线　　——表示实施线

图 3-3-267　规范医疗质量信息数据管理活动计划——甘特图

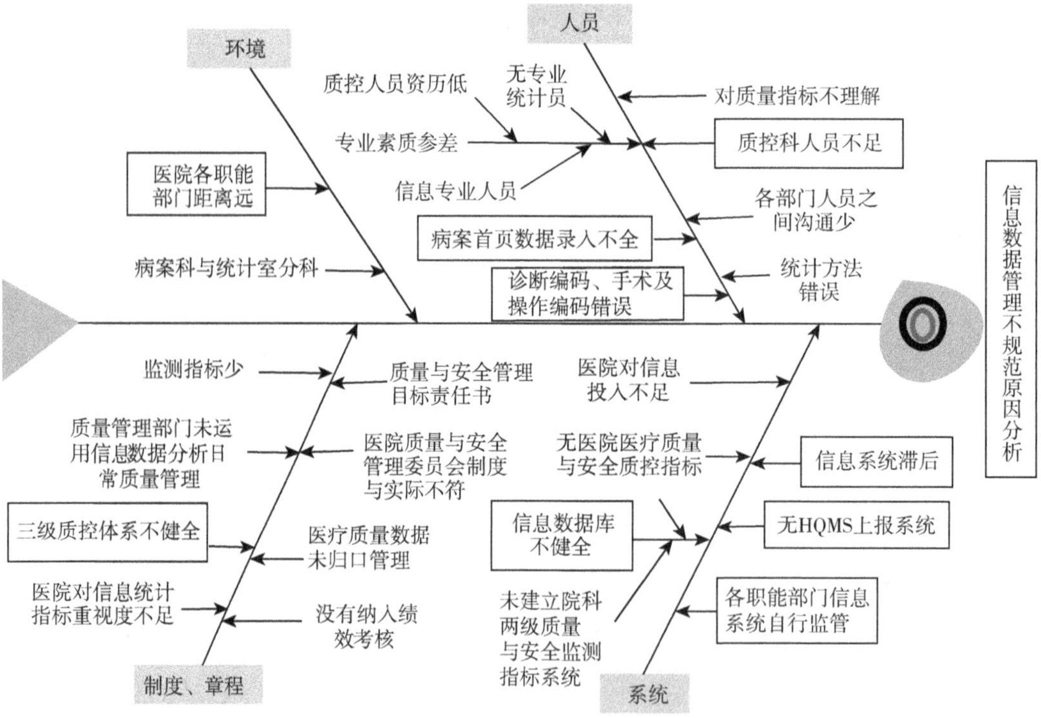

图 3-3-268　信息数据管理不规范原因分析——鱼骨图

制度章程、系统共 4 个方面进行头脑风暴分析，认为问题主要原因集中于 9 个方面：一是三级质控体系不健全；二是无 HQMS 上报系统；三是信息数据库不健全；四是病案首页数据录入不全；五是各职能部门信息系统自行监管；六是诊断编码、手术及操作编码错误；七是质控科人员不足；八是信息系统滞后；九是医院各职能部门距离远。专职人员到各职能部门及科室对未落实原因进行现场调查，按调查结果计算出每个主要原因所占累计百分比（表 3-3-74），绘制了柏拉图（图 3-3-269）。按照二八法则，将三级质控体系不健全、无 HQMS 上报系统、信息数据库不健全三项确定为要整改的占少数的关键性主要原因。

表 3-3-74　信息数据管理不规范原因统计表

项目	次数	累计百分比
三级质控体系不健全	65	47%
无 HQMS 上报系统	35	72%
信息数据不健全	10	80%
病案首页数据录入不全	8	86%
各职能部门信息系统自行监管	7	91%
诊断编码、手术及操作编码错误	5	94%
质控科人员不足	5	98%
信息系统滞后	2	99%
医院各职能部门距离远	1	100%

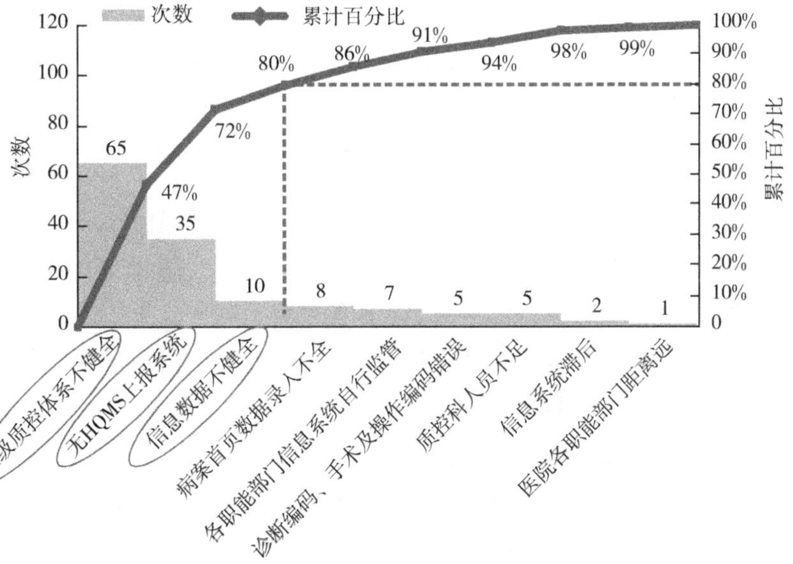

图 3-3-269　信息数据管理不规范真因验证——柏拉图

七、制定对策

运用 5W1H 法制定了持续改进对策（表 3–3–75）。

表 3–3–75 信息数据管理不规范对策制定——5W1H

What	Why	How	Who	When	Where
三级质控体系不健全	1. 医院未指定部门管理； 2. 三级质控体系职责分工不明确	1. 通过医院质量与安全委员会讨论决定由质控科统一管理； 2. 重建医院三级质控体系，修订委员会制度； 3. 制定医院质量与安全管理控制目标； 4. 制定各职能部门，临床、医技科室监测指标； 5. 举办职能科室主任"医疗质量分析会"及科主任科室质量与安全管理运作竞赛； 6. 制定《医疗质量安全管理与持续改进工作手册》	符照鑫	2017 年 1 月	质控科
无 HQMS 上报系统	对 HQMS 数据上报认识不足	1. 申请医院 HQMS 上报账号； 2. 病案首页与 HQMS 做接口，自动上传医疗质量指标； 3. 邀请国家医管专家及省内病案科专家辅导如何准确上报数据； 4. 安装"病案首页数据质量管理系统"以提高病案首页数据质量	黄卓梁	2017 年 2 月	病案科
信息数据不健全	信息系统滞后，医院投入不足	建立病案信息统计管理平台、医院输血管理系统、手术麻醉管理系统、医院感染实时监控系统、不良事件上报系统（OA）、合理医疗精细化管理平台（药学），为质量指标的提取提供依据	陈晓红	2017 年 2 月	质控科

1. 针对三级质控体系不健全，我们采取以下措施：一是通过医院质量与安全委员会讨论决定由质控科统一管理；二是重建医院三级质控体系，修订委员会章程；三是制定医院质量与安全管理控制目标；四是制定各职能部门、临床、医技科室监测指标；五是举办职能科室主任"医疗质量分析会"及科主任科室质量与安全管理运作竞赛；六是制定《医疗质量安全管理与持续改进工作手册》。

2. 针对无医院质量监测系统（HQMS）上报系统，我们采取以下措施：一是申请医院 HQMS 上报账号；二是病案首页与 HQMS 做接口自动上传医疗质量指标；三是邀请国家医管专家及省内病案科专家辅导如何准确上报数据；四是安装了"病案首页数据质量管理系统"以提高病案首页数据质量。

3. 针对信息数据不健全，我们采取以下措施：建立病案信息统计管理平台、医院输血管理系统、手术麻醉管理系统、医院感染实时监控系统、不良事件上报系统（OA）、合理医疗精细化管理平台（药学），为质量指标的提取提供依据。

八、执行阶段

1. 医院质量与安全管理委员会讨论通过由质控科统一管理医疗质量与安全管理信息数据（图 3-3-270）。

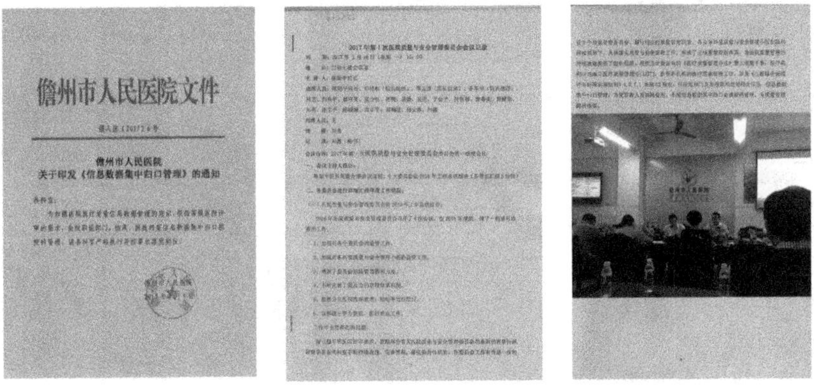

图 3-3-270　下发文件由质控科统一管理医疗质量与安全管理信息数据

2. 重建医院三级质控体系（图 3-3-271）。

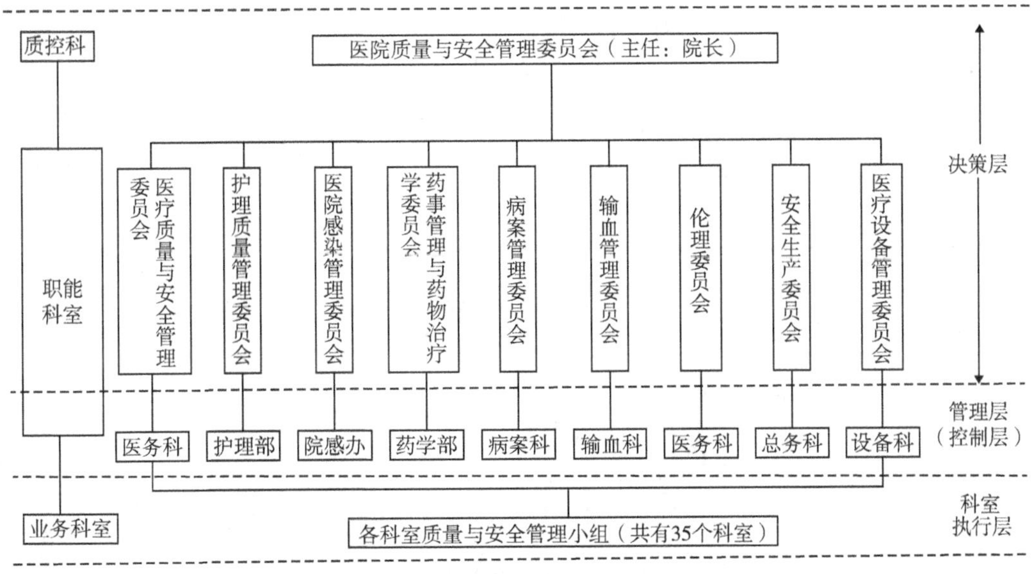

图 3-3-271　医院质量与安全委员会架构

3. 修订委员会章程，明确各委员会的职责（图 3-3-272）。

4. 由院长主持，医疗质量与安全管理委员会成员制定医院质量与安全控制目标（图 3-3-273），并将标准下发到职能部门执行。

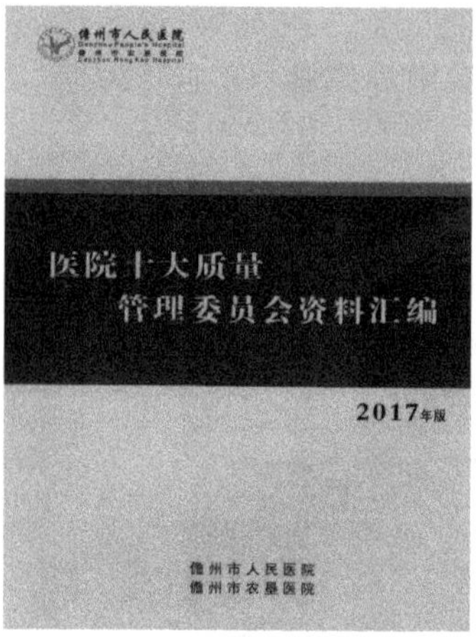

图 3-3-272 医院十大质量管理委员会资料汇编

2017年儋州市人民医院质量与安全管理控制目标（64项）

序号	质量安全控制目标项	标准值	实际	备注
1	在岗人员参加“三基”培训覆盖率及考核合格率	100%		
2	在岗人员医院核心医疗制度（18项核心制度）知晓率	100%		
3	不发生定性为完全或主要责任的一级、二级医疗事故；	0		
4	重大医疗过失行为和医疗事故报告率	100%		
5	法定传染病报告率	100%		
6	平均住院日	≤9天		
7	病床使用率	≥90%		
8	院内急诊会诊到位时间	≤10分钟		
9	院内普通会诊到位时间	≤48小时		
10	药品收入占医疗总收入比例	≤30%		
11	门诊患者抗菌药物处方比例不超过20%；	≥20%		
12	急诊患者抗菌药物处方比例不超过40%；	≥40%		
13	住院患者抗菌药物使用率不超过60%；	≥60%		
14	抗菌药物使用强度控制在	40DDD以下		
15	外科手术预防使用抗菌药物术前30分钟至2小时	30分钟至2小时		
16	Ⅰ类切口手术患者预防使用抗菌药物时间≤24小时的比例	≤24小时		

图 3-3-273 医院质量与安全控制目标（64 项）

5. 建立院科两级医疗质量监测指标（表 3-3-76 ～表 3-3-80）。

表 3-3-76 医疗质量监测指标

序号	分类	项目	监测频率	监测部门	数据来源	监测科室
1	医疗	门诊人次	月 / 次	医务科	统计室	门诊
2		进入绿色通道人次	月 / 次	医务科	急诊科	急诊科
3		急诊留观人次	月 / 次	医务科	急诊科	急诊科
4		急诊人次	月 / 次	医务科	统计室	急诊科
5		入院人数	月 / 次	医务科	统计室	临床科室

表 3-3-77 护理专业质量监测指标

序号	分类	项目	监测频率	监测部门	数据来源	监测科室
1	护理	住院压力性损伤发生率（%）	次 / 月	护理部	护理部	临床科室
2		医院内跌倒 / 坠床发生率（‰）	次 / 月	护理部	护理部	临床科室
3		气管导管非计划性拔管率（%）	次 / 月	护理部	护理部	临床科室
4		住院患者身体约束率（%）	次 / 月	护理部	护理部	临床科室
5		导尿管非计划拔管发生率（‰）	次 / 月	护理部	护理部	临床科室

表 3-3-78 泌尿外科质量与安全指标

分类	指标名称	数据来源	1月	2月	3月	4月
医疗质量管理类	总手术例数	手术室				
	重点手术总例数	病案科				
	重点疾病例数	病案科				
	重点疾病手术例数	病案科				
	重点疾病死亡例数	病案科				
	重点疾病死亡率（%）	病案科				
	重点疾病平均住院日	病案科				
	重点疾病平均住院费用（元）	病案科				
注：若以上指标无数据，统一备注。NA，指标不适用；ND，指标数据暂未上报；—，指标数据未填写。针对指标异常质控科室小组将进行分析。						

表 3-3-79 神经内科质量与安全指标

分类	指标名称	数据来源	1月	2月	3月
医疗质量管理类	入院人数	统计室			
	出院患者数	统计室			
	住院死亡数（例）	统计室			
	死亡率	统计室			
	住院危重抢救成功率（%）	统计室			
注：若以上指标无数据，统一备注。NA，指标不适用；ND，指标数据暂未上报；—，指标数据未填写。针对指标异常质控科室小组将进行分析。					

表 3-3-80 病理科质量与安全指标

指标名称		指标	1月	2月	3月
常规	数量	＞500			
	报告准确率（%）	≥95			
冰冻	数量	＞50			
	冰冻与常规符合率（%）	≥95			
设备指标	万元以下设备完好率（%）	≥75			
注：若以上指标无数据，统一备注。NA，指标不适用；ND，指标数据暂未上报；—，指标数据未填写。针对指标异常质控科室小组将进行分析。					

6. 职能部门及科室能够运用质量与安全管理数据开展质量管理活动（图 3-3-274，图 3-3-275）。

7. 申请 HQMS 上报账号并做病案首页与 HQMS 接口（图 3-3-276，图 3-6-277）。

8. 对病案首页数据上报人员进行辅导（图 3-3-278，图 3-3-279），安装“病案首页数据质量管理系统”提高首页数据上报的准确性（图 3-3-280）。

9. 健全医疗质量监测系统（图 3-3-281）。

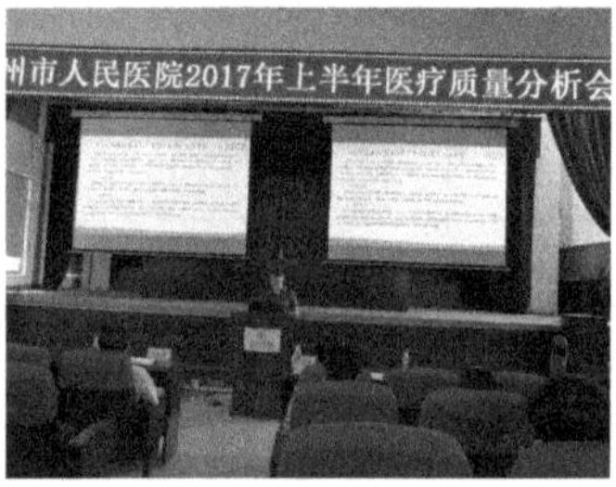

图 3-3-274　职能部门运用数据库开展质量管理活动

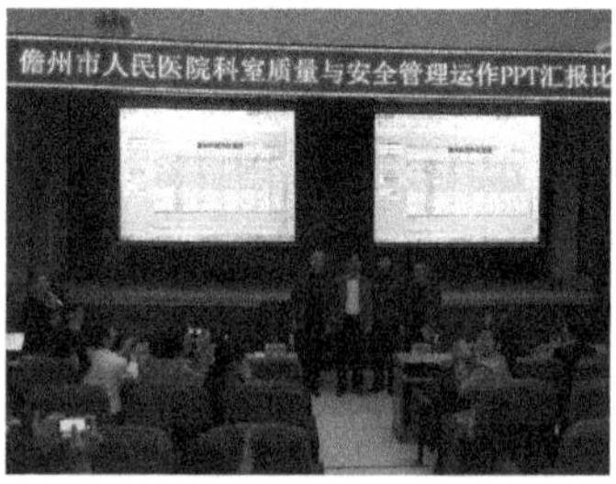

图 3-3-275　科室主任质量与安全管理运作比赛

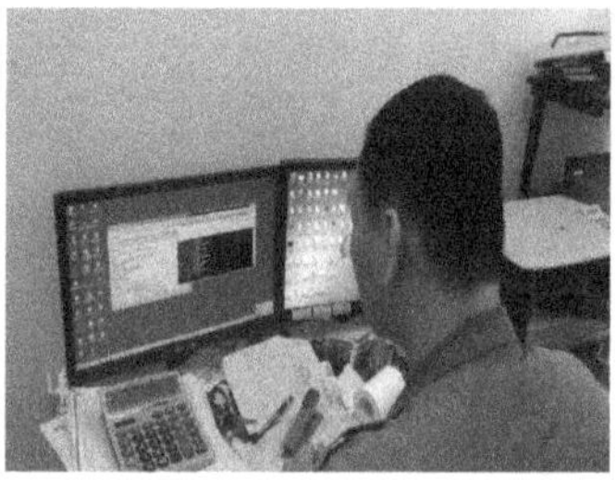

图 3-3-276　信息科工程师做 HQMS 接口

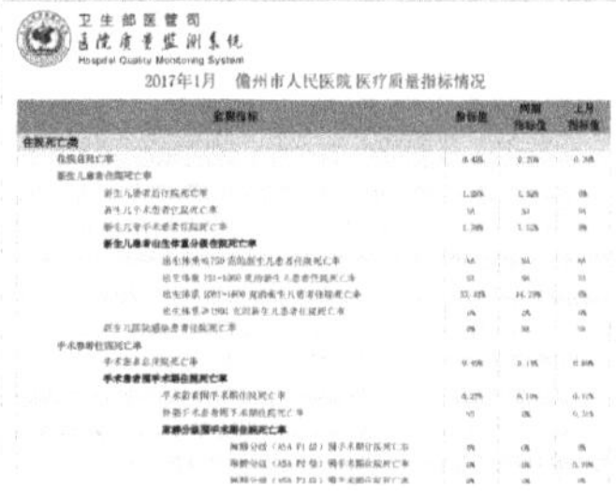
卫生部医管司
医院质量监测系统
Hospital Quality Monitoring System
2017年1月　儋州市人民医院 医疗质量指标情况

图 3-3-277　成功对接 HQMS

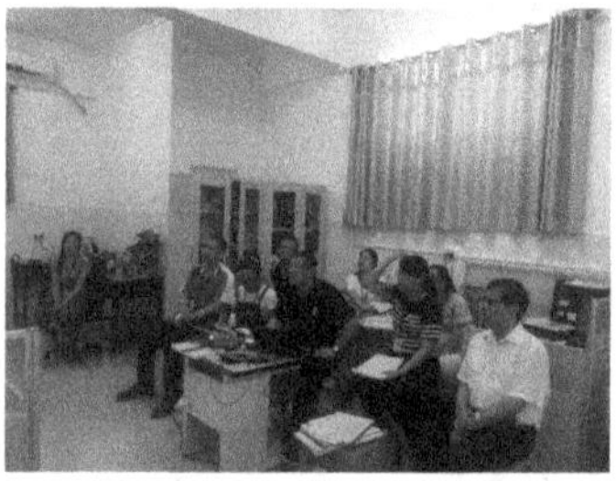

图 3-3-278　医管专家对病案统计员进行辅导

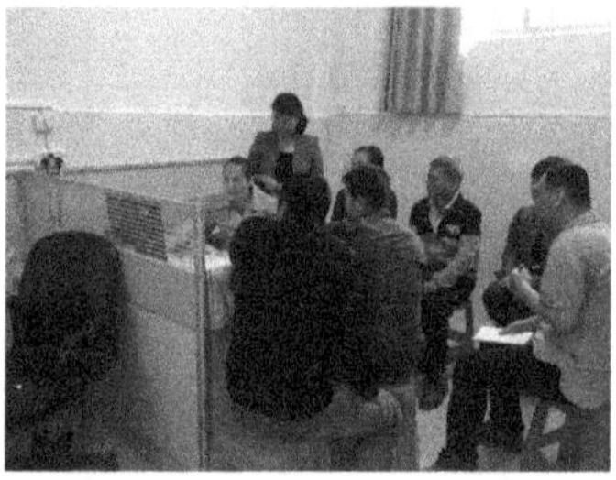

图 3-3-279　省内专家对病案统计员进行辅导

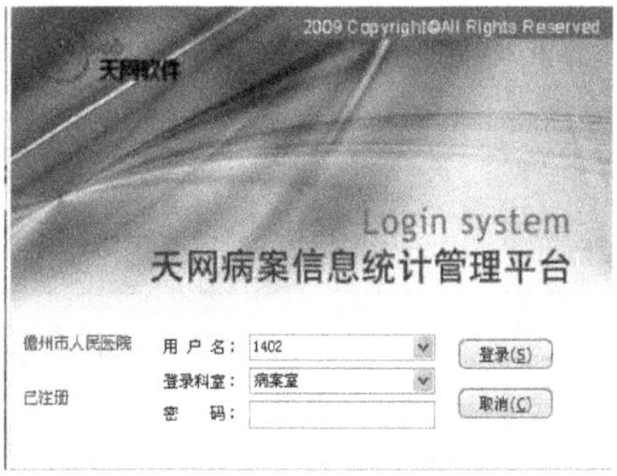

图 3-3-280　病案信息统计管理平台

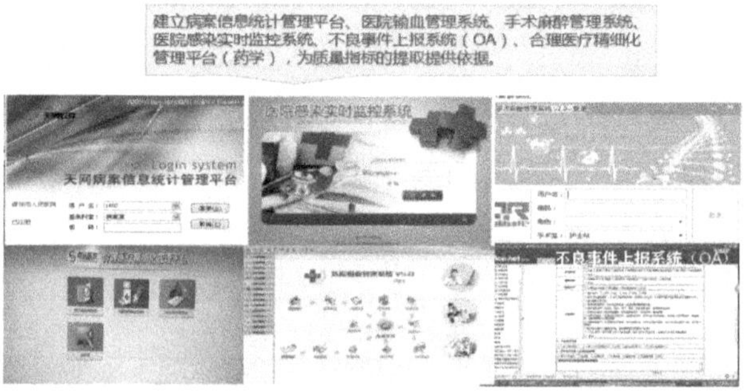

图 3-3-281　各类医疗质量监测指标管理系统

九、检查阶段

1. 所有措施实施后，2017 年 5 月质控科再次到各部门及科室进行调查（表 3-3-81），医疗信息数据管理项目由 186 项增加至 972 项（图 3-3-282），医疗信息数据库管理项目的完成率由 19% 提升至 100%（图 3-3-283）。

表 3-3-81　规范医疗信息数据库管理后查检表

项目	监测指标项目数（改进前）	监测指标项目数（目标值）	监测指标项目数（改进后）
HQMS	0	247	247
医院医疗质量与安全控制指标	0	64	64
等级医院评审第七章日常统计指标	0	458	458
职能部门质量监测指标	28	28	28
临床、医技科室质量与安全监测指标	0	17	17
四项指标（本院）	4	4	4
医疗护理缺陷与纠纷	1	1	1
六大重点专业指标	97	97	97
医疗质量报表（省卫计委）	31	31	31
病房动态报表（省卫计委）	25	25	25
合计	186	972	972

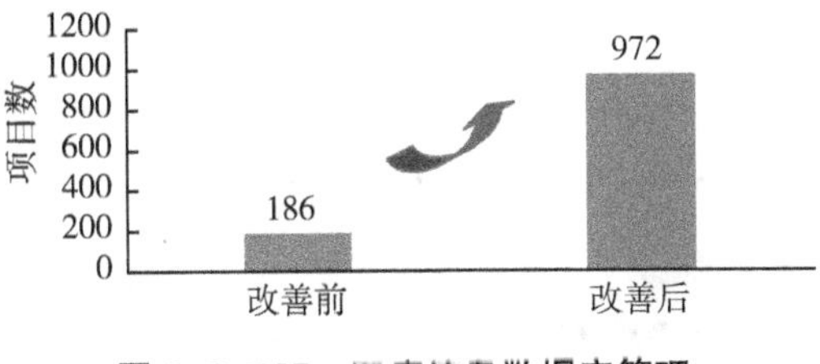

图 3-3-282　医疗信息数据库管理改善前后对比图

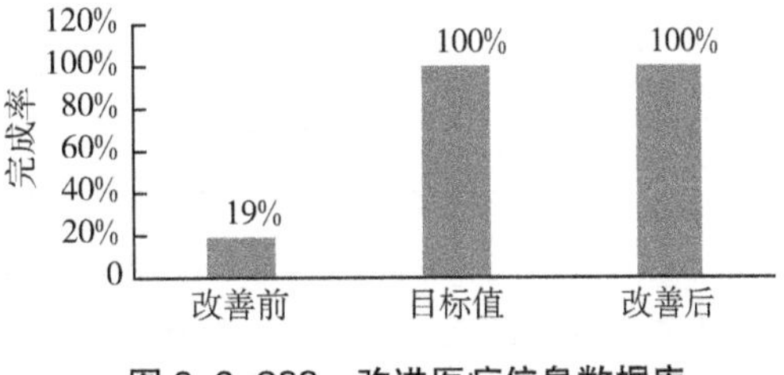

图 3-3-283　改进医疗信息数据库管理项目效果确认

2. 上传卫健委医政医管局医院等级评审数据质量及数据对接工作进度评级达到“A 级”。

3. 职能部门运用质量数据进行分析（图 3-3-284，图 3-3-285）。

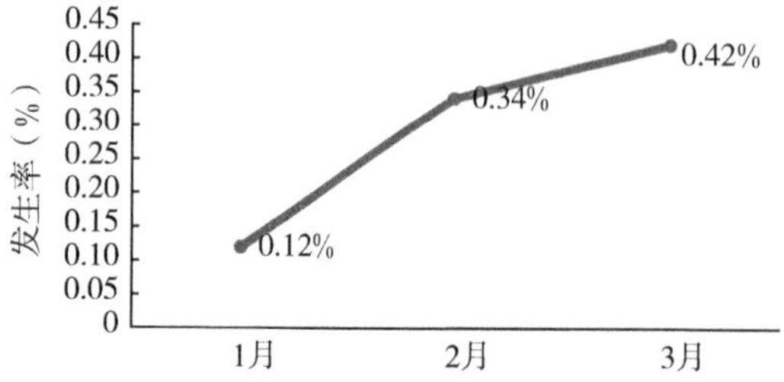

图 3-3-284　2017 年第 1 季度跌倒发生率

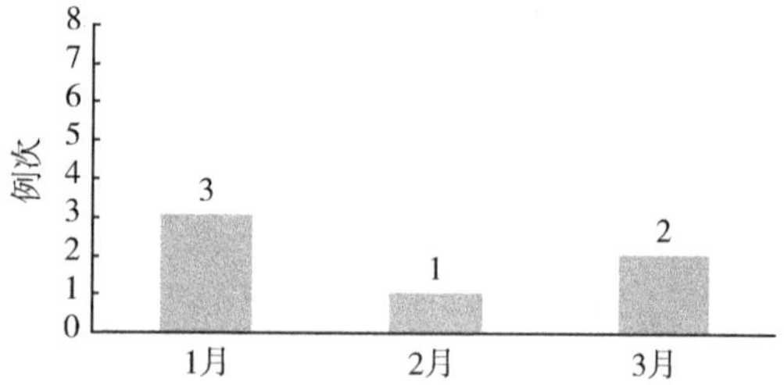

图 3-3-285　2017 年第 1 季度坠床发生例次

4. 临床科室运用质量数据开展质量小组活动（图 3-3-286）。

2017年第二季度神经内科手卫生依从率、准确率统计表

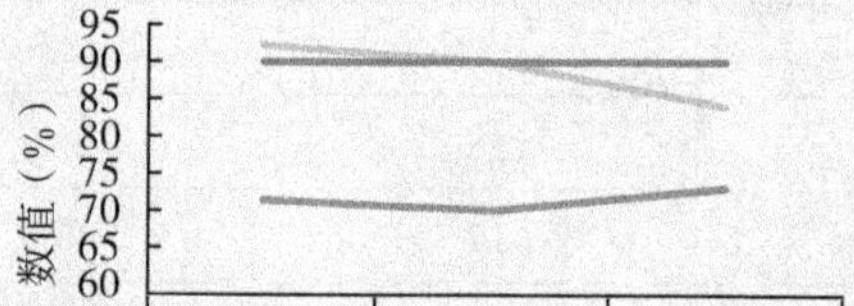

	4月	5月	6月
手卫生依从率（%）	71.3	70	73
手卫生准确率（%）	92.2	90	84
目标值（%）	90	90	90

2017年第二季度神经内科感控质量分析表

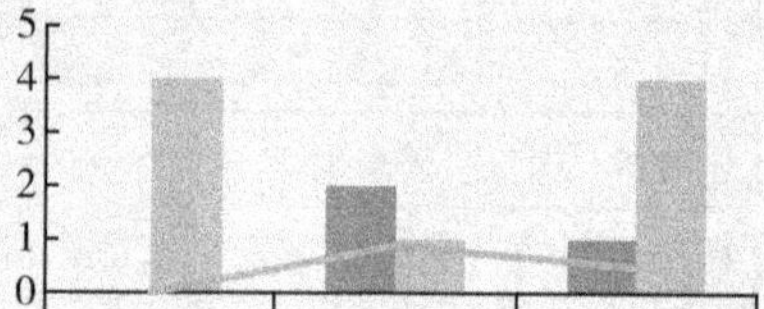

	4月	5月	6月
院感例数	0	2	1
多重耐药例数	4	1	4
院感发生率（%）	0	0.88	0.49

2017 年第二季度神经内科感控质量分析表			
月份	院感例数	院感发生率（%）	多重耐药例数
4	0	0	4
5	2	0.88	1
6	1	0.49	4

1. 数据分析

（1）2017 年第二季度神经内科医院感染发生率≤ 10%，符合医院要求。

（2）2017 年第二季度手卫生依从率波动在 70% ～ 73%，准确率波动在 84% ～ 92.2%，未到达医院要求。

（3）多重耐药：2017 年第二季度多重耐药共 9 例，金黄色葡萄球菌 1 例，大肠埃希菌 7 例，肺炎克雷伯菌 1 例。

2. 原因分析

（1）医务人员对手卫生及其相关制度与其重要性没有完全掌握；

（2）医务人员思想淡薄，对其学习、培训强度不够；

（3）科室自查强度不大。

3. 持续改进

（1）科室不断加强对医务人员手卫生及其相关制度的学习培训，并做到严格执行。

（2）继续实行科室自查与职能部门督导相结合方法，不断总结，持续进步。

图 3-3-286　临床科室的质量分析记录

5. 制定《医疗质量与安全管理持续改进手册》（图 3-3-287）。

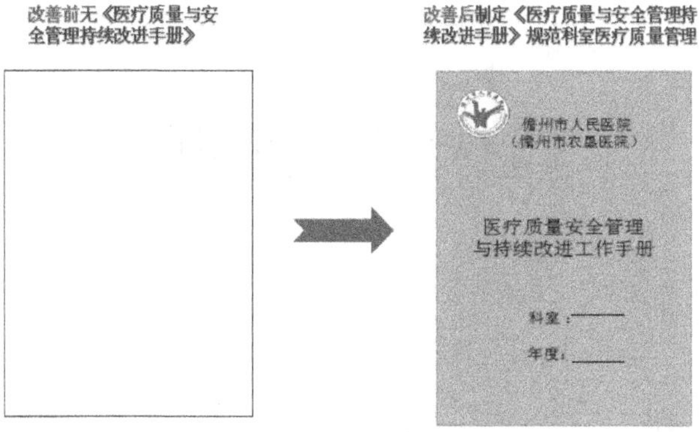

图 3-3-287　医疗质量安全管理与持续改进工作手册

十、总结阶段

CQI 小组成员在项目实施的每个阶段认真分析、总结，了解进度，主动提出问题，保证该项目的顺利进行。改进过程中不断收集数据，分析原因，找出要因，从而制定相应的对策，掌握实施的重点，按照实施方法去做，保证改善效果。

运用 PDCA 循环改变我院医疗质量管理模式，提升医疗质量管理能力。现医院指定质控科统一管理医疗质量数据，实现病案首页数据与 HQMS 的对接工作，建立院科二级质控管理体系，编写《医院十大质量管理委员会资料汇编》，制定医院质量与安全管理控制指标，制定职能部门、临床、医技科室质量与安全管理监测指标，制定《医疗质量安全管理与持续改进工作手册》。

经过 PDCA 循环健全医院医疗质量数据库项目管理，下一步我们将针对数据查找原因，进行原因分析，持续改进有成效。拟定下一个改进的项目是“运用 PDCA 循环提升临床科室数据分析能力”。

参考文献

[1]　中国医院协会 . 三级综合医院评审标准实施细则（2011 版）. 北京：人民卫生出版社，2011.

[2]　王吉善，陈晓红 . 从经验管理走向科学管理——医院管理工具应用案例集 . 北京：科学技术文献出版社，2014.

（儋州市人民医院质控科　林　艺）

第四章

其他医院案例

第一节　中日友好医院 PDCA 案例

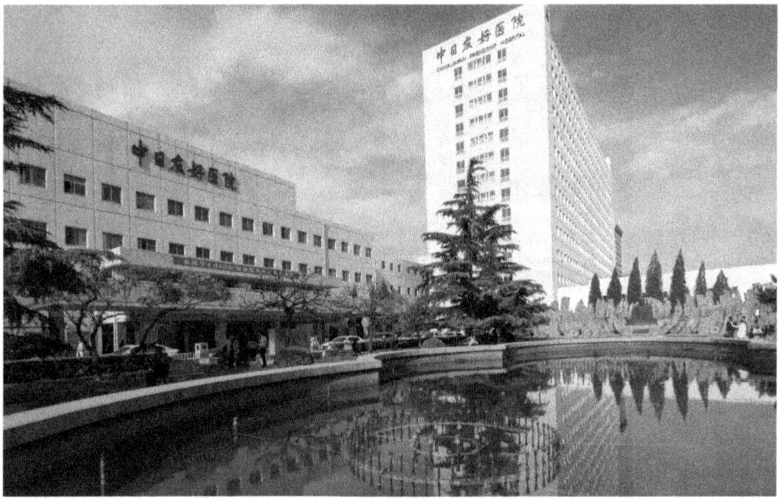

一、医院简介

中日友好医院（简称"中日医院"）是国家卫健委直属大型综合医院，集医疗、教学、科研和预防、康复等多项功能为一体，并承担中央保健医疗、国家紧急医学救援队任务。医院设有临床医学研究所、世界卫生组织戒烟与呼吸疾病预防合作中心、国家卫健委远程医疗管理与培训中心。

中日医院是我国在改革开放后首批国外无偿援助建设项目。1984 年 10 月 23 日，医院建成开业，自诞生之日起，中日医院就站立在了时代的前列，承载了国家引领医院体制改革、实现医学卓越创新、建设中国最现代化医院的重托，成为当时中国最富有国际色彩、设施最为先进的现代化医院。时任中共中央总书记胡耀邦同志及时任全国政协主席邓颖超同志分别题写院名。

在三十余载的发展历程中，医院努力践行科学和人道精神。潘孝仁教授、李光伟教授等历时 30 年的“大庆糖尿病预防研究”，被称为 2 型糖尿病一级预防的里程碑，是国际上以生活方式干预疾病进程的经典性研究；杨文英教授团队关于糖尿病流行病学调查的数据发表于《新英格兰医学杂志》，产生重要国际影响；王辰院士团队在慢性阻塞性肺疾病、呼吸系统感染、肺栓塞与肺血管病、呼吸衰竭及内科危重症、哮喘、间质性肺疾病、烟草依赖等方面取得突出成就，多项重要创新进入国际诊疗指南；晁恩祥教授等提供的金花清感方被确证对新甲流有效，成为中医药疗效被国际认同的标志性成果；王国相教授等在神经遗传学方面的研究，以及辛育龄、许润三、焦树德、印会河等医学前辈取得的学术成就，受到国内外医学界广泛关注。

在抗击 SARS、抗震救灾、奥运医疗保障、对口支援等医疗救援及公益性医疗卫生任务中，中日医院充分展示了国家级医院的担当与能力。

医院的呼吸与危重症医学科、胸外科、中医肺病科、内分泌科、风湿免疫科、急诊科、疼痛科、老年医学科、肛肠科、临床护理专业、中医风湿病科、中西医结合肿瘤内科等科室及专业是国家临床重点专科建设项目。医院是北京大学、北京中医药大学临床医学院，北京协和医学院、首都医科大学教学医院，与清华大学、中国科学院大学、北京航空航天大学等国内知名学术机构建立战略合作关系，与日本、美国、欧洲等多个医疗、研究机构和大学进行了长期深度合作。

中日医院提出了专科医联体的概念并付之实践，先后成立了呼吸、疼痛、中西医结合肿瘤等专科医联体，肺癌中心及肺癌专病医联体，专科医联体护理联盟等。通过探索新型医联体模式，发挥优势学科的引领和辐射作用，对专科医疗资源进行统筹和合理配置，促进专科疾病分级诊疗，培养专科医师人才，从而在全国范围内推动专科学科建设，实现多方共赢。

医院在党建及精神文明建设方面成绩突出，获得全国文明单位、首都文明单位标兵、国家卫健委直属机关文明单位、全国卫生系统创先争优先进集体等荣誉称号。

中日医院秉承“昌明进取，正道力行”的院训精神，以“照护生命与健康”为使

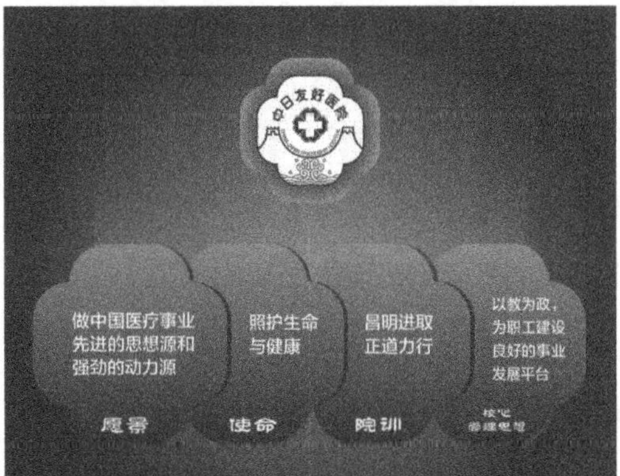
做中国医疗事业
先进的思想源和
强劲的动力源
照护生命
与健康
昌明进取
正道力行
以教为政，
为职工建设
良好的事业
发展平台
愿景
使命
院训
中日医院文化核心要素

命，积极实施文化、学科、管理、人才“四轮”驱动发展战略，全力构建以业务技术管理体系和经济经营管理体系为主要内容的现代医院管理体系，努力成为中国医疗事业先进的思想源和强劲的动力源。当前，医院各项工作已步入良性轨道，新的发展局面正在形成。

二、PDCA 持续改进制度

中日医院 PDCA 持续改进工作方案

PDCA 管理工具运用以来，有效提高了医疗质量，促进了后勤保障体系、行政管理体系等各方面工作的持续改进。为进一步发挥 PDCA 持续改进在医院各项工作中的作用，提高服务质量和效率，建立正向鼓励为主的激励机制，充分调动全院员工参与 PDCA 工作的积极性。结合我院实际，特制订如下方案。

一、目标

坚持以加强医院质量持续改进为目标，以保证医疗质量安全、优化行政效率、提升后勤保障能力为导向。凝聚全院干部职工智慧，强化医院整体服务水平和照护能力，推动我院工作效率的提高和工作质量的持续改进。

二、组织机构及职责

为促进 PDCA 持续改进工作的顺利进行，圆满完成工作目标，成立中日医院 PDCA 持续改进工作小组，工作小组由院办牵头，成员为医院各职能部门负责人。

职责：

1. 负责医院的 PDCA 管理制度的完善和正常运转；细化项目案例申报流程、考核办法；

2. 每季度组织召开 PDCA 项目进展汇报会；

3. 监督督促各质量持续改进小组的项目开展；

4. 做好医院 PDCA 项目奖励政策和资金的落实。

三、实施及考核

1. 要求医院各临床医技科室、职能部门结合部门工作职责和工作特点，成立 PDCA 持续改进工作小组，查找医院质量持续改进中存在的问题和不足，确定 PDCA 持续改进工作项目。

2. 各部门 PDCA 持续改进项目按照流程申报，有病房的临床科室，每个科室至少 2 个案例（1 医 1 护）；医技科室及无病房临床科室，每个科室至少 1 个案例。每个职能与管理部门选报至少 1 个案例。

每季度最后一周提交持续改进工作案例，临床医技科室交医务处，护理单元交护理部，职能部门交院办公室，经医院持续改进工作小组审核通过，即给予 300 元工作经费。

3. 医院持续改进工作小组每季度对医院各部门的改进工作进行审核通过，且对有实质工作内容和效果的 PDCA 持续改进项目进展情况进行评估和考核。

4. 在全院范围开展 PDCA 持续改进案例评比，建立奖励机制。小组项目完成并取得切实可行效果的，给予项目组 500 元奖金。

三、案例：PDCA 在 CRE 防控中的应用

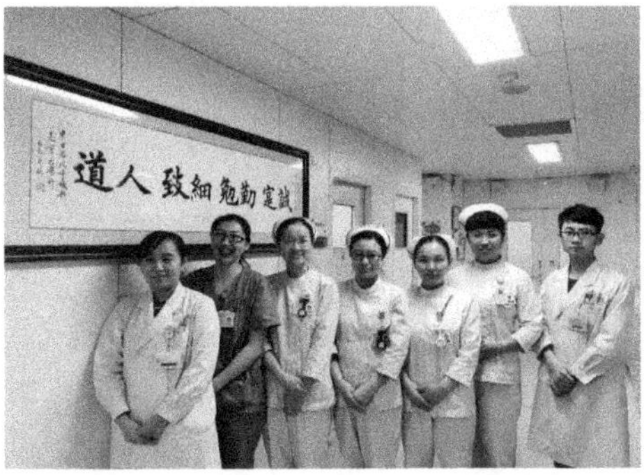

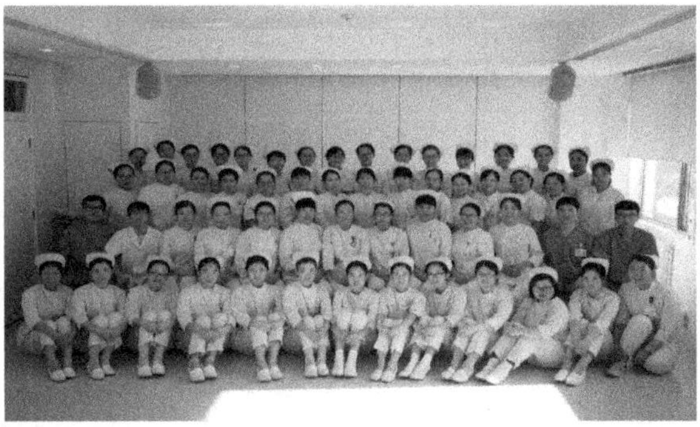

詹庆元：ICU 患者的医院内感染预防是体现我们医护水平的重要指标，应用 PDCA 持续改进，有计划、有步骤、科学的落实各项措施，预防 CRE 的发生，才能为患者的安全保驾护航！

黄　絮：CRE 的预防，需要每一位医护人员的共同努力！

林　芳：重视各项预防措施的落实到位，质控到位，反馈及时并改进，运用 PDCA 的方法让 CRE 远离 ICU 的每一位患者！

杨　晶：倡导科学管理，运用 PDCA 的管理工具持续改进，落实基础措施，远离医院内感染。

（一）选题背景

1. 国际背景。碳青霉烯类药物是临床治疗革兰阴性杆菌，尤其是肠杆菌最强的一类药物，然而近年来却逐渐出现耐碳青霉烯类的肠杆菌（CRE），并呈流行趋势。研究表明，碳青霉烯耐药患者的病死率要明显高于碳青霉烯敏感的患者，因此 2013 年美国疾病控制与预防中心（CDC）首次将 18 种耐药严重的细菌分为“紧急”“严重”“值得关注”3 个威胁等级，而“紧急”级别威胁中占据首位的正是 CRE，CRE 又被称为“噩梦细菌”。

2. 国内背景。CHINET 监测显示，我国对碳青霉烯类抗菌药物耐药的肺炎克雷伯菌呈逐年增长趋势（图 4-1-1），而 2015 年全国耐药监测（CARSS）报告显示北京地区肺炎克雷伯菌对碳青霉烯类药物的耐药率居全国第 2 位（图 4-1-2）。

3. ICU 背景：杜静等的这项研究结果表明从 ICU 患者分离的肺炎克雷伯菌对亚胺培南和厄他培南的耐药率明显高于非 ICU 患者（图 4-1-3）。

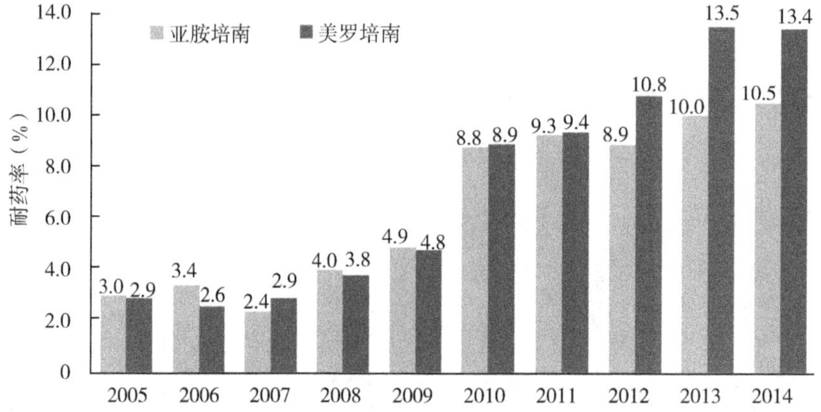

图 4-1-1 中国对碳青霉烯类抗生素耐药的肺炎克雷伯菌监测报告 2005—2014 年

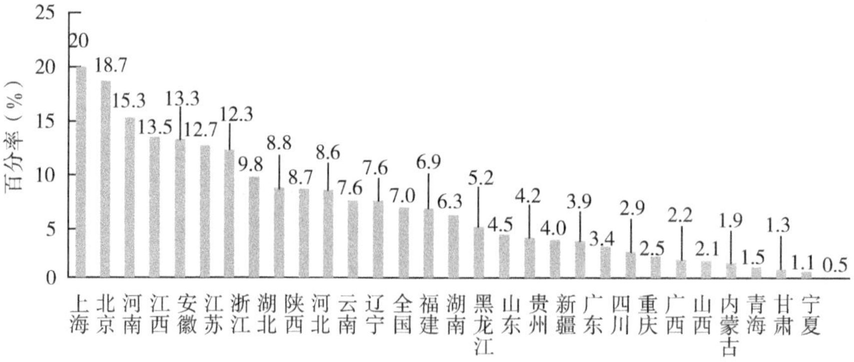

图 4-1-2 2015 年中国不同地区肺炎克雷伯菌对碳青霉烯类的耐药情况

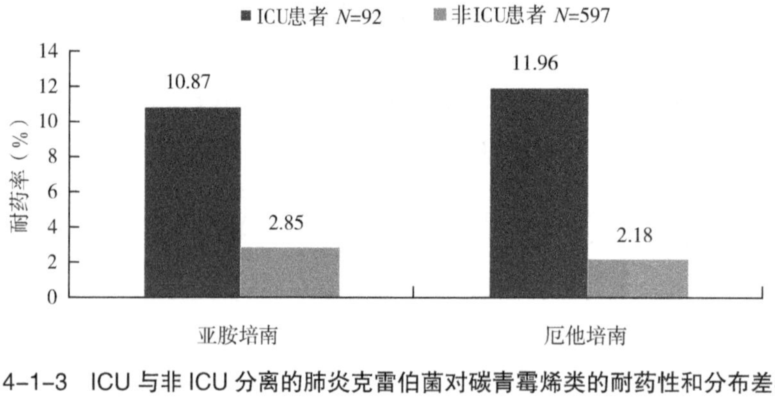

图 4-1-3 ICU 与非 ICU 分离的肺炎克雷伯菌对碳青霉烯类的耐药性和分布差异

（二）现况调查

我院在 2016 年第四季度开始出现院内感染 CRE 患者共 3 例，在 CRE 的防控方面仍存在很多问题，因此在 2017 年我们选择了这个项目。我们的目标是不出现 CRE 的院内感染。

（三）成立 CQI 小组

为减少院内感染，做好 CRE 防控工作，我科成立跨部门 CQI 小组，由呼吸与危重症医学科四部组织，ICU 医师、护士、呼吸治疗师和感染科医护人员共同组成，各成员分工明确（图 4-1-4）。

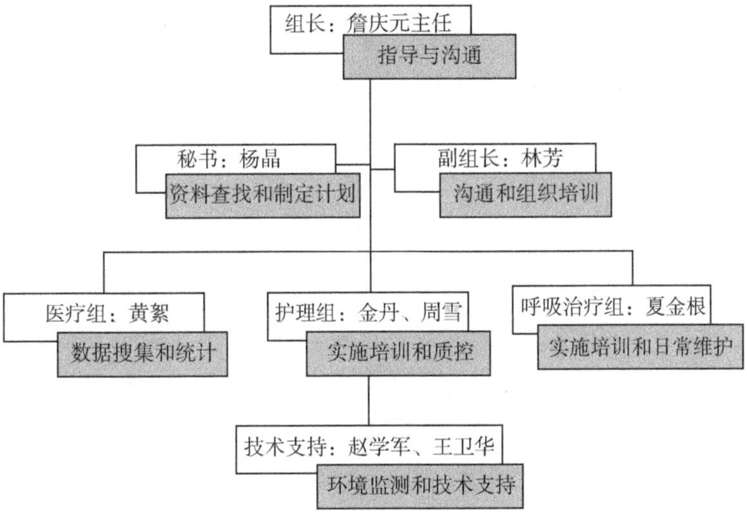

图 4-1-4　CQI 小组主要成员及职责

（四）拟定计划

计划用 11 个月的时间来完成预期的工作，其中 P 阶段 2 个月，D 阶段 6 个月，C 阶段 6 个月，在 D 阶段实施过程及实施后 1 个月完成，A 阶段 2 个月（图 4-1-5）。

步骤	2017年											负责人
	2月	3月	4月	5月	6月	7月	8月	9月	10月	11月	12月	
现状调查	- - -→ ——→											杨晶
原因分析		- - -→ ——→										杨晶
确定主要原因		- - -→ ——→										杨晶
制定对策		- - -→ ——→										小组讨论
组织实施			- - - -	- - - -	- - - -	- - - -	- - - -	- - - -→				林芳
			——	——	——	——	——	——→				
临床应用			- - - -	- - - -	- - - -	- - - -	- - - -	- - - -→				林芳
			——	——	——	——	——	——→				
效果评价				- - - -	- - - -	- - - -	- - - -	- - - -	- - - -→			杨晶
				——	——	——	——	——	——→			
临床资料整理										- - -→ ——→		杨晶
成果展示											- - -→ ——→	杨晶

注：- - - - - 计划线　　———— 实施线

图 4-1-5　CRE 防控实施计划——甘特图

（五）原因分析

我们小组应用头脑风暴法，选择 5 名护士、3 名医师、1 名呼吸治疗师和 1 名助理护士一起建言献策，找出我科 CRE 防控中的问题有哪些，并从人员、材料、方法、环境 4 个方面绘制成鱼骨图（图 4-1-6）。为了找出主要问题，我们请住院总护士在床旁连续记录 200 次所有人员的不规范行为，并对这些行为进行分析（表 4-1-1），并绘制了柏拉图（图 4-1-7），根据二八法则，最终确定了我科 CRE 防控中的主要问题是这 3 个方面：一是床旁隔离措施欠缺，二是未执行有效的手卫生，三是环境及设备消毒不到位。

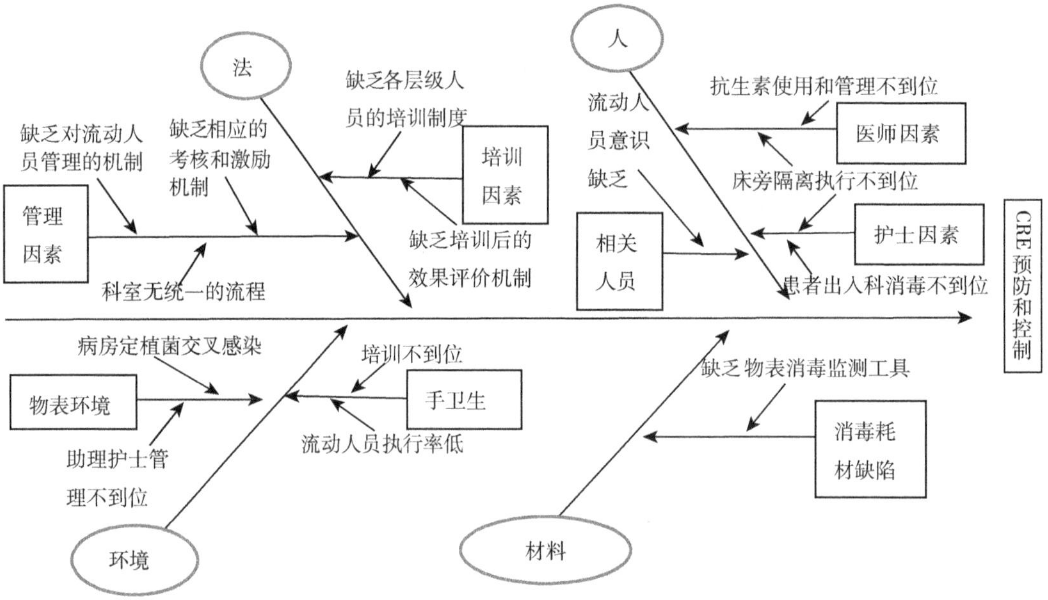

图 4-1-6 我科 CRE 防控问题——鱼骨图

表 4-1-1 CRE 防控不规范行为 200 次记录

原因	发生次数	累计百分率
床旁隔离措施欠缺	67	33.5
未执行有效的手卫生	55	61.0
环境及设备消毒不到位	48	85.0
未严格执行无菌技术	16	93.0
工作繁忙时遗漏相应措施	9	97.5
未合理使用抗生素	5	100.0

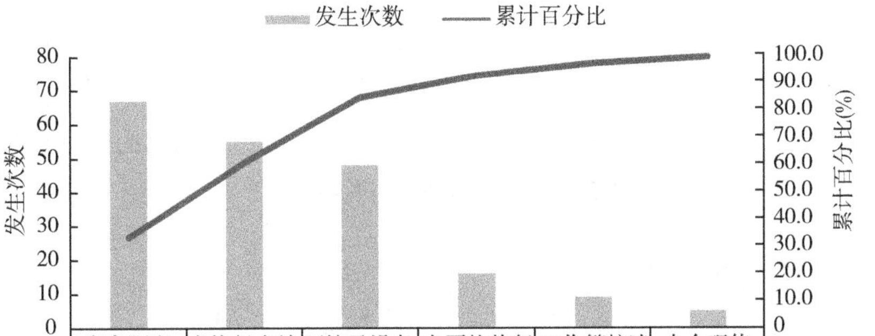

	床旁隔离措施欠缺	未执行有效的手卫生	环境及设备消毒不到位	未严格执行无菌技术	工作繁忙遗漏相应措施	未合理使用抗生素
发生次数	67	55	48	16	9	5
累计百分比	33.5	61.0	85.0	93.0	97.5	100.0

图 4-1-7　CRE 管理不规范根因分析——柏拉图

（六）制定对策

我们查阅相关资料，应用 5W1H 法制定了我科 CRE 防控的具体对策（表 4-1-2）。而我们制定对策的主要依据包括：美国疾病预防控制中心耐碳青霉烯类肠杆菌控制指南（2012）、多重耐药菌医院感染预防与控制技术指南（试行）（2011）、多重耐药菌医院感染预防与控制中国专家共识（2015）和两个行业标准即医疗机构环境表面清洁与消毒管理规范（2016）、重症监护病房医院感染预防与控制规范（2016）。

表 4-1-2　CRE 防控对策及计划——5W1H

What（问题）	Why（原因）	How（对策）	When（时间）	Who（负责人）	Where（地点）
ICU 患者 CRE 的预防及控制	床旁隔离措施欠缺	制定具体流程并加强培训	2017 年 4～9 月	杨晶 金丹	呼吸四部
		隔离衣使用标准考核 隔离衣用量监测	2017 年 4～9 月	院总护士	华宏领物系统
	未执行有效的手卫生	加强培训并开展执行率监测	2017 年 4～9 月	金丹	呼吸四部
		手卫生标准考核 手消液、PE 手套用量监测	2017 年 4～9 月	院总护士	华宏领物系统
	环境及设备消毒不到位	制定助理护士工作细则、流程 制定护理护士质控标准及绩效奖励制度	2017 年 4～9 月	林芳 杨晶	呼吸四部
		酒精、含氯消毒剂用量监测 环境物表消毒质控	2017 年 4～9 月	杨晶 院感办	呼吸四部

（七）执行阶段

1. 针对“床旁隔离措施欠缺”：①建立我科 CRE 专用标识（图 4–1–8）；②对全体医护人员培训隔离衣的使用标准（图 4–1–9）；③规范隔离衣的床旁悬挂方式（图 4–1–10）；④确定了隔离衣的更换频次及时间（图 4–1–11）。

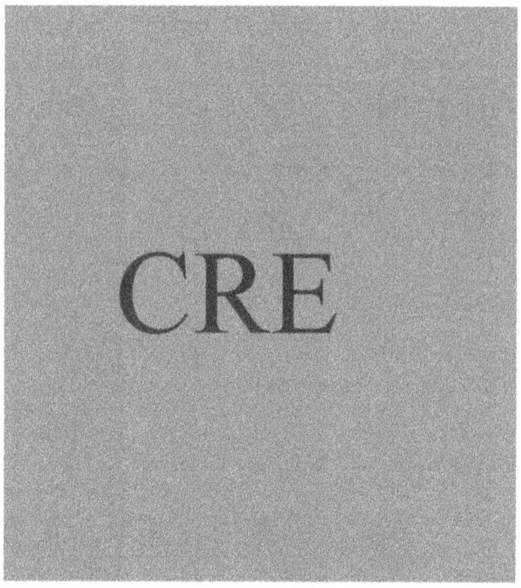

图 4–1–8　CRE 隔离标识

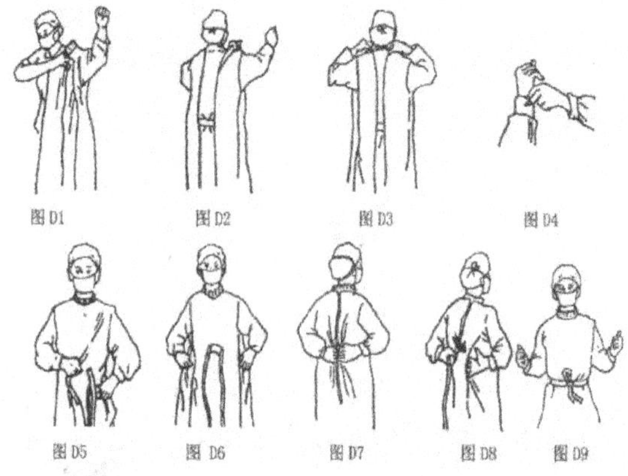

图 4–1–9　隔离衣的使用标准

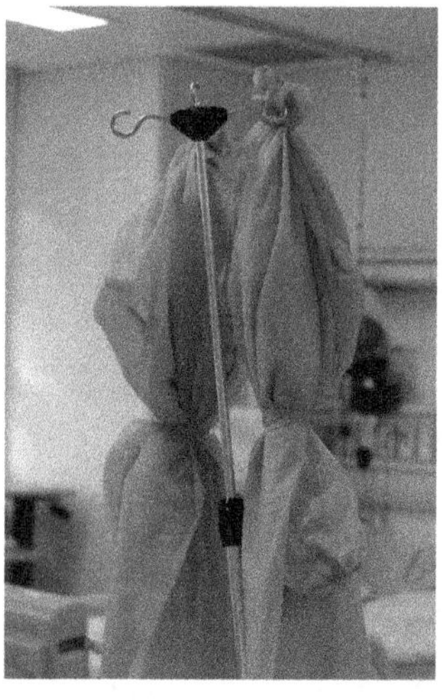

图 4–1–10　隔离衣的悬挂
（污染面朝外，带子扎起）

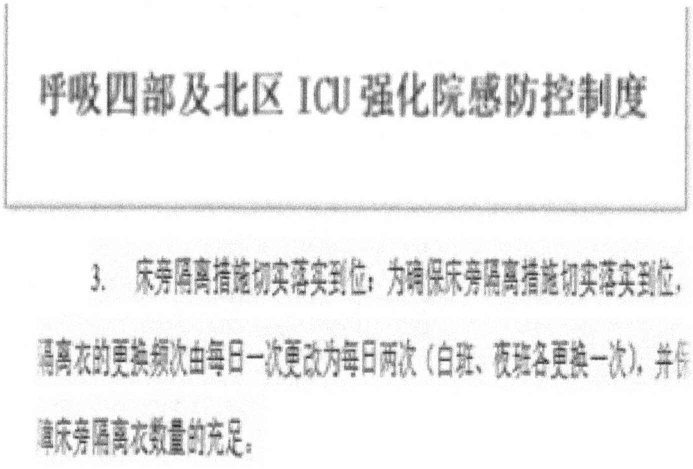

呼吸四部及北区 ICU 强化院感防控制度

3. 床旁隔离措施切实落实到位：为确保床旁隔离措施切实落实到位，隔离衣的更换频次由每日一次更改为每日两次（白班、夜班各更换一次），并保障床旁隔离衣数量的充足。

图 4–1–11　隔离衣的更换标准
（每日更换 2 次，8：00、17：00 各 1 次）

2. 针对“未执行有效的手卫生”：①重点对新入职、进修人员、助理护士、实习护士等人群进行培训（图 4–1–12）；②病区内随处悬挂标识，提醒所有人员及时洗手、消毒（图 4–1–13）；③每月请感染科抽样对 ICU 人员的手进行细菌培养，评价洗手效果（图

4-1-14)；④录制洗手视频，在ICU病区门口循环播放，对家属进行洗手的健康宣教(图4-1-15)。

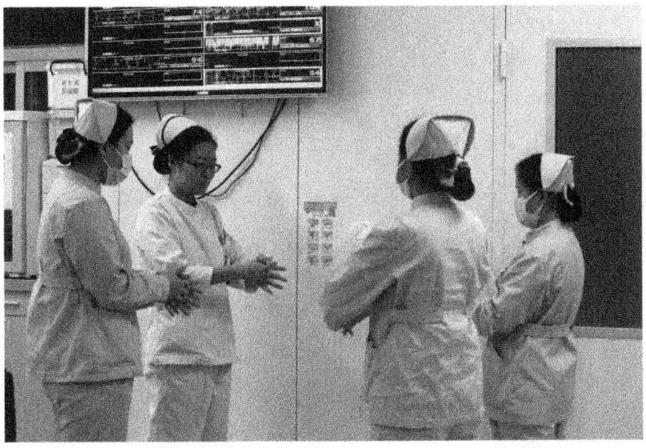

图 4-1-12　对助理护士进行院感培训

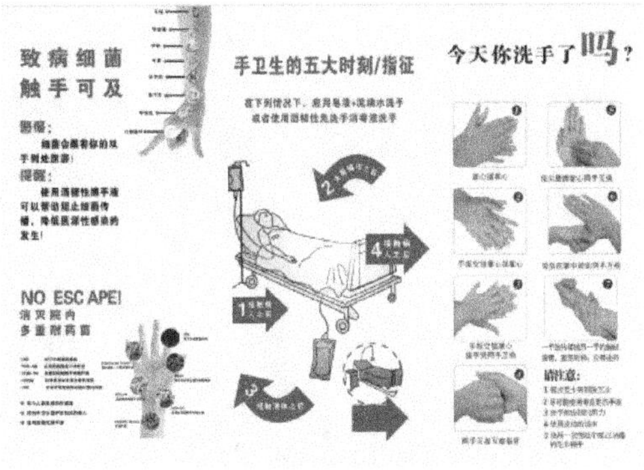

图 4-1-13　病区内悬挂的洗手标识

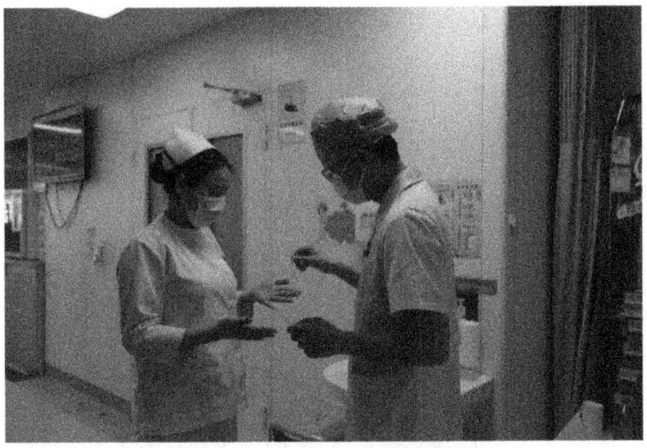

图 4-1-14　感染科对医护人员的手采样

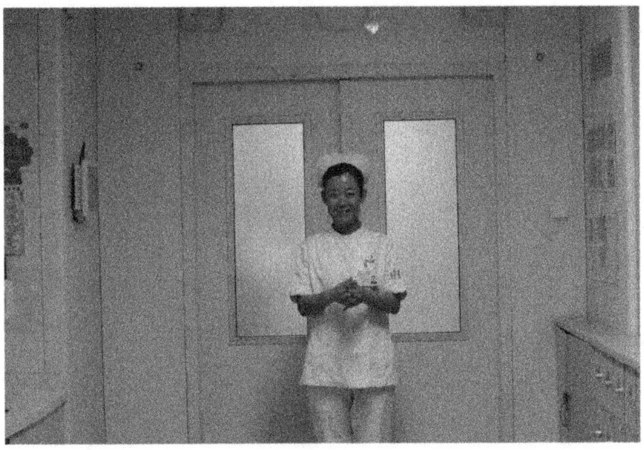

图 4-1-15　为家属录制的洗手宣教视频

3. 针对“环境及设备消毒不到位”；①制定工作流程，规范主管医师、责任护士、助理护士、护理员的工作(图4-1-16)；②应用荧光标记的方法科学质控，评价各类人员的工作效果(图4-1-17)；③建立辅助人员-责任护士-护士长的三级责任制度，落实到人(图4-1-18)；④通过绩效奖励的方式，鼓励和肯定大家的工作，提高他们的工作积极性(图4-1-19)。

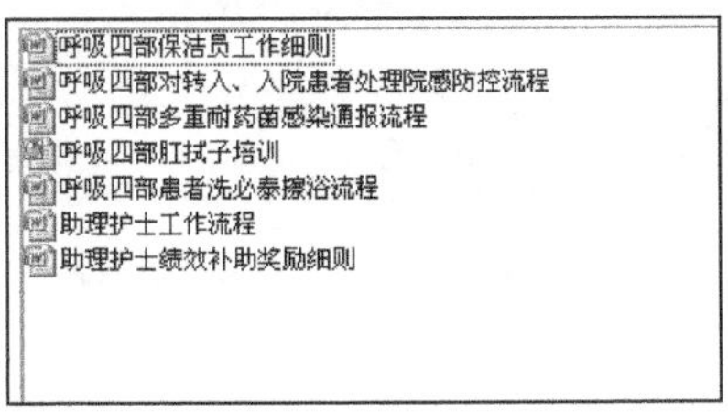

图 4-1-16　科室各类人员工作流程

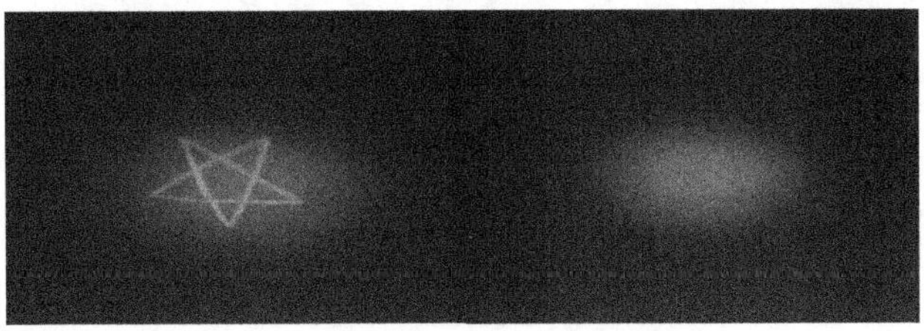

图 4-1-17　荧光标记物表

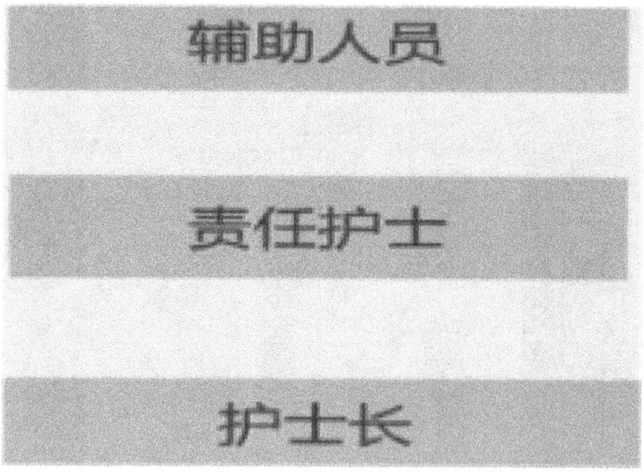

图 4-1-18 三级责任制度

助理护士绩效奖励补助细则

一、 助理护士奖励补助额度为平均 500 元/月/人，个人额度根据助理护士每月的工作质量及护士对助理护士的满意度评定，评定合格者按最高额度发取，评定不合格者扣除绩效奖励 200 元

二、 助理护士工作质量评定细则

1. 每月至少 3 次荧光笔检验物表消毒是否合格，2 次物表消毒不合格者定为本月工作质量不合格，扣除奖励绩效 300 元

2. 工作满意度评价要求

2.1 评定人员为护士长（1 人），组长（每组 1 人共 5 人），组员（每组 2 人共 10 人），主班、药班、院总班老师负责评估院总护士助理的满意度

2.2 评定内容为：

工作态度：工作态度是否积极

工作内容：

床旁助理护士：是否做好手卫生、是否擦浴、是否穿脱隔离衣、是否按时进行物表消毒；是否定时洗头、是否定时剪指甲、是否定时收拾床旁小柜、是否定时更换利器盒

院总护士助理：治疗室上货是否及时、床旁上货是否及时、病区内库房是否干净、病区外库房是否干净、教学室对面仪器物表消毒是否合格、止血带是否充足并合理放置、血压计袖带是否干净并及时清洗、治疗室及床旁储物格是否干净

工作制度：是否准时上下班

图 4-1-19 科室绩效奖励制度

4. 其他方面：①请感染科对我们的工作进行督导并开展目标监测（图 4-1-20）；②建立 CRE 防控微信群，有问题随时沟通（图 4-1-21）；③请信息中心为我科建立院内感染模块，明显缩短医护人员搜索患者感染信息的时间（图 4-1-22，图 4-1-23）。

CRE环境检测结果

呼吸与危重症医学科四部患者[illegible]（病历号220[illegible]）于2017年5月27日送检肛拭子、支气管肺泡灌洗液，均报告：CRE（肺炎克雷伯菌）。感染办/疾控处于2017年6月6日对该患者床单元进行环境检测，具体检测结果如下。

序号	项目	结果
1	呼吸机进气口	芽孢杆菌属
2	呼吸机湿化罐	肺炎克雷伯菌（CRE）
3	呼吸机操作面板	芽孢杆菌属、凝固酶阴性葡萄球菌
4	监护仪按钮	无细菌生长
5	床头桌	芽孢杆菌属
6	床挡+褥疮泵	凝固酶阴性葡萄球菌
7	床单	凝固酶阴性葡萄球菌
8	听诊器	丝状真菌
9	血压计袖带	无细菌生长
10	护士工作站鼠标+键盘	凝固酶阴性葡萄球菌
11	护士手	无细菌生长

采样人：赵学军、郑爱辉

2017. 6. 14

图 4-1-20 感染科回报监测结果

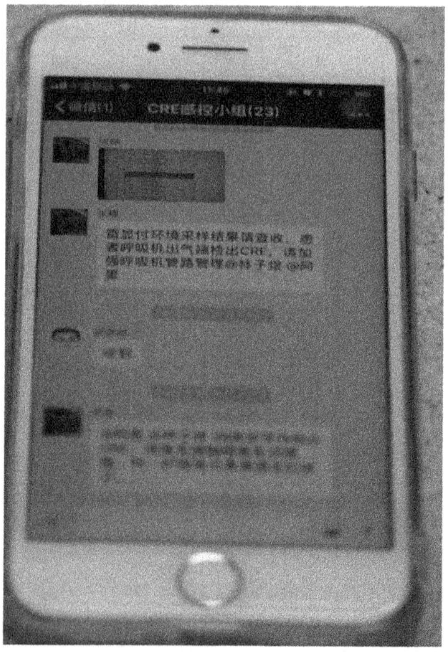

图 4-1-21 CRE 防控微信群

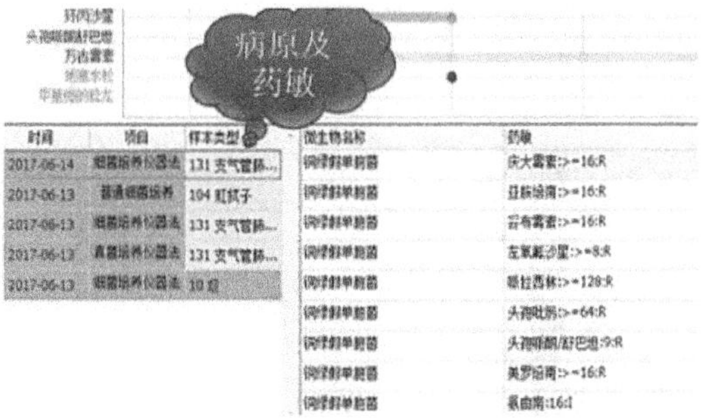

图 4-1-22　医师站系统建立的院感模块

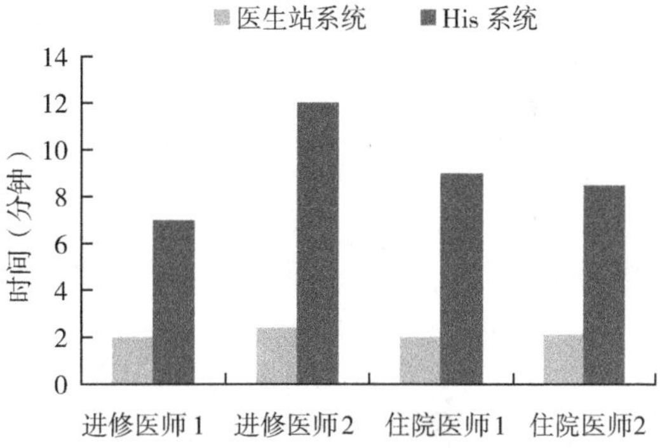

图 4-1-23　搜索院感信息时间对比

（八）检查阶段

1. 措施实施后，我们在实施的下一个月对上一个月，下一季度对上一季度的工作进行考核、总结和反馈，结果显示，2017 年第三季度与第二季度相比，隔离衣的考核和质控、手卫生的考核和质控、物表荧光质控，不合格人次均明显下降，但仍有不合格出现，我们仍需持续改进（图 4-1-24）。

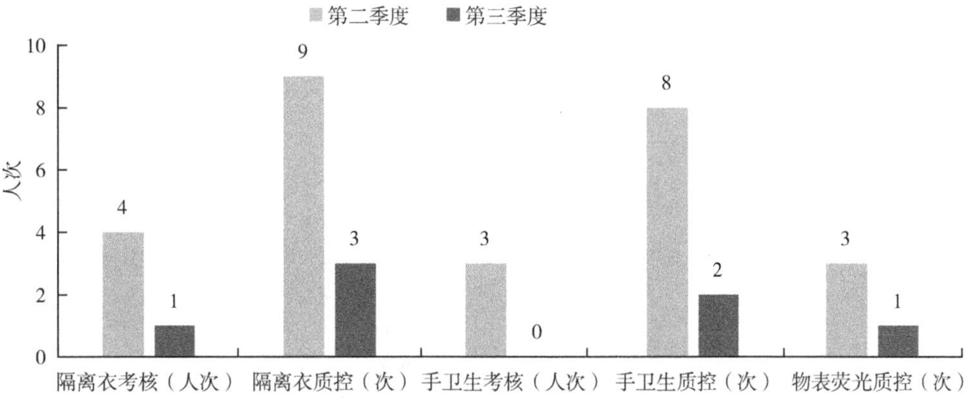

图 4-1-24　第二季度和第三季度科室考核和质控不合格人次

2. 我们对我科各类防护用品的用量进行统计，结果显示我科防护用品用量呈增长趋势，但需解释一下其中 500ml 酒精用量为什么在 2017 年第三季度出现下降，这是因为我们在总结 2017 年第二季度工作时，为节约科室成本，参考感染科人员意见之后，将部分物品的消毒剂由酒精改为含氯消毒剂，因此可以看到，我科第三季度虽然酒精用量下降，但含氯消毒剂的用量明显上升（图 4-1-25）。

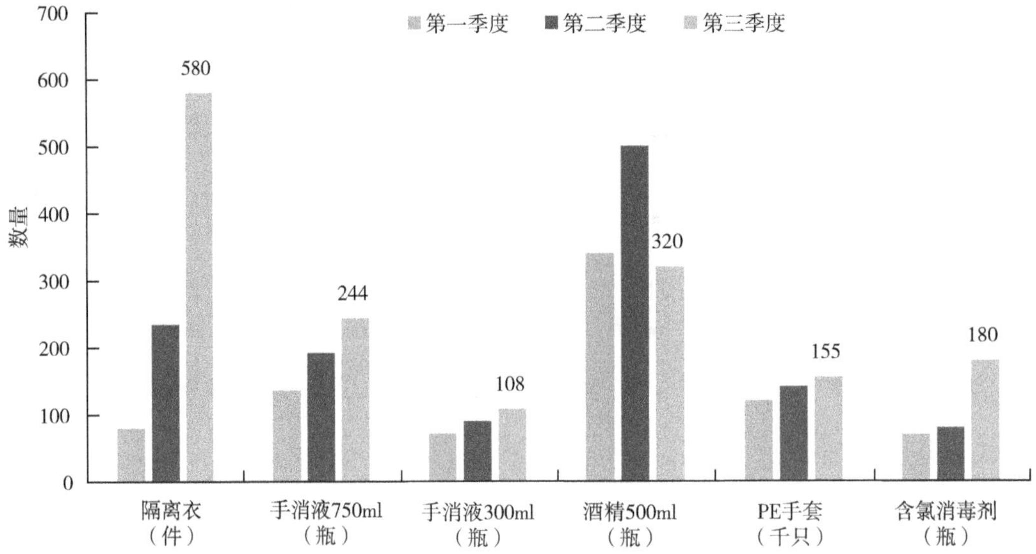

图 4-1-25　第 1 ~ 第 3 季度我科防护用品用量（彩图见彩插 14）

3. 感染科第 2、第 3 季度共在我科完成 17 次环境采样，其中出现 3 次阳性结果，完成 157 人次的 481 份肛拭子采样，其中出现 30 人次的 58 个阳性结果（图 4-1-26，图 4-1-27）。从图中可知，我科 CRE 阳性结果 2017 年第三季度较 2017 年第二季度呈下降趋势，但仍有阳性结果出现，我们仍需持续改进。

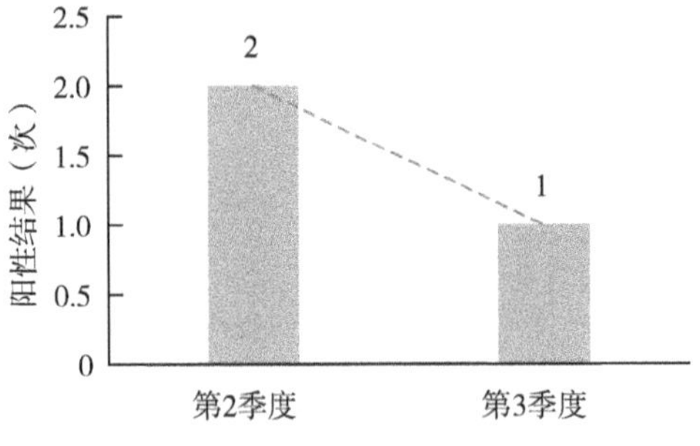

图 4-1-26　2017 年 2 季度和第 3 季度环境采样阳性结果比较

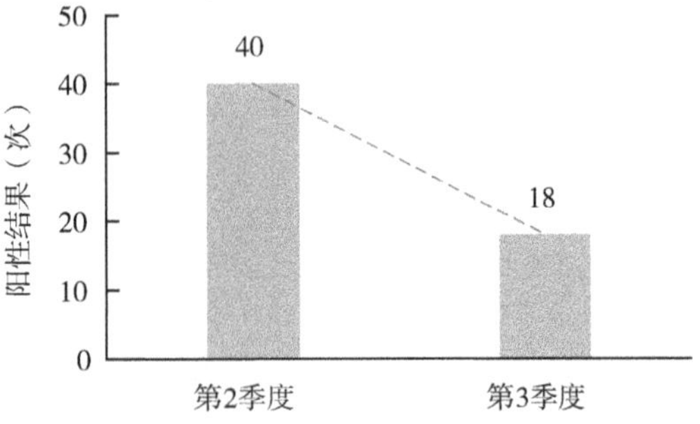

图 4-1-27　2017 年 2 季度和 3 季度度肛拭子采样阳性结果比较

（九）总结阶段

通过 10 个月的持续改进，我们规范了科室各类人员的工作流程，使大家的工作制度化、标准化，并大大改善了各类人员接触患者前后洗手消毒、穿脱隔离衣的依从性，而针对家属，我们则专门录制了 2 套健康宣教视频（分别为穿脱隔离衣和洗手）。

回顾我们的工作，我们发现，患者家属在探视期间，仍需要2名助理护士专门督促，提醒家属正确穿脱隔离衣和洗手，而这也是我们下一步的工作重点和改进方向，那就是如何提高患者家属的依从性。另外我们希望在接下来的工作中能将临床结果转化为成果，发表科研论文。

参考文献

[1] CDC.Antibiotic Resistance Threats in the UnitedStates,2013.https://www.cdc.gov/drugresistance/threat-report-2013/,2013

[2] Hu FP，Guo Y，Zhu DM，et al. Resistance trends among clinical isolates in China reported from CHINET surveillance of bacterial resistance，2005-2014. Clin Microbiol Infect，2016，22（Suppl 1）：S9-S14.

[3] 国家卫生计生委合理用药专家委员会. 2015年全国细菌耐药监测报告(简要版). http：//www.carss.cn/Report/Details/282.

[4] 杜静，龙继川，李春辉. 基层医院ICU与非ICU主要革兰阴性杆菌分布与耐药性差异. 中国感染控制杂志，2015，14（7）：468-471.

（中日友好医院呼吸与危重症医学科四部　刘培）

第二节 西安交通大学第一附属医院 PDCA 案例

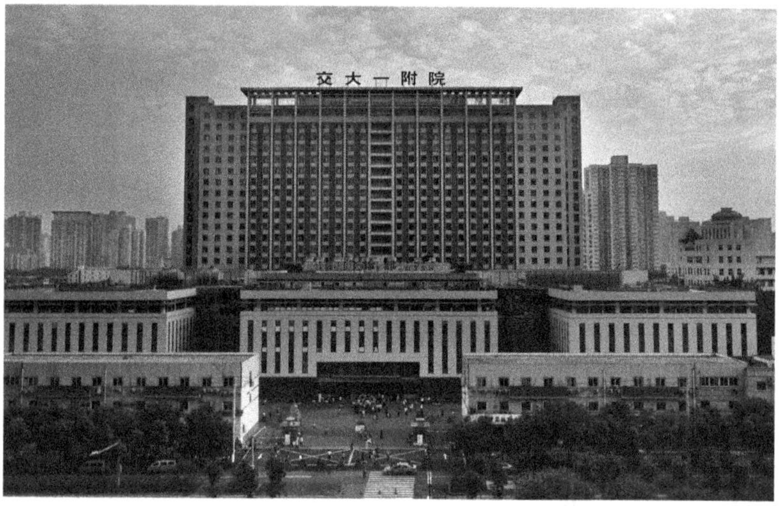

一、医院简介

西安交通大学第一附属医院的发展与国家的发展、民族的命运息息相关，1937 年因抗日战争爆发，北平大学医学院部分师生西迁组建了西安临时大学医学院，附属医院随之诞生，存续了中国最早国立西医高等教育的薪火。1956 年医院一分为二，搬迁至现址者命名为西安医学院第一附属医院。数十载奋斗不息，医院现已发展为集医疗、教学、科研、康复、预防保健为一体的国家卫健委委管大型综合性三级甲等医院，是全国首批暨陕西省首家"三级甲等医院"、全国首批"百佳医院"，是国家卫健委国际紧急救援中心网络医院，陕西省涉外医疗单位，陕西省卫生应急救援队单位和省级保健基地，是首批新农合省级医疗定点机构，省市城镇职工、居民、商业医保定点机构。建院以来，医院坚持以精湛的医疗技术、严谨的治学态度、求实的科研作风和优秀的服务品质开展医疗、教学和科研工作，各项事业不断发展。医院占地面积 14.8 万平方米，建筑面积 20.5 万平方米，实际开放床位 2560 张，医疗设施完善，设备先进，医疗技术和服务水平在西北地区居领先地位。

医院现有职工 4733 人，医院学科设置齐全，有医疗医技科室 55 个，其中医疗 44 个，医技 11 个。泌尿外科（含肾移植科）为教育部国家重点学科；皮肤科为教育部国家重点培育学科；产科、重症医学科、心血管内科、普通外科、泌尿外科、呼吸科、肾内科、肿瘤科、医学影像科、感染性疾病科、骨科、检验科、器官移植科、老年病科 14 个学科为国家临床重点建设专科；中医老年内科为中医药管理局“十二五”重点培育专科。有省级重点学科 5 个、省级优势学科 7 个、陕西省医疗质量控制中心 12 个、国家药物临床试验机构专业 28 个。医院注重专科发展，在肝移植、肾移植、造血干细胞移植、冠脉搭桥、先心病封堵、介入、微创手术等先进技术的应用，以及肿瘤、心脑血管疾病、代谢性疾病等复杂疾病的内外科治疗方面形成了明显特色，整体疑难危重症治疗和疾病难度指数居国内先进水平。

医院秉承“厚德、博爱、精医、卓越”之院训，以推动人类卫生事业发展、护佑人民群众健康为己任，努力创建中国特色世界一流名院和国家区域医学中心。

二、PDCA 制度

西安交通大学第一附属医院 PDCA 管理制度

为完善质量管理机制，实现质量管理持续改进，让质量管理形成制度化、常态化、规范化运行模式，让制度上升为医院文化，深入人心，全面提升医院管理执行效率，实现良性运行，体现效果，特制定 PDCA 管理制度。

一、PDCA 循环适用的领域

PDCA 循环适用于医院所有部门及领域的各项工作。

1. 日常管理，适用于个人及组织或团队管理。

2. 专项工作的改进。

3. 质量持续改进：日常工作中发现的质量问题。

二、PDCA 循环运用的目的

在医院各科室中推行全员参与、全过程控制、全方位持续改进的“三全”管理理念，通过运用 PDCA 循环，使每一个部门、每一个员工参与，共同承担质量管理的使命与责任。医疗、医技、行政、护理、后勤等各部门质量管理的小循环与医院质量管理的大循环相互融合，彼此影响和促进。将 PDCA 循环与前馈控制、同期控制、反馈控制相结合，推行从医院内部到外部、从上级到下级全方位的质量改进。PDCA 循环是发现问题和解决问题的过程，随着一个个问题的解决，医院诊疗与管理质量持续提升。

三、PDCA 循环管理制度

1. 医院各部门、各领域应积极推进 PDCA 循环的运用，达到质量改善的目的。

2. 在推行 PDCA 循环过程中，确保原始数据收集方法的科学性、有效性、实用性，采集数据的规范性、准确性、及时性、完整性。

3. 采用科学方法，如排列图、直方图、因果图等，分析、整理数据，寻找问题形成的主要原因，制定改善计划，检验改进效果。

4. 进行院科两级全员质量管理培训，提升全院质量意识。各部门、各专业定期组织相关人员进行培训与评价。

5. PDCA 推行过程中，各项工作人员分工明确，积极推进，定期汇报工作进展，按照规定时间完成各项工作，最终评价改善效果。

三、案例：PDCA 在降低输液泵输液相关缺陷发生率中的应用

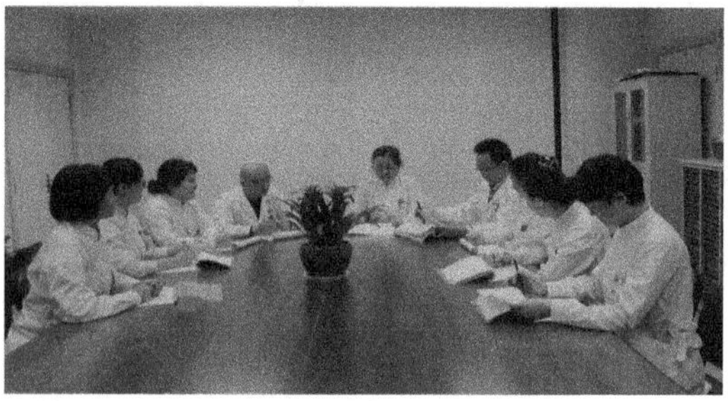
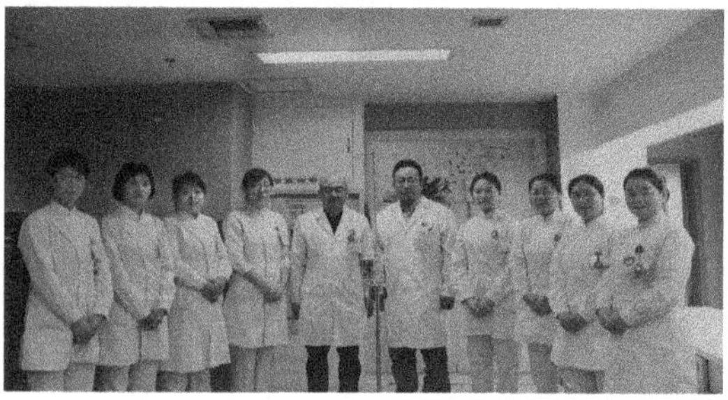

贺慧兰：顺应时代发展，转变观念，用数据说话代替传统经验管理，掌握 PDCA 科学的分析方法，进一步提高临床护理管理水平。

骆　伟：建立科学、有效的仪器设备管理机制，加大设备日常管理力度，理论与实际相结合，提高医护人员的工作效率，减轻工作负担和压力，提高救治质量。

慕　彬：PDCA 持续改进方法的科学性、凝聚力与生命力调动了我们的工作积极性、主动性和创造性，激发了我们的工作热情和主人翁精神，护理质量改进也变成一件快乐的事情。

常骁毅：以我之长，助力护理质量提升。

刘文娟：运用 PDCA 的方法，持续改进不安全的因素，确保患者输液泵输液安全，保证药物速度均匀，药量准确并且安全地进入患者体内发挥作用是我的责任。

（一）选题背景

医用输液泵能够提高临床给药操作的效率和灵活性，降低护理工作量。理想的输液泵能精确控制输送药液的流速和流量，并能对输液过程中出现的异常情况进行报警，及时自动切断输液通路，从而保证药物能够速度均匀，药量准确并且安全地进入患者体内发挥作用。但在临床使用过程中，输液流速控制异常、空气报警失灵、阻塞报警失灵、输液管道破损等不良事件均可影响输液泵使用安全。

神经外科使用输液泵的患者多处于病情多变的高危期，输入的常用药物包括扩血管药物、降压药物、抗癫痫药、电解质溶液等，稍有不慎都将对患者的病情造成不良影响。PDCA 循环法是广泛应用于质量管理的标准化、科学化循环体系，为了保证患者的给药安全，我们根据 PDCA 循环法原理对神经外科住院患者输液泵输液开展规范化管理。

（二）现状调查

依据我院编制的《患者给药制度》《患者告知制度》，对临床输液泵输液流程中各

环节的要求制定出包括输液泵工作是否正常、输液是否按时完成、输液速度与设置有无差异、有无液体外渗、有无针头脱出等内容的输液泵输液专项检查标准及查检表。

根据检查标准使用查检表对临床输液泵输液的各个环节进行检查登记，统计 2014 年 4 月至 2014 年 6 月共 3 个月的检查结果，神经外科使用输液泵输液的患者 68 人，共计 1151 例次，在输液泵输液专项质量检查中存在的不合格项共 117 例次，高达 10.17%，缺陷发生率统计结果见表 4-2-1。根据输液泵输液相关缺陷原因柏拉图可以一目了然地看到，根据二八法则，其占有 80% 的主要原因是提前完成和输液未按时完成（图 4-2-1）。此次 PDCA 就先解决这两个问题。

表 4-2-1　CQI 开展前输液泵输液相关缺陷发生率汇总表

缺陷项目	频次	发生率	百分比	累计百分比
输液提前完成	54	4.7%	46.15%	46.15%
输液未按时完成	39	3.38%	33.33%	79.48%
液体外渗	11	0.96%	9.40%	88.88%
输液装置断开	7	0.61%	5.98%	94.86%
输液针头脱出	4	0.35%	3.42%	98.28%
输液泵故障	2	0.17%	1.71%	100%
合计	117	10.17%	100%	

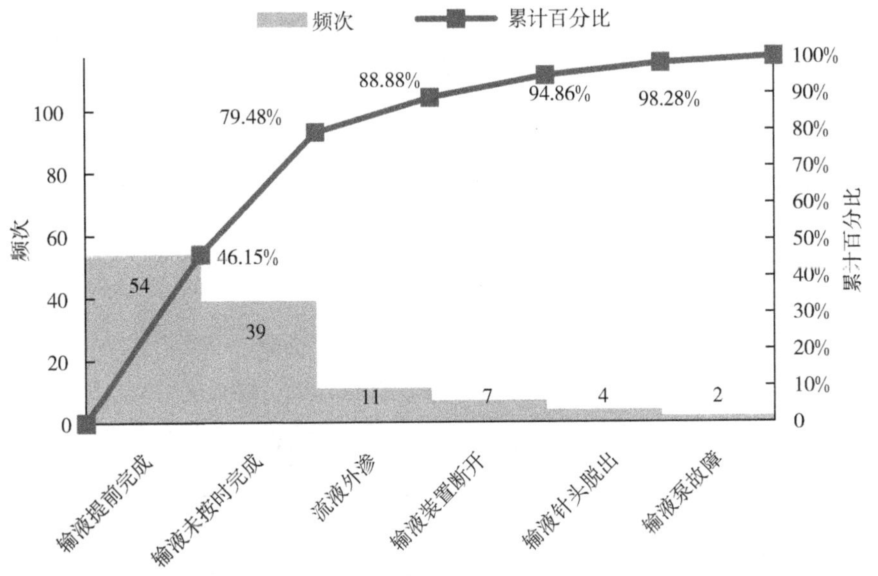

图 4-2-1　CQI 小组分析输液泵输液相关缺陷——柏拉图

（三）成立 CQI 小组

为降低输液泵输液相关缺陷发生率，由神经外科护理人员和国资办技术人员共同成立输液泵输液 CQI 小组，明确任务与职责（表 4-2-2），针对输液泵使用过程中出现的提前完成和输液未按时完成的问题，深入调查研究，加以改进。

表 4-2-2　CQI 小组成员信息表

小组成员	姓名	科室	职称	工作年限	主要工作
组长	贺慧兰	神经外科	副主任护理师	33 年	组织协调
组员	骆玮	国资办	副主任技师	34 年	技术指导
组员	慕彬	神经外科	主管护理师	17 年	图表绘制
组员	许静	神经外科	主管护理师	14 年	数据收集
组员	邓小燕	神经外科	护理师	12 年	数据收集
组员	常骁毅	国资办	助理工程师	8 年	实施措施
组员	刘文娟	神经外科	护理师	8 年	实施措施
组员	吕红妮	神经外科	护理师	8 年	实施措施
组员	贾丽虹	神经外科	护理师	7 年	结果分析
组员	刘欠	神经外科	护理师	7 年	结果分析

（四）设定目标值

查阅文献并结合我院实际情况设定输液泵输液相关缺陷发生率改进目标值为 3.79%（图 4-2-2）。

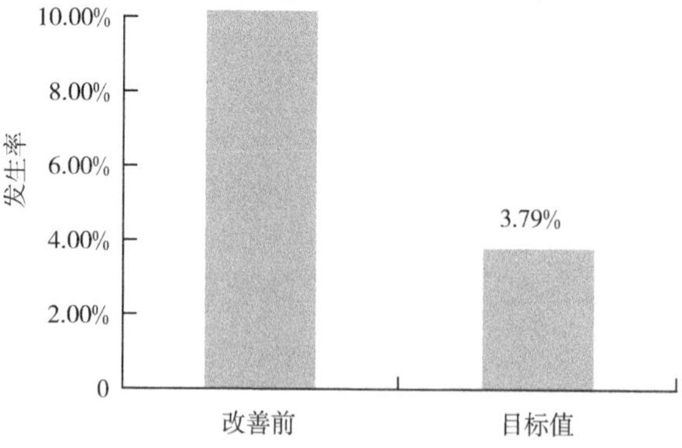

图 4-2-2　CQI 输液泵输液相关缺陷改进目标

（五）拟定计划

计划用 7 个月的时间来完成预期的工作，其中 P 阶段计划用 12 周、D 阶段用时 12 周、C 阶段和 A 阶段各用 3 周（图 4-2-3）。

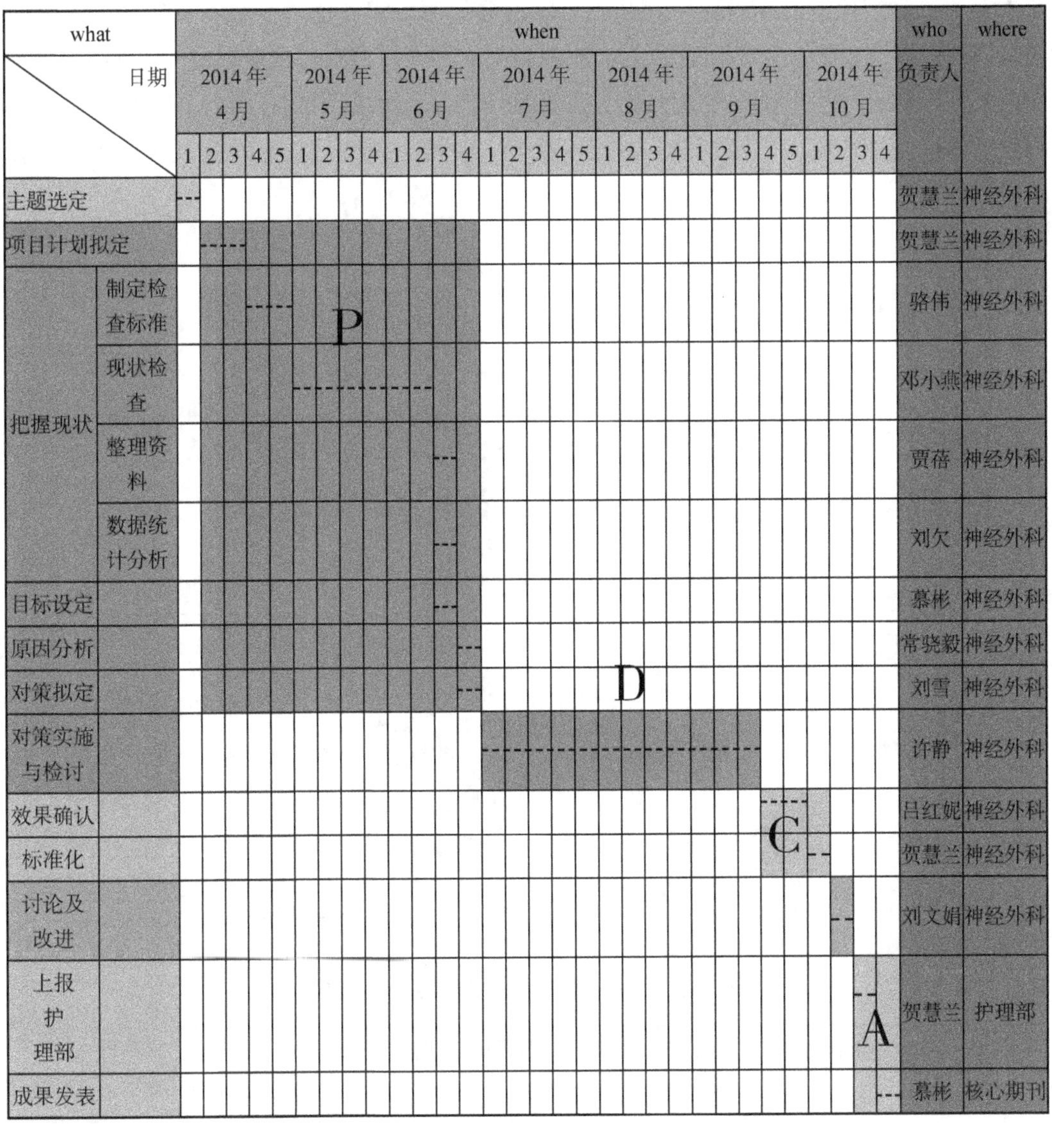

图 4-2-3 CQI 小组工作计划——甘特图

（六）分析原因

全体输液泵输液 CQI 小组成员查阅文献，结合临床工作，应用头脑风暴法，对输液提前完成和输液未按时完成进行原因分析，找出导致输液提前完成和输液未按时完成的主要原因，绘制成鱼骨图（图 4-2-4）。经分析有 32 个末端因素，找到导致输液泵输液速度不准确发生的真正原因为：缺乏输液泵故障报警处理流程、未使用输液泵专用配套输液管路、输液泵无专人管理、护士责任心不强及健康教育宣教效果不佳、更换药物后未重新调整输液速度、宣教内容不全面、输液泵使用频繁、流程笼统不够细化、培训形式单调、考核监督不到位，将分析的这些原因（表 4-2-3）绘制成柏拉图（图 4-2-5），根据二八法则，可以看到占有 80% 的主要原因有 5 个，即缺乏输液泵故障报警处理流程、未使用输液泵专用配套输液管路、输液泵无专人管理、护士责任心不强及健康教育宣教效果不佳。

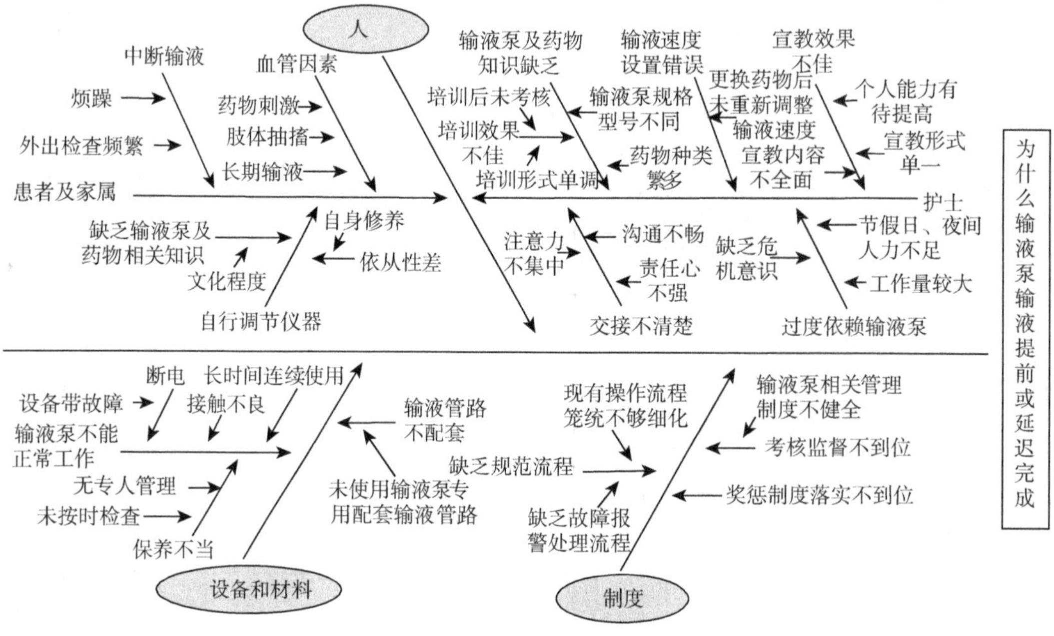

图 4-2-4　输液泵输液速度不准确原因分析——鱼骨图

表 4-2-3　输液泵输液速度不准确原因汇总表

缺陷原因	频次	发生率	百分比	累计百分比
缺乏故障报警处理流程	21	2.31%	23.08%	23.08%
未使用专用输液管路	18	1.98%	19.78%	42.86%
输液泵无专人管理	14	1.54%	15.38%	58.24%
责任心不强	12	1.32%	13.19%	71.43%
宣教效果不佳	8	0.88%	8.79%	80.22%

续表

缺陷原因	频次	发生率	百分比	累计百分比
更换药物后未重新调整输液速度	6	0.66%	6.59%	86.81%
宣教内容不全面	4	0.44%	4.40%	91.21%
输液泵使用频繁	3	0.33%	3.30%	94.51%
流程笼统不够细化	2	0.22%	2.20%	96.71%
培训形式单调	2	0.22%	2.20%	98.91%
考核监督不到位	1	0.11%	1.10%	100%
合计	91	10.01%	100.00%	

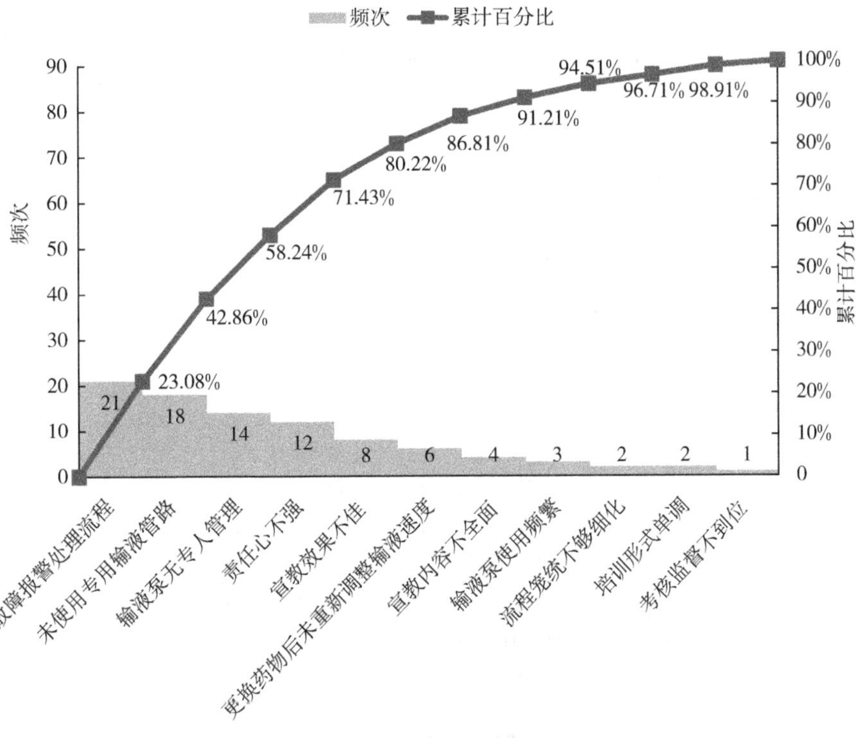

图 4-2-5 输液泵输液相关缺陷要因——柏拉图

（七）制定对策

针对占有 80% 的 5 个原因，运用 5W1H 法制定了持续改进对策（表 4-2-4）。

1. 针对缺乏输液泵报警处理操作规范流程：一是由科室质控组制定输液泵输液解除警报标准流程；二是就新制定的流程加强相关知识的培训并考核。

2. 针对未使用输液泵配套专用输液管路：一是护士长负责向招标采供部门提交申购

说明，配备输液泵专用配套输液管；二是输液泵管定点放置，及时补充；三是继续教育组长负责培训输液泵专用管使用方法。

3. 针对输液泵无专人管理，保养不到位：一是建立神经外科输液泵专项维护制度，确立输液泵维护日及责任人，并明确责任人的职责；二是每月召开输液泵使用质量控制专题会议，持续进行质量改进。

4. 针对护士责任心不强：一是设计制作输液泵输液巡回卡，详细制定输液泵用药的工作流程；二是每日护士长抽查巡回记录情况，以督导护士形成为良好的工作习惯。

5. 针对健康教育宣教效果不佳，患者或家属私自调节流速：一是设计制作高危、特殊药品提示卡，高危及特殊药品注意事项、观察要点均列入提示卡；二是由责任护士应用高危、特殊药品提示卡对患者及家属进行输液泵及药物专项宣教。

表 4-2-4　降低输液泵输液相关缺陷对策计划表——5W1H

	What	Why	How	Who	When	Where
序号	改善对象	实施改进措施的原因	实施改进措施的方法	负责的组员	改进措施实施时间	改进措施实施地点
一	缺乏输液泵报警处理操作规范流程	输液泵报警处理操作欠规范导致输液提前完成	1. 制定输液泵输液解除警报标准流程，包括（1）解除阻塞报警；（2）解除气泡报警；（3）完成报警的处理 2. 加强培训：由器械设备中心人员组织学习输液泵原理、操作程序、注意事项，邀请临床药师讲解常用输液泵输液的药物及分类、药物的特性，并定期考核	慕　彬	2014 年 7 月 25 日～ 2014 年 8 月 1 日	神经外科一病区
二	未使用输液泵配套专用输液管路	管路不配套导致输液泵输注速度不准确	1. 护士长负责向招标采供部门提交申购说明，配备输液泵专用配套输液管 2. 输液泵管定点放置，及时补充 3. 继续教育组长负责培训输液泵专用的输液管使用方法	贺慧兰	2014 年 7 月 28 日～ 2014 年 8 月 15 日	神经外科一病区
三	输液泵无专人管理，保养不到位	输液泵保养不当导致的输液泵使用异常	1. 建立神经外科输液泵专项维护制度，确立输液泵维护日及责任人 2. 每月护士长组织各职能小组组长及质控护士召开输液泵使用质量控制专题会议，持续进行质量改进，修订使用输液泵的相关规定	许　静	2014 年 7 月 25 日～ 2014 年 8 月 15 日	神经外科一病区

续表

	What	Why	How	Who	When	Where
序号	改善对象	实施改进措施的原因	实施改进措施的方法	负责的组员	改进措施实施时间	改进措施实施地点
四	护士责任心不强，过度依赖输液泵	护士过度依赖输液泵，巡回不及时，不能及时发现问题	1. 设计制作输液泵输液巡回卡，详细制定输液泵用药的工作流程，对患者的用药严格按照规范流程进行操作，科室管理者加强检查 2. 每日护士长抽查巡回记录情况	刘欠 邓小燕	2014 年 8 月 16 日～2014 年 9 月 25 日	神经外科一病区
五	健康教育宣教效果不佳，患者或家属私自调节流速	患者及家属缺乏输液泵使用注意事项及药物知识	1. 设计制作高危、特殊药品提示卡，将本科常用输液泵输入的高危及特殊药品注意事项、观察要点均列入提示卡 2. 使用输液泵输液前由责任护士应用高危、特殊药品提示卡对患者及家属进行输液泵及药物专项宣教	刘文娟	2014 年 8 月 25 日～2014 年 9 月 25 日	神经外科病房

（八）执行阶段

1. 制定输液泵输液解除警报标准流程（图 4–2–6）。

2. 组织护理人员学习输液泵原理、操作程序、注意事项和常用输液泵输液的药物滴速要求、溶媒的选择、注意事项及配伍禁忌；对输液泵专用的输液管使用方法进行培训，做到护士人人掌握。全科在岗 17 名护士均考核合格，培训效果良好。

3. 配备输液泵专用配套输液管，定点放置、及时补充。

4. 随机抽查输液泵输液患者情况，共抽查 21 例次，均使用输液泵配套专用泵管，执行率 100%（图 4–2–7），输液泵流速与设置速度相符。

5. 为加强监管，我科建立神经外科输液泵专项维护制度，确立输液泵维护日及责任人，改进的 2 个月期间共检查维护输液泵 8 次，发现 2 台输液泵流速不准确、按键和电池故障，及时报修。改善了以前每月检查维护输液泵一次，不能及时发现输液泵流速不准确、按键和电池故障的情况。

6. 设计制作出输液泵输液巡回卡（图 4–2–8），详细制定输液泵用药的工作流程。改进期间护士发现滴数与设置不符 1 例，液体外渗 1 例，输液管路回血 1 例，均及时得到处理。

7. 设计制作高危、特殊药品提示卡（图 4–2–9），将本科常用输液泵输入的高危及特殊药品注意事项、观察要点均列入提示卡。

8. 2014 年 9 月 1 日开始，在每次使用输液泵输液前由责任护士应用高危、特殊药品提示卡对患者及家属进行输液泵及药物专项宣教。改进期间抽查使用输液泵输液患者 22 例次，患者及家属均能掌握注意事项，未发生 1 例自行调节或中断输液情况，患者及家属注意事项掌握率由改进前的 19% 升至 100%（图 4-2-10）。

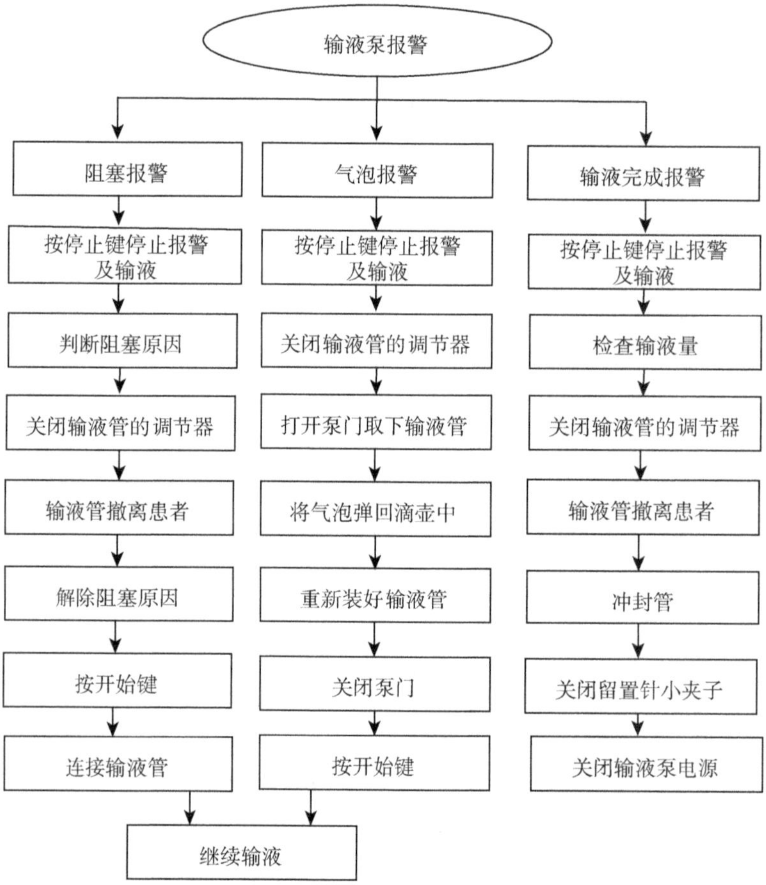

图 4-2-6 输液泵输液解除警报标准流程

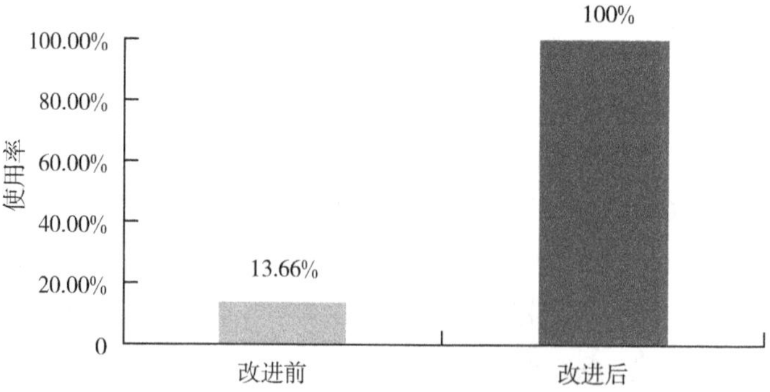

图 4-2-7 CQI 开展前后输液泵专用泵管使用情况比较图

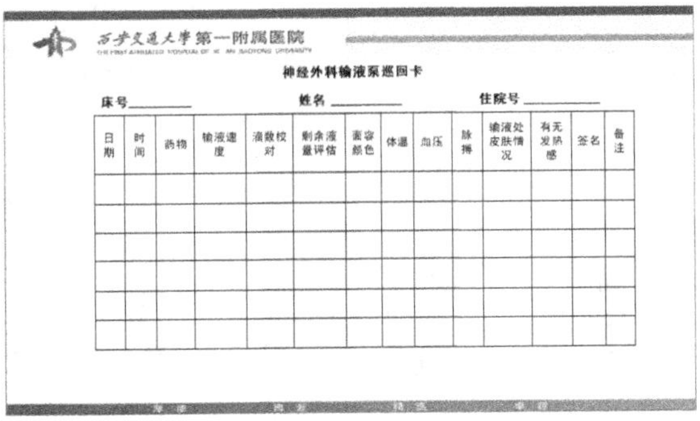

西安交通大學第一附屬醫院

神经外科输液泵巡回卡

床号________ 姓名________ 住院号________

日期	时间	药物	输液速度	滴数校对	剩余液量评估	面容颜色	体温	血压	脉搏	输液处皮肤情况	有无发热感	签名	备注

图 4-2-8　输液泵输液巡回卡

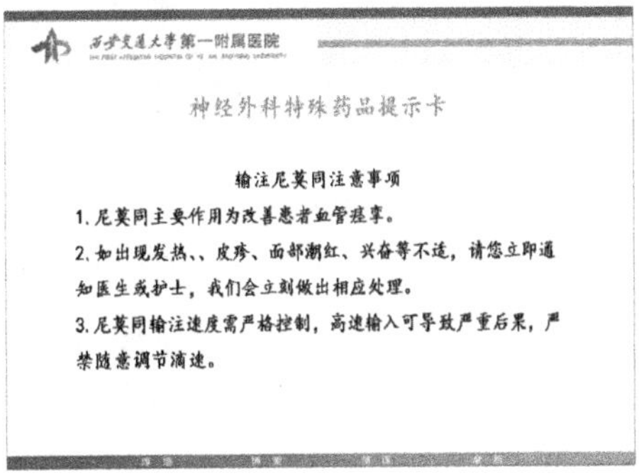

西安交通大學第一附屬醫院

神经外科特殊药品提示卡

输注尼莫同注意事项

1. 尼莫同主要作用为改善患者血管痉挛。

2. 如出现发热、、皮疹、面部潮红、兴奋等不适，请您立即通知医生或护士，我们会立刻做出相应处理。

3. 尼莫同输注速度需严格控制，高速输入可导致严重后果，严禁随意调节滴速。

图 4-2-9　神经外科特殊药物提示卡

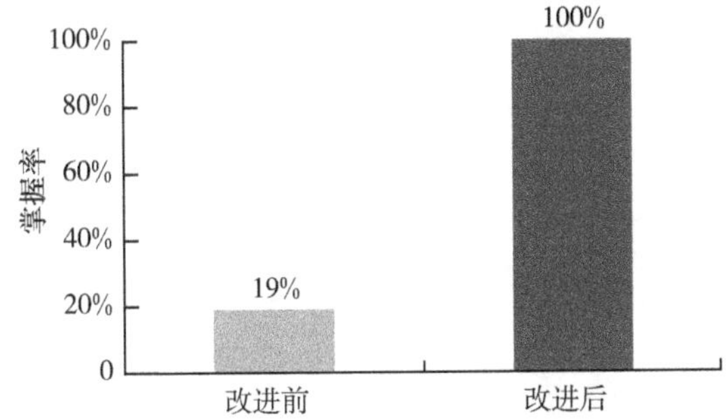

图 4-2-10　改进前后患者及家属注意事项掌握率对比柱状图

（九）检查阶段

所有项目实施后，再次运用查检表对 2014 年 7 月至 2014 年 9 月使用输液泵输液患者进行查检，共计 62 人 1088 例次，检查中发现存在不合格项共 31 例次，输液泵输液相关缺陷的发生率由 10.17% 下降至 2.85%，降低了 71.98%，改善效果显著（图 4-2-11），达到本次质量改善目的。

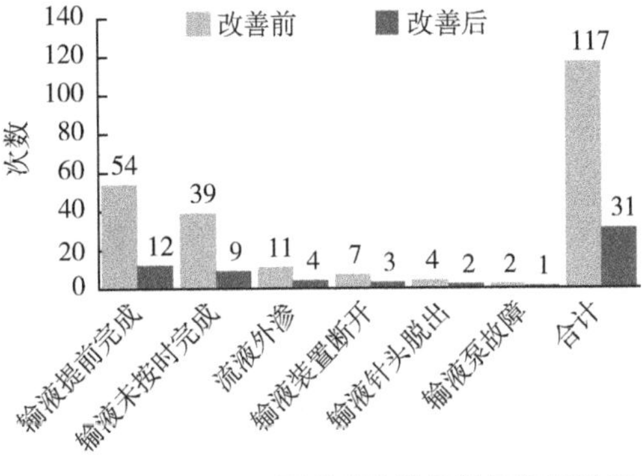

图 4-2-11　CQI 开展前后输液泵输液相关缺陷发生次数对比图

（十）总结阶段

通过 7 个月的持续改进，梳理、修订了科室输液泵相关管理制度及流程 3 个，岗位职责 1 个，各项制度流程均得到了落实；设计制作出输液泵输液巡回卡及高危、特殊药品提示卡，规范了使用输液泵输液观察护理的要求，规范了对患者或家属的教育，消除了患者或家属盲目调节输液泵流速的危险因素；对全体护理人员进行了输液泵和常用输液泵输液的药物相关培训，增进了与设备科、药剂科的沟通与合作。修正后的输液泵输液解除警报操作流程、输液泵规范化管理制度及输液泵输液操作标准化流程步骤细化具体，符合临床实际情况，可持续使用。

虽然输液泵输液相关缺陷的管理取得了显著的成效，但由于时间的限制，改善方法在灵活性及全面性方面仍存在一些不足，为使危重患者得到安全有效的输液泵输液治疗，仍需在制度和流程的执行中不断分析总结和改进，对于更换药物后未重新调整输液速度等不足之处，将纳入下一个 PDCA 循环进行持续改进，努力为患者提供更安全的医疗护理环境。

（西安交通大学第一医院神经外科　慕　彬）

第三节　随州市中心医院 PDCA 案例

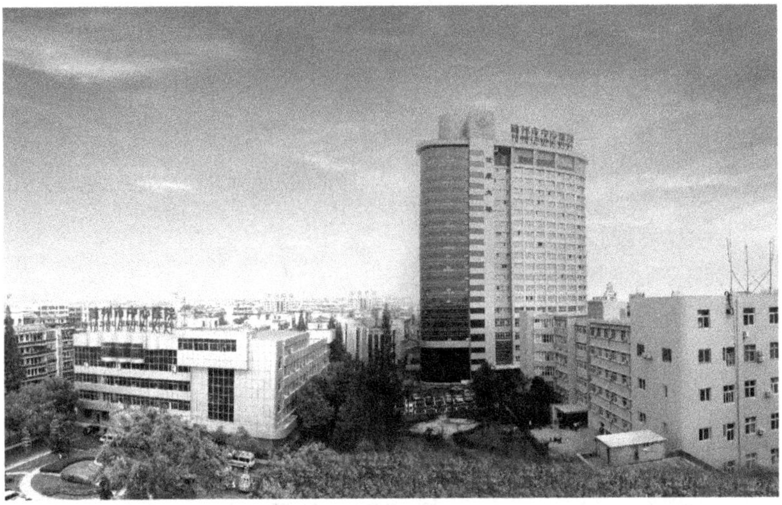

一、随州市中心医院简介

随州市中心医院始建于 1904 年，历经 115 年的建设与发展，已经成为一所集医疗、教学、科研、救护、预防、保健于一体的三级甲等综合医院，是湖北医药学院的附属医院暨第五临床学院，华中科技大学同济医学院、武汉大学医学院、湖北中医药大学的教学医院，与意大利罗马圣菲利普纳里医院缔结友好医院。先后荣获“全国百姓放心百佳示范医院”“国家节约型公共机构示范创建单位”“全国综合医院中医药工作示范单位”“湖北省文明单位”“湖北省爱婴医院”等称号。

医院下辖 3 个直属院区（龙门院区、季梁院区、文帝院区）和 3 个非直属院区（慈恩院区、炎帝院区、编钟院区），下设白云湖社区卫生服务中心，代管随州市紧急救援中心。开放病床 2380 张，现有在职员工 2205 名，其中卫技人员 1762 名，有高级技术职称 413 名，中级技术职称 535 名，博士研究生 18 名，硕士研究生 388 名。年门急诊服务 90.3 万人次，出院病人 6.3 万人次，手术 3.7 万人次。

医院拥有省级重点学科 2 个，省级临床重点专科 8 个，随州市临床重点专科 33 个。近三年，共承担各级各类科研课题 118 项，其中国家自然科学基金面上项目 2 项，省级立项课题 29 项，校级立项 6 项，获省部级科学技术进步奖 5 项，市级科学技术进步奖 15 项。在国内外医学期刊上发表学术论文 1536 篇，其中 SCI 收录论文 83 篇，主编出版医学和管理专著 216 部。

医院设备先进，配置合理，拥有 3.0T 核磁共振、64 排螺旋 CT、智能化手术室信息管理系统、全自动检验流水线等先进诊疗设备，并设立了 ICU、CCU 病房，设备总值达 3.55 亿元。

医院以湖北医药学院第五临床学院为依托，狠抓教学工作，现有专职、兼职教师 319 名，硕士研究生导师 25 名，开设 5 年制临床医学、4 年制护理学、医学检验、康复医学本科专业，在校本科生 1503 名，硕士研究生 29 名，留学研究生 9 名。设有 1 个湖北省研究生工作站，1 个高水平科研平台 -- 转化医学研究中心。是湖北省住院医师规范化培训基地和湖北省全科医学培训基地。

二、制度

标题	随州市中心医院 质量管理持续改进制度	编号：SZZD-ZGB-08-01	
		版本：1	生效日期：2016.5.18
		发布部门：质管办	发布日期：2016.5.18
		编制人：徐敏	审核人：许景东
		批准人：张振建	页码：共 4 页

随州市中心医院质量管理持续改进制度

一、目的

为确保医院各项工作持续有效运行，大力开展全院、全员、全过程的质量管理活动，特制定本制度。

二、适用范围

适用于本院各部门、各科室的质量管理活动。

三、职责

（一）医院质量管理办公室是质量管理活动的归口管理部门，负责质量持续改进活动小组活动的组织策划、实施指导、检查考核工作。

（二）各部门、各科室负责搞好本部门、本科室的 QC 质量管理活动。

四、术语

（一）QC：Quality Control（质量管理）的简称。

（二）质量持续改进活动小组：将在医院临床医疗、医技、职能科室、后勤班组从事各种工作的员工，围绕医院的发展规划、医疗服务和现场存在的问题，以规范医疗行为，降低医疗成本，提高医院运行效率和运行效果为目的组织起来，运用质量管理理论和方法开展持续改进活动的组织。

（三）PDCA：P（Plan）表示计划，D（Do）表示执行，C（Check）表示检查，A（Action）表示处理。

（四）4M1E：人（Man）、机器（Machine）、材料（Material）、方法（Method）、环境（Envirnment）、测量（Measure）。

五、制度描述

（一）医院质量管理持续改进年度计划的制定

1. 医院每年下发质量与安全管理持续改进实施方案，各部门、各科室按照实施方案要求，编制本部门、本科室质量管理持续改进计划。

2. 计划的内容：

（1）质量管理持续改进各阶段的实施方法和时间；

（2）小组成员的调整和职责分配；

（3）需要医院协调的事项。

（二）质量管理持续改进活动小组组建程序

由各部门、各科室根据需要选择的课题内容或主攻方向共同协商，组建质量管理持续改进活动小组，并确定组长人选，填写“持续质量改进记录表”报医院质量管理办公室备案。

1. 质量管理持续改进活动小组一般 5 ～ 10 人，设组长、副组长若干名，根据课题的不同，小组成员可跨部门组成。

2. 质量管理持续改进活动小组组长职责：

（1）领导质量管理持续改进活动小组有效的开展工作；

（2）负责制定质量管理持续改进活动小组活动计划；

（3）负责领导质量管理持续改进活动小组按计划开展活动；

（4）负责质量管理持续改进记录的保管工作；

（5）负责质量管理持续改进活动小组成员的质量教育工作；

（6）负责质量管理持续改进活动小组的其他日常管理工作。

3. 质量管理持续改进活动小组成员的职责

（1）负责依据质量管理持续改进活动计划按时做好分配给自己的工作；

（2）负责向本岗位周围员工宣传质量管理的意义，发动周围员工提出合理化建议。

（三）质量管理持续改进活动小组的类型

为了便于对质量管理持续改进活动小组的领导，按照质量管理持续改进活动小组参加的人员与活动课题的特点，把质量管理持续改进活动小组分为现场型、管理型、服务型、攻关型四种类型。

1. 现场型质量管理持续改进活动小组

由临床医技科室卫技人员为主体组成，以提高医疗技术，确保医疗安全，降低消耗，改善医疗服务质量为目的。活动的范围主要是在医疗活动现场。

2. 服务型质量管理持续改进活动小组

由医院不从事临床医疗工作的辅助人员组成，以推动服务工作标准化、程序化、科学化，提高服务质量为目的。活动的范围主要是在服务现场。

3. 攻关型质量管理持续改进活动小组

由领导、卫技人员组成，以解决医疗技术关键为目的，活动范围包括与医疗技术有关的各个领域。

4. 管理型质量管理持续改进活动小组

由管理人员组成，以提高业务工作质量，解决管理中存在的问题，提高管理水平为目的。

（四）质量管理持续改进活动小组活动的程序

质量管理持续改进活动小组活动应遵循和运用 PDCA 循环、统计技术等科学的方法，对所选择的课题进行计划、实施、检查和改进。使之不断循环前进，阶梯上升。

1. 选择课题

（1）医院根据实际需要下达的医疗活动运行中迫切需要解决的技术攻关性的课题。

（2）质量管理持续改进活动小组在工作中积极观察发现问题，在员工和患者提出的不满意问题中选题。

（3）选题通常使用的方法有调查表、对比表、排列图、鱼刺图、流程图。

2. 现状调查

（1）收集数据，对选择课题的相关数据到现场进行客观、真实的收集。

（2）采用调查表、排列图、直方图、控制图、散布图等统计方法，对数据进行统计。

3. 设定目标

（1）设定目标要与课题相对应，要用具体的数值来表达需达到的目标。课题目标既要有挑战性，又要有实现的可能。

（2）设定目标要说明制定目标的依据。可以用文字和图表分析说明。

4. 分析原因

运用人、机、料、法、环、测等统计技术，对存在的诸多问题层层展开，进行彻底的分析和研究。

5. 确定主要原因

通过统计分析，在诸多存在的问题中，找出影响质量的主要原因。

6. 制定对策

（1）针对主要原因，分析、研究和选用合适的对策。分析研究实施对策要有有效性和时效性。

（2）编制实施对策表

序号	要因	对策	目标	实施	地点	时间	负责人

7. 检查效果

在所有要因都得到解决或改进后，应对新的质量运行状况进行数据收集，并与实施前所收集的数据进行对比，检查是否完成预定目标。

（1）完成预定目标，说明已解决问题，进行下一步骤，巩固取得的成果。

（2）未完成预定目标，应从要因和对策是否准确中进行分析和研究。返回到 5.4.4 分析原因处重新开始进行 PDCA 循环。

8. 制定巩固措施

（1）把实施对策表中通过实施已证明了的有效措施（如变更的工作方法、操作标准、指标参数、规章制度等）初步纳入到有关制度或操作规程中。

（2）经常检查是否按照有效措施更改的方法进行工作。

（3）确定一定的巩固期，并做好记录，观察效果是否稳定。

9. 总结及今后打算

（1）通过此次质量管理持续改进，除了解决本课题外，还解决了其他哪些相关问题，还需要抓住哪些活动中发现而没有解决的问题。

（2）总结活动过程中，哪些是成功的，哪些是不成功的，以及需要改进的地方和措施。

（3）总结通过此次活动所取得的无形效果，如员工质量意识、问题意识、参与意识、改进意识的提高，个人能力的提高，QC 知识的掌握，团队精神的增强等。

（五）评审和验收

1. 由质量管理持续改进小组将完整的质量管理持续改进资料报医院质量管理办公室，医院质量管理办公室组织有关专业技术人员对该课题进行真实性、有效性和创新性评审。

2. 评审内容

（1）改进成果所展示的活动全过程是否符合 PDCA 循环理论。

（2）活动的各个环节是否做的以客观事实为依据，用数据说话，以及所用的数据是否完整、正确、有效。

（3）统计方法的运用是否正确、恰当。

3. 验收

根据评审结果，医院质量管理办公室按综合评分进行统计，80 分以上为合格 QC 成果，并做出验收结论。

（六）评比和激励

1. 获得验收合格的QC课题，由医院质量管理办公室初步选择出优秀的课题，报医院质量管理委员会批准后，参加医院举办的 QC 成果发布。

2. 每年 1 月份，由医院质量管理办公室组织有关人员对上一年度验收合格的 QC 课题进行评比。

3. 评比标准：课题的符合性（是否符合 PDCA 循环理论、统计技术使用是否准确）、有效性（问题是否完全解决，解决了百分之几等）、创新性和效果等。

4. 评比设一、二、三等奖，并进行奖励。

（七）检查考核

各部门、各科室应严格按计划进行质量管理持续改进并保存相关记录。医院质量管理办公室每月至少进行一次质量管理持续改进的检查，并按《随州市中心医院质量与安全管理持续改进实施方案》进行考核。

六、相关文件及质量记录

（一）《随州市中心医院质量与安全管理持续改进实施方案》

（二）随州市中心医院持续质量改进记录表（附表一）

附表一：

随州市中心医院持续质量改进记录表

科室：　　　　　　　　　　　时间：　　　　年　　　月　　　日

<table>
<tr><td>项目名称</td><td colspan="2"></td></tr>
<tr><td>预期目标</td><td colspan="2"></td></tr>
<tr><td>现状监测</td><td colspan="2"></td></tr>
<tr><td>问题简述</td><td colspan="2"></td></tr>
<tr><td colspan="3">原因分析：
1. 人：
2. 机：
3. 料：
4. 法：
5. 环：
6. 测：</td></tr>
<tr><td colspan="2">计划（Plan）</td><td>实施（Do）</td></tr>
<tr><td colspan="2">处理（Action）</td><td>检查（Check）</td></tr>
<tr><td rowspan="2">效果监测
与评价</td><td colspan="2">日期</td></tr>
<tr><td colspan="2">效果评价</td></tr>
</table>

科室负责人签字（或科室印章）确认：

三、案例

案例 1　运用 PDCA 循环提高（特定）单病种指标总执行率

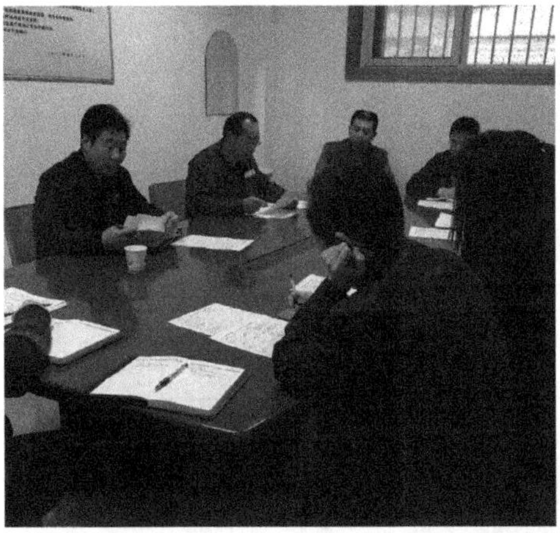
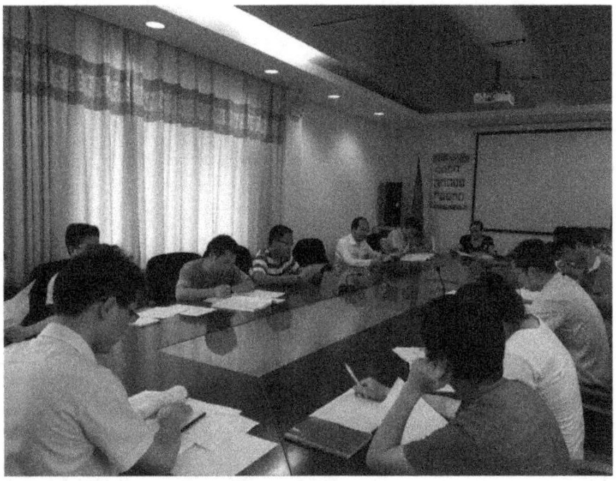

沈桂生：运用 PDCA 实施单病种质量管理，是规范医师医疗行为的有效方法。
潘瑞红：学习、运用质量管理工具，实施单病种质量管理，可有效促进优质护理服务，提高患者满意度。
余　涛：运用 PDCA 实施单病种质量管理，可提高信息化工作效率，也是规范单病种数据统计和分析的有效手段。
黄遵任：学习并应用 PDCA 的方法切实解决了单病种质量管理问题，提高了医疗服务监管水平，保障了患者安全。质量管理工具的广泛应用是提升医院质量管理水平的推手。
王正艳：实施单病种质量管理，可提高医疗质量，同时也是缩短住院天数、减少住院费用的有效方法。
林　涛：实施单病种质量管理，是规范临床诊疗行为的较好办法。灵活运用管理工具提高了解决问题的效率和能力，质量管理工具与临床工作密不可分，科室医疗质量持续改进需要质量管理工具。

（一）背景

（特定）单病种（以下简称“单病种”）质量管理是以规范临床诊疗行为为基点，运用信息化平台，实施临床质量精细化管理。实现对单病种基础质量、环节质量、终末质量的控制。

依据《三级综合医院评审标准实施细则（2011 年版）》有关精神：单病种管理有 7 个条款纳入三级医院现场评价。近几年来，我院在加强单病种管理方面做了很多工作，单病种上报例数持续增长，但指标总执行率一直不佳，没有 1 个单病种指标总执行率能达到全国平均水平。

（二）计划（Plan）

1. 确定主题。提高（特定）单病种指标总执行率。

2. 成立单病种管理与持续改进 CQI 小组。为了顺利开展质量改进项目，2015 年 6 月 1 日成立加强单病种管理、提高单病种指标总执行率的 CQI 小组，团队成员主要由医务处、护理部、信息科、临床科室等部门人员组成，人员和分工见表 4-3-1。

表 4-3-1　CQI 小组组成与分工

CQI 小组	姓名	科室及职务	岗位分工
组长	沈 ××	医务处主任	总体统筹与规划
副组长	潘 ××	护理部主任	制定改善计划
组员	余 ×	信息科主任	对策实施
	黄 ××	医务处干事	数据统计
	林 ×	临床科室质管员	对策实施
	肖 ××	产科主任	对策实施
	陈 ××	产科护士长	对策实施
	陈 ××	骨科主任	对策实施
	加 ××	骨科护士长	对策实施
	王 ××	呼吸内科主任	对策实施
	程 ××	呼吸内科护士长	对策实施
	王 ××	儿科主任	对策实施
	尹 ××	儿科护士长	对策实施
	彭 ××	普外科主任	对策实施
	刘 ××	普外科护士长	对策实施
	乔 ××	神经内科主任	对策实施
	姜 ××	神经内科护士长	对策实施
	姚 ××	心血管内科主任	对策实施
	彭 ××	心血管内科护士长	对策实施

3. 制订改进计划。为使 11 个病种指标总执行率能达到全国平均水平，我院计划利用 8 个月时间进行第一轮改进，并制作甘特图（图 4-3-1）。

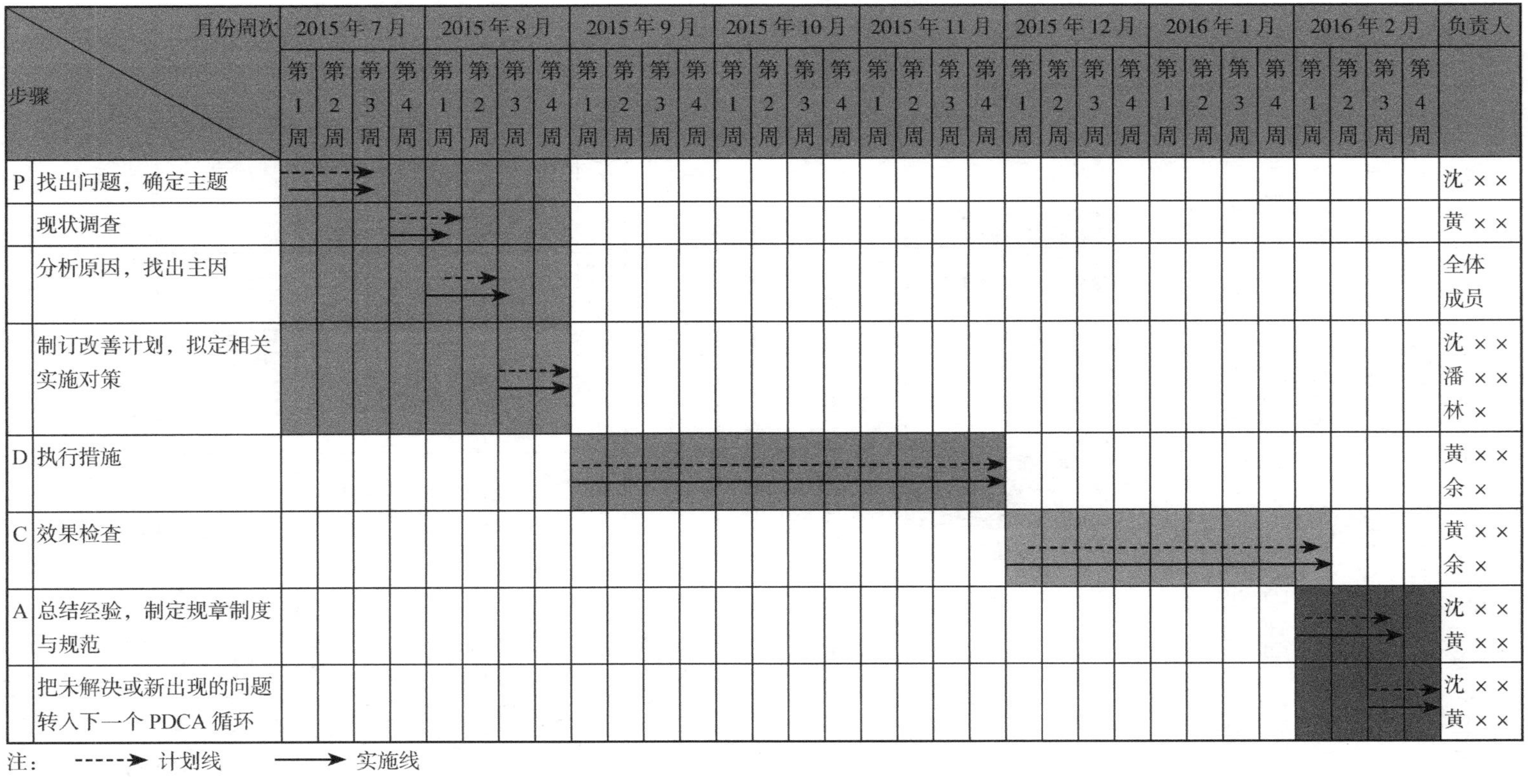

图 4-3-1　提高（特定）单病种指标总执行率改进活动计划——甘特图

4. 现状分析。我院 2012 年开始将 11 个单病种，即急性心肌梗死、心力衰竭、成人社区获得性肺炎、脑梗死、冠状动脉旁路移植术、髋（膝）关节置换术、儿童社区获得性肺炎、围手术期预防感染、剖宫产、COPD 伴有急性下呼吸道感染、围手术期预防深静脉血栓纳入单病种管理。3 年来，单病种上报例数持续增长（图 4-3-2）。主要问题是：虽然单病种上报例数持续增长，但指标总执行率都较差（表 4-3-2，图 4-3-3）。例如，2014 年我院没有一个病种指标总执行率达到全国平均水平，且差距都很大。

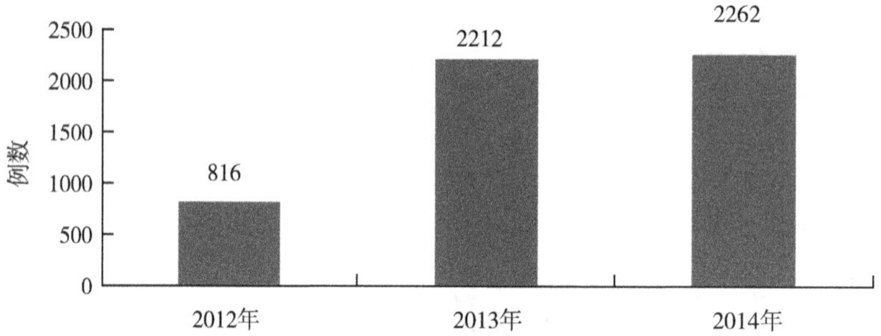

图 4-3-2 我院 2012—2014 年单病种上报总例数

表 4-3-2 2014 年度（特定）单病种指标总执行率质量报告

序号	项目名称	本院数值	全国平均值
1	急性心肌梗死	43.88%	60.99%
2	心力衰竭	19.49%	69.35%
3	成人社区获得性肺炎	11.11%	58.39%
4	脑梗死	50.88%	58.98%
5	冠状动脉旁路移植术	33.44%	81.40%
6	髋（膝）关节置换术	32.48%	78.11%
7	儿童社区获得性肺炎	14.78%	75.90%
8	围手术期预防感染	42.16%	73.67%
9	剖宫产	33.49%	71.36%
10	COPD 伴有急性下呼吸道感染	41.31%	56.32%
11	围手术期预防深静脉血栓	44.65%	74.91%

来自：国家卫健委医政医管局、国家卫健委医院管理研究所。

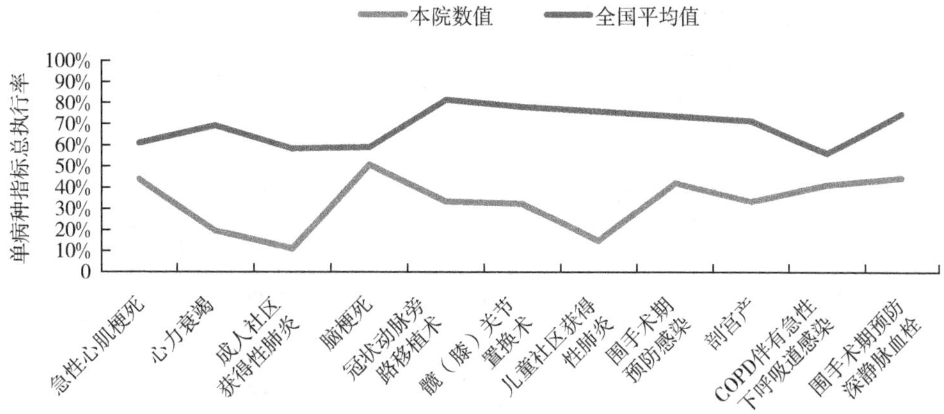

图 4-3-3　2014 年度我院单病种与全国各单病种指标总执行率对比图（彩图见彩插 15）

5. 目标值设定。①单病种指标总执行率质量指标：各病种指标总执行率达到全国公布的 2015 年度各病种平均值。②单病种上报数量指标：2015 年度单病种总上报例数较上一年度明显上升，达到 3000 例。

6. 分析原因。我院各病种指标总执行率为什么会低？小组成员在一起对原因进行分析。

（1）分析原因：小组召开头脑风暴会，查找单病种指标总执行率低的原因（图 4-3-4）。

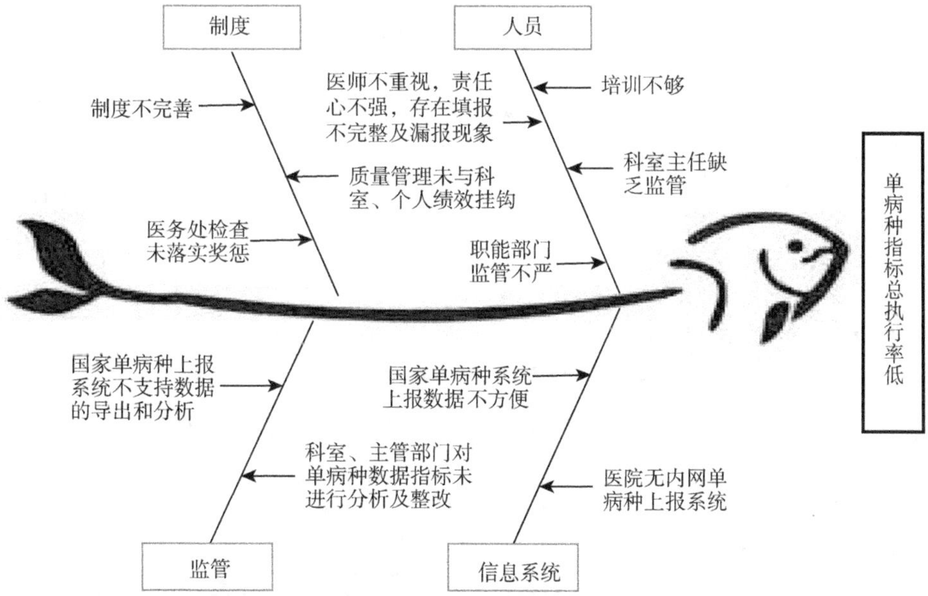

图 4-3-4　单病种指标总执行率低原因分析——鱼骨图

（2）对鱼骨图中的多种原因进行统计（表 4-3-3），运用二八法则，在柏拉图（图 4-3-5）中显示 80% 的少数主要原因是：培训不到位、医务处督查不严、无内网单病种上报系统、奖惩制度不完善。

表 4-3-3 单病种上报例数较少、指标总执行率低相关问题分类统计表

原因	问题发生次数	发生比例	累计发生率
培训不到位	177	29.50%	29.50%
医务处督查不严	142	23.67%	53.17%
无内网单病种上报系统	99	16.50%	69.67%
奖惩制度不完善	65	10.83%	80.50%
医师不重视	31	5.17%	85.67%
科主任监管不力	22	3.67%	89.34%
主管部门未通报	17	2.83%	92.17%
科室质管组织督导不力	15	2.50%	94.67%
系统不支持数据导出	12	2.00%	96.67%
电脑上网不方便	9	1.50%	98.17%
内外网未连接	7	1.17%	99.33%
患者配合不力	4	0.67%	100.00%

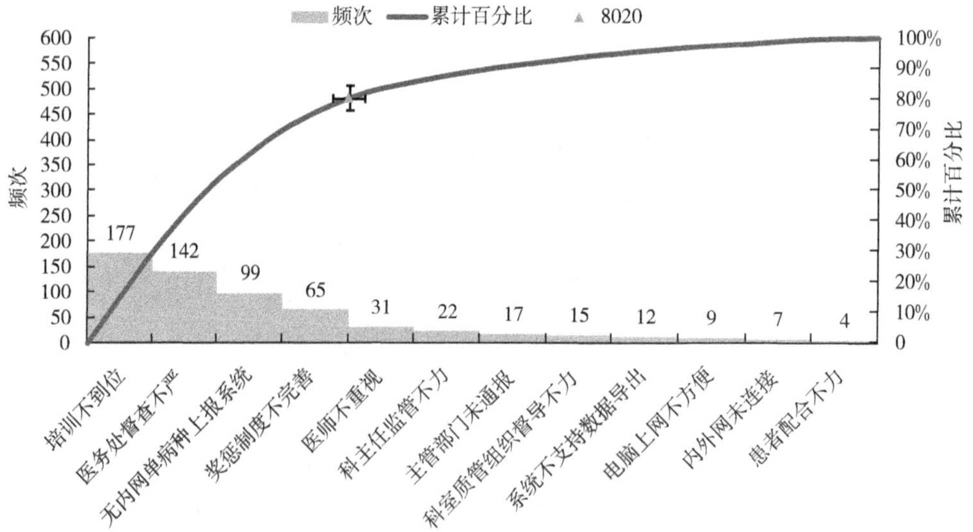

图 4-3-5 单病种上报例数较少、指标总执行率低主因分析——柏拉图

7. 运用 5W1H 制作对策方案（表 4-3-4）。

表 4-3-4　提高单病种指标总执行率质量持续改进对策表

项目	内容			
Why	培训不够	医务处督查不严	医院无内网单病种上报系统	奖惩制度不完善
What	加强员工培训，提高医师、护士对于单病种管理知识的知晓率	加强月度督导检查	安装单病种内网上报系统	完善奖惩制度
Where	普康楼四楼、五楼会议室，各临床科室	各临床科室	各临床科室	单病种质量管理工作领导小组办公室
Who	沈 ××、黄 ××、吴 ××、信息工程师、临床科室主任	沈 ××、黄 ××	余 ×	单病种质量管理工作领导小组成员
When	2015 年 7 月至 11 月	2015 年 7 月至 11 月	2015 年 7 月	2015 年 6 月
How	对于单病种质量管理相关制度，内网单病种上报系统的操作流程，组织院科两级培训	医务处每月组织对临床科室单病种质量管理情况进行督导检查，对查出问题的科室下发整改通知书，限期整改，并追踪整改效果。每月对督导检查的情况进行汇总分析，并在全院通报	信息科 2015 年 7 月在临床科室安装单病种内网上报系统	下发《单病种质量管理实施方案》，将考核结果与科室绩效挂钩，对落实好的科室与医师给予奖励

（三）执行（Do）

针对以上主因，采用了以下几方面措施：

1. 加强员工培训。前期对有单病种质量管理的科室医师、护士共 58 人进行测试，能够全面回答单病种质量管理问题的只有 11 人（18.97%）。针对医师、护士对于单病种管理内容知晓率低，不知怎么做，院科两级组织了多次单病种质量管理培训，要求知晓率 100%。通过培训，每位医师、护士都熟知了管理制度、质量控制指标要求和网报流程。

2. 加强监管。医务处对单病种的上报及时性和质量控制指标加强监管，每月对质控指标进行分析评价，对发现的问题及时反馈到科室、督促其整改。CQI 小组开展质量改进行动期间发现以下 5 类问题：①单病种上报不及时；②有漏报现象；③上报数据填写不完整；④住院日、住院费用有波动；⑤质量指标完成率不高。经过 1 个月强化整改，以上问题均得到有效改善：单病种患者出院 8 日内上报率 100%，无漏报现象，上报数据填写完整，单病种住院日和住院费用控制在规定范围，单病种质量指标完成率明显提升。

3. 安装单病种内网上报系统。信息科 2015 年 7 月在临床科室安装了单病种内网上报系统，医师上报单病种更方便，也有利于院科两级监测管理和总结分析。

4. 完善制度。2015 年 6 月下发《单病种质量管理实施方案》，将考核结果与科室绩效挂钩，完成好的科室与医师给予奖励，每上报 1 例奖励 20 元，漏报 1 例处罚 20 元。

（四）效果检查（Check）

经过以上措施的逐一落实，2015 年我院单病种上报例数、指标总执行率都大幅度上升。国家卫健委医政医管局、国家卫健委医院管理研究所 2016 年 5 月 11 日发布了全国（特定）单病种质量 2015 年度报告，并分别发布了各医院执行报告，我院取得优异成绩：全国有 521 所三级医院上报单病种质控病例 526 039 例，我院上报 3181 例，位居全国第 39 位，湖北省第 1 名。我院 10 个单病种指标总执行率超过全国对应病种指标总执行率平均值，只有儿童社区获得性肺炎指标总执行率（64.51%）低于该病全国平均值（71.70%）（表 4-3-5）。

表 4-3-5　2015 年度（特定）单病种指标总执行率质量报告

序号	项目名称	本院数值	全国平均值
1	急性心肌梗死	69.21%	56.63%
2	心力衰竭	74.05%	59.39%
3	成人社区获得性肺炎	78.30%	75.29%
4	脑梗死	87.73%	56.91%
5	冠状动脉旁路移植术	79.99%	79.81%
6	髋（膝）关节置换术	75.55%	73.33%
7	儿童社区获得性肺炎	64.51%	71.70%
8	围手术期预防感染	87.30%	86.71%
9	剖宫产	78.77%	72.91%
10	COPD 伴有急性下呼吸道感染	79.24%	57.34%
11	围手术期预防深静脉血栓	83.41%	78.82%

来自：国家卫健委医政医管局、国家卫健委医院管理研究所。

（五）总结（Action）

1. 单病种质量管理取得实效，达到目标。

（1）单病种指标总执行率明显提升。我院 2015 年有 10 个单病种指标总执行率超过全国对应病种指标总执行率平均值；与 2014 年的单病种指标总执行率相比，改进成效显著（图 4-3-6，图 4-3-7）。

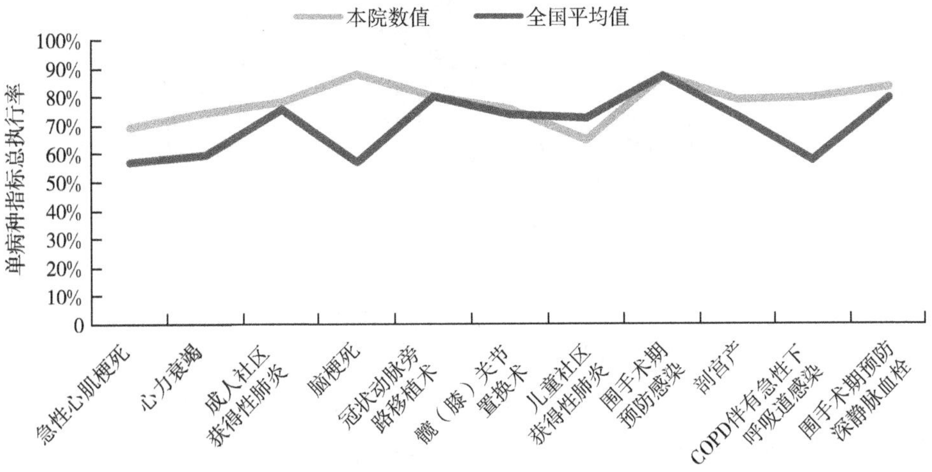

图 5-3-6　2015 年度我院各单病种指标总执行率与全国对应病种指标总执行率平均值对比图

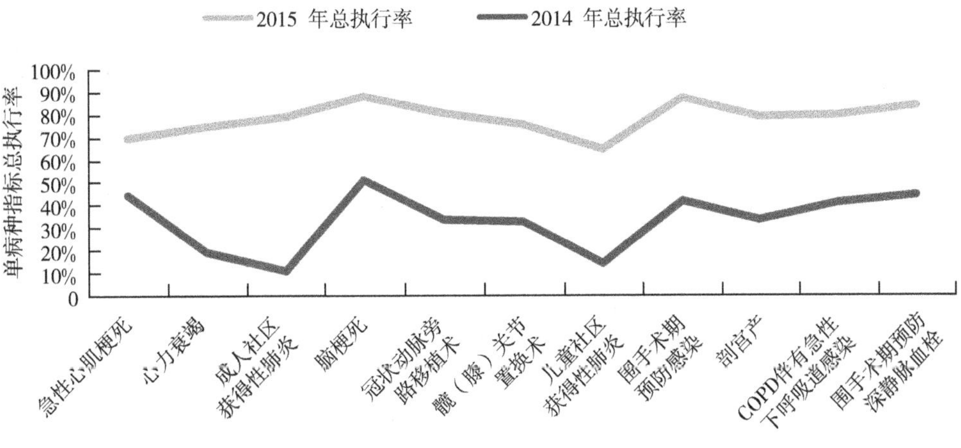

图 4-3-7　我院 2015 年度与 2014 年度各病种指标总执行率对比图

（2）单病种上报数量显著增加。我院 2015 年单病种上报 3181 例，较 2014 年增长 40.63%（图 4-3-8）。

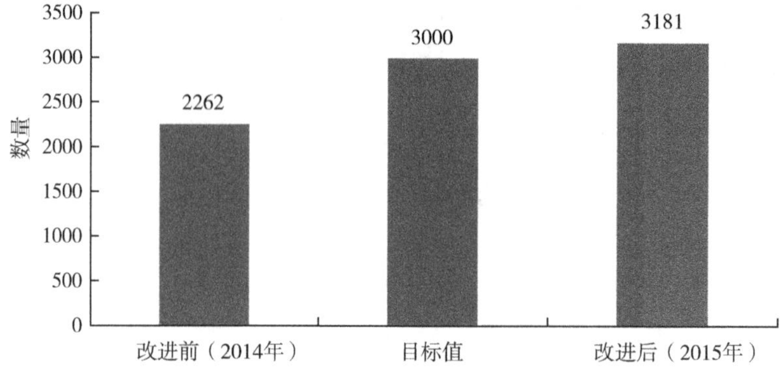

图 4-3-8 改善前后单病种上报例数对比图

2. 制定、完善管理制度，规范化开展单病种质量管理。①建立了单病种培训制度，特别是岗前培训成为必不可少的内容之一。②完善了我院奖惩制度，增加了关于单病种管理的奖惩规定，效果明显。③加强监管，完善了监管制度，建立了每月 1 次的讲评制度，完善了《单病种质量管理实施方案》。

3. 下一轮 PDCA 循环目标。针对“儿童社区获得性肺炎单病种执行率不达标”的问题，决定继续下一轮 PDCA 循环，实现单病种质量管理持续改进。下一轮 PDCA 循环改进提高的目标：2016 年我院单病种上报例数保持增长，全部 11 个单病种指标总执行率均高于全国平均水平。

（湖北医药学院附属随州医院、随州市中心医院医务处　沈桂生　黄遵任）

案例 2　运用 PDCA 循环提高临床路径入组率与入组完成率

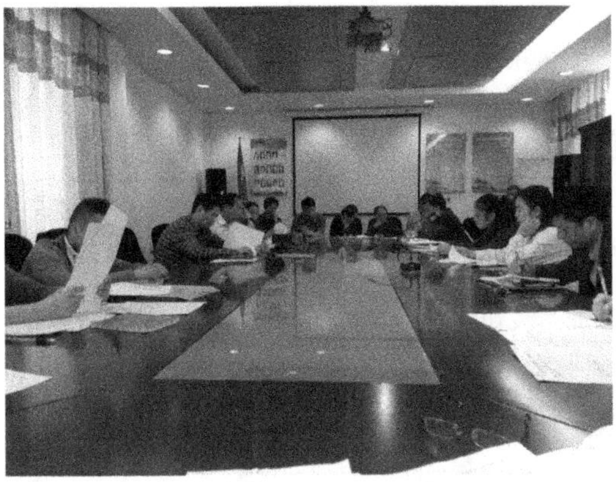
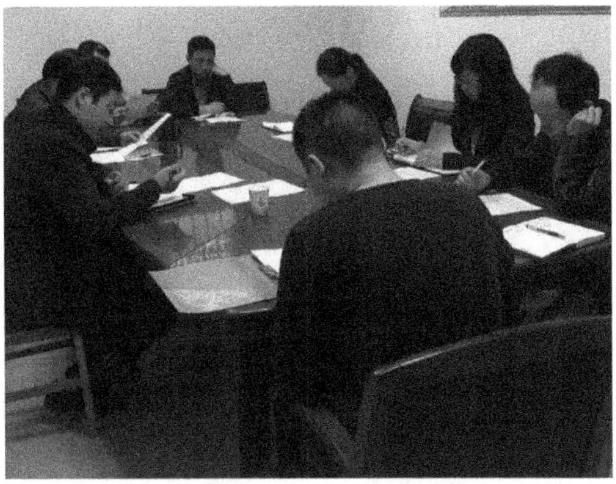

沈桂生：运用 PDCA 实施临床路径管理，规范医师医疗行为，是保障医疗质量、提高患者满意度的有效方法。

吴圆圆：活学活用质量管理工具，应用于临床路径管理，提高护理质量，提高患者治疗依从性。

张晓春：运用质量管理工具强化临床路径管理，有助于合理检查、合理用药、合理治疗，是减轻患者负担的有效手段。

余　涛：运用质量管理工具实施临床路径管理，需要信息化作支撑，也促进了医院信息化不断完善，更好地服务临床工作。

黄遵任：将质量管理工具运用于临床路径管理，切实解决了临床路径管理不力的问题。质量管理工具的广泛应用，提高了医疗管理部门监管能力，是提升医院质量管理水平的重要手段。

李晓飞：实施临床路径管理，规范医师医疗行为，更好地遵循疾病诊疗指南，是提高医疗质量、保障患者安全、减少医患矛盾的有效措施。

陈升浩：实施临床路径管理是缩短平均住院日的有效手段。发现问题并解决问题是我们临床工作的目标，PDCA 给我们提供了很好的质量管理支持。

（一）项目背景

临床路径提供了标准化的诊疗过程，有利于医院对医疗服务质量的控制和持续改进，有利于规范医疗行为、降低平均住院日、降低成本、提高医疗质量。

《国务院办公厅关于城市公立医院综合改革试点的指导意见》（国办发〔2015〕38 号）明确提出：推行按疾病诊断相关组（DRGs）付费方式，大力推进临床路径管理。原卫生部颁布的《三级综合医院评审标准（2011 年版）》和《湖北省医院评审工作实施办法》（鄂卫生计生通〔2014〕195 号）都明确要求：临床路径患者入组率≥ 50%，入组完成率≥ 70%。

我院于 2010 年 10 月启动临床路径工作，制定并下发了《临床路径管理制度》《临床路径管理工作实施方案》。开展临床路径 5 年来，此项工作推进艰难。2015 年上半年，医院临床路径入组率与入组完成率仍很低，与医院评审标准要求有很大的差距，加强临床路径管理，提高临床路径入组率与完成率，亟待解决，故我院将其纳入 PDCA 循环加以持续改进。

（二）计划（Plan）

1. 确定主题

运用 PDCA 循环提高临床路径入组率与入组完成率。

2. 成立临床路径 CQI 小组

（1）为顺利开展质量改进项目，2015 年 7 月 1 日成立提高临床路径入组率与入组完成率的 CQI 小组，团队成员主要由医务处、护理部、信息科、药学部、临床科室等部门人员组成（表 4-3-6）。

表 4-3-6 CQI 小组组成与分工

CQI 小组	姓名	科室及职务	岗位分工
组长	沈 ××	医务处主任	总体统筹与规划
副组长	吴 ××	护理部副主任	制定改善计划
组员	张 ××	药学部主任	对策实施
	余 ×	信息科主任	对策实施
	黄 ××	医务处干事	数据统计
	李 ××	临床科室质管员	数据统计
	彭 ××	普外科主任	对策实施
	刘 ××	普外科护士长	对策实施
	乔 ××	神经内科主任	对策实施
	姜 ××	神经内科护士长	对策实施
	耿 ××	泌尿外科主任	对策实施
	饶 ××	泌尿外科护士长	对策实施
	王 ××	眼科主任	对策实施
	蔡 ××	眼科护士长	对策实施
	王 ××	呼吸内科主任	对策实施
	程 ××	呼吸内科护士长	对策实施
	姚 ××	心血管内科主任	对策实施
	陈 ××	心血管内科护士长	对策实施

（2）CQI 小组拟定活动计划。为确保此项目的完成，我们小组计划 9 个月完成此轮改进，并制定甘特图（图 4-3-9）。

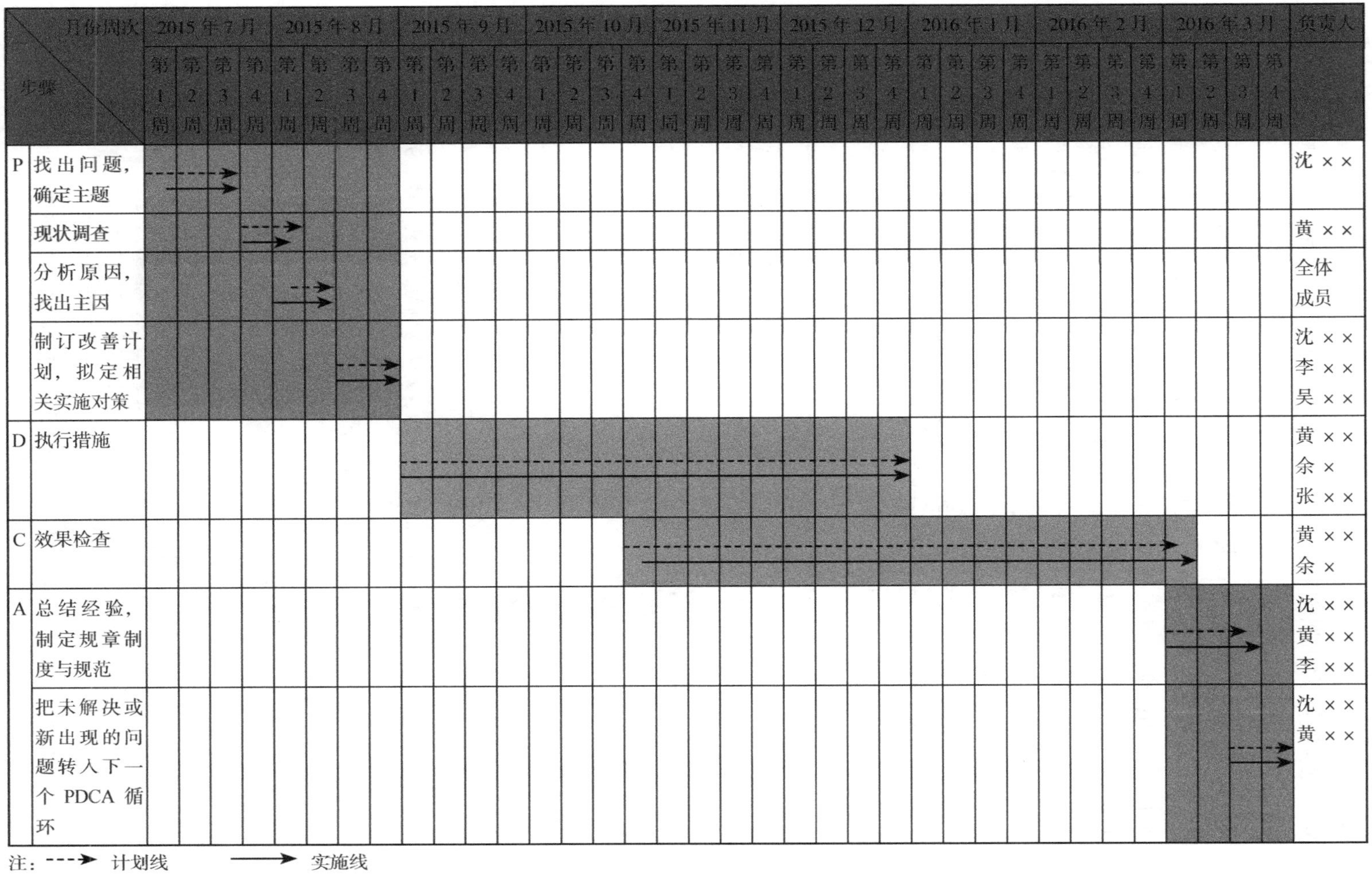

图 4-3-9 运用 PDCA 循环提高临床路径入组率与入组完成率活动计划——甘特图

3. 现状调查

2015 年 1 月，我院为加强临床路径管理工作，出台《临床路径实施方案》，将 18 个专业 60 个病种纳入临床路径管理，职能部门加大督导、检查力度。然而 2015 年 1 月至 6 月入组专业数、入组病种数、入组例数、入组率与入组完成率仍然很低（表 4-3-7）。① 2015 年 1 月至 6 月临床路径收治总例数、入组总例数、入组完成总例数、退出总例数见图 4-3-10。② 2015 年 1 月至 6 月入组率和入组完成率与《三级综合医院评审标准》要求的差距比较见图 4-3-11。从现状调查结果看，2015 年 1 月至 6 月我院临床路径入组率为 3.23%，入组完成率为 23.08%，入组率与入组完成率与《三级综合医院评审标准》和《湖北省医院评审工作实施办法》要求相差很大，切实加强临床路径管理已刻不容缓。

表 4-3-7 2015 年 1 月至 6 月临床路径监测指标与结果

收治总例数	入组总例数	入组完成总例数	退出总例数	入组专业数	入组率 ≥ 50% 病种数	入组完成率 ≥ 70% 病种数	入组率（%）	入组完成率（%）
806	26	6	20	6	1	1	3.23	23.08

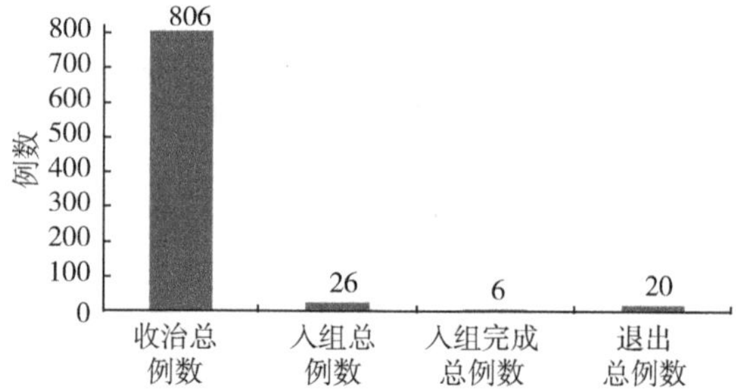

图 4-3-10 2015 年 1 月至 6 月临床路径收治总例数、入组总例数、入组完成总例数等指标

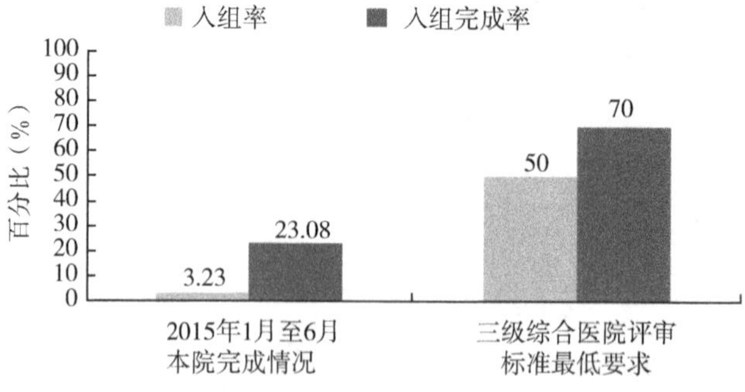

图 4-3-11 2015 年 1 月至 6 月入组率和入组完成率与《三级综合医院评审标准》要求的差距

4. 设定目标值

依据《三级综合医院评审标准》和《湖北省医院评审工作实施办法》明确要求：临床路径患者入组率≥ 50%，入组完成率≥ 70%。为此，我院设定临床路径达到的目标值为：入组率达到 50%，入组完成率达到 70%。

5. 分析原因。我院临床路径入组率与入组完成率为何如此低，我们 CQI 小组进行了原因分析。

（1）分析原因。为查找临床路径入组率与入组完成率低的原因，质量改进小组收集、汇总了我院 2015 年 1 月至 6 月 780 例未入临床路径及 20 例退出的病例资料（图 4-3-12）。质量改进小组向以上科室的临床医师发放导致临床路径入组率低、入组完成率低的原因调查表，并召开临床路径管理多部门协作会议收集意见。质量改进小组总结、讨论后认为临床路径入组率与入组完成率低的原因见图 4-3-13。

（2）查找占有 80% 的少数原因。质量改进小组依据以上原因分析的结果，做了相关问题的分类调查、统计，依据二八法则，运用柏拉图查找导致临床路径入组率低、入组完成率低的占有 80% 的少数主要因素：一是培训不到位；二是信息系统支撑有问题；三是不能及时调整临床路径病种；四是药品供应问题（表 4-3-8，图 4-3-14）。

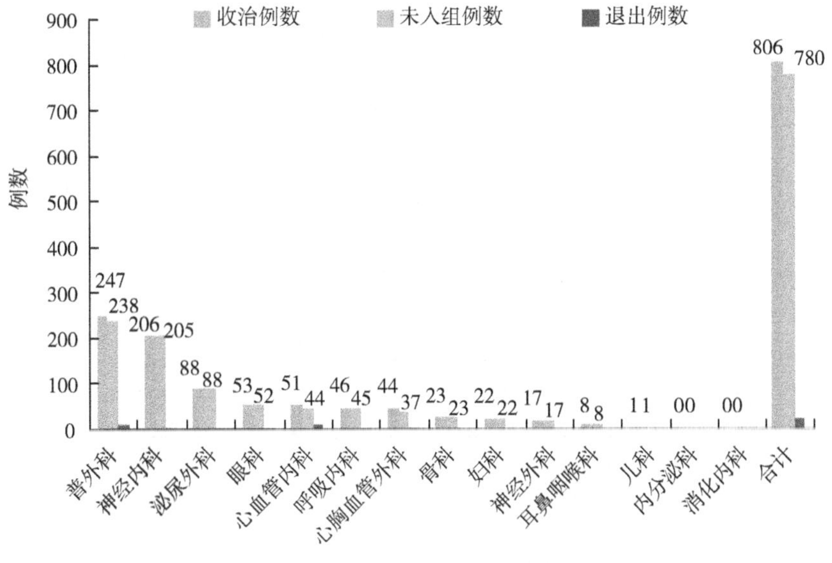

图 4-3-12　2015 年 1 月至 6 月各科临床路径收治例数、未入组例数、退出例数一览表（彩图见彩插 16）

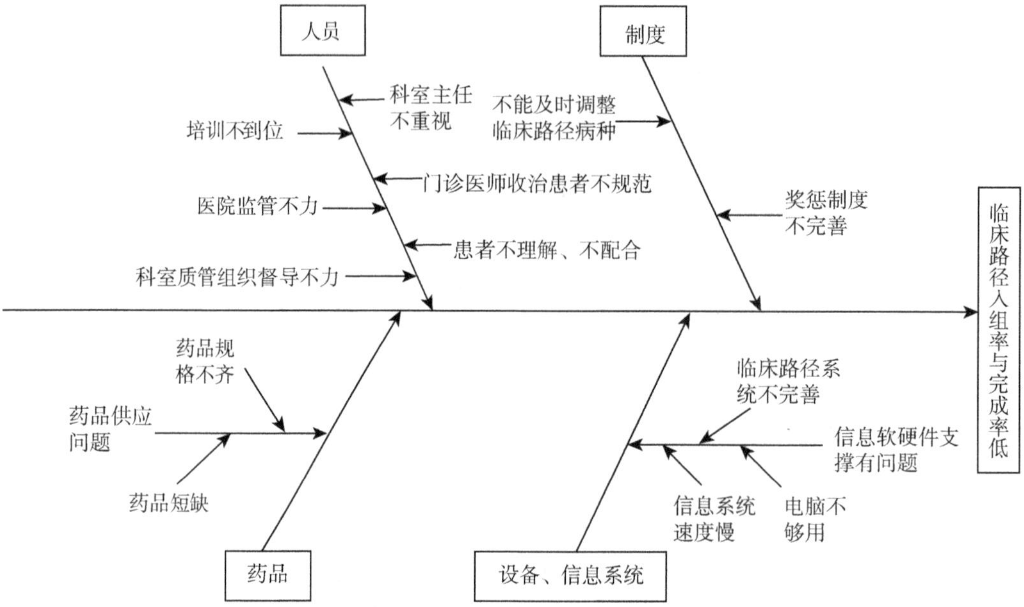

图 4-3-13 临床路径入组率、入组完成率低的原因分析——鱼骨图

表 4-3-8 临床路径入组率低、入组完成率低相关问题分类统计表——5W1H

原因	问题发生次数	发生率	累计发生率
培训不到位	271	33.88%	33.88%
信息软硬件支撑有问题	193	24.13%	58.00%
不能及时调整临床路径病种	103	12.88%	70.88%
药品供应问题	72	9.00%	79.88%
医院监管不力	45	5.63%	85.50%
科室主任不重视	41	5.13%	90.63%
科室质管组织督导不力	26	3.25%	93.88%
奖惩制度不完善	20	2.50%	96.38%
门诊医师收治患者不规范	17	2.13%	98.50%
患者不理解、不配合	12	1.50%	100.00%
问题发生次数合计	800		

6. 针对主要原因，制订改进计划。运用 5W1H 制定改进方法、明确改进职责、限定改进期限、制定质量改进行动计划（表 4-3-9）。

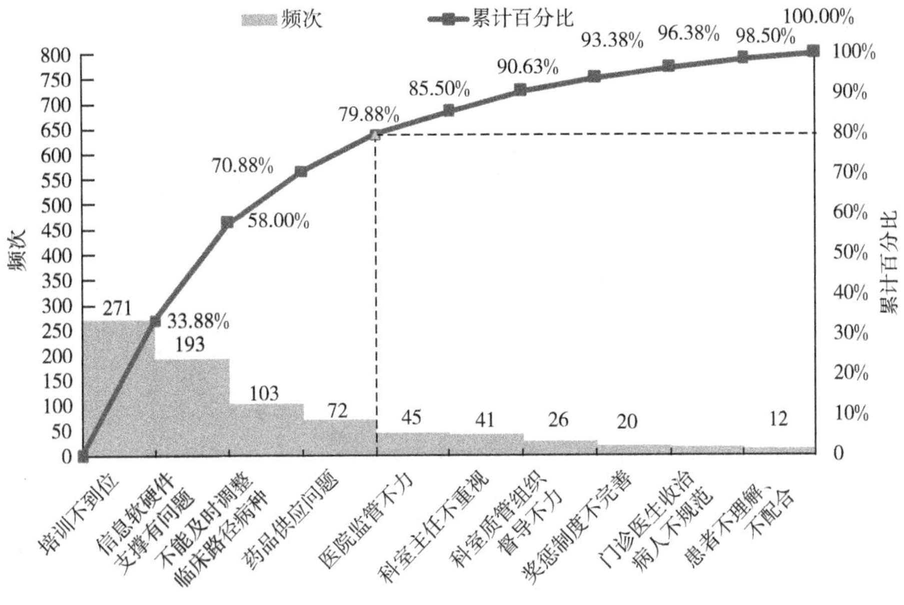

图 4-3-14　临床路径入组率低、入组完成率低的主因分析——柏拉图

表 4-3-9　运用 PDCA 循环提高临床路径入组率与入组完成率质量改进行动计划表——5W1H

项目	内容			
Why	培训不到位	信息系统支撑问题	药品供应问题	不能及时调整临床路径病种
What	加强员工培训，提高医务人员临床路径相关知识与操作技能	更新电脑、提高网速、优化临床路径系统	保障药品供应	增加常见病临床路径病种，取消少见病种
Where	普康楼四楼、五楼会议室，各临床科室	信息科、各临床科室	药学部	临床路径管理委员会办公室
Who	沈 ××、黄 ××、吴 ××、信息工程师、临床科室主任	余 ×、信息工程师	张 ××	沈 ××、黄 ××、余 ××
When	2015 年 9 月至 12 月	2015 年 9 月至 10 月	2015 年 9 月	2015 年 11 月
How	1. 宣传执行临床路径的相关政策； 2. 安排“临床路径知识与操作讲座”，每月 1 次； 3. 安排执行好的科室交流发言； 4. 医务处临床路径专职管理员与工程师下科室培训、一对一辅导； 5. 对门诊医师的诊疗规范加强培训，提高入院诊断准确率； 6 加强退出路径的审核培训	1. 超过 5 年的电脑约 120 台全部更换成新电脑； 2. 增加电脑； 3. 信息中心对机房进行改造、扩容，提高网速； 4. 从程序上调整路径设置、增加退出限制； 5. 及时维护路径； 6. 调整临床路径数据系统	药学部增加药品采购，满足开展临床路径的需要	根据医院实际情况 1. 取消主动脉夹层等 7 个少见病种； 2. 新增 1 个精神病专业； 3. 将支气管哮喘、下肢静脉曲张、病态窦房结综合征等 14 个常见病、多发病病种新增入临床路径

（三）实施质量改进行动计划（Do）

根据质量改进计划，制定如下实施对策。

1. 加强员工培训

医务处加强医务人员培训力度，院级每月培训 1 次，医务处临床路径专职管理员与信息科工程师到各临床科室巡回辅导。主要做法有如下几项：

（1）沈 ** 做“临床路径管理原理及应用”“攻坚克难，切实加强临床路径管理与持续改进”等讲座，讲授临床路径相关政策背景与知识。通过培训，提高了医务人员对开展临床路径重要性和必要性的认识，入路径的自觉性进一步增强。

（2）黄 ** 做“临床路径系统操作流程”等讲座，普通外科一病区等执行较好的科室交流发言。同时，为了提高医务人员执行临床路径的熟练度，医务处临床路径专职管理员与信息科工程师到各临床科室巡回辅导，一对一地指导系统操作规程。通过强化培训，医师对路径的操作很快就熟练了。

（3）护理部也强化了护理人员对临床路径知识的培训，并指定专人监管此项工作的落实，医护配合逐渐默契。

（4）临床科室利用晨交班加强临床路径知识培训，并将本科室临床路径收治病种、收治例数、完成情况纳入晨交班内容。

2. 更新电脑、提高网速、调整路径设置、及时维护路径系统、调整临床路径数据系统

执行临床路径需要以信息系统作为基础，此项工作得到了医院领导的大力支持。根据临床路径管理多部门协调会上，临床科室反映电脑陈旧、经常出故障、数量不够，医师、护士经常几人合用一台电脑且网速很慢等意见，院领导研究决定将 27 个临床科室医师、护士工作站使用超过 5 年的共 120 余台电脑全部更换成较高配制的新电脑，并增加部分电脑，方便医师使用。对机房进行改造、扩容，提高网速，确保临床路径系统运行畅通。从程序上调整路径设置，及时维护路径。在听取了临床科室医师建议后，结合我院实际，信息工程师对部分病种路径设置做了优化调整，并做到及时维护。为减少管床医师对入组患者退出路径的随意性，医院通过信息系统对临床路径退出给予限制，需经科室主任审批后方可退出路径。适时调整临床路径数据统计系统，可及时、准确提取临床路径数据。医务处及时向各临床科室发布临床路径数据，方便科室对临床路径质量指标进行分析与总结。也便于医务处对全院临床路径执行情况进行分析，提出改进措施，以达到持续改进。

3. 保障药品供应

针对药品规格不能满足临床路径设置需求、临床路径所需药品不齐的问题，药学部加大药品采购力度，确保临床路径设置的药品规格全部满足要求，实施临床路径治疗的病种药品供应及时、不缺药。

4. 调整临床路径专业与病种

建立临床路径管理委员会例会制度，根据医院临床实际情况调整临床路径专业与病种。新增 1 个精神病专业开展临床路径；将支气管哮喘、下肢静脉曲张、病态窦房结综合征等 14 个常见病、多发病病种新增入临床路径；取消主动脉夹层、结核性胸膜炎、终末期肾病、急性乳腺炎、髋关节发育不良、膝内翻、创伤性闭合性硬膜外血肿等 7 个少见病种。调整后我院共有 19 个专业 67 个临床路径管理病种。

（四）效果检查（Check）

1. 指标完成情况统计与分析

通过实施以上举措，我院 2015 年 9 月—2016 年 2 月临床路径总入组例数、入组率、入组完成率等指标持续改善。入组率、入组完成率达到设定目标值，且呈持续改进态势（表 4-3-10）。2015 年 9 月—2016 年 2 月临床路径收治总例数、入组总例数与入组完成总例数对比见图 4-3-15。

表 4-3-10　2015 年 9 月—2016 年 2 月临床路径完成情况统计表

临床路径指标 \ 时间	2015 年 9 月	2015 年 10 月	2015 年 11 月	2015 年 12 月	2016 年 1 月	2016 年 2 月
收治总例数	489	170	315	296	192	186
入组总例数	102	143	295	276	177	183
入组完成总例数	55	92	231	195	140	144
退出总例数	47	51	63	82	37	39
入组率（%）	20.86	84.12	93.65	93.24	92.19	98.39
入组完成率（%）	53.92	64.34	78.31	70.65	79.1	78.69

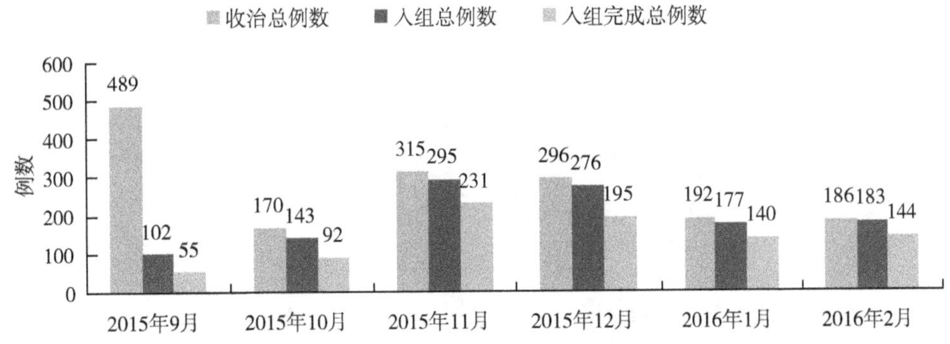

图 4-3-15　2015 年 9 月—2016 年 2 月临床路径收治总例数、入组总例数与入组完成总例数对比图（彩图见彩插 17）

2. 况统计结果对比（表 4-3-11）。

① 2015 年 1 月至 6 月（改善前）与 2015 年 9 月—2016 年 2 月（改善后）临床路径收治总例数、入组总例数、入组完成总例数、入组专业数、入组率达标病种数、完成率达标病种数等指标对比见图 4-3-16 及图 4-3-17。② 2015 年 1 月至 6 月（改善前）与 2015 年 9 月—2016 年 2 月（改善后）临床路径入组率、入组完成率对比见图 4-3-18 及图 4-3-19。

3. 效果验证

①入组率效果验证：改善前指标 3.23%，改善后指标 71.36%，目标值 50.00%，目标达标率 145.67%。②入组完成率效果验证：改善前指标 23.08%，改善后指标 72.87%，目标值 70.00%，目标达标率 106.12%。

表 4-3-11　改善前后临床路径完成情况统计

统计时间区间 临床路径指标	2015 年 1 月至 6 月 （改善前）	2015 年 9 月至 2016 年 2 月 （改善后）
收治总例数	806	1648
入组总例数	26	1176
入组完成总例数	6	857
入组专业数	6	19
入组率达标病种数	1	47
入组完成率达标病种数	1	32
入组率（%）	3.23	71.36
入组完成率（%）	23.08	72.87

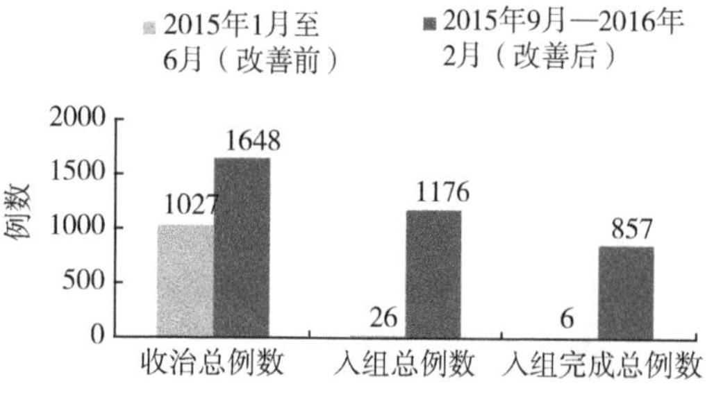

图 4-3-16　改善前后临床路径收治总例数、入组总例数与入组完成总例数对比图

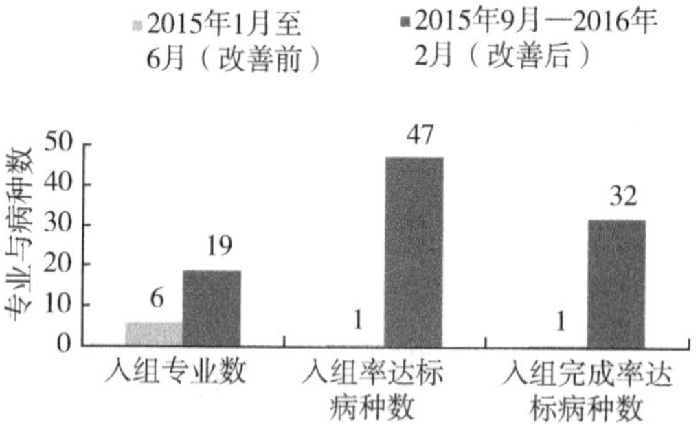

图 4-3-17　改善前后临床路径入组专业数、入组率达标病种数、完成率达标病种数对比图

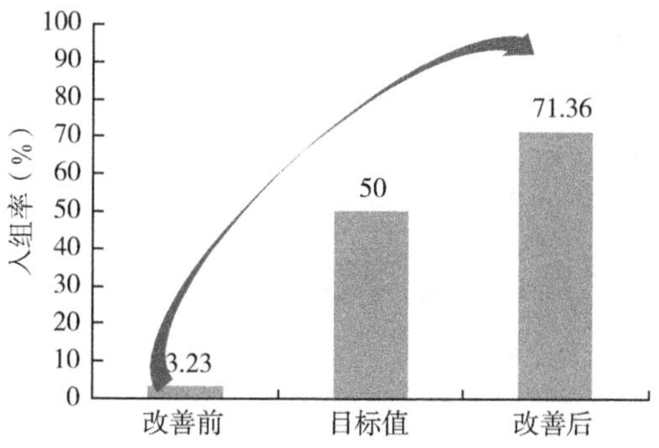

图 4-3-18　改善前后临床路径入组率对比图

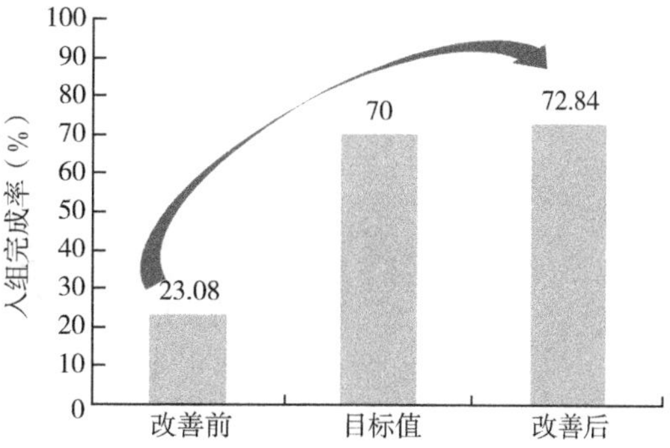

图 4-3-19　改善前后临床路径入组完成率对比图

（五）总结（Action）

1. 质量改进效果明显，达到设定目标值，规范了医师诊疗行为。① 2015 年 9 月我院开始逐项落实提高临床路径入组率与入组完成率质量改进的各项措施，之后的 6 个月全院入组专业数、入组病种数、入组总例数、入组完成总例数、入组率、入组完成率均大幅提升，持续改善效果显著。全院入组率、入组完成率达到且超过设定目标值，取得持续改进效果，达到了《三级综合医院评审标准》和《湖北省医院评审工作实施办法》的要求。②通过实施临床路径管理，规范了医师诊疗行为，减轻了患者负担，提高了患者满意度。

2. 制定、完善管理制度，规范化开展临床路径。①医护人员临床路径知识的培训纳入每年院级与科级培训计划。②临床路径执行情况纳入每月《医疗质量与安全管理质量通报》，并在 OA 网公示，以此引起各临床科室主任和医师重视，积极参与临床路径管理，持续改进临床路径质量。③修订《随州市中心医院临床路径实施方案》，并严格执行，加强检查和督导力度，落实考核，规范化开展临床路径管理。④建立定期召开临床路径管理委员会会议制度，定期讨论临床路径中的有关问题及对策，下发了《关于调整我院实施临床路径专业和病种的通知》，优化临床路径专业和病种，并根据具体情况，逐步增加实施临床路径专业和病种。⑤加强对临床路径退出的审批管理，出台《随州市中心医院临床路径退出管理制度》。

3. 下一阶段的目标。针对少数病种未能达到设定目标值，决定将其纳入下一轮 PDCA 循环，继续强化临床路径管理与持续改进。下一轮 PDCA 循环目标：在 2016 年年底实现至少 60 个病种入组率≥ 50%、入组完成率≥ 70%。

（湖北医药学院附属随州医院、随州市中心医院医务处　沈桂生　黄遵任）

第五章

佛山市第一人民医院已发表案例

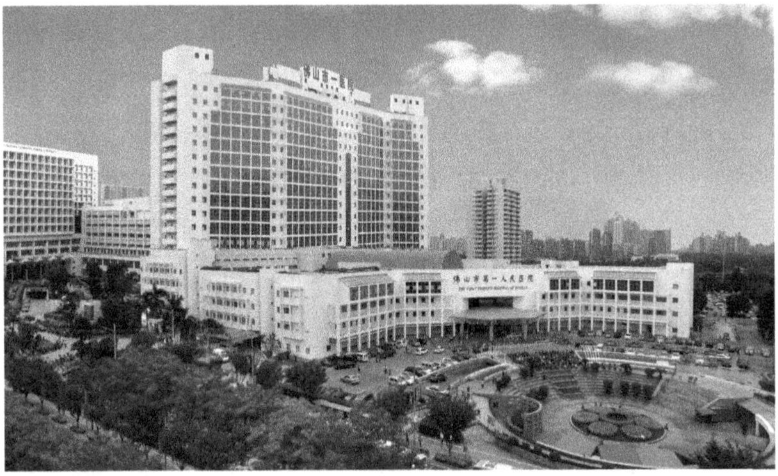

编者按：国内外经验表明，科学有效的管理工具和管理思想是提高医疗质量管理水平的重要辅助和重要指引。PDCA 理论因其易学易懂、科学有效的特点，可以因地制宜的解决医院日常管理中面临的具体问题。公立医院管理人员掌握了这一易学易懂、切实有效的工具后，不仅可以在工作中持续以问题为导向，加强日常管理、促进工作提升，还可以将在工作中发现的问题及其解决问题的过程整理成专业论文发表，以促进医院管理水平与科研水平相融相促，共同发展。本章特将佛山市第一人民医院已发表文章分享以飨读者。

第一节　佛山市第一人民医院概况

佛山市第一人民医院始建于 1881 年。1997 年新建设的现代化医院，被誉为“中国医院现代化建设起点”，其专业、典雅、现代的设计荣获建国60周年全国优秀建筑奖，成为屹立于珠江三角洲上的一颗璀璨明珠。医院建设实现了跨越式发展，医院占地12万 m^2，建筑面积28万 m^2，成为1991年全国首批、广东省首家三级甲等医院，2015年率先成为广东省首家通过“三甲复评”的综合性医院。

目前，医院开放床位2500张。2017年，集团门急诊诊疗人次499万，总院333万人次，出院人次突破11万，住院手术近6万台，平均住院日8.18天。拥有256层CT（极速CT）、PET/CT、3.0T磁共振仪（MRI）、大口径16排螺旋CT、瓦里安Trilogy直线加速器、Varian23EX直线加速器、单光子发射计算机断层扫描仪（SPECT）等先进医疗设备5000余台。医院在学科建设方面独具特色。近年来，获“国家技术发明奖”二等奖1项、“国家科学技术进步奖”二等奖1项，承担国家自然科学基金项目14项，年度科技专项基金超千万元，拥有省重点学（专）科17个，为全国血液透析管理示范中心、全国健康管理示范中心。拥有国家首批住院医师规范化培训基地，卫生部四级妇科内镜手术、外科内镜、耳鼻喉内镜与微创技术培训基地等国家卫生部医疗专科培训基地10个。

临床上微创、介入、器官移植等多领域技术居省内乃至国内先进水平。曾在国内率先开展内镜（腹腔镜）手术，目前已在妇科、肝胆外科、胃肠外科、小儿外科、胸外科、泌尿外科、消化内科、呼吸内科、耳鼻喉科等科广泛开展。并开设内镜培训中心，至今已为全国各地培训内镜医师1000多名，并成为卫生部妇科内镜培训基地。心血管介入、神经介入、超声介入、放射介入等也迅速发展，成为重要的内、外科共享新技术。创造了全球首例非典患者和首例重症甲流产妇抢救成功的奇迹。为国家心脏死亡捐献器官移植医院，开展了肾移植、肝移植、活体肝移植、肝肾联合移植、胰肾联合移植、心脏移植、肺移植等器官移植技术，2011年9月，完成佛山市首例公民器官捐献并成功移植。

在2017年中国医院科技影响力排名中，我院耳鼻咽喉头颈外科位列全国第36名，广东省第6名，佛山市第1名；烧伤外科位居全国第33名；重症医学科连续两年入榜中国医院专科声誉排行榜。与澳大利亚、德国、美国等多家医疗机构展开交流合作，成功建立了国际一流的胰岛细胞移植临床实验室。2017年12月28日由临床研究所、肝胰外科、内分泌科等多科专家组成的胰岛移植技术小组完成广东省首例胰岛移植手术并获得成功，实现广东省胰腺外科和糖尿病治疗技术又一突破。

近年来，我院先后获得“全国卫生系统先进集体”“全国医院文化先进单位”“全国厂务公开先进基层单位”“全国改革创新医院”“国家节约型公共节能环保示范单位”“全国医疗服务价格和成本监测先进单位（全国50家之一）”“全国文明单位”“2017年国家卫计委改善医疗服务全国优质服务示范医院”“2017年广东省改善医疗服务行动计划示范医院及典型案例表彰”“2017年全国改革管理创新医院”“国家卫生计生委优质护理服务表现突出医院”“广东省患者服务满意度第一”“广东省卫计委智慧医院建设单位”“广东省卫计委公立医院目标管理绩效考核试点医院”“佛山市卫计局年度市直公立医院目标管理绩效考核第一名”等荣誉，连续四年获评佛山口碑榜“公共服务最佳口碑单位”。

第二节 佛山市第一人民医院 PDCA 制度

文件编码	文件名称	起草人 / 日期
ZK-YYGL-FF-0030-001	佛山市第一人民医院应用管理工具改进医院瓶颈问题的管理办法	曾勇 /2016-12-9
审稿人 / 日期	生效时间	
章成国 /2016-12-14	2017-1-5	

应用管理工具改进医院瓶颈问题管理办法

2015 年佛山市第一人民医院是广东省首家通过“三甲”复评的医院，同时也是全国率先实施“三甲后”持续改进的医院，为了更好地促进医院的安全、质量、服务持续改进，为此制定《应用管理工具改进医院瓶颈问题管理办法》。

1. 目的：医院管理已经从经验管理走向科学管理，为了更好地应用医院管理工具，并且很好地运用到实际工作中，现申请设立《应用管理工具改进医院瓶颈问题》的立项，利用各种科学管理工具解决我院管理中的瓶颈难题，对质量管理存在的问题进行分析，找出可控因素进行有针对性的整改，并取得实效，促进医院管理科学化、规范化、常态化，以确保医院的优质、安全、持续发展。

2. 原则：

（1）针对我院持续改进中存在的难点问题调研选题，立项每半年启动一次。

（2）科学应用管理工具进行立项，按 PDCA 管理规范提交切实可行的计划方案，有明确验收整改效果的考核指标。

3. 成立医院持续改进项目审核小组，负责拟定审核项目，推荐给质量管理委员会再审批，审批合格后启动项目。

组长：章成国

副组长：肖长华、张莉、曾勇（兼秘书）

委员：王跃建、刘永耀、段光荣、陈国强、陈家柏、王刚、胡小怀、赵伟成、周铨、李轶男

技术组：尹方、王晋、黄慧勇、欧泽鸿、吴校连、蒋威、黄强、黄文坚、杨智才、陈润钿、姜骏、杨劼、杨希立、邓燕明、麦智广、杨承祥、陈伟雄、陈文伟、高明勇、李炜煊、李洁华、符岳、苏敏谊、陈曼彤、张秀平

4. 项目申报

各个科室和部门，根据医院持续改进管理存在的瓶颈问题有针对性地选题。可以自由组合成立 PDCA 小组，填写 PDCA 立项申请表（附表一），经过医院持续改进项目审核小组审批通过立项。

5. 奖励办法

（1）批准立项后，按启动、中期验收、完成管理项目验收合格后，给予资金支持和奖励团队，启动资金 2000 元 / 项，中期验收通过奖 1000 元 / 项，达到预期结果并验收通过奖 3000 元 / 项。

（2）医院对优秀项目在专题宣传墙表彰，树立学习标杆，获奖项目作为参加人员年度考核和晋升提拔参考指标。考核验收标准见附表三。

附表一：佛山市第一人民医院持续改进项目申请表

附表二：佛山市第一人民医院持续改进项目结题表

附表三：佛山市第一人民医院持续改进案例评分标准

附表一：

佛山市第一人民医院持续改进项目申请表

题目：
目的：
预计完成时间：
小组成员（组长、副组长、秘书、成员）：
背景： 申请日期：
医院持续改进项目审核小组意见： 审批日期：

附表二：

佛山市第一人民医院持续改进项目结题表

题目：
成果：
完成时间：
小组成员（组长、副组长、秘书、成员）：
总结： 申请日期：
医院持续改进项目审核小组意见： 审批日期：

附表三：

佛山市第一人民医院持续改进案例评分标准

案例题目：　　　　　时间：　　　　　科室：　　　　　组长：

序号	项目名称	分值标准	评分	扣分说明
1	背景叙述是否恰当	2		
2	改进是否有依据	2		
3	是否成立 CQI 小组	2		
4	小组成员是否合适	2		
5	是否确定改进目标值（100% 达标得 12 分、90%～99% 得 10 分、80%～89% 得 8 分、60%～79% 得 6 分、50%～59% 得 4 分、50% 以下或没有设定目标值不得分）	12		
6	是否运用调查表	2		
7	是否运用柱状图	2		
8	是否运用鱼骨图	2		
9	是否运用柏拉图	2		
10	是否运用甘特图	2		
11	是否运用散点图	2		
12	是否运用控制图	2		
13	是否运用分层图	2		
14	语言表述如何	2		
15	PPT 表达如何	2		
16	解决医院瓶颈问题的成效（100% 得 60 分、90%～99% 得 50 分、80%～89% 得 40 分、60%～79% 得 30 分、50-59% 得 20 分、50% 以下不得分）	60		
17	合计	100		

专家签名：

2017-1-6

第三节　佛山市第一人民医院 PDCA 案例

案例 1　从案例分析看医院不良事件改进

1　案例分析与改进

1.1　输液给药错误事件

事件描述：事件发生在急诊科输液室。患者输液 1 天 2 次，分上午和下午。上午输 2 组药物，下午输 1 组药物。患者下午输液时，急诊输液室配药师对两组输液同时执行、冲配，执行护士未发现。检查患者无不适，上报不良事件。

原因分析及根因确认：成立 RCA 小组，成员包括质控科科长、药剂科主任、急诊科输液室组长、急诊科护士长和计算机中心主任。进行事件调查和分析。直接原因：①电脑程序不科学，执行第 1 天医嘱时，第 2 天医嘱同时出现子程序界面，有重复执行的可能；②执行护士未发现，属于个人行为错误。通过环节梳理，发现系统性根本原因为门诊输液执行确认系统电脑程序不科学。

改进措施：质控科、药剂科、急诊科输液室和计算机中心共同讨论解决方案，决定完善门诊输液执行系统。

效果：门诊输液执行确认系统改进后，患者刷诊疗卡，系统根据处方次数、天数、用量、已执行数等自动计算当天应执行医嘱项目，杜绝执行差错。改进后系统已正常使用。

1.2　开错药事件

事件描述：事件发生在儿科门诊部。患儿因呼吸道感染就诊，取药后按指引服用 1 次，家属发现患儿不适未再给患儿服用，复诊时儿科主任发现医师开出“复方福尔可定溶液”单次剂量 10ml，为单次正确剂量 2.5ml 的 5 倍。检查患儿无特殊情况，上报不良事件。

原因分析及根因确认：成立 RCA 小组，成员包括质控科科长、药剂科主任、门诊部主任和计算机中心主任。进行事件调查和分析。直接原因：①医师开具药物剂量严重超标；②药房核对药师未发现；③当药物用量超标时，计算机系统未能判断错误。通过环节梳理，发现系统性根本原因为门诊医师电子处方药量超标，计算机程序未拦截和提醒，门诊医师工作站计算机程序存在缺陷。

改进措施：药剂科、门诊部、计算机中心、质控科等共同讨论解决方案。①全面梳理儿科用药最大量预警，根据提供数据改进程序，确保药量超标时能够拦截；②计算机设定 2 倍最大剂量提醒、5 倍最大剂量不能开出处方规则，较好地控制医师超剂量处方；③药房对儿科口服溶液药品恢复贴标签，增加校对次数。

效果：门诊医师工作站确认系统改进后，一旦开出异常处方即提示要求重签名，能杜绝执行差错。改进后系统已正常使用。

2　讨论

不良事件在临床工作中无法完全避免。执行 RCA，着眼于改进医疗系统，不仅仅是惩罚个人，而是找出系统及流程缺陷，采取措施加以改善，从而得较好的效果。

随着信息技术不断应用于医疗诊疗环节，信息化在提高工作效率的同时也带来了诊疗流程变化。应用 RCA 能够梳理信息化诊疗流程中问题的症结，从根本原因分析入手改善诊疗流程。医院诊疗流程优化，是多部门协调改进的结果。RCA 旨在提倡建立持续改进组织文化，以学习预防再发生代替责罚，通过对已发生不良事件进行多部门联合分析调查，找出事件发生的根本原因和流程问题，有效地促进团队协作。当然，还应认识到新流程的建立打破了原有流程，我们应认真分析，及时修改相应制度及流程，并做好培训和宣传。

不良事件发生往往涉及多个职能部门，通过执行 RCA 得到的经验，可以推广到其他科室，建立完整的数据资料库，作为他人预防医疗不良事件发生的参考。最重要的是能够持续将改善方式融入院内医疗文化中，以营造一种持续的患者安全环境。本研究中，多部门协调改进医疗不良事件效果显著，职能部门与相关科室共同分析不良事件，提出建议并反馈给科室，要求针对性改进，由职能部门追踪评价。质控科、医务科、护理部等职能部门每月、每季度总结，上报医疗质量管理委员会讨论，并上报医政会、院长办公会，落实奖罚；同时，质控科每季度对中层干部进行不良事件信息及结果分享。质控科对全院不良事件进行全面分析与总结，对典型案例组织全院性分析整改并分享，发现安全隐患，及时对医疗制度、流程进行改进和完善，这是防范医疗事故，提高医疗质量，保障患者安全的重要举措。

（王跃建　曾勇　章成国　陈国强　廖珊　周之昊）

此案例刊登在《中国卫生质量管理》杂志 2018 年第 25 卷

案例 2 应用 PDCA 提高多学科协作诊疗开展率

多学科协作诊疗（multiple disciplinary team，MDT）是由美国学者于 20 世纪 90 年代提出的，是指由多个科室医师组成工作团队，针对某一疾病，通过定期会议讨论，为患者提供合理、综合、个体化的诊疗方案。MDT 已成为国际医学领域的重要医学模式之一，其目的是使传统的个体式、经验式医疗模式转变为现代的小组协作、决策模式。MDT 为国际公认的肿瘤诊疗模式，在欧美发达国家已成为常态。我国《三级综合医院评审标准实施细则（2011 版）》4.5.2 要求：对疑难危重患者、恶性肿瘤患者，实施多学科综合诊疗，建立多科协作机制。但截至目前，MDT 仍处于起步阶段，仅部分发达地区医院开展。广东省佛山市第一人民医院于 2012 年 6 月开始实施恶性肿瘤多学科协作诊疗制度，但除了肝、胆、胰恶性肿瘤多学科协作诊疗小组定期讨论外，其他病种小组活动积极性低，制约了医院及学科发展。对此，该院引入 PDCA 循环，对 MDT 开展率进行了持续改进。

1 计划阶段

1.1 分析现状，明确问题

据统计，2015 年该院肝癌、乳腺癌、肺癌、鼻咽癌等恶性肿瘤有 3068 例，进行 MDT 会诊仅 171 例，恶性肿瘤 MDT 开展率仅 5.57%，远不能满足患者需求，也不符合评审标准要求，急需改进。

1.2 成立持续质量改进小组

由院长为总督导，质控科牵头，组织医务科、胸腹放疗科、胃肠肿瘤内科、影像科、肝外科、胃肠外科、消化内科、乳腺肿瘤内科等多学科，成立持续质量改进小组，旨在解决 MDT 瓶颈问题。

1.3 分析原因

2016 年 7 月，小组成员利用一周时间，进行了恶性肿瘤多学科协作诊疗现状横断面调查，共发放问卷 85 份，收回有效问卷 82 份，有效回收率为 96.5%。根据调查结果，结合头脑风暴，通过数据分析，运用鱼骨图、柏拉图等找到了制度不完善、积极性不高、认识不足三大真因（图 5-3-1、图 5-3-2）。

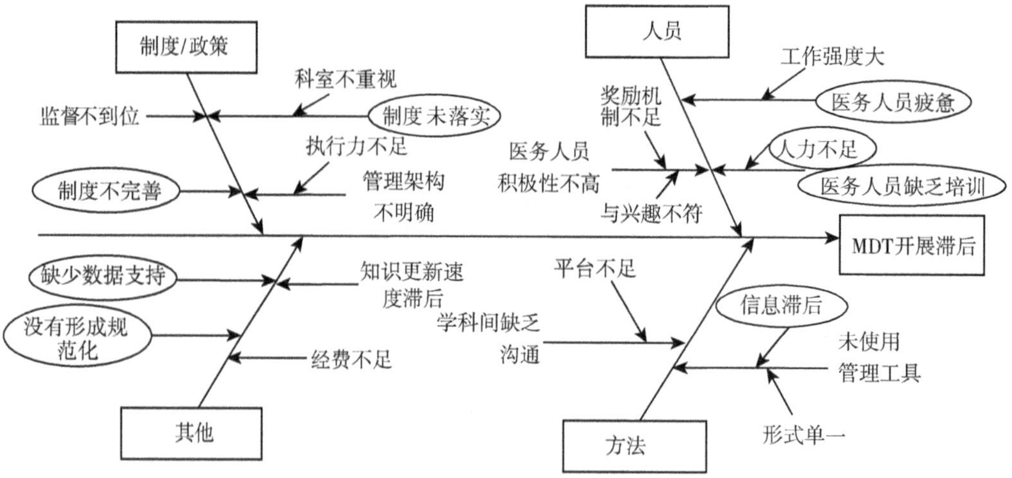

图 5-3-1 MDT 开展滞后原因分析——鱼骨图

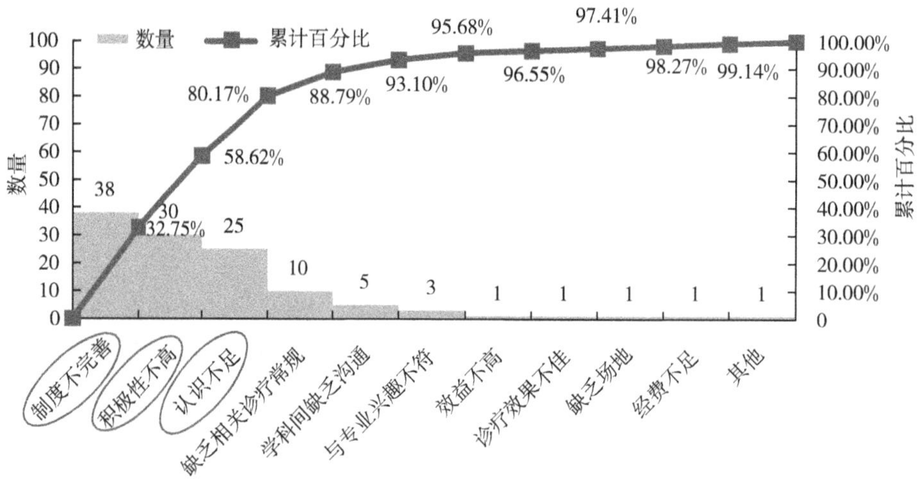

图 5-3-2 MDT 开展滞后真因验证——柏拉图

1.4 制定对策（表 5-3-1）

表 5-3-1 对策制定

序号	真因	对策	实施地点	完成时间	负责人
1	制度不完善	完善制度及流程；商议制定 MDT 考核标准及相关检查表；起草 MDT 讨论记录	全院	2016 年 9 月	曾勇
2	积极性不高	建立奖励制度；鼓励科室积极培养 MDT 人才	全院	2016 年 12 月	曾勇
3	认识不足	定期培训	全院	2016 年 12 月	曾勇

2 实施阶段

2.1 针对制度不完善的改进措施

制度不完善是由于管理架构不明确、缺少牵头科室造成的。对此，采取措施如下：

（1）质控科完善 MDT 相关制度和流程，并交由医院审核后统一发文。

（2）医务科、质控科共同商议制定 MDT 考核标准及相关检查表。首先，要求提交的 MDT 会诊内容统一，包括日期、住院号、患者姓名、诊断、参与科室、医师姓名。其次，形成多学科协作诊疗讨论意见电子版，需要会议签名（扫描版或照相）。再次，3 月、6 月、9 月、12 月最后一天由科室多学科协作团队秘书汇总讨论意见发给质控科审核。质控科每季度检查到会签名、到会率及 MDT 质量与数量。

（3）由开展 MDT 较成熟的肝胆胰外科起草 MDT 讨论记录并报送质控科和医务科审核，审核通过由计算机中心导入电子病历系统。

2.2 针对积极性不高的改进措施

医务人员积极性不高主要由于缺乏奖励机制、个人兴趣不足造成。因此，制定两点对策。

第一，建立奖励制度，对积极开展 MDT 的科室进行奖励，从制度上鼓励 MDT 的发展。医院每季度检查，根据科室完成 MDT 质量及数量进行加分，完成 10 ～ 12 例加 2 分，完成 8 ～ 9 例加 1.5 分，完成 5 ～ 7 例加 1 分，完成 4 例以上加 0.5 分。分值与绩效挂钩。

第二，鼓励科室根据专业情况及员工个人兴趣，积极培养 MDT 人才。

2.3 针对认识不足的改进措施

医务人员认识不足是由于缺乏相应宣传与培训造成的。对此，医院定期开展 MDT 相关培训，并多次组织 MDT 小组学习国内外先进团队管理经验。

3 检查阶段

2016 年 9 月—2017 年 8 月全院肝癌、乳腺癌、肺癌、鼻咽癌等恶性肿瘤有 3472 例，进行 MDT 会诊有 327 例，MDT 开展率提高到 9.42%，进步率为 69.12%，有较明显效果。

4 处理阶段

对制度不完善、积极性不高、认识不足三大真因制定对策，并一一落实，形成了可行性制度与流程向全院推广，并严格执行。

（1）制度标准化。恶性肿瘤多学科协作诊疗方案经质控科、医务科等相关专家审核，交由医院审核统一发文。

（2）流程标准化（图 5-3-3）。

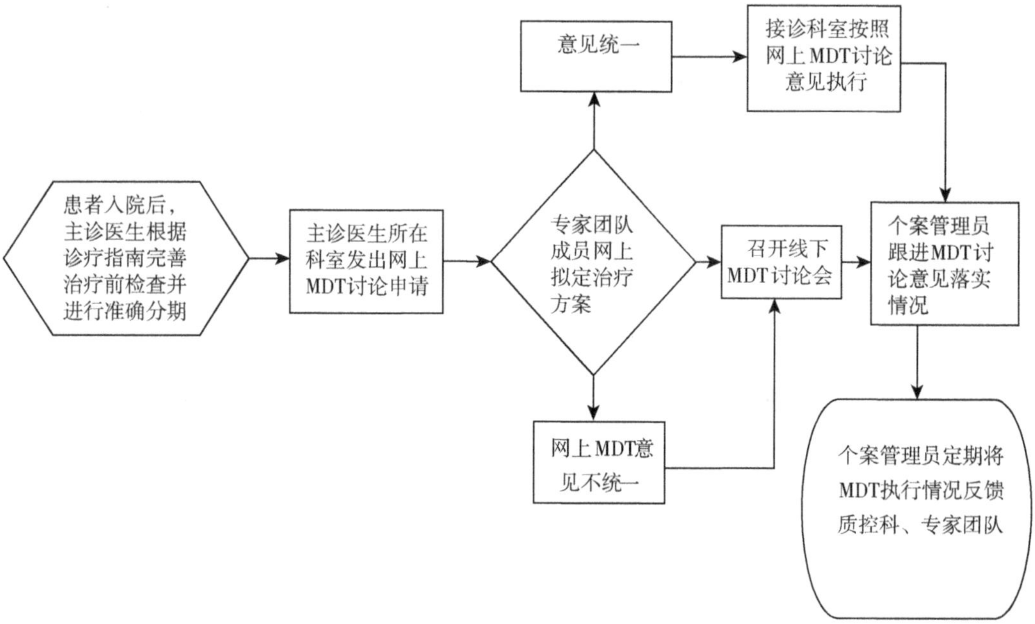

图 5-3-3　MDT 执行流程示意图

在取得一定效果的同时，MDT 开展率仍然偏低，不能满足患者需求与医院发展需求；且肝癌、鼻咽癌、乳腺癌、肺癌 4 个病种开展 MDT 病种少，妇科、血液科、骨科等肿瘤尚未真正开展 MDT。将其转入下一轮 PDCA 循环，目标是 MDT 开展率达 15%。

5　结语

多学科协作诊疗的开展，进一步推动了多学科交叉发展，通过不断整合医疗资源，提高了医院的专业水平，为患者确定了最佳的诊疗方案，提高了患者满意度。同时，多学科协作诊疗开展病例讨论不仅可综合各个科室技术专长，而且能彰显各个科室的学科优势，年轻医师通过 MDT 讨论和学习也可以获得更多的临床经验，从而更快地成长。

要想运用 PDCA 循环有效提高多学科协作诊疗开展率，首先应明确工作目标，例如：通过建设多学科协作体系，建立规范及高效的多学科协作团队，根据相关诊疗规范与指南，制定个体化治疗方案，提高疾病治愈率；促进科室业务发展和学科建设，提高学科区域影响力；建立一个卫生健康行政部门认可的多学科协作标杆模式等。其次应明确工作任务与相关职责，该院成立 MDT 领导小组（建议由医疗技术质量管理委员会承担），负责整合医院资源，推动 MDT 建设，审核全院各专科 MDT 架构、制度、召集人和核心专家的认证；成立 MDT 管理办公室，负责 MDT 具体相关管理与协调工作；成立各专科 MDT 小组，在召集人组织下规范各 MDT 专科病种诊疗规范、MDT 准入标准、随访计划和相关资料；成立多学科协作专家库，负责参与 MDT 讨论，确保 MDT 有效运作。最终，构建了一个卫生健康行政部门认可的且符合该院实际的多学科协作体系，并明确了 MDT 工作流程。该院 MDT 团队已开展会诊工作，但今后仍需建立 MDT 诊疗数据库和随访系统，定期开展学术活动，综合各科室资源，实现资源共享。同时，也需加强媒体宣传，扩大医院 MDT 影响力。

（曾勇　王跃建　章成国　陈国强　杨晓莹　蒋向玲）

此案例刊登在《中国卫生质量管理》杂志 2018 年第 25 卷

案例 3 运用 PDCA 缩短平均住院日

平均住院日是衡量医院医疗服务质量和管理水平的一项重要指标。缩短平均住院日可加快床位周转，从而创造更好的社会效益，同时带来较好的经济效益。欧美国家平均住院日为 4 ～ 6 天，病床使用率不足 70%。北京大学第三医院平均住院日已低至 6.5 天。广东省佛山市第一人民医院 2011 年平均住院日为 10.3 天，与广东省三甲医院复评不超过 9 天的要求存在一定差距，亟待改进。为此，该院引入 PDCA 对其进行了改进。

1 现状与原因

据统计，该院 2012 年全院平均住院日为 9.88 天，病床使用率高达 112%，工作效率低下，病床负荷较重。

该院拟 2015 年参加三甲复评，要求 2014 年实现全院平均住院日≤ 9 天的目标，并将目标分解至各临床科室。

为了更好地达成目标，该院成立了跨部门持续质量改进小组，组员包含院领导及职能科室、医技科室和部分临床科室主任，讨论并分析了平均住院日长的原因。

通过分析，最终确定平均住院日长的原因有：等待辅助检查时间长、病情较重或发生变化、患者自身其他原因、患者转出困难、住院超 30 天患者多、医师工作负荷较重、手术间不够用等。其中，病情较重或发生变化属不可控因素；患者自身其他原因主要为第三方支付多报销费用、生活不能自理等，属可控因素。

2 PDCA 实践

2.1 制定对策，责任到人

制定 5W1H 对策表（表 5-3-2）。

2.2 对策落实

2.2.1 添置辅助检查设备 新购置 MR 1 台、CT 1 台、电子消化内镜 8 台及 B 超机 12 台，扩大了辅助检查容量，缩短了辅助检查等待时间。

2.2.2 实施医技超工作量奖励 制定新的辅助检查奖励办法，在完成基础工作量后，每完成 1 例均给予一定奖励，激发了医技工作人员积极性。

表 5-3-2　5W1H 对策表

序号	原因	对策	目的	措施	负责人	地点	时间
1	等待辅助检查时间长	添置辅助检查设备	扩大检查容量	申请审批，招标采购	设备科科长	设备科	2013 年 6 月
2	等待辅助检查时间长	实施医技超工作量奖励	提高医技人员积极性，缩短辅助检查等待时间	制定新的医技超工作量奖励办法	副院长	院办	2013 年 3 月
3	手术间不够用	成立日间手术中心、日间放疗科	缩短患者住院天数	申请报批，改建病区，配置人员	院长	院内	2014 年 1 月
4	医师工作负荷较重	招聘人才	减轻医师工作负荷	公开招聘，引进人才	人事科长	人事科	2013 年 3 月
5	患者转出困难	托管两家下级医院	解决患者转出问题	与区政府签订托管协议	院长	禅城区政府	2014 年 2 月
6	患者自身其他原因	设立缩短平均住院日奖项	促使科室重视	制订奖励办法并实施	副院长	院办	2013 年 12 月
7	住院超 30 天患者多	加强住院超 30 天患者管理	促使科室重视	加强监管，将检查结果与绩效挂钩	质控科科长	质控科	2013 年 12 月
8	手术间不够用	扩建手术室	扩大手术室容量	工程招标，施工扩建手术间 8 个	副院长	手术室	2014 年 3 月

2.2.3　成立日间手术中心、日间放疗科　先后成立日间手术中心和日间放疗科，分别设置床位 9 张和 5 张，经社保局批准，辅助检查均可在院前完成，缩短了日间治疗病种住院天数。

2.2.4　招聘人才　MR 室先后引进硕士 2 名，病理科引进硕士 4 名、博士 1 名，其他医技科室和临床科室也补充了相应医师数量。

2.2.5　托管两家下级医院　针对患者转出困难，该院 2014 年托管了同济医院、南庄医院两家下级医院。托管前，该院转同济医院患者仅 5 例，托管后逐年上升达分别 208 例、400 例，明显缓解了患者转出困难局面。

2.2.6　设立缩短平均住院日奖项　设立该奖项的目的是促使科室重视缩短平均住院日工作。该奖励每季度发放 1 次。各科均制定有平均住院日协定值，科室季度平均住院日低于协定值，且病床使用率在 90% 以上就能获得奖励。具体奖励办法如下：平均住院日奖励金额 = 平均住院日目标完成系数 × 质控指标系数 × 病床使用率 ×（科室床位数 / 65）× 奖励标准。

（1）平均住院日目标完成系数。若科室季度平均住院日低于协定值，则基本系数为

0.6。比协定值缩短幅度在 1% ～ 9%，每增加 1 个百分点，系数增加 0.02；比协定值缩短幅度在 10% ～ 14%，每增加 1 个百分点，系数增加 0.03；比协定值缩短幅度在 15% 以上，每增加 1 个百分点，系数增加 0.04；比协定值缩短幅度在 20% 以上，系数为 1.8。

（2）质控指标系数。质控指标系数 = 医师人均出院病例分型得分 ×0.7+ 医师人均手术（含介入操作）级别得分 ×0.1+ 医师人均手术（含介入操作）风险分级得分 ×0.2。其中，医师人均出院病例分型得分 =（A 型例数 ×1+B 型例数 ×1.5+C 型例数 ×3+D 型例数 ×6）/ 季度科室病房医师数；医师人均手术级别得分 =（Ⅰ级手术数 ×1+ Ⅱ级手术数 ×1.5+ Ⅲ级手术数 ×3+ Ⅳ级手术数 ×6）/ 季度科室病房医师数；医师人均手术风险分级得分 =（0 级手术数 ×1+1 级手术数 ×1.5+2 级手术数 ×3+3 级 ×6）/ 科室季度病房医师数。

（3）科室床位数 /65。以一个标准病区床位数 65 张计算。

（4）奖励标准。根据上一年度床位绩效奖励总额增加 30% 的基础计算。

2.2.7 加强住院超 30 天患者管理 要求各科对住院超 30 天患者及时上报职能部门，上报内容包括原因分析、治疗措施等，并将上报情况与季度绩效挂钩。

2.2.8 扩建手术室 由于手术室已无空间可扩展，将位于相邻楼层的供应室牵出，将手术麻醉辅助区域（更衣室、生活区、会议室等）迁往原供应室位置，腾出空间，扩建手术间 8 个，有效缓解了手术间不够用的状况。

2.2.9 其他措施 每周系统自动发送手机短信给各科主任，提供科室平均住院日同期对比数据，便于科主任及时掌握平均住院日动态变化，做出相应调整策略。

2.3 效果检查

每月公布科室平均住院日排名，强化各科对缩短平均住院日工作的重视；每季度综合评价，计算奖励评分，落实奖励措施。对于缩短平均住院日效果不显著的科室，由医务科召集科室负责人进行座谈，探讨原因，提出整改措施，并督促落实。由于辅助检查时间是平均住院日最主要的影响因素之一，因此对主要辅助检查项目预约时间也进行了检查。2012 年多项辅助检查预约时间为 3 ～ 7 天，2014 年 X 光、CT、心脏 B 超、24 小时心电图、肌电图、脑电图、TCD、宫腔镜、阴道镜、LEEP 刀、宫颈环形切除术预约时间为 0 ～ 1 天，MR、胃肠镜、支纤镜、腹部 B 超预约时间为 2 ～ 3 天。2012 年全院住院时间 30 天以上者有 3035 例，占出院人数的 3.9%，2013 年、2014 年分别下降到 2975 例、2722 例，分别占出院人数的 3.5% 和 3.0%，X^2=89.55，$P<0.001$，成效显著。2013 年全院平均住院日缩短为 9.58 天，2014 年进一步缩短为 8.99 天，实现了既定目标。

2.4 持续改进

把缩短平均住院日作为减轻患者住院负担、提高患者满意度的重点，将平均住院日纳入科主任综合目标考核，每年初院领导与科主任签订目标责任书，制定平均住院日目标，年终考核；将缩短平均住院日奖励办法作为一项长期执行制度，使全院上下形成缩短平均住院日理念；进一步扩大日间手术和日间放疗业务量范围；对辅助检查科室的预约检查时间每季度考核，不达标扣分，并要求科室提出整改措施。2015 年、2016 年该院平均住院日分别为 8.63 天和 8.45 天，有了进一步缩短。但与发达国家和国内先进医院相比，该院平均住院日仍有缩短空间，需要持续改进。

3 小结

应用 PDCA 缩短平均住院日，已有一些成功案例。经过 PDCA 循环，影响该院平均住院日的主要因素得以解决，平均住院日逐渐缩短，病床周转加快，有利于降低患者医疗费用，社会效益逐步显现。医院运行效率提高，医疗成本得到有效、合理控制，综合效益提高。当然，缩短平均住院日应在保证医疗质量的前提下力求“合理”“可行”，缩短平均住院日只是手段，目的在于充分利用卫生资源，提高医疗质量和医院综合效应，使医院朝着“质量”“效率”“效益”方向发展。缩短平均住院日只是优化医疗服务流程的目标之一，并不能代表最佳的医院管理水平。采用诊断相关分组（DRGs）作为统计单位，对不同地区、不同医院、不同科室和不同疾病平均住院日进行统计，找到相同疾病组在不同医院存在的差距，不失为医院评估，使考核方案更为合理、可行的新方法与依据。建议在评价缩短平均住院日成效时，采用这样的方法进行评价。

（章成国，曾勇，王跃建，陈国强，刘冬生，张华，蒋向玲）

此案例刊登在《中国卫生质量管理》杂志 2018 年第 25 卷

案例 4 运用 PDCA 降低检验科危急值漏报率

持续质量改进是在全面质量管理基础上发展起来的更注重过程管理、环节质控的一种质量管理理论。

检验科危急值是指明显偏离正常范围且可能危及患者生命安全的检验结果。出现危急值，提示患者可能处于生命危急的边缘状态，应及时告知临床并给予相关措施，以避免严重后果发生。将 PDCA 循环运用于危急值管理，可有效降低危急值漏报率，提高检验科工作质量。为进一步降低危急值漏报率，广东省佛山市第一人民医院检验科引入 PDCA 循环，探讨危急值漏报原因，寻找改进方法，取得了较好的效果。

1 计划阶段

1.1 分析现状

通过与临床沟通及 LIS 系统数据统计等方式，发现检验危急值管理存在以下问题：危急值项目过多，部分项目及阈值设置不合理，过多的“伪危急值”报告增加了临床工作压力；危急值网络报告系统不完善，不能网络直报，只能人工报告，容易漏检；危急值超时确认率高；危急值报告不及时，存在漏报告或报告不记录现象；不能根据专科患者特点进行个性化危急值报告等。数据统计显示，2014 年 1 月至 6 月检验危急值月平均漏报率为 1.04%。上述问题造成危急值管理未能达到三甲复评危急值 A 条款要求。

1.2 成立持续质量改进小组（表 5-3-3）

表 5-3-3 持续质量改进小组概况

序号	姓名	科室	职称	组内职务及分工
1	李炜煊	检验科	主任技师	组长，督导
2	赵伟成	医务科	主任医师	副组长，督导
3	李启欣	检验科	主任技师	秘书，组织会议、方案修订
4	黄慧勇	计算机中心	高级工程师	成员，组织会议、方案修订
5	陈润钿	门诊部	主任医师	成员，组织会议、方案修订
6	张莉	护理部	主任护师	成员，组织会议、方案修订
7	伍启康	检验科	主任技师	成员，组织会议、方案修订

续表

序号	姓名	科室	职称	组内职务及分工
8	潘练华	检验科	主管技师	成员，资料收集、执行实施
9	陈展泽	检验科	副主任技师	成员，资料收集、执行实施
10	肖云	计算机中心	工程师	成员，资料收集、执行实施
11	陈书人	门诊部	副主任护师	成员，资料收集、执行实施
12	陈斌鸿	检验科	主任技师	成员，资料收集、执行实施
13	梁指荣	检验科	副主任技师	成员，会议记录、方案整理
14	刘英莲	总务科	副主任护师	成员，资料收集、执行实施

1.3 分析原因

小组成员召开头脑风暴会议，对影响危急值管理的所有因素进行分析（图 5-3-4）。结合二八法则（表 5-3-4），确定此次首要改进问题有：危急值项目设置过多；危急值网络报告系统不完善；门诊危急值管理缺陷；主管部门监管力度不足；不熟悉报告处理流程。

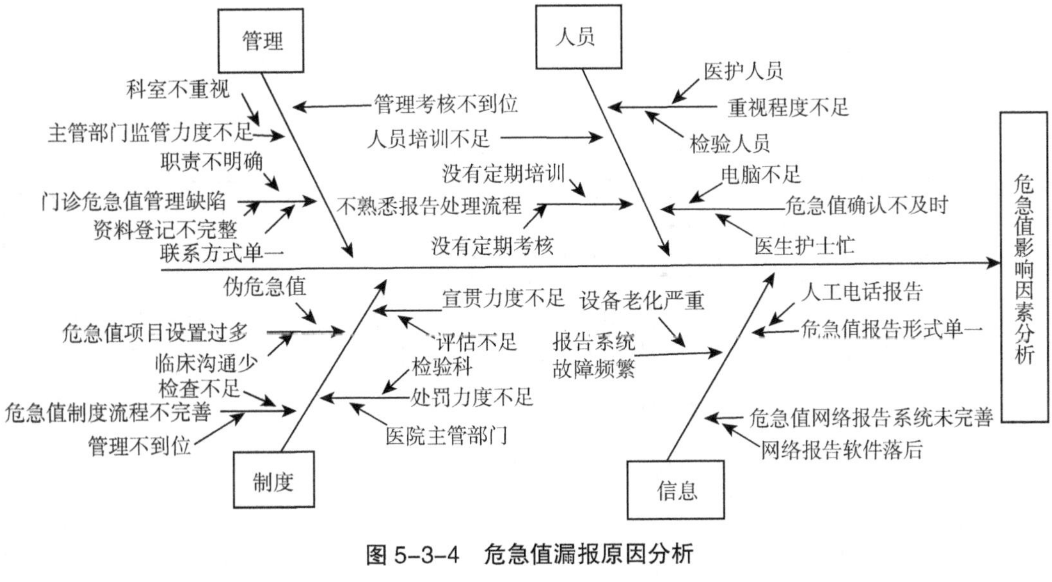

图 5-3-4 危急值漏报原因分析

表 5-3-4　危急值漏报要因分析

原因	频次（次）	累计频次（次）	累计百分比（%）
危急值项目设置过多	20	20	21.51
危急值网络报告系统不完善	18	38	40.86
门诊危急值管理缺陷	15	53	56.99
主管部门监管力度不够	12	65	69.89
不熟悉报告处理流程	10	75	80.65
危急值确认不及时	5	80	86.02
危急值报告形式单一	4	84	90.32
人员培训不足	3	87	93.55
危急值制度不明确	3	90	96.77
管理考核不到位	3	93	100.00

1.4　选择改进方案

针对 1.3 中的 5 个要因，根据 5W1H 原则制定详细解决方案（表 5-3-5）。同时设定目标值，希望通过执行系列方案措施，使检验科危急值实现快速、准确、100% 上报。

2　实施阶段

表 5-3-5　解决方案及实施方法

序号	要因	对策	目标	措施	责任人	地点	时间
3	门诊患者危急值管理缺陷	完善门诊危急值报告制度及流程	临床科室医护及检验人员高度重视并熟悉危急值处理流程	加强与门诊部的沟通，完善了门诊危急值报告流程并形成制度；要求门诊客服中心医护人员及检验人员加强学习，提高认识及重视程度	李炜煊、李启欣、陈润钿	检验科、各临床科室	耗时 1 个月
4	主管部门监管力度不够	加大监管力度	临床科室医护及检验人员高度重视并熟悉危急值处理流程	医院主管部门及科室召开动员会议，提高员工对危急值的重视程度；将危急值报告管理纳入医院季度交叉检查内容，加强监管	章成国、李炜煊	检验科、医务科	耗时 3 个月

续表

序号	要因	对策	目标	措施	责任人	地点	时间
5	不熟悉报告处理流程	加强员工培训	临床科室医护及检验人员高度重视并熟悉危急值处理流程	对检验员工每天交班会进行提问，季度进行考核；对临床医护人员定期进行培训与考核，并对新入职员工进行岗前培训，促其尽快熟悉危急值报告处理流程	伍启康、陈斌鸿	检验科、各临床科室	耗时 1 个月

3 检查阶段

3.1 检查方案

质控科每季度对检验危急值上报情况进行督导检查，并在全院通报结果；每月对临床医护人员及检验人员进行定期或不定期抽查和考核，内容主要是检验危急值制度相关问题。检验科主任每月通过 LIS 系统对每一例延误危急值进行分析并通报相关责任人。

3.2 观察指标及统计学处理

检验报告审核后 20 分钟临床未确认为超时。观察检验危急值项目及范围调整前后月平均危急值比例，统计危急值平均确认时间及月平均延误数差异，汇总危急值处理流程系统培训前后知晓率，比较 PDCA 循环实施前后危急值漏报率。采用 Excel 软件对数据进行处理，采用 SPSS 19.0 软件进行统计分析，率的比较采用四格表卡方检验，以 $P < 0.05$ 为差异有统计学意义。

3.3 检查结果

（1）检验危急值项目及范围调整后，检验科每月平均危急值数量从 5523 例降到 4237 例，危急值报告比例从 0.252% 降至 0.192%，差异有统计学意义（χ^2=176.467，$P < 0.01$）。

（2）检验危急值实行全面化信息化管理后，检验科危急值平均确认时间从原来的 17.9 分钟缩短到 6.2 分钟，门诊患者危急值平均确认时间从原来的 19.7 分钟缩短至 10.1 分钟；门诊危急值月平均延误数从原来的 12.2 例下降至 2.8 例，月均延误比例从 1.4% 下降到 0.3%，差异有统计学意义（χ^2=5.673，$P < 0.05$）。

（3）经过系统培训，检验人员对危急值处理流程知晓率从原来的 56.4% 上升至 92.3%，医护人员从原来的 43.6% 上升至 86.3%，效果明显（$P < 0.01$）。

（4）经过本轮 PDCA 循环，检验科危急值漏报率从原来的 1.04% 下降至 0，差异有统计学意义（χ^2=43.985，$P < 0.01$）。

4 处理阶段

通过PDCA循环，检验科针对危急值上报修订了检验危急值项目，建立了检验危急值标准化、常态化管理机制，实现了检验LIS系统网络直报，杜绝了危急值漏报现象。至此，影响检验科危急值管理的主要问题得以解决。

与此同时，小组对仍存在问题进行了分析，包括部分科室危急值确认窗口偶尔未弹出，检验人员及医护人员对危急值处理流程知晓率仍有提升空间等。这些问题将纳入下一轮PDCA循环。

5 讨论

检验科准确、及时地向临床提供具有诊断意义的危急值信息和数据，能使临床医师第一时间获得危及患者生命安全的检验结果，从而及时采取有效救治措施，保证患者生命安全。加强检验科危急值管理，防止漏报尤为重要。合理制定危急值项目及范围是确保检验科危急值及时报告和及时处理的前提。检验危急值制定原则是根据医院历史统计数据结果、参考文献和循证医学根据，同时结合临床医师意见。科学、规范地调整危急值项目及范围，能在不影响临床诊疗的同时，大大减轻临床工作压力。结合三甲医院危急值管理条款要求，检验科应根据临床需要，定期更新或调整危急值报告项目和范围。

传统的检验业务管理模式已远不能满足产品市场发展需求，检验机构需要随着科学技术的快速发展增强自身能力，信息化检验业务管理势在必行。有研究指出，采用危急值实时报告系统，有助于降低危急值漏报率。本研究中检验危急值实行全面信息化管理效果明显，为抢救危重患者争取了更多的时间。

检验人员及医护人员作为危急值报告及处理的主体，对其进行科学、规范培训，可有效增强其责任心和主动意识，提高积极性，从而确保危急值报告快速、准确地得到及时处理。本研究中检验科危急值每月漏报率下降至0，除完善网络报告系统外，定期的科学、规范培训及督导检查必不可少。

PDCA循环注重环节量化细化，做到了过程各环节监控、全程互动。合理运用PDCA循环，符合医院全面质量管理理念，能有效达到提升医疗服务质量的目的。

（伍启康　李炜煊　赵伟成　黄慧勇　曾勇　潘练华）

此案例刊登在《中国卫生质量管理》杂志2018年第25卷

案例 5 运用 PDCA 多学科协作降低非计划拔管发生率

非计划拔管（unplanned extubation，UEX）指为患者治疗需要而留置在患者体内的各种导管无意被拔除，造成损伤甚至引发严重并发症，进而影响预后的不良事件。国家护理质控中心将其发生率作为护理敏感质量指标 7 项结果指标之一，广东省卫生健康委员会也将其作为重点临床护理质量指标。广东省佛山市第一人民医院从 2015 年 4 月开始，由护理部牵头，打破部门壁垒，联合质控科、大外科、麻醉科、大内科、手术室、供应室、设备科等多部门多学科，进行非计划拔管 PDCA 项目管理，以问题为导向持续改进，取得了较满意效果。

1 现状与原因

据统计，2014 年 7 月至 12 月我院住院患者置管总例数 27 523 例，发生非计划拔管 30 例，非计划拔管发生率达 0.109%。常见管道包括尿管、胃管、胃造瘘管、腹腔与胆道引流管、胸腔引流管、心包引流管、脑室引流管、腰大池引流管、气管插管、气管切开内套管等 14 种，共涵盖 18 个重点科室。其中，ICU、神经外一科、手术室、血液内科、胃肠内科 5 个科室种类多、数量多，管道总数达 10 条以上，种类达 5 种以上。管道数量排名前 5 位的依次是外周穿刺中心静脉导管（PICC）、尿管、胃管、中心静脉导管（CVC）、气管切开套管。

对此，由护理部牵头，以患者为中心，联合质控科、大外科、麻醉科、大内科、手术室、供应室、设备科等跨部门多学科组成质量持续改进小组，由 4 名医师、11 名护士长、1 名后勤人员组成。所有成员均明确角色及岗位职责，熟悉非计划拔管防护工作。医护人员均接受非计划拔管相关知识培训，熟练掌握导管维护指引。

根据 2014 年 7 月至 12 月统计数据，小组运用鱼骨图（图 5-3-5）分析发生非计划拔管的所有可能原因；同时，依据二八法则，找出发生非计划拔管的要因：①管道维护指引不完善；②管道固定与标识方法欠稳妥规范；③医护人员接受培训不足；④非计划拔管风险评估不充分（表 5-3-6）。

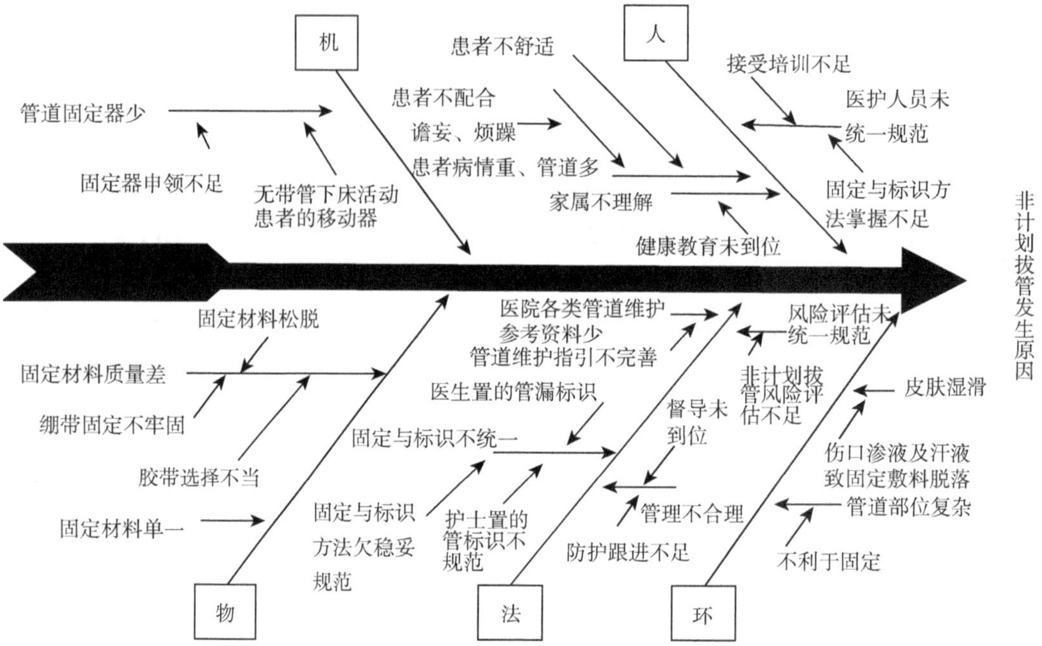

图 5-3-5 非计划拔管发生原因分析——鱼骨图

表 5-3-6 2014 年 7 月至 12 月发生非计划拔管的影响因素统计

原因	频数（例）	累计频数（例）	累计百分比（%）
管道维护指引不完善	25	25	25.00
管道固定与标识方法欠稳妥规范	22	47	47.00
医护人员接受培训不足	18	65	65.00
非计划拔管风险评估不足	7	72	72.00
患者不舒适	6	78	78.00
固定材料单一	6	84	84.00
健康教育未到位	5	89	89.00
管道防护跟进不足	4	93	93.00
管道部位不利于固定	3	96	96.00
固定材料松脱	2	98	98.00
其他	2	100	100.00

2 PDCA 实践

2.1 选择改进方案

小组运用头脑风暴法，依据 5W1H 原则制定对策，针对问题选择改进方案。

针对管道维护指引不完善：在循证基础上建立 10 大类管道维护指引。

针对管道固定与标识方法欠稳妥规范：革新改良固定方法、材料、标识方法等。

针对医护人员接受培训不足：医护骨干集中培训，由骨干对科室医护人员全员培训。

针对非计划拔管风险评估不足：培训开展非计划拔管风险评估。

2.2 方案实施

多学科跨部门共同努力，沟通顺畅，有效解决各种问题。例如，针对固定材料问题，与供应室、设备仓迅速有效沟通解决。

2.2.1 针对管道维护指引不完善问题 展开调查，甄别出 14 种主要重点防护管道、18 个重点防护科室。在循证基础上，组织管道重点防护科室制定脑室引流管、腰大池引流管、气管插管、气管切开管、胃管、心包纵隔引流管、胸腔引流管、胃造瘘管、腹腔与胆道引流管、尿管等 10 大类管道维护指引，形成简易图文，固定技术方法与标识统一标准化。以重点科室为试点科室，由医护团队共同参与制定，指引内容包括身份核对、知情告知、评估、医护沟通、管道固定、实施、健康教育、观察记录等，使医护人员有标准可循，主动控制管理质量。

2.2.2 针对管道固定方法问题 革新改良 10 种固定方法与材料，所有管道均二次固定，根据管道选择不同固定方法，将固定材料按管道部位裁剪。以尿管的“匚”型固定操作为例：应用弹性胶带，裁剪成 5cm × 7cm，左右各留 1.5cm，中间剪开约 3cm × 2.5cm“匚”型开口，将剪好的弹力胶带用“高举平抬法”固定在大腿内侧（女性）或腹股沟处（男性）。同时，进行统一标识，使各个病区各类管道的固定达到安全、牢固、舒适、美观的目标。制作各类固定方法的简易图文指引，规范统一，全院普及，要求人人掌握，医护一体化推动。

2.2.3 针对管道固定标识问题 针对无刻度管道难以观察深度等瓶颈问题，落实医护一体化统一标识。医师从手术置管开始为置管患者做好固定与标识；针对无刻度管道，在管道出口处予油性笔进行标识（特殊管道除外），作为观察脱出标记；采用统一的标识纸，标识内容包括置管人、置管时间、置管深度、管道名称等。

2.2.4 针对医护人员接受培训不足问题 以工作坊模式开展医护骨干培训；科室医护人员全员培训，质控科、医务科、护理部督导落实，多学科合作共同推动；培训学习维护指引及学习改进后的固定与标识方法等；不定期抽查考核。

2.2.5 针对非计划拔管风险评估不足问题 培训学习非计划拔管风险评估护理单，以 ICU 为试点推行；根据风险评估，针对谵妄、烦躁等特殊患者，予镇静处理，适当约束，并采取防护用具等。

2.3 效果检查

据统计，2015 年 7 月至 12 月住院患者置管总例数为 38 095 例，发生非计划拔管 8 例，非计划拔管发生率降至 0.021%，差异有统计学意义（$P < 0.001$）。

运用 PDCA 改善后，导致非计划拔管发生的重点问题得以改善。管道维护指引不完善下降为 0，管道固定与标识方法欠稳妥规范、医护人员接受培训不足、风险评估不足均仅发生 1 例。但患者不舒适、管道部位复杂分别为 4 例、5 例，需持续改进。

此外，活动后，医护人员防范非计划拔管意识、医护共同参与、质量改进、持续执行、PDCA 管理方法、多学科协作能力、管道防护能力等明显提高（$P < 0.001$），医护患满意度也有显著提高（$P < 0.001$）。

2.4 持续改进

经过项目改进，制定了 10 大类管道维护指引，同质化执行落实，所有管道均二次固定及使用高举平抬法；创造了尿管的“匚”型二次固定法；发明了带勾和筐的移动架，做到人动管动，便于患者离床活动；规范了非计划拔管风险评估，通过评估识别高危风险，并采取适宜防范措施；将管道维护指引纳入医护培训考核手册；形成了管道防护质量检查标准，每月或每季质控评价，与科室绩效挂钩；多学科跨部门协作模式形成常态化。

3 讨论

3.1 多学科协作可有效降低非计划拔管发生率

2015 年该院同期非计划拔管发生率较 2014 年明显下降。究其原因：组建多学科跨部门质量持续改进小组，团队成员主要来自管道储存、使用、维护等职能科室及各临床科室，包括主管院领导、供应室、设备科、护理部、质控科、医务科、手术室及非计划拔管防护管理重点临床科室，针对重点防护管道找出主要原因，制定改进措施并实施，全面保障了预防措施的落实，从而有效降低了非计划拔管发生率。

3.2 规范管道维护指引可有效改善非计划拔管重点问题

规范管道维护指引并进行全员培训后，首要原因“管道维护指引不完善”频次从 25 例降至 0 例。原因是：针对管道维护指引不完善、管道固定与标识方法欠稳妥规范、医护人员接受培训不足、风险评估不足4大要因，革新改良U型、人型、工型、高举平抬法、无张力粘贴法、塑形、交叉法、尿管的“匚”型二次固定法等，采用带勾和筐的移动架等工具，多学科跨部门医护一体化统一了管道固定方法与标识，加强了医护人员培训及风险评估等措施，从而有效改善了导致非计划拔管发生的重点问题。

3.3 PDCA实践可提高成员质量管理能力

PDCA是发现问题的有效工具。医务人员结合工作需要，在临床中运用PDCA循环，不仅可加深对问题的探讨与研究，还可提升自身质量管理能力。通过PDCA项目的实施，质量持续改进小组成员熟练掌握了PDCA运用方法，通过多学科协作提高了团队沟通及合作能力，促使成员主动参与质量改进，实现了自身价值。

（张莉　李绮慈　张秀平　李冠琮　杨少仪　蒋向玲）

此案例已刊登在《中国卫生质量管理》杂志2018年第25卷

案例 6　提高患者满意度的实践

医疗服务顾客满意度研究是医疗服务管理研究的热点之一。《三级综合医院评审标准实施细则（2011 版）》第六章"医院社会评价"明确将患者满意度纳入医院管理评价指标。患者满意度和医院收益存在一定正相关关系，提高患者满意度势在必行。广东省佛山市第一人民医院患者满意度测评工作于 2010 年开始，起步较晚，经验不足，服务意识落后，服务水平较低。为彻底改变服务现状，该院全面开展了满意度体系建设工作部署，从 2013 年开始应用 PDCA 对患者满意度管理工作中存在问题进行持续改进，经过努力，患者满意度得以迅速提升，取得了较好的效果。

1　现状与原因

2014 年，广东省卫生和计划生育委员会委托第三方对全省公立医院 2013 年服务满意度进行调查，分别调查门诊患者、住院患者和出院患者各 100 例，内容包括医疗技术、服务态度、环境设施、医疗费用、后勤服务、就医方便、医患沟通、隐私保护、医德医风等，该院评价结果为门诊 76.4%、住院 90.2%、出院 81.2%，总体满意度 82.6%，在全省 99 家医院中排名 54，处于中下水平。

对此，由院长任总督导，由门诊部客服中心牵头，组织党委办公室、医务科、护理部、计算机中心、纪检监察科等部门，成立跨部门的持续质量改进小组，明确各自分工与职责，探索提高患者满意度水平的方法。

小组在多次、充分讨论的基础上，利用头脑风暴法对现状原因进行分析，绘制鱼骨图，从人员、制度、方法、环境等方面探讨见图 5-3-6。按照讨论投票结果，绘制柏拉图，根据二八法则，确定首要改进的问题有：①无专职管理部门和人员；②管理制度不健全；③员工培训滞后；④无绩效考核机制；⑤调查方法不科学，累计百分比达 85.95%。

2　PDCA 实践

2.1　选择改进方案

针对主要原因，运用 5W1H 原则制定持续改进对策（表 5-3-7）。

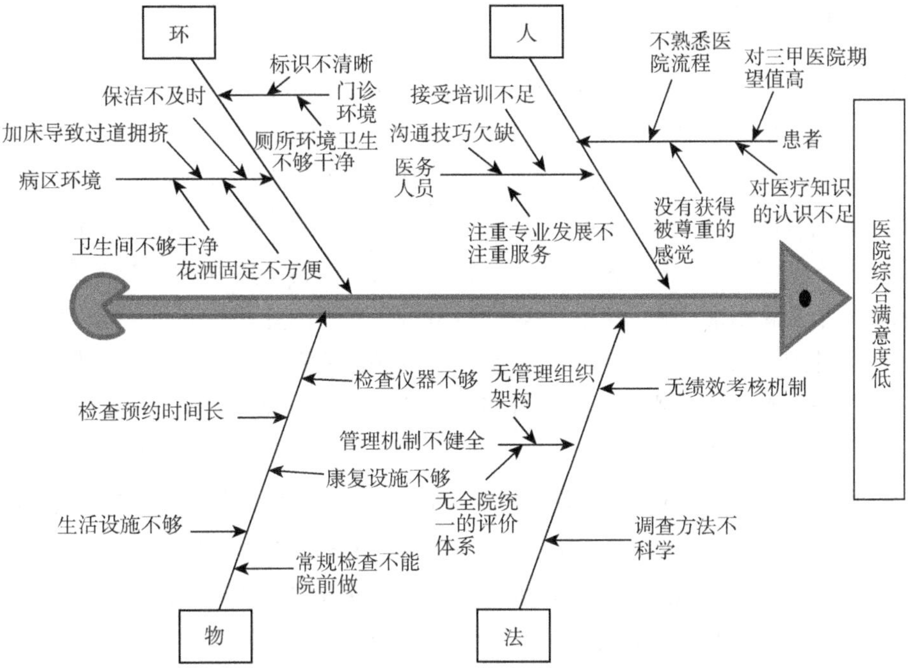

图 5-3-6　医院综合满意度低原因分析——鱼骨图

表 5-3-7　持续改进对策表

序号	要因	对策	责任部门	地点	时间
1	无专职管理部门和人员	（1）成立满意度管理中心；（2）成立投诉管理平台；（3）成立巡查小组；（4）成立服务质量评价委员会	门诊部	门诊部客服中心	2014 年 1 月至 2 月
2	管理制度不健全	（1）制定满意度管理办法；（2）创建投诉管理平台；（3）制定门诊管理制度；（4）制定服务质量评比标准	院党委办公室、院办、满意度管理中心	全院	2014 年 2 月至 4 月
3	员工培训滞后	（1）每年组织员工培训 1 ～ 2 次，每次 1 个主题；（2）每年进行 1 次总结评比	全院	全院	2014 年 2 月至 2016 年 8 月
4	无绩效考核机制	（1）考核结果与科室评比挂钩；（2）考核结果与医务人员个人绩效、年度考核、晋职晋级、岗位聘用等挂钩	门诊部、人事科、院办、党办	全院	2014 年 2 月至 4 月
5	调查方法不科学	（1）分别对门诊患者和出院患者采用不同调查形式；（2）针对不同科室设计调查表；（3）研发 Eptaid 数据管理系统，建立满意度数据库；（4）使用 SPSS 统计软件进行满意度调查数据统计	门诊部、满意度管理中心	全院	2014 年 2 月至 3 月

2.2 方案实施

2.2.1 完善满意度管理组织架构 首先，以客户服务中心为基础，成立医院满意度管理中心，由门诊部主任兼任中心主任，下设 3 名工作人员，分别负责门诊患者、住院患者的满意度调查和出院患者电话随访工作，其中 1 人负责调查数据输入和统计并完成报表工作。其次，建立患者投诉“一站式”信息管理平台。所有患者投诉由客服中心接待受理并录入信息平台，发给被投诉人科室负责人，由科室负责人调查核实，并提出处理意见反馈给主管职能科室负责人，职能科室负责人提出处理意见并反馈给客服中心，客服中心将处理结果反馈给投诉人，客服中心主任根据投诉内容性质及被投诉人科室意见决定最终处理意见并归档。如投诉者不接受处理意见，则发回被投诉人科室负责人重新处理。每季度召开 1 次医院服务质量评价委员会工作会议。再次，成立由门诊部办公室、党办和纪检监察科组成的“三开一停”（开始门诊、开始手术、开始检查及停诊时间）巡查小组，每天巡查，对违纪人员报医院办公室，由医院办公室按相关规定处理。同时，将投诉管理和巡查制度纳入满意度管理体系。此外，成立由党委书记与各党总支部书记参加的医院服务质量评价委员会，对投诉处理做最终认定。

2.2.2 制定并完善管理制度 包括患者满意度问卷的发放、回收、数据整理、分析及结果公布等管理制度，“三开一停”巡查管理制度，患者投诉“一站式”管理信息平台管理制度。每周由主管院领导带领职能科室进行专项查房；每季度举行 1 次全院满意度测评结果汇报分析会及“服务之星”评选表彰大会；每半年举行 1 次全院服务质量分析会；每年举办 1 次优质服务总结、表彰大会等。

2.2.3 开展内容多样的培训 每年组织全体员工进行不同主题的培训 1 ～ 2 次，内容包括优质服务、患者满意度管理、沟通技巧、仪容仪表、医德规范、行风廉政建设、PDCA 工具应用、从经验管理走向科学管理等。每年开展不同主题的优质服务活动竞赛，如 2014 年为“以患者满意为导向，构建医院满意度综合管理体系”，2015 年为“加强满意度管理，持续改进医疗服务质量”，2016 年为“尊重患者感受，注重短板改进”。

2.2.4 落实绩效考核 每季度将各科室患者满意度情况进行排名、公布，对患者满意度低、患者意见及投诉、医师违规行为一律反馈到具体科室，由科室落实整改，科室管理者为主要责任人，结果与科室年度评先评优及医务人员个人晋职晋级、岗位聘用、评先评优、绩效工资、定期考核等挂钩。

2.2.5 科学设计调查表 围绕顾客期望、顾客对质量的感知、顾客对价值的感知、顾客满意度、顾客抱怨、顾客忠诚等 6 大要素重新设计调查表。分别从医师说明病情、医师服务态度、医师主动告知检查结果、医师解答患者疑问、医师医疗技术 5 个维度对医师服务水平进行调查。从呼叫铃响时，护士反应速度、护士发药时指导、护士治疗前解释、护士介绍注意事项、护士说明出院事项和护士服务态度 6 个维度对护士服务水平进行调查。研发 Eptaid 数据管理系统，将调查结果输入系统数据库。满意度数据统计采用 SPSS 统计软件。针对满意度低的科室，可以详细分析主要原因，从而针对性改进。调查方式有出院患者满意度调查、门诊患者满意度调查、出院患者电话随访 3 种方式，出院患者 100% 通过寄信方式进行调查，门诊患者由专职人员进行现场访谈调查，电话随访按科室出院患者 20% 随机抽查。

2.3 效果检查

满意度管理中心每月督查科室对患者意见或投诉及医师违规处理整改情况，并记录建档。对患者满意度排名连续后 5 位的科室进行专项调查，督促和帮助科室整改和提升。经过共同努力，全院患者满意度逐步提高，出院患者满意度从 2014 年的 91.85% 提高到了 2016 年的 93.99%，门诊患者满意度从 2014 年的 89.11% 提高到了 2016 年的 91.67%。

在全省 130 家三级医院及部分指定医院参评的 2016 年广东省三级医院第三方满意度调查中，该院在门诊患者满意度、出院患者满意度和总体满意度 3 项排名第一，较 2013 年有显著进步。

通过建立“一站式”投诉管理平台，畅通投诉渠道，使医院找到了服务改进的方向，有效投诉从 2014 年的 153 例减少为 2016 年的 145 例，有效比例从 38.40% 下降为 20.0%。

通过严抓严管，医师服务意识明显提高，能做到准时开诊、开台、开检，“三开一停”违规例数从 2014 年的 84 例减少为 2016 年的 38 例，患者满意度得以提升。

2.4 持续改进

实施过程中也发现了新问题，如出院患者满意度调查信件回收率较低，回收信件仅占寄出信件的约 10%。初步分析主要原因有：①患者资料不详细或不符；②通讯模式发生较大变化。初步考虑改进措施包括：①完善患者资料采集；②改用快递模式。这将进入下一轮 PDCA 循环。

3 讨论

在提高患者满意度的实践工作中，就如何有效提高患者满意度，我们认为必须做到以下“五个必须”：

3.1 必须探索满意度体系建设

医疗服务顾客满意度包括患者满意度和员工满意度。患者满意度即患者在接受医疗服务过程中对医护人员、医疗技术、就医环境等的感受及对其经历的医疗保健服务过程的评价。由此可见，患者满意度不是单一的服务满意度，而是一项综合满意度。在强调“以患者为中心，以质量为核心，以患者满意为标准”的“安全、优质、发展”管理理念基础上，提出“满意度体系建设”这一策略，内容涵盖医疗质量与安全、医疗设备、医疗服务、医疗环境、就医流程、医疗费用等，多维度推动，多措施齐头并举，坚持“以问题为导向”，实事求是开展持续改进，才能更好地促进患者满意度提升，最终取得较好成效。

3.2 必须领导重视，全员参与

该院把提高患者满意度工作作为“一把手”工程，院长亲自督导，主管副院长为第一责任人，科主任为科室第一责任人，所有员工共同参与，形成了层层负责、层层落实、人人有责的工作氛围。只有院领导重视，才能协调多部门合作，最终确保工作全面开展。

3.3 必须转变管理模式，从经验管理走向科学管理

目前，多数医院大多体现出简单的行政管理，实施经验管理。作为医院管理者，如何做到科学管理，对推动医院适应社会变革与向前发展至关重要。只有掌握了科学的管理方法，才能从传统的经验管理走向现代的科学管理。以该院为例，2010 年开始开展患者满意度测评工作，但由于重视不够、管理不规范，没有应用工具进行科学、有效改进，收效甚微；自 2013年开始应用PDCA 工具进行科学管理，有的放矢，针对性解决主要问题，使患者满意度得到显著提高。

3.4 必须有效应用管理工具

PDCA 循环是广泛应用于医院全面质量管理的一种科学管理模式，通过 PDCA 循环，能使医院医疗服务质量呈现阶梯式上升，达到医疗服务质量持续改进目的。该院抓住三甲医院复审契机，把 PDCA 工具合理应用到如何提高患者满意度的实践工作中，不断改进短板问题，最终有效提高了医疗服务质量。

3.5 必须完善制度，落实督导

制度不完善，工作无纲领、无方向。没有有效督导，制度浮于形式，工作无法落实。正是由于该院每季度督导并将患者满意度结果与科室年度评先评优挂钩，才确保了工作顺利进行。

（陈润钿　王跃建　陈书人　章成国　赵伟成　黄慧勇　吕姬婷）

此案例刊登在《中国卫生质量管理》杂志 2018 年第 25 卷

案例 7 运用 PDCA 降低医院照明系统能耗

近年来，全国医疗行业一直在推进节能降耗工作，利用有效管理方法降低医院能耗对现代化医院具有重要意义。医院作为公共医疗服务机构，能耗与普通建筑物能耗不同，具有以下特点：①功能布局复杂，各部门能耗要求不同。如检验、门诊、功能检查科室等区域主要工作时间为白天，夜晚能耗较低，而住院部每天用能相对比较平均。②用能人员复杂，医护人员与患者及其家属对能耗的需求不同。例如：门诊人员密度大，患者希望夏天就诊环境尽量凉爽，意味着应尽量密封，减少换气量；医护人员处出于传染性疾病考虑，则希望加强通风，增加换气量。③能耗多种多样，主要涉及水、电、天然气、医用气体等，不同规模医院采用能源设备不同，同样的节能方法不能通用。④节能项目开展必须经过充分论证。医护人员日常工作强度大、压力大，患者心情焦虑、烦躁、低落，为了节能随意降低工作场所亮度，改变环境温度都可能带来不良影响。因此，医院节能工作开展需根据医院实际确定。广东省佛山市第一人民医院引入 PDCA 循环改造医院照明系统，取得了较好的效果。

1 现状与原因

该院占地 12 万平方米，建筑面积约 21.6 万平方米，开放床位 2300 张。工程科调研发现，随着医院的快速发展，能耗也成倍增长。为科学分析医院各类设备用电情况，工程科将医院设备按医疗设备、照明系统、普通设备、计算机机房、空调系统 5 大类进行分类，并安装电表。据统计，2012 年全年照明系统用电量达 5 036 146 度，电费高达 450 万元，年人均用电量达 350.2 度 / 人每年。

对此，医院成立以机电工程科为主要负责部门的照明系统节能小组，成员来自护理部、总务科、保卫科、院办、门诊部、宣传科。小组就医院照明系统使用情况进行分析，将耗电原因按照制度政策因素、人员因素、工作方法因素、其他因素进行分类，得出了医院照明系统费用高的主要原因：

（1）制度政策因素。虽有照明设备使用相关制度但不完善，缺乏奖罚制度。日常巡查发现，临床科室不重视节能工作，缺乏有效监督和管理，节能工作流于形式。

（2）人员因素。节能培训教育不到位，导致员工节能意识不足；节能宣传不到位，未引导患者及其家属共同参与节能活动。

（3）工作方法因素。照明系统运行方案不明确，未根据实际情况及时调整照明系统运行方式。例如，住院部走廊，白天应尽量明亮，晚上10点之后则只需保持一定亮度即可。但现实是照明系统不关闭，造成浪费。又如楼梯通道照明系统未安装智能感应开关，长期处于开启状态。

（4）其他因素。使用照明设备为传统灯具，总数约5万支，大部分功率在20～50W，耗电量非常大。随着医院的不断扩建，照明设备相应增加。传统灯具使用寿命约3000小时，加上镇流器等配件故障，每年有近8000支灯具需要维修、更换。

对此，2013年小组根据市场节能产品性能及医院相关配套设施推算，提出到2016年医院照明系统年耗电量应降到4 000 000度，照明系统人均用电量应降到250度/人每年。

2 整改措施

（1）利用合同能源管理模式（EMC），自2013年开始，分3期对全院照明灯具进行改造，全部使用节能灯具。从表5-3-8可以看出，3年医院利用合同能源管理项目共更换5.7万只节能灯具，医院投入为0元。

表5-3-8 三期改造项目节能效益分享方式、服务期及双方投资额汇总

项目	第一期：1号楼住院部更换T8光管	第二期：2号楼住院部及地下停车场更换T8光管	第三期：普通光管更换为LED光管
模式	合同能源管理（EMC）	合同能源管理（EMC）	合同能源管理（EMC）
节电效益分享比例	医院19%，服务公司81%	医院21%，服务公司79%	医院10%，服务公司90%
节电效益分享期限（服务期）	3年分享期，3年后所有投资产权归医院	3年分享期，3年后所有投资产权归医院	2年分享期，2年后所有投资产权归医院
医院投资	0元	0元	0元
节能服务公司投入金额	178.2万元	93万元	272.8万元
更换数量（30W/20W）	15 518支	7227支	36 161支

（2）将楼宇自控系统应用到照明系统管理中。小组成员进入临床科室进行调查，按实际填写照明需求（包括照明时间、亮度），输入楼宇自控系统，由电脑控制部分照明系统的开关和亮度（表5-3-9）。

表 5-3-9 楼宇自控系统照明时间计划表

区域	照明时间	亮度
1 号楼一层 CT 走廊	24 小时	100%
1 号楼二层中医科走廊	周一—周五 7：25—18：45，周六 7：25—12：00	100%
1 号楼 A 区患者走廊	6：00—8：00	30%
	8：00—17：00	20%
	17：00—23：00	50%
	23：00—次日 6：00	20%

（3）制定节能管理制度和奖罚制度，增强员工节能意识。由保卫科、机电工程科、院办等相关部门不定期下科室进行检查，督促改进，避免浪费。

（4）联合护理部、宣传科、门诊部做好节能宣传工作。在门诊、病房等地张贴节能宣传图片，营造良好节能氛围，让更多患者及家属自觉参与到节能工作中。

（5）采用红外、声控等智能感应开关，实现对楼梯间、卫生间照明系统的智能化控制。

3 效果

据统计，2016 年医院照明系统总用电量为 3 437 027 度，比 2012 年下降 31.7%，节省资金超 100 万元；2016 年医院照明系统年人均用电量为 116.5 度 / 人每年，比 2012 年下降 66.7%。

同时，由于 LED 产品使用寿命长（5 万小时以上），并将开关电源等元器件整合为一体，大大降低了照明系统维修工作量。2016 年照明系统灯具年维修量约 3100 次，比 2012 年下降 61%。

4 讨论

通过合同能源管理模式对全院节能灯具进行更换，采用智能化系统管理公共区域照明时间，大幅度降低了照明系统用电量。通过进一步明确各部门职责，制定了节能减排管理制度、节能降耗奖罚制度，营造了良好节能氛围，做到了人人自觉参与节能活动。

当然，虽然节能有了一定效果，但在停车场、室外公共区域的照明系统仍存在较大节能空间，可将光纤照明及自控系统应用到这些区域，计划将此课题纳入下一轮 PDCA 循环。

在总结项目效果时发现，还可以将项目做得更细。例如，利用 PDCA 优化合同能源管理模式，降低医院承担风险等。目前，全国卫生系统都在加强能耗管理，希望运用科学管理理论和方法对用水、用电、用气等设备运行全程进行质量控制，对用能设备使用各环节及流程进行预测、分析、检查和处置，从而建立良好的能耗质量控制和管理系统，在降低医院能耗的同时延长设备使用寿命，降低维修成本，并为医护人员和患者提供安全的环境。本研究证实，在这一过程中，PDCA 循环将是一个有效的工具，值得推广。

（程捷　何强　黄强）

此案例刊登在《中国卫生质量管理》杂志 2018 年第 25 卷

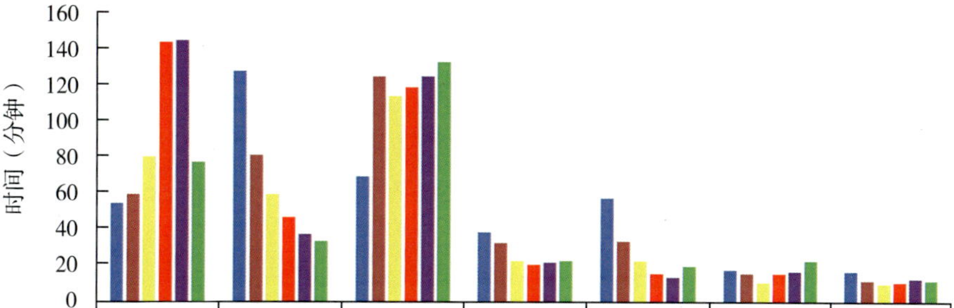

	Cases	DNT	Onset-ER	PT	ER-NCCT	CT Report	NIHSS
2012	55	129	70	39	58	18	17
2013	60	82	126	33	34	16	12
2014	81	60	115	23	23	11	10
2015	145	47.5	120	21	16	16	11
2016	146	38	126	22.3	14	17	13
2017	78	34	134	23	20	23	12

■2012 ■2013 ■2014 ■2015 ■2016 ■2017

彩插 1　2012 年 8 月 ~ 2017 年 8 月溶栓数据汇总图（见正文第 55 页）

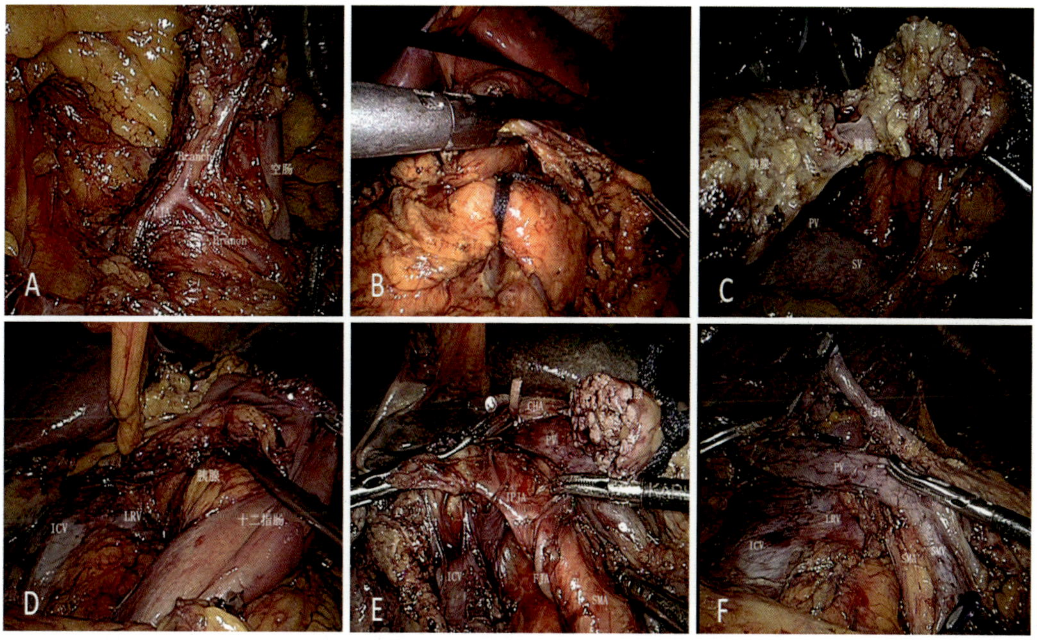

注：A 暴露第一空肠支动脉，离断其分支，再离断空肠；B 离断胃；C 离断胰腺；D 打开 Kocher 切口；E 离断胰腺钩突，分支血管逐步结扎并离断；F 标本移除后创面。CHA 肝总动脉；PV 门静脉；SMV 肠系膜上静脉；SMA 肠系膜上动脉；ICV 下腔静脉；LRV 左肾静脉。

彩插 2　“No Back”策略下 LPD 切除部分（见正文第 62 页）

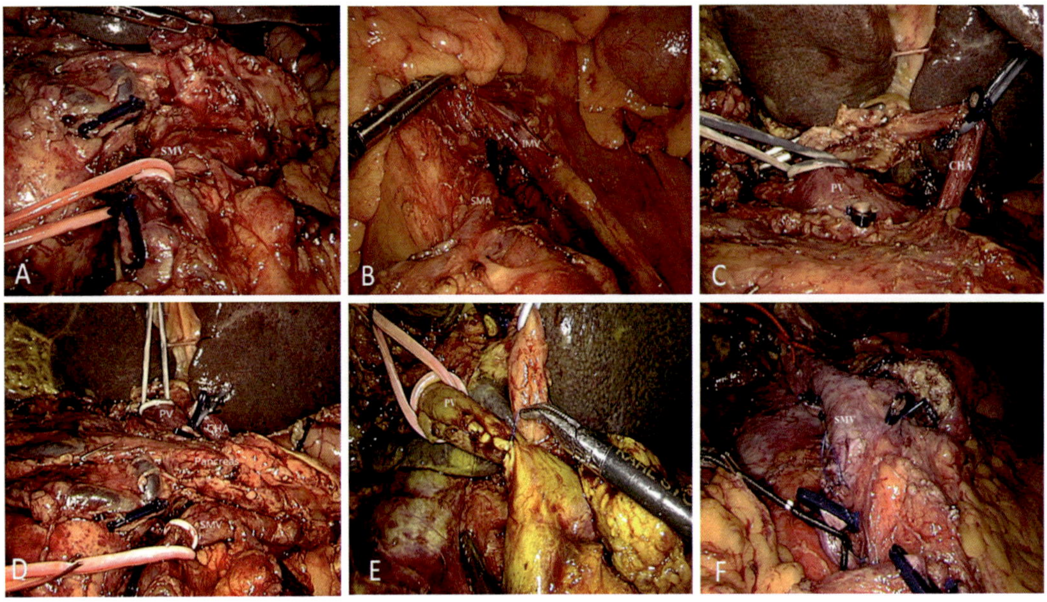

注：A 肠系膜上静脉置入血管吊带；B 解剖 Treitz 韧带，右侧入路显露肠系膜上动脉，确认其未被肿瘤侵犯；C 门静脉置入血管吊带；D 肿瘤粘连静脉两侧置入血管吊带；E 门静脉壁局部切除缝合；F 肠系膜上静脉壁局部切除修补。CHA 肝总动脉；PV 门静脉；SMV 肠系膜上静脉；SMA 肠系膜上动脉。

彩插 3 “Easy First”策略下 LPD 切除部分（见正文第 63 页）

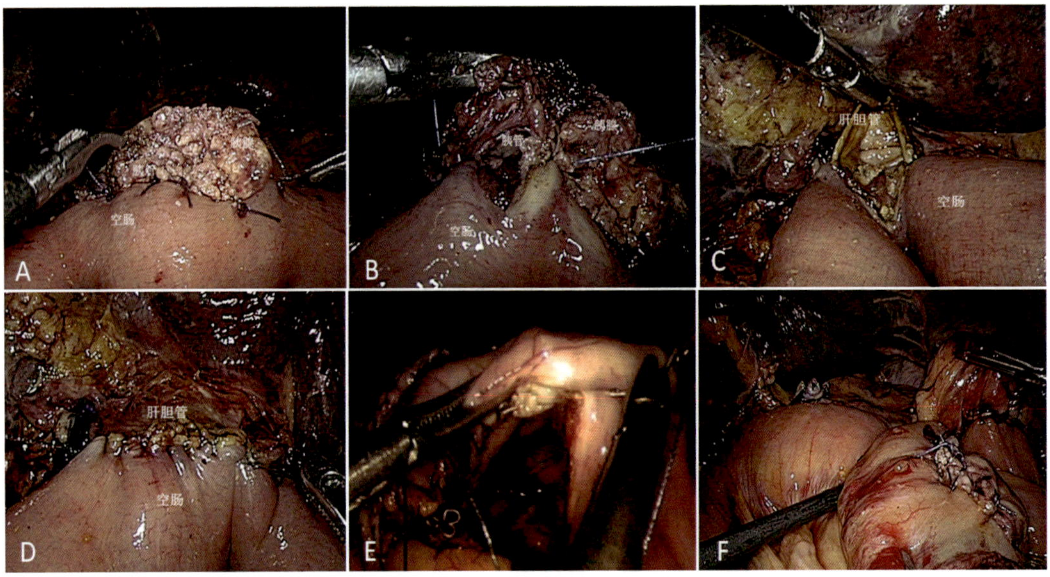

注：A 胰管空肠吻合，胰腺后包膜与空肠浆肌层间断吻合；B 胰管空肠吻合，导管对黏膜吻合；C 胆管空肠吻合，免打结线连续缝合肝胆管与空肠后壁；D 胆管空肠吻合，免打结线连续缝合肝胆管与空肠后壁；E 胃肠吻合，共同开口用手工缝合；F 消化道重建后视野。

彩插 4 LPD 消化道重建（见正文第 63 页）

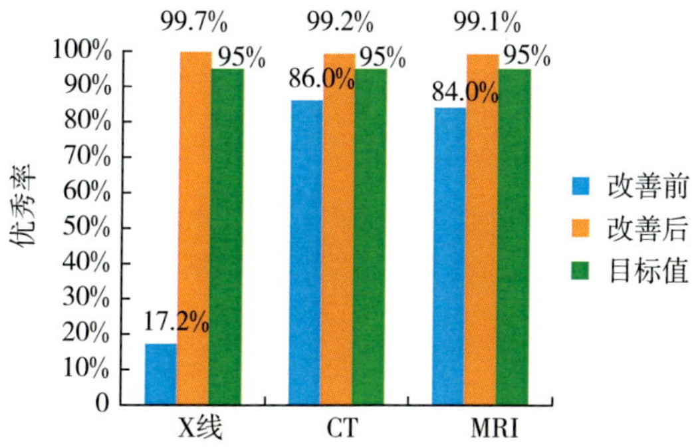

彩插 5　影像质量优秀率改善前后对比图
（见正文第 138 页）

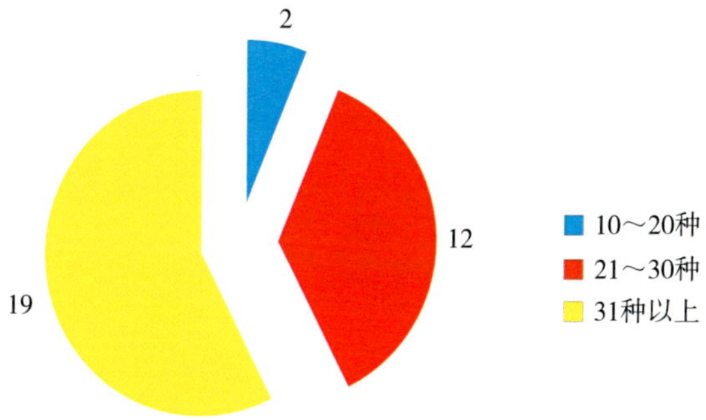

彩插 6　全院抢救车物品种类统计
（见正文第 157 页）

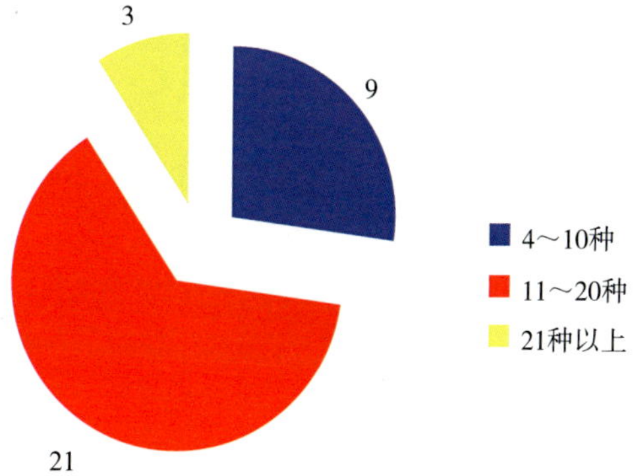

彩插 7　全院抢救车药品种类统计
（见正文第 157 页）

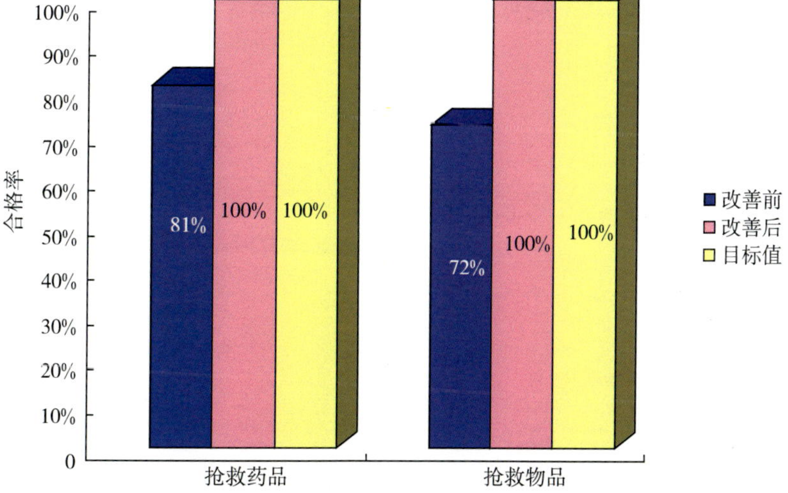

彩插 8　全院抢救车管理不规范改善前后对比图（见正文第 173 页）

儋州市人民医院预防压力性损伤敷料指引

序号	分期、部位	敷料种类
1	1 期压力性损伤 加强翻身，必要时可用减压敷料，如泡沫敷料或水胶体敷料	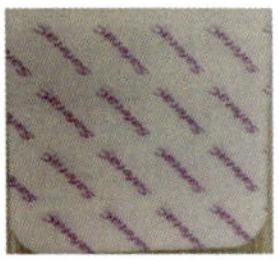  泡沫敷 水胶体敷料
2	2 期压力性损伤 有水泡者在无菌操作下抽出泡内的液体，可给予透明贴膜覆盖，也可给予泡沫敷料覆盖，有皮肤破损的可给予泡沫敷料或水胶体敷料覆盖	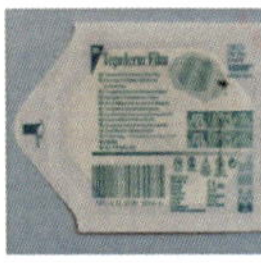 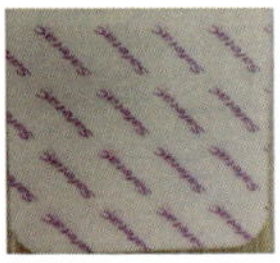  透明贴膜
3	3～4 期压力性损伤 感染严重的内层可给予银离子抗菌敷料，无感染者可给予藻酸盐敷料促进肉芽组织生长，外层可给予纱布或泡沫敷料覆盖	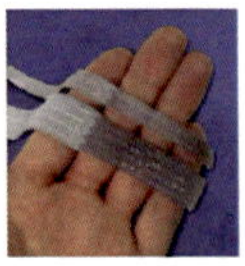 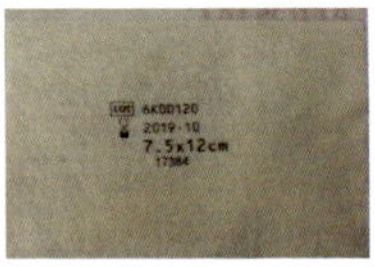 银离子 藻酸盐
4	深部组织损伤 有充血性血泡者可在无菌操作下抽出泡内的液体，给予泡沫敷料覆盖，无血泡者可给予赛肤润涂抹。	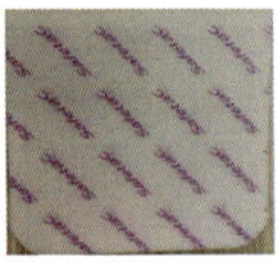 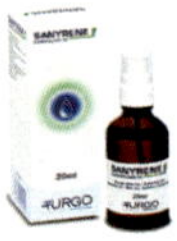 赛肤润
5	不明确原因分期 有黑痂者可行先溶痂，待痂皮松软后再行清创，可用水凝胶溶痂，外层敷料选择水胶体敷料覆盖	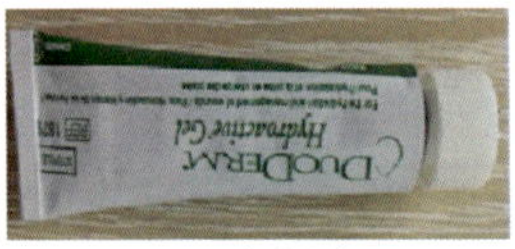  水凝胶
6	主要用于骶尾部压力性损伤的泡沫敷料	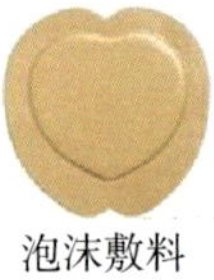 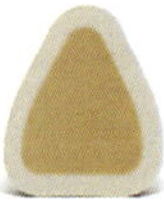 泡沫敷料 水胶体敷料
7	主要用于足跟、肘部压力性损伤的泡沫敷料	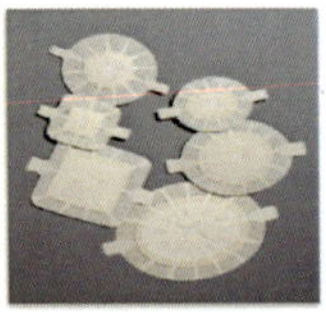 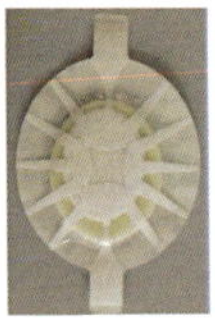 泡沫敷料
8	可用于任何受压部位，可裁剪	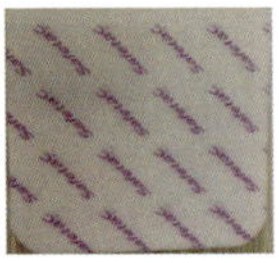 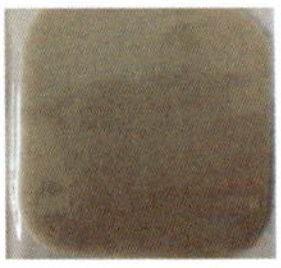

彩插 9　预防压力性损伤敷料指引（见正文第 183 页）

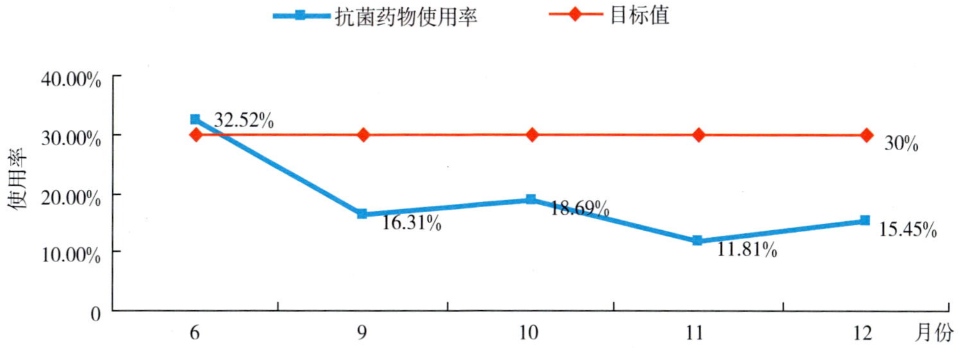

彩插 10　持续追踪预防用抗菌药物使用率（见正文第 256 页）

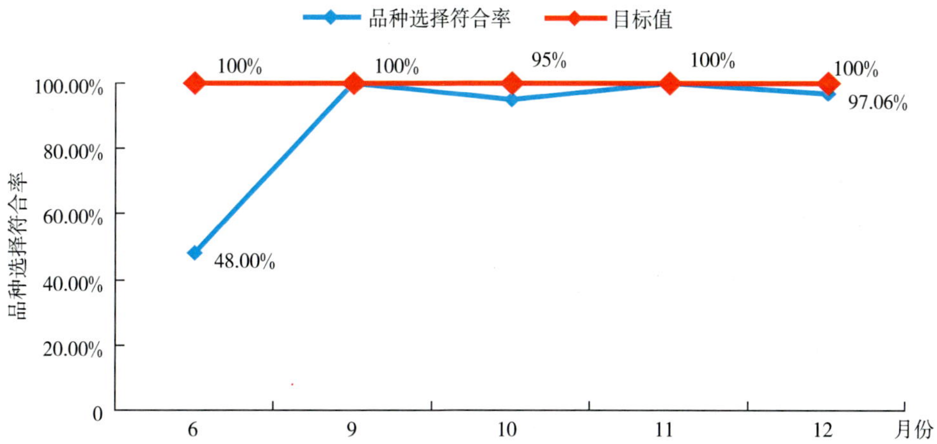

彩插 11　持续追踪抗菌药物品种选择符合率（见正文第 256 页）

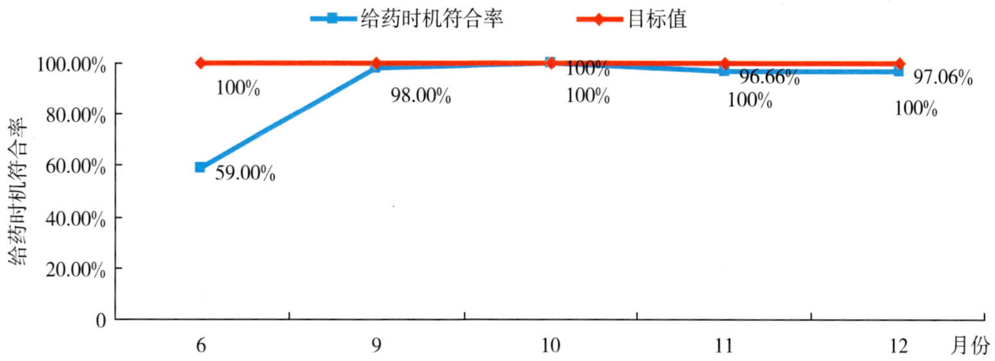

彩插 12　持续追踪抗菌药物给药时机符合率（见正文第 257 页）

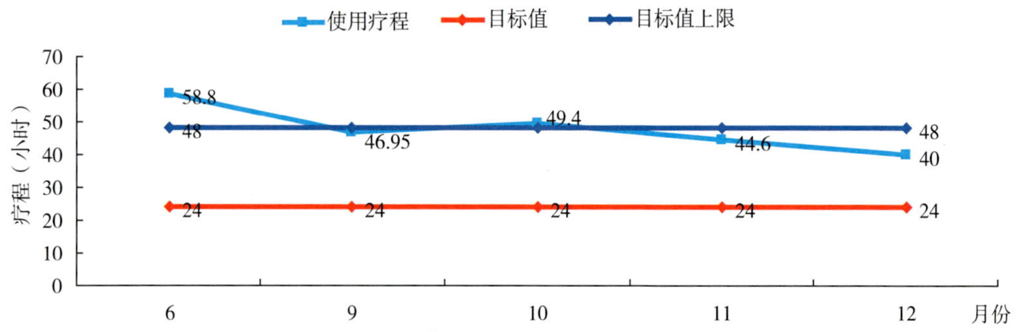

彩插 13　持续追踪抗菌药物使用疗程符合率（见正文第 257 页）

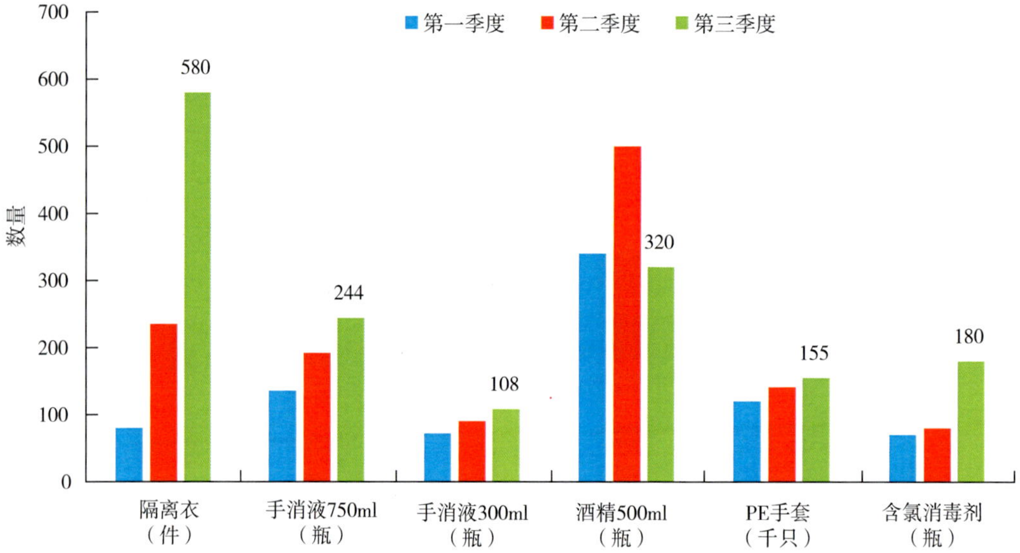

彩插 14　第 1 ~ 第 3 季度我科防护用品用量（见正文第 342 页）

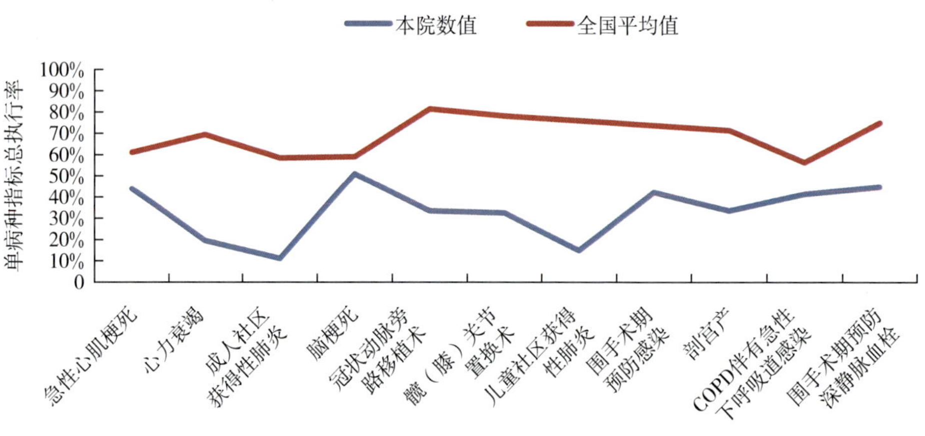

彩插 15　2014 年度我院单病种与全国各单病种指标总执行率对比图（见正文第 367 页）

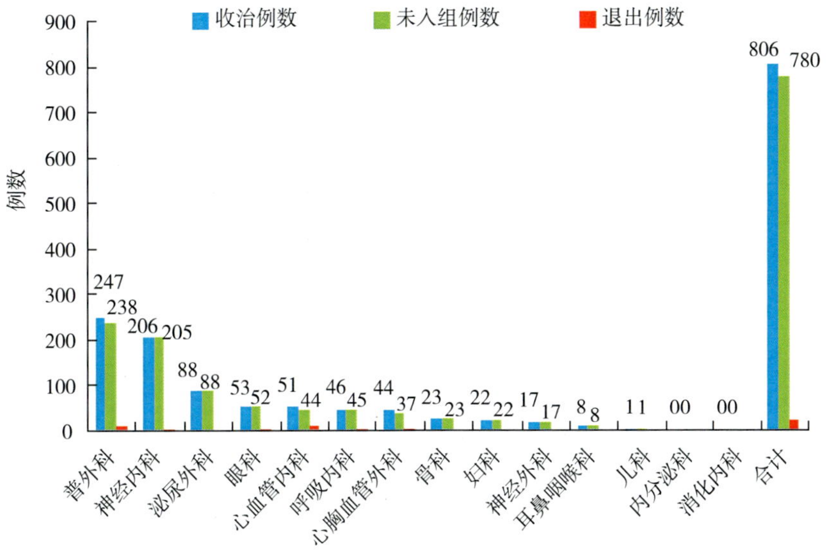

彩插 16　2015 年 1 月至 6 月各科临床路径收治例数、
未入组例数、退出例数一览表（见正文第 377 页）

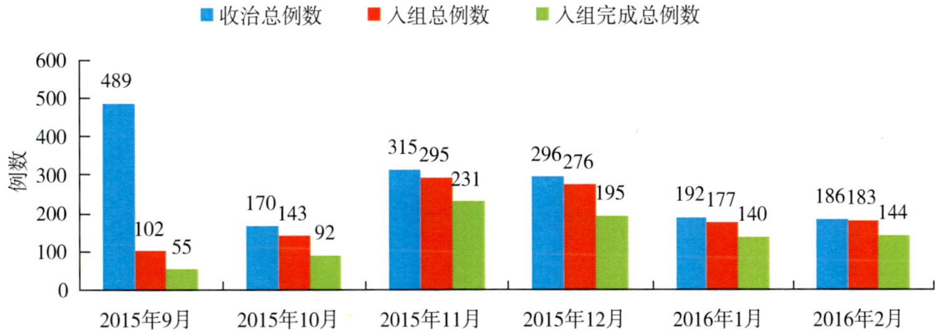

彩插 17　2015 年 9 月—2016 年 2 月临床路径收治总例数、
入组总例数与入组完成总例数对比图（见正文第 381 页）